AKA
関節運動学的アプローチ
博田法

博田節夫　編著

第2版

Arthrokinematic Approach

医歯薬出版株式会社

[編　集]

博田　節夫　日本関節運動学的アプローチ（AKA）医学会会頭

[執　筆]

西薗　博章　国立循環器病研究センター循環器病リハビリテーション部（第1章　総論，下肢）
伊藤　浩一　国立病院機構京都医療センターリハビリテーション科（第1章　上肢）
農端　芳之　日本関節運動学的アプローチ（AKA）医学会理学・作業療法士会（第1章　体幹）
井端　康人　独立行政法人労働者健康安全機構大阪労災病院中央リハビリテーション部（第2章）
博田　節夫　日本関節運動学的アプローチ（AKA）医学会会頭（第3章～11章）

(執筆順)

This book is originally published in Japanese
under the title of：

AKA Kansetsu Undougakuteki Apurōchi-Hakata Hou
(AKA Arthrokinematic Approach-Hakata Method)

Editor：

Hakata, Setsuo
　Ex-President
　Japanese Medical Society of
　Arthrokinematic Approach

© 1990　1st ed., © 2007　2nd ed.

ISHIYAKU PUBLISHERS, INC.
　7-10, Honkomagome 1 chome, Bunkyo-ku,
　Tokyo 113-8612, Japan

第 2 版の序

　関節運動学的アプローチ（AKA）を上梓して以来，2 つの大きな変革があった．すなわち，一つは技術の改良で，他は名称の変更である．初版において AKA は未完成の技術であると述べたが，1990 年から 1994 年にかけて急速に技術改良が進み，臨床的にも新たな知見が得られ，AKA は著しい発展を遂げた．

　名称に関していえば，関節運動学的アプローチの英語名である arthrokinematic approach は，欧米では骨関節の徒手的治療法の一般名である．それゆえ，2002 年に Fédération Internationale de Médecine Manuelle（FIMM）の会員医師に，われわれの技術を arthrokinematic approach であると述べると，欧米で普及している joint mobilization のことと誤解された．したがって，新しい技術であることを明確にするため「arthrokinematic approach-Hakata method」，省略形を「AKA-Hakata method」として FIMM の workshop で紹介し，海外ではこの名称で知られるようになった．それに伴って，日本語名は「関節運動学的アプローチ-博田法」とし，省略形を「AKA-博田法」に変更した．なお，ドイツ語では「Arthrokinematishe-Hakata Methode」，省略形は「AK-Hakata Methode」と訳された．

　技術的には 1990 年に，構成運動を利用した技術を，AKA-博田法の理論に則って修正する作業を開始し，基本形は約 3 年で完成した．副運動を利用した技術については，第 1 版で非化膿性関節炎として記載した痛みが，仙腸関節に多発することがわかり，これに対処するため技術の改良を迫られたのが 1991 年であった．仙腸関節炎の臨床像は 1994 年までに明らかとなり，診断基準と副運動技術による治療法が確定した．技術はなお改良が進んでいるが，最新の技術を第 5, 6 章に記載した．

　このほか，新しい技術として関節神経学的治療法（articular neurological therapy：ANT）が加わった．この技術は，1991 年に開発に着手した脳卒中の新しい運動療法技術と，2002 年に AKA-博田法に関連して開発された関節圧迫法を，関節神経学に基づいて統合し体系づけたものである．これは AKA-博田法によってもなお不足する運動療法の欠陥を補う技術で，AKA-博田法と ANT により，神経，筋，骨，関節など運動系の病的状態に対して無効であった運動療法を再生させることに成功した．運動療法には他に骨運動の知識も必要で，新たに骨運動学の章を設けた．関節運動学も同様であるが，骨運動学および関節神経学の用語に関しては日本語がなく，英語からの訳がすべて適切であるか否かは，今後検討を要すると考えている．

　第 4 章で述べているように，AKA-博田法は本来すべて運動療法に属すべきものであるが，従来の分類に従えば，関節原性の痛みの診断・治療は徒手医学領域に入る．関節機能の障害によるこの痛みに関しては，第 9, 10 章に詳述し，これと一般の診断病名との関連性については最終章で述べた．

　AKA-博田法とその関連技術である ANT はなお進歩している．そのため，執筆初期の原稿が数回にわたり修正されたこともあり，完成が予定より大幅に遅れ，医歯薬出版の関係者の方々に多大のご迷惑をおかけした．ここに深謝致します．

　最後に，写真撮影にご協力いただいた理学療法士の小松勝幸，寺地美幸，藤本康之，冨永智美各氏，

骨運動のイラスト作成にご協力いただいた真砂恵一，田村実両理学療法士に感謝の意を表します．
　2007 年 9 月

博　田　節　夫

初版の序

　1979年4月のことである．著者の一人，宇都宮初夫氏が米国出張から帰国し，出張中に受講した関節モビリゼーション（joint mobilization）についての報告がなされた．講義ノートや文献によれば，関節モビリゼーションは関節包内運動を治療する方法と述べられていたが，それが従来の運動療法の欠陥を補う手段として不可欠と直観し，ひさびさの興奮を覚えた．当時ようやく関節運動学が体系づけられ，関節包内運動と骨運動の関係は新鮮で興味深いものであった．しかしながら，治療技術を調べていくうちに期待は失望に変わった．そこには医学的に受け入れられる技術はほとんどなく，すべては旧態依然とした矯正術の域にとどまっていた．その中で，Kaltenborn のいう関節面の滑り法，離開法および凹凸の法則は関節運動学に基づく方法として，理論的に肯定できた．これらの方法をもとに，新しい技術を考案し，医療の中で使用できる治療法を開発することが急務と考えられた．

　関節モビリゼーションの臨床応用はただちに大きな障壁に遭遇した．まず，慢性関節リウマチの治療に使用し，車椅子で受診した患者が歩いて帰っていった．しかし，翌日には関節痛が高度となり，入院せざるをえなくなった．このことから，そのままでは器質的関節疾患には使用できない技術と思われたが，その痛みに対する速効性は捨て難い魅力であった．したがって，除痛効果を利用して他の有痛性疾患を治療する試みを開始した．椎間関節モビリゼーションに次いで仙腸関節モビリゼーション技術を考案し，痛みが消失する症例が急速に増加していった．その間，この治療法は欧米の関節モビリゼーションと異なり，関節運動学に基づく関節包内運動の治療法であるとの意味を正確に表現するため，関節運動学的アプローチ（arthrokinematic approach, AKA）という名称を用いることとした．

　仙腸関節のAKA技術の開発は困難を極めた．その理由としては，仙腸関節の関節包内運動も骨運動も解明されていないことがあげられ，技術の考案，修正を重ね，ようやく安定した効果がえられるようになった．仙腸関節AKAが開発された結果，痛みの問題が解決し，器質的変化を伴った四肢の関節も治療可能となり，所期の目的であった関節疾患の治療が実用的になった．

　本書の執筆は1981年に企画され，AKAの開発に辛酸を共にしてきた仲間が分担することになった．当初関節モビリゼーションとして，欧米の技術を改良すれば足りると考えて出発したものが，関節運動学的アプローチとして大きく変貌し，技術の考案，修正が続き今日に至った．全9章のうち前半にはAKAの基礎を述べ，治療技術とその臨床応用は後半に配した．第2章の関節運動学は，米国においてはすでに理学療法の学生教育に必須であり，運動学の成書にも記載されている．しかし，わが国には関節運動学の片鱗すら紹介されていないため，AKAを理解するうえで必要な事項をやや詳細に述べるとともに，関節運動学の教材としても利用できるように配慮した．

　治療技術に関していえば，なお不完全なものが少数ある．仙腸関節のAKA技術はいくらか改良の余地があり，肩関節および股関節のAKA―抵抗運動の一部は修正を必要とする．しかしながら，本書を熱望する声は大きく，また，その臨床的な効果は劇的で，すでに多くの患者が苦痛から解放されているばかりか，痛みやしびれのある神経系疾患および骨関節疾患の診断にも不可欠の手段と考えら

れるので，あえて完成前の技術を世に出すことを決意した．今後さらに改良を加え，完全な関節運動学的アプローチを目ざして努力する所存である．

　本書の執筆にあたり，多くの方々のご助力をえた．国立療養所近畿中央病院附属リハビリテーション学院教官，井端康人氏には図の作製ならびに写真撮影に，同学院の学生諸君および国立大阪南病院理学療法士，作業療法士の諸氏には写真撮影にご協力をいただいた．心から感謝いたします．

1990年4月

博田節夫

目 次

第 2 版の序 iii
初版の序 v

第 1 章　関節運動学　　　　　　　　　　　1

1　総　論 1
1）関節運動学の基礎 1
① 関節の解剖学　1
② 滑膜関節の構造と機能　2
③ 滑膜関節の分類　3
　a．運動様式による分類／3　b．形態による分類／3　c．運動軸による分類／3　d．骨数による分類／4
2）関節運動学 4
① 関節運動の要素　4
　a．関節面の形状／4　b．関節の位置／4
② 関節包内運動　5
　a．副運動／5　b．構成運動／5
③ 骨運動と関節包内運動　6
　凹凸の法則（convex-concave rule）／6

2　上肢の関節 8
1）肩複合体 8
① 胸鎖関節（sternoclavicular joint）　8
　a．関節の構造／8　b．関節包内運動／9
　c．しまりの位置と最大ゆるみの位置／9
② 肩鎖関節（acromioclavicular joint）　9
　a．関節の構造／9　b．関節包内運動／9
　c．しまりの位置と最大ゆるみの位置／10
③ 肩甲上腕関節（glenohumeral joint）　10
　a．関節の構造／10　b．関節包内運動／11
　c．しまりの位置と最大ゆるみの位置／12
2）肘関節 12
① 腕尺関節（humeroulnar joint）　12
　a．関節の構造／12　b．関節包内運動／13
　c．しまりの位置と最大ゆるみの位置／13
② 腕橈関節（humeroradial joint）　13
　a．関節の構造／13　b．関節包内運動／13

　c．しまりの位置と最大ゆるみの位置／13
3）前腕の関節 14
① 上橈尺関節（proximal radioulnar joint）　14
　a．関節の構造／14　b．関節包内運動／14
② 下橈尺関節（distal radioulnar joint）　14
　a．関節の構造／14　b．関節包内運動／15
4）手関節 15
① 関節の構造　16
　a．橈骨手根関節（radiocarpal joint）／16　b．手根間関節（intercarpal）／16　c．手根中央関節（midcarpal joint）／17　d．豆状骨関節（pisiform joint）／17
② 関節包内運動　18
③ しまりの位置と最大ゆるみの位置　19
5）手指の関節 19
① 手根中手関節（carpometacarpal joint：CM joint）　19
　［第 2～5 手根中手関節］
　a．関節の構造／19　b．関節包内運動／19
　［母指の手根中手関節］
　a．関節の構造／20　b．関節包内運動／20
　c．しまりの位置と最大ゆるみの位置／21
② 中手間関節（intermetacarpal joint）　21
　a．関節の構造／21　b．関節包内運動／21
③ 中手指節関節（metacarpophalangeal joint：MP joint）　21
　［第 2～5 中手指節関節］
　a．関節の構造／21　b．関節包内運動／21
　c．しまりの位置と最大ゆるみの位置／22
　［母指の中手指節関節］
　a．関節の構造／22　b．関節包内運動／22
④ 指節間関節（interphalangeal joint：IP joint）　22
　a．関節の構造／22　b．関節包内運動／22
　c．しまりの位置と最大ゆるみの位置／22

3 下肢の関節 ……………………………………22
　1）股関節（hip joint）…………………………22
　　　a．関節の構造／22　b．靱帯の構造／24
　　　c．関節包内運動／24　d．しまりの位置と最大
　　　ゆるみの位置／26
　2）膝関節（knee joint）………………………26
　　① 脛骨大腿関節（tibiofemoral joint）　26
　　　a．関節面の構造／26　b．関節包の構造／27
　　　c．半月板の構造／27　d．半月板の働き／27
　　　e．靱帯の構造と機能／27　f．関節包内運動／
　　　28　g．しまりの位置と最大ゆるみの位置／29
　　② 膝蓋大腿関節（patellofemoral joint）　30
　　　a．関節の構造／30　b．関節包内運動／30
　　　c．しまりの位置と最大ゆるみの位置／30
　　③ 脛腓関節（tibiofibular joint）　30
　　　a．関節の構造／30　b．関節包内運動／30
　　　c．しまりの位置と最大ゆるみの位置／31
　3）足関節と足部 ………………………………32
　　① 足根部の関節　32
　　　a．距腿関節（ankle joint）／32　b．距骨下関節
　　　（subtalar joint）／33　c．横足根関節（transverse
　　　tarsal joint）／35　d．楔舟関節（cuneonavicular
　　　joint）／37　e．楔立方関節（cuneocuboid joint），
　　　楔間関節（intercuneiform joint）／37
　　② 中足部の関節　37
　　　a．足根中足関節（tarsometatarsal joint：TM joint）
　　　／37　b．中足間関節（intermetatarsal joint）／38
　　③ 足指の関節　38
　　　a．中足指節関節（metatarsophalangeal joint：MP
　　　joint）／38　b．指節間関節（interphalangeal joint：
　　　IP joint）／38
4 体幹の関節 ……………………………………39
　1）脊柱と椎骨の運動 …………………………39
　　① 運動節における骨運動　40
　　　a．基本面と基本軸／40　b．骨運動の特徴／
　　　40
　　② 運動節における関節包内運動　41
　2）各関節の骨運動と関節包内運動 ………… 41

　　① 頸椎の運動　41
　　　a．環椎後頭関節（atlantooccipital joint）／41
　　　b．環軸関節（atlantoaxial joint）／42　c．第2
　　　頸椎以下の運動／43
　　② 胸椎の運動　45
　　③ 肋椎関節　50
　　　a．肋骨頭関節／50　b．肋横突関節／50
　　　c．肋骨の骨運動と関節包内運動／50　d．運動
　　　の触知／51
　　④ 胸肋関節　52
　　⑤ 腰椎の運動　52
　　⑥ 仙腸関節　53
　　　a．仙腸関節の形状／54　b．仙腸関節の位置／
　　　55　c．仙腸関節の骨運動／56　d．骨運動
　　　と関節包内運動／56　e．下肢の運動と仙腸関節
　　　の運動／56

第2章　骨運動学　59

1 基本的事項……………………………………59
　1）運動自由度（degree of freedom）…………59
　2）骨運動 ………………………………………59
　　① 振り子運動（swing）　59
　　② 回旋（spin）　60
　　③ 付随回旋の起こり方　60
　　　a．弧上の振り子運動に伴う回旋／60　b．関節
　　　の構造的要因による回旋／60
2 各関節における運動…………………………62
　1）肩甲上腕関節（glenohumeral joint）………62
　2）肘関節（elbow joint）………………………63
　3）近位および遠位橈尺関節（proximal and distal
　　　radioulnar joint）……………………………63
　4）橈骨手根関節（radiocarpal joint）および手根
　　　中央関節（midcarpal joint）………………63
　5）母指手根中手関節（carpometacarpal joint of
　　　the thumb：1st. CM joint）………………64
　6）中手指節関節（metacarpophalangeal joint：
　　　MCP joint）…………………………………64
　7）指節間関節（interphalangeal joint：IP joint）
　　　……………………………………………64

8）股関節（hip joint）··65
　9）脛骨大腿関節（tibiofemoral joint）·····················65
　10）距腿関節（talocrural joint）································66

第3章　関節包内運動の異常　　67

1　原　因··67
　1）関節包内の因子···67
　　① 器質的変化　67
　　　a．関節面の癒合／67　　b．関節面の破壊・変形／68　　c．関節包・靱帯の断裂・ゆるみ／68　　d．関節包・靱帯の癒着・短縮／68　　e．炎症／68
　　② 機能的変化　68
　2）関節包外の因子···68
　　　a．骨の異常／69　　b．筋・腱の異常／69　　c．神経系の異常／70　　d．筋・軟部組織の過緊張／70

2　症　状··70
　1）関節包内運動の過剰···70
　2）関節包内運動の減少···70
　3）関節機能障害···71

3　評　価··71
　1）関節包内運動···71
　　① 四肢の関節　71
　　　a．関節面の変化／71　　b．関節包・靱帯の変化／72　　c．関節機能異常／72　　d．関節包外の変化／72
　　② 体幹の関節　72
　　③ 評価時の注意　72
　2）骨運動··72
　　① 関節機能異常　72
　　② 関節拘縮　73

4　治　療··73
　1）関節機能異常，無菌性関節炎······························73
　2）関節拘縮··73
　　① 関節包・靱帯の癒着，短縮　73
　　② 筋・腱の短縮　74

第4章　基本原理　　75

1　技術の基本··75
　1）副運動技術···75
　　① 離開法　75
　　② 滑り法　75
　　③ 軸回旋法　76
　2）構成運動技術···76
　　① 他動構成運動　76
　　　a．他動構成運動―伸張なし／76　　b．他動構成運動―伸張あり／77
　　② 抵抗構成運動　77

2　強さと回数··78

3　臨床応用··78
　1）副運動技術···78
　2）構成運動技術···79
　3）診断的利用···80
　　① 痛みの診断　80
　　② 神経学的診断の補助　80
　　　a．痛み／80　　b．筋力低下／80　　c．筋萎縮／80　　d．感覚鈍麻／81　　e．感覚異常／81
　　③ 筋力テストでの利用　81

4　技術習得法および指導法··81

5　AKA―博田法の位置づけ···82

6　AKA―博田法と関節モビリゼーションの差異···83

第5章　副運動技術　　85

1　体幹の関節··85
　1）左（右）仙腸関節···85
　　① 上部離開法（superior distraction：sd）　85
　　② 下部離開法（inferior distraction：id）　86
　　③ 上方滑り法（upward gliding：ug）　86
　　　a．左仙腸関節／87　　b．右仙腸関節／87　　c．左（右）仙腸関節（別法）／88
　　④ 下方滑り法（downward gliding：dg）別法　88
　　⑤ 仙腸関節技術の組み合わせ　89
　　　a．基本的組み合わせ／89　　b．急性腰痛／

89　　c．慢性腰痛／89　　d．頸肩腕痛（急性，慢性）／89
　２）椎間関節　滑り法……………………89
　　　①　左(右)T5/6 椎間関節　89
　　　②　左(右)C7/T1 椎間関節　90
　３）尾骨関節　滑り法……………………91
　４）肋椎関節　滑り法……………………91
　　　①　左(右)第1肋椎関節　91
　　　②　左(右)第7肋椎関節　92
　　　③　左(右)第3肋椎関節　93
　５）胸鎖関節，胸肋関節　滑り法………93
　　　①　左(右)胸鎖関節　93
　　　②　左(右)第2胸肋関節　94
　　　③　左(右)胸鎖関節と左(右)胸肋関節の別法　94
　2　上肢の関節……………………………95
　１）左(右)肩鎖関節　滑り法……………95
　２）左(右)肩甲上腕関節…………………95
　　　①　下方滑り法　96
　　　②　前後滑り法　96
　　　③　離開法　96
　３）左(右)肘関節…………………………97
　　　①　左(右)腕尺関節　滑り法　97
　　　②　左(右)腕橈関節　離開法　97
　　　③　左(右)橈尺関節　滑り法　97
　４）左(右)手関節，手根骨の関節………98
　　　①　左(右)橈舟関節　滑り法　98
　　　②　左(右)橈月関節　滑り法　98
　　　③　左(右)舟大菱形関節　滑り法　99
　　　④　左(右)舟小菱形関節　滑り法　99
　　　⑤　左(右)第2手根中手(CM)関節　滑り法　99
　５）左および右手指の関節………………100
　　　①　第2中手指節(MCP)関節　100
　　　②　第2近位指節間(PIP)関節　101
　　　③　第2遠位指節間(DIP)関節　101
　3　下肢の関節……………………………102
　１）左(右)股関節　離開法………………102
　２）左(右)膝関節…………………………102
　　　①　軸回旋法　102
　　　②　滑り法　103
　３）足関節，足根骨の関節………………104
　　　①　左および右距腿関節　滑り法　104
　　　②　左(右)距舟関節　滑り法　104
　　　③　左(右)距骨下関節　滑り法　105
　　　④　左(右)踵立方関節　滑り法　106
　　　⑤　左および右第2足根中足(TM)関節　滑り法　106
　　　⑥　左および右第1中足指節(MTP)関節　107
　　　　a．軸回旋法／107　　b．滑り法／107
　　　⑦　第1指節間関節　108
　　　　a．軸回旋法／108　　b．滑り法／108

第6章　構成運動技術　　109

　1　一般的事項……………………………109
　１）各技術と治療目的……………………109
　２）技術の要点……………………………109
　2　各関節の技術…………………………110
　１）他動構成運動…………………………110
　　　①　上肢の関節　110
　　　　a．左(右)肩関節／110　　b．左(右)肘関節／111　　c．前　腕／112　　d．左(右)手関節／112　　e．左(右)手指／113
　　　②　下肢の関節　114
　　　　a．左(右)股関節／114　　b．左(右)膝関節／115　　c．左(右)足関節／116　　d．左右足指の関節／116
　２）抵抗構成運動…………………………118
　　　①　上肢の関節　118
　　　　a．左(右)肩関節／118　　b．左(右)肘関節／119　　c．左(右)手関節／119　　d．左(右)手指／120
　　　②　下肢の関節　121
　　　　a．左(右)股関節／121　　b．左(右)膝関節／122　　c．左(右)足関節／122　　d．左右足指の関節／122

第7章　関節神経学的治療法　125

1　関節神経学 125
2　技　術 126
1）一般原則 126
2）体幹の関節 126
　① 椎間関節（intervertebral joint）　126
　　a．左(右)C7/T1椎間関節／126　b．左(右)T1/2椎間関節／127　c．左(右)T2/3～T11/12椎間関節／127　d．左(右)L1/2椎間関節／127　e．左(右)L5/S1椎間関節／128
　② 左(右)仙腸関節（sacroiliac joint）　128
　③ 左(右)胸鎖関節（sternoclavicular joint）　129
　④ 左(右)第2～5胸肋関節（sternocostal joint）　130
　⑤ 胸郭圧迫（thoracic compression）　130
　⑥ 骨盤圧迫（pelvic compression）　131
3）四肢関節 132
　① 肩関節側方牽引　132
　② 肩関節下方牽引　132
3　臨床的意義 133
1）協調性の改善 133
　① C7/T1椎間関節　133
　② 胸郭圧迫　133
　③ 骨盤圧迫　133
　④ 肩関節側方牽引　134
　⑤ 肩関節下方牽引　134
2）筋収縮力の増大 134
　① T1/2椎間関節　134
　② T2/3～T5/6椎間関節　134
　③ 胸鎖関節　134
　④ 第2～5胸肋関節　135
　⑤ L1/2椎間関節　135
　⑥ L5/S1椎間関節　135
　⑦ 仙腸関節　135
3）軟部組織の弛緩 136
　① T1/2～T5/6椎間関節　137
　② 胸鎖関節，胸肋関節　137
　③ L1/2およびL5/S1椎間関節　137
　④ 仙腸関節　137

4）ダイアスキシスおよび高次脳機能の改善 137

第8章　運動療法の修正　139

1　伝統的運動療法の欠点 139
2　伝統的運動療法の修正 140
1）関節可動域の維持 140
2）関節可動域増大 140
3）筋力増強 140
4）筋持久力増大 140
5）協調性の改善 140
6）神経筋再教育 141
3　AKAの特徴と欠点 141
4　ANTの利用 141
5　関節拘縮の治療 141
1）一般原則 141
　① AKA単独　142
　② ANT　142
2）各関節の治療 142
　① 肩関節（肩甲上腕関節）　142
　② 肘関節　142
　③ 手関節　143
　④ 第1中手指節（MCP）関節　143
　⑤ 第2中手指節（MCP）関節　143
　⑥ 股関節　143
　⑦ 膝関節　143
　⑧ 足関節（距腿関節）　143
　⑨ 第1中足指節（MTP）関節　143
　⑩ 第2中足指節（MTP）関節　144
3）治療効果 144
　① 仮性拘縮　144
　② 真性拘縮　144
6　麻痺の治療 144
1）治療原則 144
　① 脊髄以下の麻痺　144
　② 脳卒中　145

第9章　関節機能の障害と痛み　149

1　AKA—博田法による分類　149
1）関節機能異常　149
　① 一次性関節機能異常　149
　　　a．外傷性／149　b．関節包・靱帯の過緊張／150
　② 二次性関節機能異常　150
2）単純性関節炎　151
3）関節炎特殊型　151

2　関節機能障害の症状　151
1）痛み　152
　① 運動痛　152
　② 関連痛　152
　　　a．四肢の関節／152　b．体幹の関節／153
　③ 圧痛　156
2）運動制限　156
3）感覚異常　157
4）筋・軟部組織の過緊張，低緊張，凝り　157
5）筋力低下，筋萎縮　157
6）腫脹，発赤　158
7）皮膚変色，皮膚硬化，爪の変色　158
8）その他　158

3　診断，評価　158
1）部位診断　158
2）仙腸関節原性の痛みの診断　159
　① 問診　159
　② 検査　159
　③ 診断基準　161
　　　a．仙腸関節機能異常／161　b．単純性仙腸関節炎／162　c．仙腸関節炎特殊型／163
3）鑑別診断　164
　① 神経障害　164
　② 動脈閉塞　164
　③ 骨折，脊椎炎　165
4）関節機能障害の好発部位　165
　① 体幹の関節　165
　② 四肢の関節　165
5）X線像と痛み　165

4　治療　167
1）一般原則　167
2）急性期治療　167
　① 関節機能異常　167
　② 急性関節炎　168
3）慢性期治療　168
　① 関節機能異常　168
　　　a．一次性関節機能異常／168　b．二次性関節機能異常／168
　② 慢性関節炎　169
4）多関節治療　169
5）禁忌　169

第10章　痛みの部位と治療関節　171

1　治療原則　171
1）仙腸関節技術　171
　① 急性腰痛および急性腰・下肢痛　172
　② 慢性腰痛および慢性腰・下肢痛　172
　③ 頭，顔面，頸部，背部および上肢の痛み　172
2）上肢の治療　172
3）治療効果の判定　172

2　各部位の痛み　172
1）頭部　173
2）顔面　173
3）頸部　173
4）背部　174
5）前胸部　175
6）腰部　175
7）腹部　176
8）上肢　176
　① 上肢全長　176
　　　a．背側／176　b．掌側／177
　② 上肢各部　178
　　　a．肩／179　b．上腕／179　c．肘／180　d．前腕／181　e．手関節部／181　f．手／181
9）下肢　182
　① 下肢全長　182

② 下肢各部　183
　　　　a．股関節部／183　　b．大　腿／184　　c．
　　　　膝／184　　d．下　腿／185　　e．足関節／185
　　　　f．足　部／186
　3　治療上の注意 ･･ 186

第11章　有痛性疾患の治療　189

　1　頭部，顔面の痛み ････････････････････････････････････ 189
　2　頸部痛，頸・上肢痛 ･･････････････････････････････････ 189
　1）頸部捻挫 ･･ 190
　　① むちうち損傷　190
　　② その他の頸部捻挫　190
　　③ 寝ちがえ　190
　2）変形性頸椎症 ･･････････････････････････････････････ 191
　3）頸・肩凝り ･･ 192
　4）頸肩腕症候群 ･･････････････････････････････････････ 192
　5）頸椎後縦靱帯骨化症 ････････････････････････････････ 193
　3　上肢の痛み，しびれ ･･････････････････････････････････ 193
　1）肩関節周囲炎 ･･････････････････････････････････････ 193
　　① 五十肩　193
　　　　a．急性期の治療／193　　b．慢性期の治療／
　　　　193
　　② 他の肩関節周囲炎　193
　　③ 肩関節石灰沈着症　193
　　④ 腱板損傷　194
　2）スポーツによる肩痛 ････････････････････････････････ 194
　3）外傷性肩痛 ･･ 194
　4）スポーツによる肘痛 ････････････････････････････････ 195
　5）上腕骨外顆炎 ･･････････････････････････････････････ 195
　6）変形性肘関節症 ････････････････････････････････････ 195
　7）尺骨神経麻痺 ･･････････････････････････････････････ 195
　8）手関節部腱鞘炎 ････････････････････････････････････ 195
　9）手根管症候群 ･･････････････････････････････････････ 195
　10）Colles 骨折 ･･････････････････････････････････････ 196
　11）Dupuytren 拘縮 ･･････････････････････････････････ 196
　12）ばね指 ･･ 196
　13）Heberden 結節 ････････････････････････････････････ 196
　14）肩手症候群 ･･ 196

　4　胸，背，腹部痛 ･･････････････････････････････････････ 196
　1）肋間神経痛 ･･ 197
　2）背筋痛 ･･ 197
　3）胸壁挫傷 ･･ 197
　4）心臓神経痛 ･･ 197
　5）心臓ペースメーカー ････････････････････････････････ 197
　6）腹部痛 ･･ 197
　7）月経痛 ･･ 197
　5　腰痛，腰・下肢痛 ････････････････････････････････････ 197
　1）急性腰痛 ･･ 198
　　① 仙腸関節捻挫　198
　　　　a．大ぎっくり腰／198　　b．小ぎっくり腰／
　　　　199
　　② 無菌性仙腸関節炎　199
　　③ 尾骨痛　199
　2）慢性関節原性腰痛 ･･････････････････････････････････ 199
　　① 慢性仙腸関節機能異常　199
　　② 慢性単純性仙腸関節炎　199
　　③ 慢性仙腸関節炎特殊型　200
　3）各種疾患と仙腸関節機能障害 ････････････････････････ 200
　　① 坐骨神経痛　200
　　② 変形性腰椎症　200
　　③ 腰椎分離症，辷り症　200
　　④ 脊椎圧迫骨折後の腰痛　200
　　⑤ 骨粗鬆症　200
　　⑥ 産前，産後の腰痛　200
　　⑦ 腰椎椎間板ヘルニア，脊柱管狭窄症　201
　6　下肢痛 ･･ 201
　1）股関節痛 ･･ 201
　　① 変形性股関節症　201
　　② 臼蓋形成不全　202
　　③ 股関節高度脱臼　202
　　④ 股関節術後の痛み　203
　　　　a．Chiari 骨盤骨切り術，回転骨切り術／203
　　　　b．股関節全置換術／203　　c．大腿骨頭置換
　　　　術／203
　　⑤ 大腿骨頭無腐性壊死　203
　2）運動後の下肢痛 ････････････････････････････････････ 203

3）膝関節痛 204
  ① 膝関節捻挫　204
    a．急性期の治療／204　b．慢性期の治療／204
  ② 膝関節炎，変形性膝関節症　204
    a．膝関節炎／204　b．変形性関節症／204
  ③ 半月板損傷　204
4）足関節部痛，足部痛 204
  ① 足関節捻挫　204
  ② アキレス腱炎　204
  ③ 扁平足の痛み，中足骨痛　205
  ④ 外反母趾　205

7　その他の疾患の痛み 205
  1）関節リウマチ 205
  2）切断肢の痛み 205
  3）脊髄損傷，脊髄炎 205
  4）ギラン・バレー症候群 205
  5）ポリオ後症候群 206
  6）脳の疾患 206
    ① 脳卒中片麻痺　206
    ② 脳性麻痺　206
    ③ パーキンソン病　206

和文索引 207
欧文索引 213

第1章

関節運動学

1 総論

　身体諸器官のなかで筋，骨，関節などの運動器官を対象とし，その身体運動を研究する学問を身体運動学（kinesiology）という[1]．身体運動学は身体運動を起こす力を対象にした運動力学（kinetics）と運動の幾何学的偏位を扱う運動学（kinematics）の2つに分けられる．関節運動学（arthrokinematics）は運動学の1つの分野で以下のように定義づけられる[2]．

　関節運動学は解剖学的な関節構造をもつ滑膜関節（synovial joint）に生じる関節面相互の運動を研究する運動学の一分野である．

　これに対して骨の幾何学的な偏位を研究する運動学の分野を骨運動学（osteokinematics）という（図1-1）．一般的に屈曲，外転，外旋などとよばれるものはこれに属する．

1）関節運動の基礎

1 関節の解剖学

　解剖学的な関節（articulation）には動きの非常に少ないあるいはまったくない連続的な不動結合（solid joint）と動きを有する非連続的な可動結合（cavitated joint）がある．不動結合には線維性連結（fibrous joint）と軟骨性連結（cartilaginous joint）があり，線維性連結には頭蓋縫合や遠位脛腓結合などがある．軟骨性連結には第1胸肋結合などの硝子軟骨結合と恥骨結合や椎間円板を介した椎体間の線維軟骨結合などがある．一方，可動結合は滑膜性の連結であり滑膜関節とよばれる[3]（図1-2）．一般的に関節とよばれるのはこの滑膜関節をさし，関節運動学および骨運動学で扱うのは滑膜関節のみで，頭蓋骨の縫合，恥骨結合，脊柱の椎間板連結による運動は含まない．

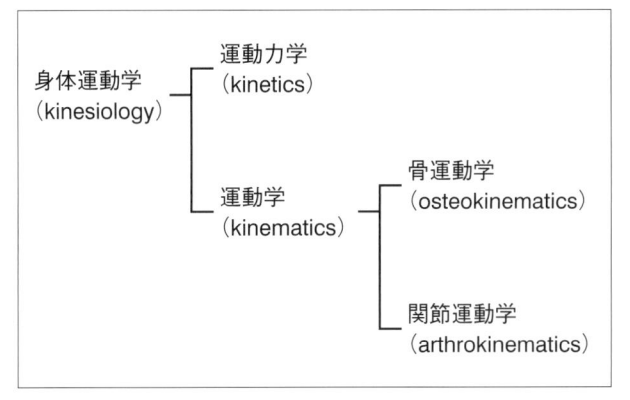

図1-1　運動学の分類

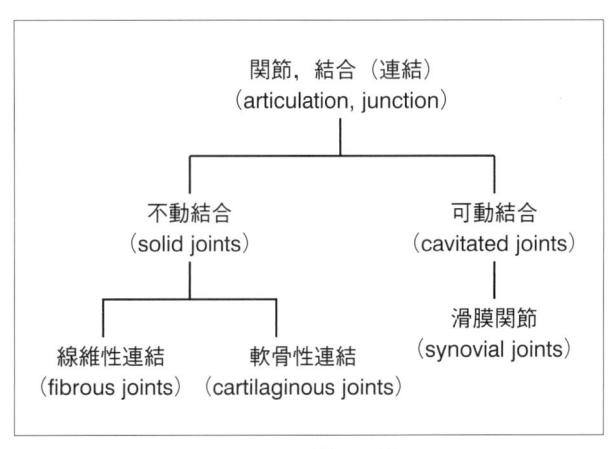

図1-2　関節の分類

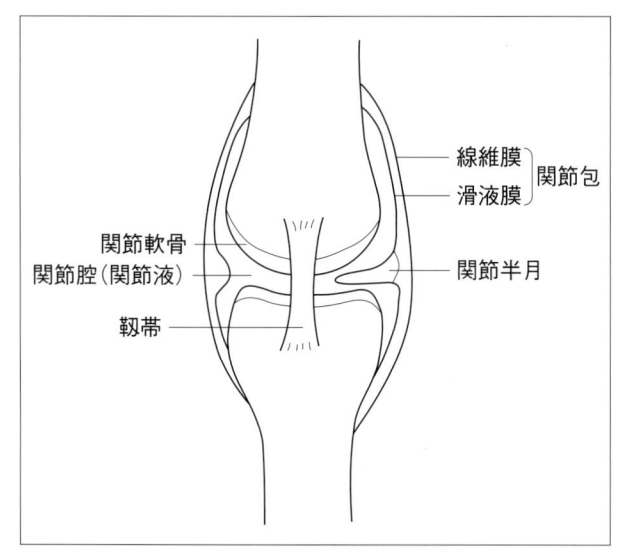

図 1-3 滑膜関節の構造

2 滑膜関節の構造と機能

滑膜関節とは，骨と骨との間に狭い間隙，すなわち関節腔が存在し，その内面に滑膜とよばれる組織があるものをいう（図 1-3）．

滑膜関節は以下のような構造と機能を有する[2,3]．

① 相対する関節面と関節面の間には間隙（関節腔）を有する．この間隙により可動性を有し運動を可能にする．

② 関節は結合組織性の皮膜である関節包によって完全に覆われる．この関節包の内層は滑液膜といわれ，血管に富み滑液を分泌する．関節包の外層は骨膜の延長で強靱な線維性組織からなる．大きな関節では関節運動に伴って，周囲の骨，腱，筋が滑らかに滑走できるように関節包の一部が外部に突出して滑液を含む嚢胞を形成する．これを滑液包という．関節包の機能的役割は，関節を保護し，結合を強固にし，関節運動の制御を行う．

③ 関節包の線維膜が一部肥厚した関節靱帯が関節包外層に存在する．関節靱帯には，関節内部に存在するものもある．通常，関節靱帯は関節包とはっきりと分離していないものが多い．しかし一部あるいは完全に関節包と分離したものがあり，これを副靱帯とよぶ．関節靱帯の主な機能には以下のものがある．
　㋐関節包を補強し，関節の結合性を強固にする．
　㋑関節運動時の支点として機能する．
　㋒骨運動を一定の方向に導く．
　㋓関節包内運動を導く．
　㋔運動方向以外の骨の動揺を制御し，関節運動の安定性を補強する．
　㋕過度の骨運動を制御する．

④ 相対する関節面は一般的に凸面をなす関節頭と凹面をなす関節窩により構成される．運動の支点として機能するこの骨端部の面積は，通常，関節窩よりも関節頭のほうが大きい．

⑤ 向かい合った関節面は硝子軟骨からなる関節軟骨で覆われる．関節軟骨の厚さは低い圧力を受けるところで 1～4 mm，高い圧力を受けるところで 5～7 mm である[5]．関節軟骨は多量の関節液を含み滲潤性に富み，高い弾性により衝撃を吸収し，摩擦を減じ滑らかな運動を導く．関節軟骨の存在により摩擦は大きく減じられ，関節の摩擦係数は膝では 0.005 から 0.02 程度で氷と氷の間の摩擦係数 0.01 よりも 5～20 倍も低く滑りやすい[5]．

⑥ 滑液という粘液が関節腔内を満たし，関節面の摩擦を軽減して滑らかな運動を可能にする潤滑油の役割をしている．滑液は，さらに関節面にかかる圧力を分散，均一化し衝撃を吸収する機能がある．この滑液は温度依存性があり，温度が低くなると粘性が高くなる．

⑦ 特定の関節には，線維軟骨性の関節唇や関節円板・半月板が存在する．

　関節唇は関節の外縁からおこり関節窩の大きさおよび深さを補い，関節の適合性を高める．例：肩甲骨関節窩（肩甲上腕関節），寛骨臼（股関節）．

　関節円板は薄い円筒状のものをさし，胸鎖関節，下橈尺関節に存在する．不完全な円筒状のものを半月円板（半月板）とよび，膝関節，肩鎖関節に存在する．なかには関節表面に存在し，関節包の一部と癒合しているものがある．例：膝の内側半月板．
　関節円板・半月板の機能は以下のとおりである[4]．
　㋐関節面の不一致による間隙を埋め，関節面の適合性を高める．
　㋑運動時に関節内を移動し，適合性を高める．

㋒圧力や衝撃力を分散し，緩衝作用を行う．
㋓摩擦を減じ滑らかな運動を導く．
㋔関節の潤滑および栄養作用を行う．
㋕滑液を分散させる．
㋖関節包が関節内に挟み込まれるのを防ぐ．

3 滑膜関節の分類

人体には大小約200の滑膜関節が存在し，その形態や運動特性により種々に分類される[2,3,5]．

a．運動様式による分類

運動の様式により半関節と滑走関節に分類される．

(1) 半関節（amphiarthrosis）

関節頭や関節窩の形成が不十分で関節面はいびつである．周囲は強固な靱帯で補強され，その運動性は著しく制限され，わずかな関節運動のみ可能である．例：肩鎖関節，手根間関節，足根間関節，仙腸関節．

(2) 滑走関節（gliding joint）

関節頭や関節窩の凹凸の形態が明確で運動性に優れた関節である．

滑走関節は関節の形態によりさらに以下のように分類される．

b．形態による分類

(1) 球関節（articulatio spheroidea, spherical joint）

関節頭が球体の一部の形で，関節窩もそれに応じた丸いくぼみで3軸関節である．例：肩関節．

そのうち関節窩が深く，関節頭の半分以上がはまり込むものを臼状関節という．例：股関節．

(2) 楕円関節（articulatio ellipsoidea, ellipsoid joint）

球関節の変形とみなされ，関節頭は楕円球状，関節窩はそれに応じた楕円形のくぼみをつくる．関節頭の長軸と短軸を中心に動く2軸性の運動を行う．また，両者の複合による分回し運動を行う．例：橈骨手根関節．

(3) 顆状関節（articulatio condylaris, condyloid joint）

関節頭と関節窩の形状からは球関節に属するが，関節に密着する靱帯や腱の走行と付着により，2軸性の運動（前後と側方の運動）を行い，回旋運動が起こりえないものをいう．例：中手指節関節．

(4) 蝶番関節（ginglymus, hinge joint）

関節頭は骨の長軸に直交する円柱体の一部にあたり，その表面に溝があり滑車状を呈する．関節窩にはこの溝に一致した隆起線がある．運動は関節頭の円柱を中心とする屈伸のみ（1軸性）で，溝と隆起によってその運動方向が制限される．例：指節間関節，距腿関節[*1]，腕尺関節[*2]．

(5) 車軸関節（articulatio trochoidea, trochoid joint）

関節頭は骨の長軸に一致した円柱状，ないし円盤状で，関節窩はその側面に応じて彎曲した切痕となる．関節頭が運動軸となって，回旋のみが行われる1軸性の関節である．例：橈尺関節，正中環軸関節．

(6) 鞍関節（articulatio sellaris, saddle joint）

対向する関節面が馬の鞍のような双曲面で互いに直交するように回旋した状態で向かい合う．すなわち，一方が横径に凸で縦径に凹であれば，向かい合う関節面は，横径に凹で縦径に凸となったものが対向する．この両径を軸とする2軸性の関節である．例：母指の手根中手関節，胸鎖関節．

(7) 平面関節（articulatio plana, plane joint）

向かい合う関節面がいずれも平面に近く，互いに平面的にずれるように運動が行われるが，その運動範囲は小さい．例：脊柱の椎間関節．

関節運動は滑走関節のみで生じるのではなく半関節でも生じる．臨床的な所見では半関節のわずかな運動は重要でこれらの運動が制限されるとさまざまな障害をきたす．

c．運動軸による分類

骨運動の運動自由度は，関節の形態的特性や結合状態により決定される．

① 1軸性の関節（1度の運動自由度）：車軸関節，蝶番関節．
② 2軸性の関節（2度の運動自由度）：楕円関節，顆状関節，鞍関節．
③ 3軸性の関節（3度の運動自由度）：球関節，臼状関節．
④ 多軸性の関節（運動軸は無数）：平面関節．

[*1,*2] 距腿関節と腕尺関節は，溝と隆起の方向が円柱の軸に垂直ではなく，運動はねじのらせんに沿う運動の一部にあたる形となる．この特色を強調するため，これらをらせん関節ということもある．

d．骨数による分類

関節包内において，関節を構成する骨の数により，単関節と複関節に分類される．

（1）　単関節

関節包内に存在する骨端が2個の関節である．例：指節間関節，股関節．

（2）　複関節

関節包内に3個以上の骨が存在する関節である．例：肘関節，橈骨手根関節．

2）関節運動学

滑膜関節に生ずる関節面相互の運動は関節包内運動（intra-articular movement）ともよばれ[1～3,5,6]，関節面の形状と関節周囲の組織により決定される．

1　関節運動の要素

a．関節面の形状

関節面の形状は卵形関節と鞍状関節の2つの基本的な型に分類される[1,3]（図1-4）．

（1）　卵形関節（ovoid surface joint）

一般的な関節にみられる関節面の形状で，凸面とそれに対応する凹面とからなる．人体のほとんどの滑膜関節がこれにあたる．平面に近いとされる関節にも，厳密には関節面に凹凸があり，卵形関節に分類される．例：手根間関節，足根間関節．

運動する関節面が凹面か凸面かにより，その運動には一定の法則があり，凹凸の法則とよばれる[9,10]．

（2）　鞍状関節（sellar or saddle surface joint）

1つの関節面に凸面とそれに直交する凹面の2つの面を有する関節の形態であり，他方の関節面は，それに対応して凹凸が逆の関節面を有する．この型の関節は，前述の卵形関節に比べて運動性が制限される代わりに，関節面の適合がよく，安定した運動が可能である．人体では少なく，例として母指の手根中手関節，胸鎖関節があげられる．

b．関節の位置（joint position）

関節には大きく2つの位置があり，外力により容易に動揺するゆるみの位置と外力によっても動揺しないしまりの位置がある[1,3]．

（1）　しまりの位置（close-packed position：CPP）

しまりの位置は関節面相互の接触面積が広く，適合性が高い．周囲の靱帯，関節包が緊張しているため外力を加えても動揺しない．しまりの位置は通常，その関節の可動範囲の最終域付近であることが多い．この位置では関節は機能的に安定しているため肢位を保つのに筋力を必要としない．

（2）　ゆるみの位置（loose-packed position）

しまりの位置以外をゆるみの位置という．この位置では関節相互の接触面積が狭く，適合性は低い．周囲の靱帯，関節包がゆるむため外力によって容易に動揺する．ゆるみの位置で最もゆるんだ位置を最大ゆるみの位置（least-packed position：LPP）とよぶ．ゆるみの位置では関節の適合性が低いため肢位を保持するのに筋力が必要

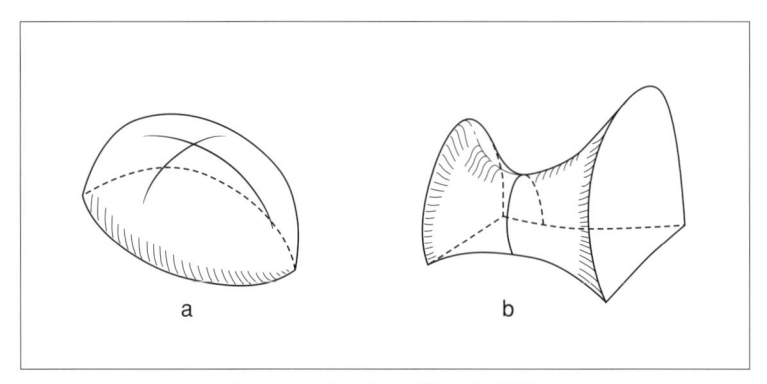

図1-4　基本的な関節面の形状
a．卵形関節．一般的な関節の形態である．
b．鞍状関節．関節の凹面と凸面が直交する関節の形態である．

表 1-1 しまりの位置とゆるみの位置の特徴

CPP	LPP
関節面の適合性高い（接触面積大きい）	関節面の適合性低い（接触面積小さい）
関節包，靱帯は緊張する	関節包，靱帯は弛緩する
外力に対して安定	外力に対して不安定，動揺する
	捻挫しやすい
肢位を維持するのに筋力不要	肢位を維持するのに筋力必要
力仕事に適している	力仕事に不適である
長時間固定すると痛みが生じる	固定しても痛みが生じにくい

となる．

しまりの位置，ゆるみの位置では**表 1-1** のような特徴を有する[14]．

2 関節包内運動

関節包内運動は滑膜関節における関節面相互の運動の総称[1]で，構成運動と副運動がある．

a．副運動

副運動（accessory movement）は通常の随意運動では起こらない関節面の運動で，1型と2型がある[3]．

(1) 第1型

随意運動に抵抗が加わったときに生じる関節面の運動で，関節構造の許容の限界まで関節面が動く．たとえば，クリケットボールを強く握りしめたとき，中手指節関節での基節骨の回旋は通常の屈曲時におけるよりも大きく，許容限界まで動く[3]．これとは状態は異なるが，正座したときの脛骨大腿関節の運動も副運動第1型と考えられる．脛骨大腿関節では一般の屈曲運動時の範囲を超えて，許容される限界まで脛骨が滑る．

(2) 第2型

筋が完全にリラックスした状態で他動的に動かされたときのみ生じる関節面の運動をいう．この運動には離開（distraction），滑り（sliding），回旋（spin），傾斜（tilting）がある．たとえば，手指 MP 関節を軽度屈曲位のゆるみの位置で牽引すると，関節構造の許容の限界まで関節面が引き離される．この関節の余裕内で他動的にのみ動かされる副運動の第2型は関節の遊び（joint play）ともよばれる[8,10]．この関節の遊びは最大ゆるみの位置で最も大きい．

b．構成運動

構成運動（component movement）とは自動および他動的な骨運動に伴って生じる関節面の運動で，滑り，転がり，軸回旋からなる[3,7]．

(1) 滑り（sliding）

滑りとは，関節面の接触部のうち一方が常に移動し，相対する他方の関節面は一定で滑るような運動をいう．路面上をスリップしたタイヤと路面との接触面の動きがこの運動のモデルとなる（**図 1-5**）．

Steindler[4] はこの滑りを面状の滑り（surface sliding）と線上の滑り（liner sliding）に分類した．面状の滑りは椎間関節のような平面関節に起こり，線上の滑りはそれ以外の関節に生じるとしている．

(2) 転がり（rolling）

転がりとは，接触する関節面の相互の部位が常に移動し，変化する運動をいう．路面上を転がるタイヤと路面との接触面の動きがこの運動のモデルとなる（**図 1-6**）．転がり運動は接触面の移動距離が大きくなるため，生体では膝関節のような関節面の曲率の異なる大きな関節にのみ生じる．

(3) 軸回旋（spin）

軸回旋とは，接触する関節面の一点が，相対する関節面の一点を中心軸（mechanical axis）として回転する動きである．相対する関節の接触面は移動せずに一定である．床面上をまわるコマの芯尖と床との接触面の動きがこの運動のモデルとなる（**図 1-7**）．

生体では通常これら3つの運動のいくつかが組み合わさって生じる．例として，膝関節では屈曲位からの伸展運動において滑り，転がり，軸回旋が順に組み合わさって生じている．

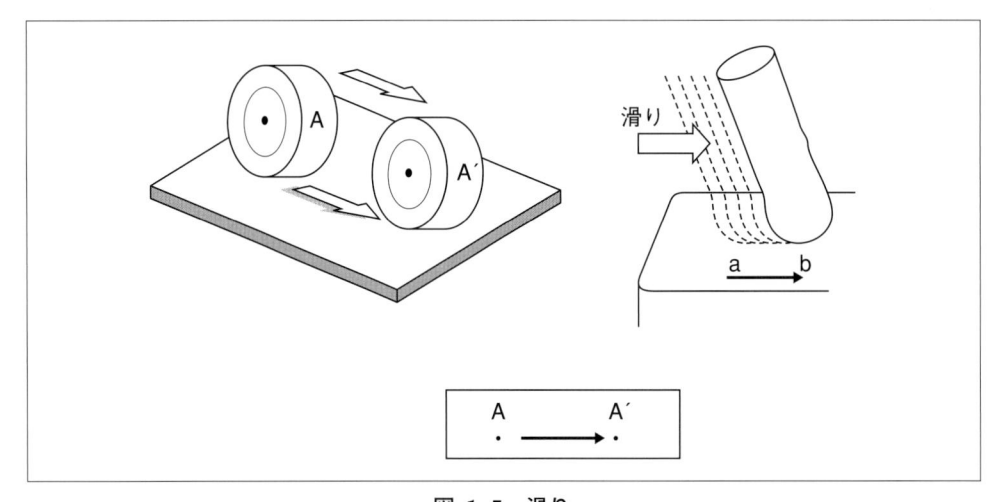

図 1-5　滑り
一方の接触面（タイヤ側）は一定である．他方の接触面（路面側）は常に変化する．

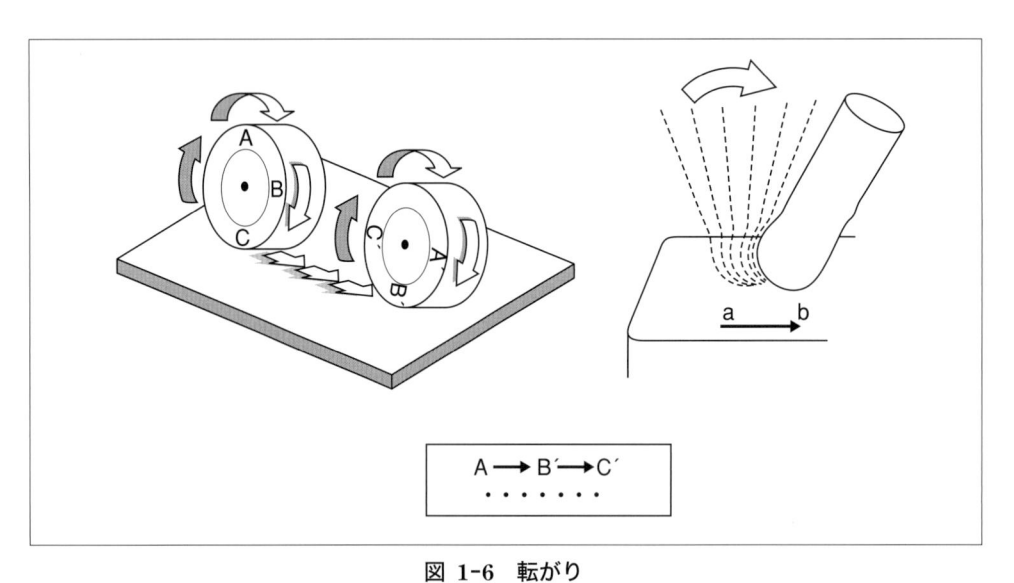

図 1-6　転がり
一方の接触面（タイヤ側）と他方の接触面（路面側）が常に変化する．

　これらの組み合わせはその関節の形態によって決定される．たとえば，椎間関節や仙腸関節のような平面関節では滑り運動が中心となる．また膝関節のような一方が典型的な凸面で他方が平面に近いような関節では転がり運動が生じる．しかし膝関節においても関節面の大きさの違いから，転がり運動だけではその接触面を失うため，滑り運動が組み合わさって起こり，その接触面積を保ちながら運動する．さらに股関節のように互いの関節面の曲率が一致し，関節頭が関節窩に深く入り込んでいるような関節では，関節面が転がる余地はなく，滑り運動が中心となる．

　このように骨運動には必ず関節面の運動が伴わなければならない．関節面の運動の障害は骨運動の障害として現れ，異常な四肢の運動や関節可動域の制限として現れる．

3　骨運動と関節包内運動

　骨運動に伴って生じる関節面の運動には，その動く関節面が凹面であるか凸面であるかにより，一定の法則がある．これを凹凸の法則という[3,9,10]．

凹凸の法則（convex-concave rule）

　構成運動において凹面を有する関節面が運動する場合を凹の法則といい，凸面を有する関節面が運動する場合

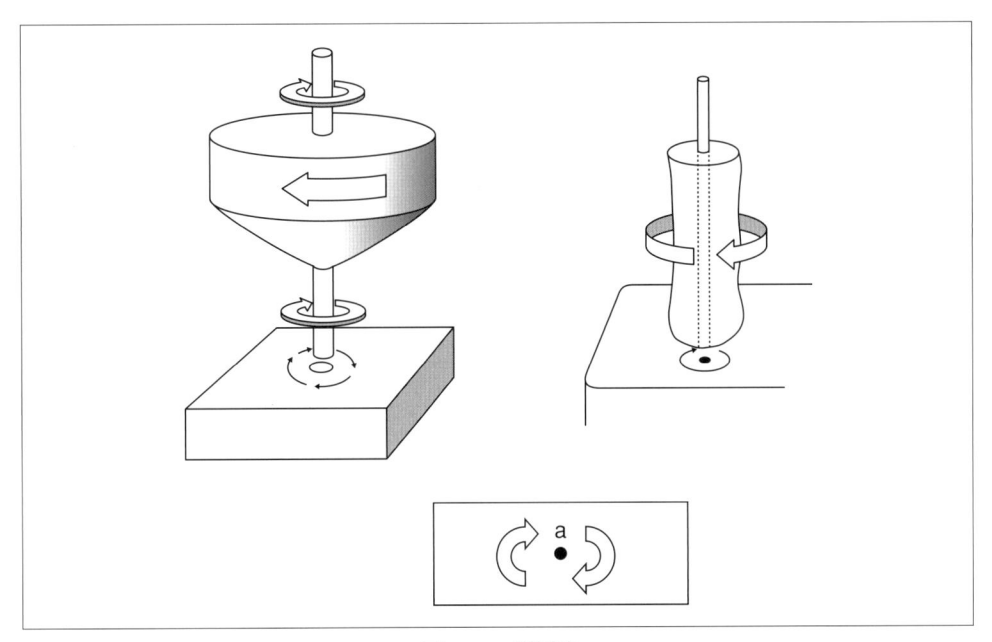

図 1-7 軸回旋
関節頭が軸（mechanical axis）を中心に回旋する．
両関節面の接触点は移動せず一定である．

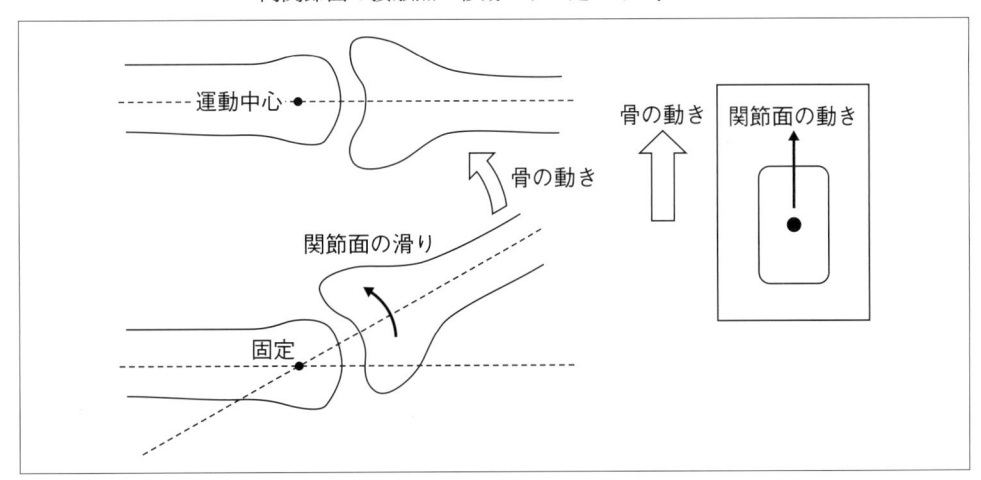

図 1-8 凹の法則
関節面は骨の運動方向と同方向へ移動する．

を凸の法則という．

(1) 凹の法則（concave rule）

凸面を有する骨体が固定され，凹面を有する骨体がその面上を滑るとき，関節面は骨体の運動方向と同じ方向に滑る[3,5,11]．これを凹の法則という．この動きは仮の運動中心軸が固定されている凸面側の骨頭内にあるために起こる．たとえば，脛骨大腿関節の伸展運動において凹面である脛骨が凸面である大腿骨関節面上を動くとき，伸展運動に伴って脛骨は前方へ振り出されるが，関節面は凹の法則に従って同方向，すなわち前方に滑る（図1-8）．

(2) 凸の法則（convex rule）

凹面を有する骨体が固定され，凸面を有する骨体がその面上を滑るとき，関節面は骨体の運動方向と反対の方向へ滑る[3,5,11]．これを凸の法則という．この動きは仮の運動中心軸が動いている凸面の骨頭内にあるために起こる．たとえば，股関節の外転運動において凸面である大腿骨が凹面である臼蓋関節面上を動くとき，外転運動に

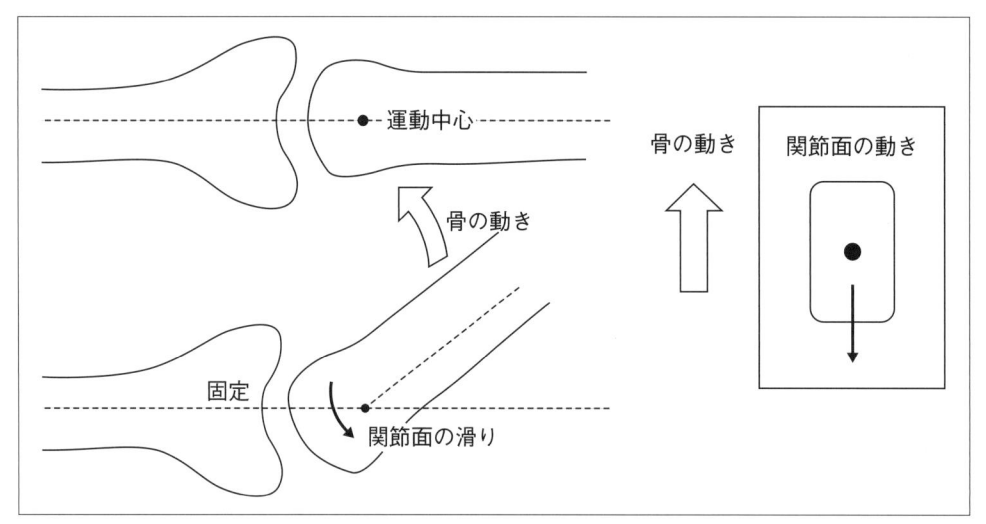

図 1-9 凸の法則
関節面は骨の運動方向と逆方向へ移動する．

伴って大腿骨は外上方へ振り出されるが，関節面は凸の法則に従って反対方向，すなわち内下方に滑る（図1-9）．

2 上肢の関節

1）肩複合体

肩複合体（shoulder complex）は，胸骨，鎖骨，肩甲骨，上腕骨で構成される下記の3つの関節の総称である．
① 胸鎖関節
② 肩鎖関節
③ 肩甲上腕関節

肩甲骨と胸郭間の連結は肩甲胸郭関節とよばれることがあるが[5,10,15,16]，解剖学的な関節構造を示さないので関節とはみなさない．肩複合体の運動はこれらの関節が協調して行われる．

1 胸鎖関節（sternoclavicular joint）
a．関節の構造

胸鎖関節は肩複合体のなかで最も近位に位置し，体幹と上肢帯を連結する唯一の関節である．この関節は鎖骨の胸骨端と胸骨の鎖骨切痕で形成される浅い鞍関節で，関節の直下には第1肋軟骨の上面が隣接している．

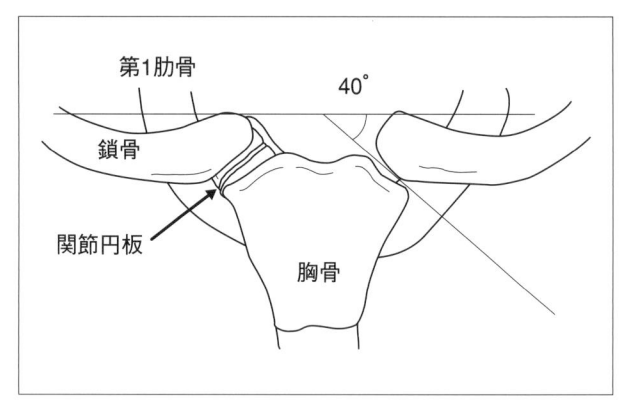

図 1-10 胸鎖関節の関節面の向き
鎖骨の胸骨関節面は前額面上で約40°傾斜する．

関節面の形状は，鎖骨の胸骨端が前額面で凸，矢状面で凹を呈する．これに対して胸骨の鎖骨切痕は前額面で凹，矢状面で凸を呈する．上肢下垂位では，鎖骨の胸骨関節面が関節円板を介して約40°傾斜し，胸骨の鎖骨切痕の上部と接触する（図1-10）．

関節面は鎖骨の胸骨関節面のほうが大きく，適合性は不十分である．また，胸骨関節面の上部は鎖骨切痕と接していないので，関節円板によって適合性が補われる[15]．関節円板は平らでほぼ円形であり，周辺とくに後上部が薄く，関節腔を分割する[17]．役割として，鎖骨の胸骨端の上内方への偏位を防ぎ，鎖骨の外側端から生じた外力を吸収する．関節包はゆるいが，前，後胸鎖靱帯，肋鎖靱帯，鎖骨間靱帯により支持性が補強される．

b．関節包内運動

[前額面]

　凸面：鎖骨の胸骨端

　凹面：胸骨の鎖骨切痕

[矢状面]

　凸面：胸骨の鎖骨切痕

　凹面：鎖骨の胸骨端

　関節円板の存在により回旋運動が可能で，鞍関節であるが球関節様の機能をもつ．上腕骨の屈曲や外転時には，後方への軸回旋様の運動が起こる．関節面の形状により凹と凸の法則の2種類が存在する．

(1) 挙上―下制

　鎖骨の挙上―下制運動では，鎖骨の胸骨端が鎖骨切痕の縦径上を滑る．鎖骨の挙上時には，鎖骨の胸骨端が凸の法則に従い，鎖骨切痕を後下方へ滑る（図 1-11）．挙上角度が大きくなると，鎖骨は後方への回転が生じるため，後方への軸回旋様の運動が起こる．鎖骨の下制時には，鎖骨の胸骨端が前上方へ滑る．

(2) 前方牽引―後方牽引

　鎖骨の前方牽引―後方牽引運動では，鎖骨の胸骨端が鎖骨切痕の横径上を滑る．鎖骨の前方牽引時には，鎖骨の胸骨端が凹の法則に従い，鎖骨切痕を前方へ滑る（図 1-12）．このときに鎖骨は軽度前方への回転が生じるため，前方への軸回旋様の運動が起こる．鎖骨の後方牽引時には，鎖骨の胸骨端が後方へ滑り，後方への軸回旋様の運動が起こる．

c．しまりの位置と最大ゆるみの位置

　しまりの位置：挙上位

　最大ゆるみの位置：中間位

2 肩鎖関節（acromioclavicular joint）

a．関節の構造

　肩鎖関節は鎖骨の肩峰端と肩甲骨の肩峰関節面で形成される関節である．運動様式により半関節に分類され，可動性は少なく肩甲骨を懸垂している．

　関節面の形状は，一般的には鎖骨の肩峰端がわずかに凸で，肩甲骨の肩峰関節面がほぼ平面状である．ただし，形状は必ずしも一定ではなく，一方が凸で他方が凹であったり[17]両側ともわずかに凸[16,18]や平面であったりさまざまであるが，凹凸の程度はわずかである．鎖骨の肩峰端は外側やや下方を向き，肩甲骨の肩峰関節面は鎖骨の肩峰端に対応して斜位をとる．

　関節の適合性は，関節面が狭く浅いため不安定であるが，関節円板が安定性を補う．関節円板は断裂して不完全な形が多いが，完全な形もありさまざまである．

　両関節端を完全に取り囲んでいる関節包はゆるく，上，下肩鎖靱帯，烏口鎖骨靱帯（菱形靱帯，円錐靱帯）により安定性が補強される．関節腔は関節円板の存在により，一部または完全に分断される．

b．関節包内運動

　凸面：鎖骨の肩峰端

　凹面：肩甲骨の肩峰関節面

　可動性はわずかであるが，滑りと軸回旋が起こる．

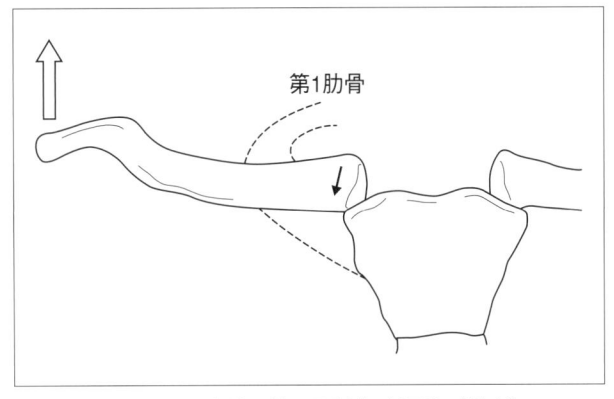

図 1-11 胸鎖関節の関節包内運動（挙上）
⇨：骨運動の方向，→：関節面の滑りの方向
鎖骨の挙上に伴い鎖骨の胸骨端は，凸の法則に従って骨運動と反対方向へ動く．

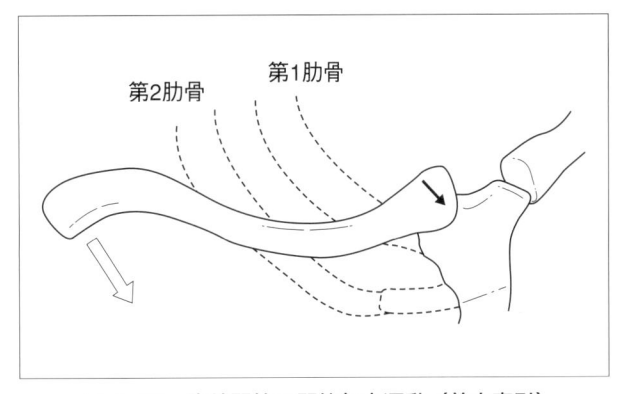

図 1-12 胸鎖関節の関節包内運動（前方牽引）
⇨：骨運動の方向，→：関節面の滑りの方向
鎖骨の前方牽引に伴い鎖骨の胸骨端は，凹の法則に従って骨運動と同方向へ動く．

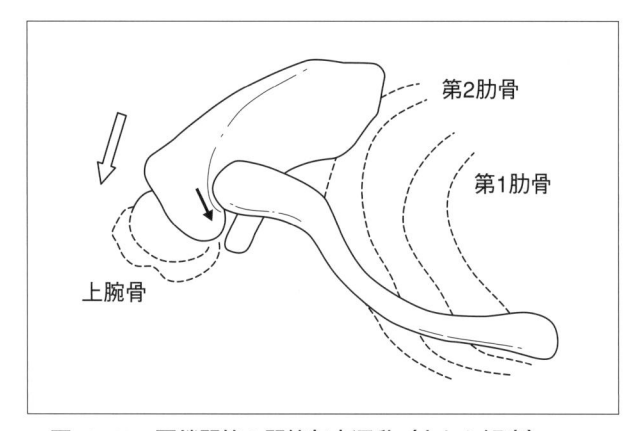

図 1-13 肩鎖関節の関節包内運動（上から観察）
⇨：骨運動の方向，→：関節面の滑りの方向
肩甲帯の外転に伴い肩甲骨の肩峰関節面は，凹の法則に従って骨運動と同方向へ動く．

肩甲帯が外転時には，肩峰関節面が凹の法則に従い，鎖骨の肩峰端を前方へ滑る（図 1-13）．肩甲帯が内転時には，肩峰関節面が後方へ滑る．

肩甲帯の挙上時や肩関節の屈曲，外転時には，鎖骨は後方へ回旋するため，肩峰関節面は鎖骨の肩峰端に対して軸回旋が起こる．肩甲帯の下制時や肩関節の伸展，内転時には，鎖骨は前方へ回旋し，肩峰関節面は軸回旋が起こる．

c．しまりの位置と最大ゆるみの位置
しまりの位置：鎖骨と肩甲骨のなす角度が直角のとき
最大ゆるみの位置：中間位

③ 肩甲上腕関節（glenohumeral joint）
a．関節の構造
肩甲上腕関節は上腕骨の上腕骨頭と肩甲骨の関節窩により形成される球関節であり，狭義の肩関節とよばれる．上腕骨頭はほぼ半球状であるが正確には球の2/5が楕円体となる形状で[18]，約20°後捻し40〜50°上方へ傾斜する（図1-14）．この角度は年齢，人種によってさまざまである[19〜21]．肩甲骨の関節窩は卵円形で，全体的に外前方に向き，肩甲骨の内側縁に対して約5°上方へ傾斜する（図1-15）[5]．この傾斜の存在が，上腕骨頭を関節窩に保持する役割を果たしている[22,23]．

関節面の形状は，上腕骨頭が凸で関節窩が浅い凹である．関節窩の周縁は軽度盛り上がり，関節面の前後方向

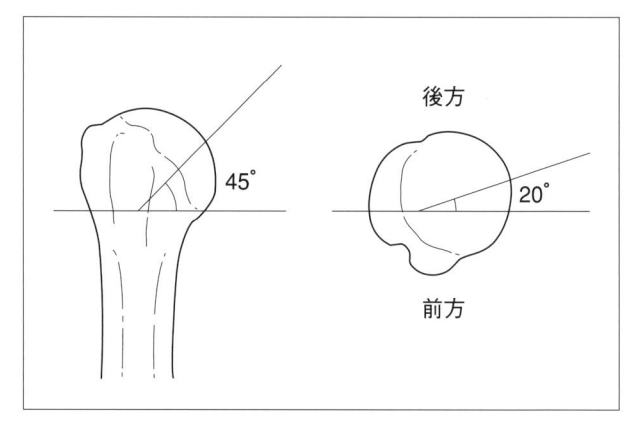

図 1-14 上腕骨頭の傾き
上腕骨頭は水平面より上方へ40〜50°傾斜し，後方へ約20°回旋する．

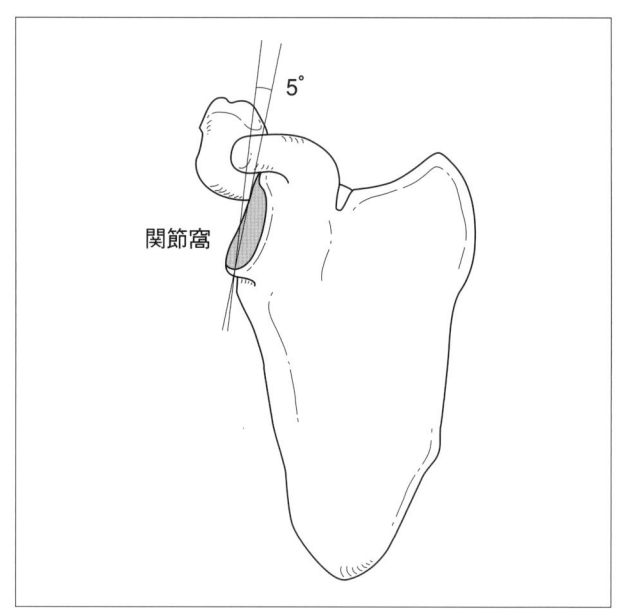

図 1-15 肩甲骨の関節窩の傾き
肩甲骨の内側縁に対して上方へ約5°傾斜する．

に溝が走行している[16]．

両方の骨の関節面は曲率が異なり接触面積は少ない．また，関節窩の面積は狭く上腕骨頭の約1/3である．しかし，周囲には線維性軟骨である関節唇が存在し，深さと大きさを増大させて適合性を補い安定性を向上させる．

関節包は関節の可動性を許すために薄くゆるい．上肢の解剖学的基本肢位では，関節包の下部は著しくゆるんで袋様となり，肩甲上腕関節の外転時には緊張する．関節円板は存在しないが，烏口上腕靱帯，関節上靱帯が関節の安定性を強化する．

烏口肩峰靱帯と肩峰で構成する烏口肩峰弓（coracoac-

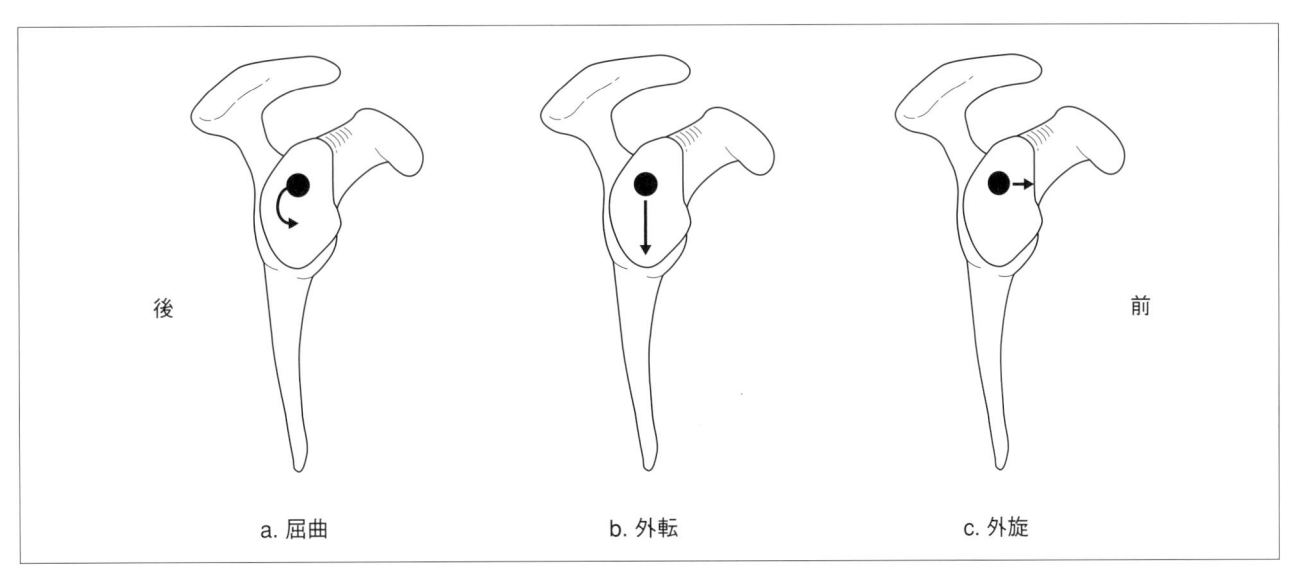

図 1-16 肩甲上腕関節の関節包内運動
● : 上腕骨頭の接触部,　→ : 関節面の滑り,軸回旋の方向
a．屈曲 : 上腕骨頭は屈曲時に後方へ軸回旋しながら少し下方へ滑る．
b．外転 : 上腕骨頭は外転時に凸の法則に従って下方へ滑る．
c．外旋 : 上腕骨頭は外旋時に凸の法則に従って前方へ滑る．

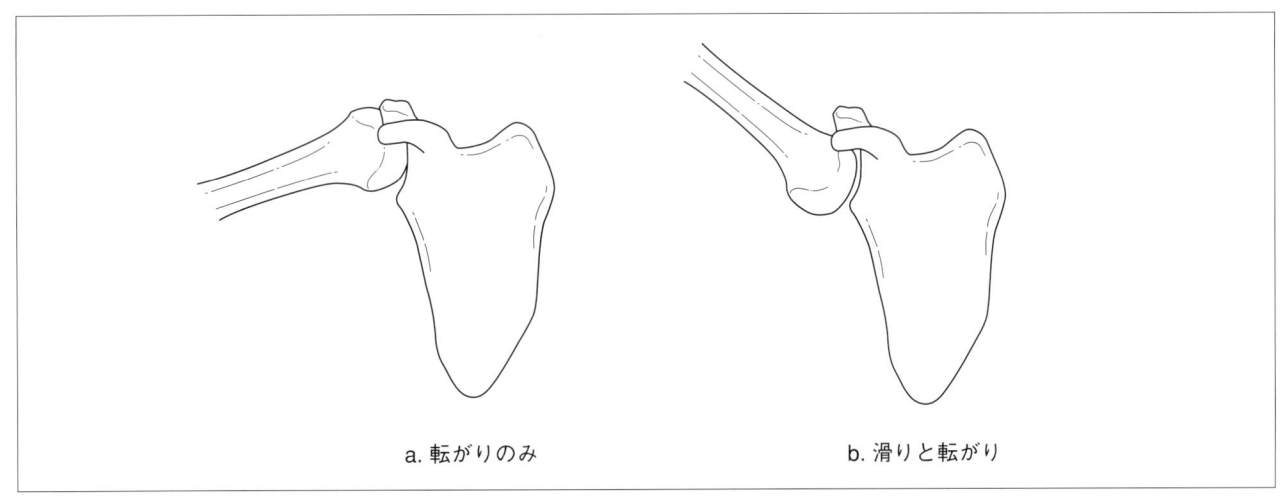

図 1-17 肩甲上腕関節の外転運動時の関節包内運動
a．転がりのみでは上腕骨頭が肩甲骨の関節窩の上部に衝突する．
b．転がりと滑りが同時に起こることで,上腕骨頭は衝突がなくなり十分に動くことができる．

rominal arch)は,上腕骨頭の上方への脱臼を防ぐ[21,24,25]．上腕骨頭を関節窩に固定させ,下方への脱臼を防ぐのは周囲の筋ではなく,主として関節包上部および烏口上腕靱帯である[26]．関節包外に存在する腱板も,上腕骨頭を関節窩に保持する[21]．

b．関節包内運動
凸面 : 上腕骨頭
凹面 : 肩甲骨の関節窩

上肢下垂位からの運動開始時に上腕骨頭は,肩甲骨の関節窩の上部に位置する．

（1）屈曲―伸展

屈曲―伸展時には軸回旋に近い運動を生じる．これは上腕骨の頸部と骨幹部の角度が大きく,上腕骨の頸部を通る関節面の中心軸の周りを回転するためである[17]．したがって,屈曲時に上腕骨頭は関節窩に対して後方への軸回旋が生じる．関節中心軸がわずかに傾いているため,

同時に上腕骨頭は関節窩の縦径上を上部から下方へ滑る（**図1-16**）．伸展時には，上腕骨頭は前方への軸回旋と上方への滑りが同時に起こる．

（2） 外転―内転

外転―内転運動では上腕骨頭が関節窩の縦径上を滑る．外転時には，上腕骨頭が凸の法則に従い，関節窩を下方へ滑る（**図1-16**）．内転時には上腕骨頭が上方へ滑る．滑りと転がりが同時に起こることで，大きな関節面の上腕骨頭が小さな関節面の関節窩を運動することができる（**図1-17**）．

（3） 外旋―内旋

上肢下垂位での外旋―内旋運動は，上腕骨頭が関節窩の横径上を滑る．外旋時には，上腕骨頭が凸の法則に従い関節窩を前方へ滑る（**図1-16**）．上肢下垂位での内旋時には上腕骨頭が後方へ滑る．

c．しまりの位置と最大ゆるみの位置

しまりの位置：外転・外旋位

最大ゆるみの位置：軽度外転位（20～30°）

2）肘 関 節

肘関節（elbow joint）は肩関節複合体と同様に単一の関節ではなく，下記の関節で構成される複合関節である．

① 腕尺関節
② 腕橈関節
③ 上橈尺関節

これらは1つの関節包の中に存在する．

1 腕尺関節（humeroulnar joint）

a．関節の構造

腕尺関節は上腕骨の上腕骨滑車と尺骨の滑車切痕との間にある蝶番関節であり，狭義の肘関節とよばれる．上腕骨滑車は砂時計のような形状で，関節軸は水平面より橈側へ約10°傾斜する（**図1-18**）．腕尺関節を矢状面から観察すると，上腕骨の遠位端は上腕骨の骨幹部に対して前方へ45°傾斜する．尺骨の滑車切痕も尺骨の骨幹部に対して，同様の角度で前上方へ傾斜する（**図1-19**）．

関節面の形状は，上腕骨滑車が前額面で凹，矢状面で凸を呈する．上腕骨滑車の両端である内側唇と外側唇は，

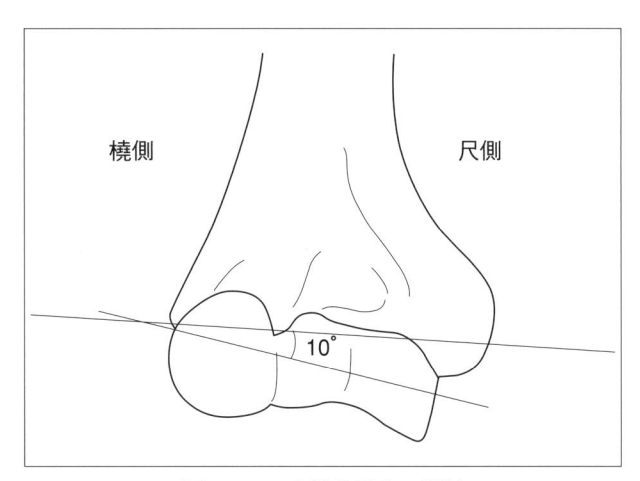

図 1-18 上腕骨滑車の傾斜
上腕骨滑車は尺側が大きく，関節軸は水平面より橈側に約10°傾く．

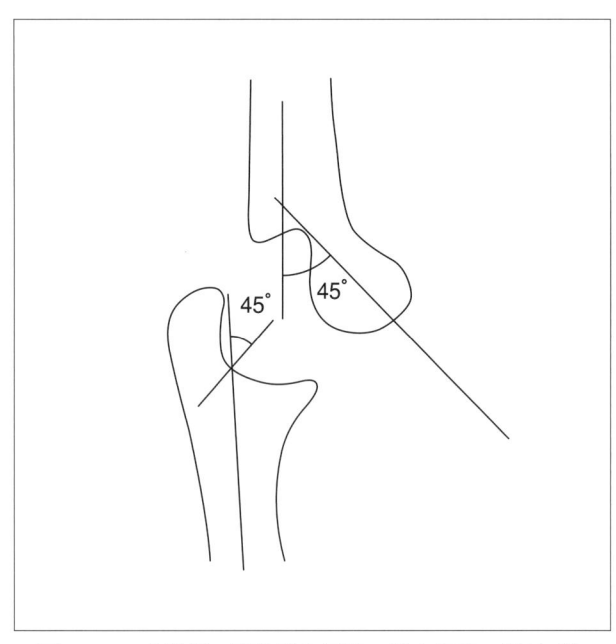

図 1-19 上腕骨の遠位端と尺骨の滑車切痕の傾斜（矢状面）
両方とも各骨幹部に対して45°傾く．

内側唇のほうが外側唇より大きな円周であり，遠位へ延長する．また，中央部でらせん状に走行する滑車溝がある．滑車切痕の関節面は骨幹部に対して橈側へ5～10°傾斜し（**図1-20**），肘関節伸展時の肘角をつくる一因となる．尺骨の滑車切痕は半円形の深い凹である．この中央を縦行する稜は滑車溝と適合し，骨運動を誘導する役割を担う[15]．

上腕骨滑車と尺骨の滑車切痕の曲率はほぼ等しく，接

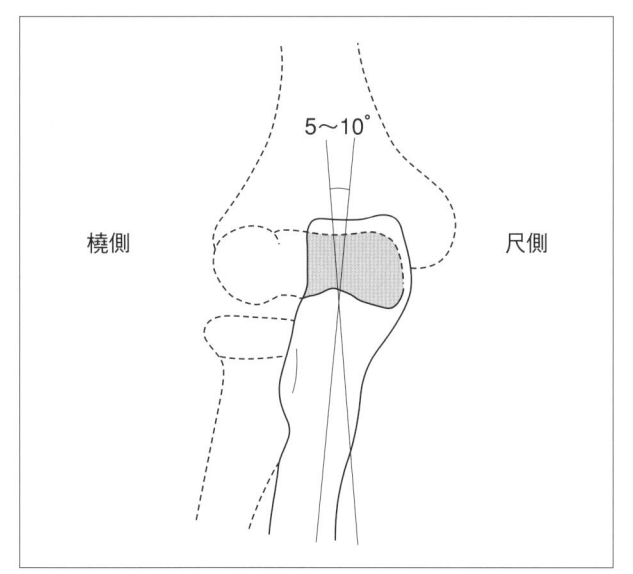

図 1-20 尺骨の滑車切痕の傾斜（前額面）
滑車切痕は尺骨の骨幹部に対してやや橈側へ傾く．

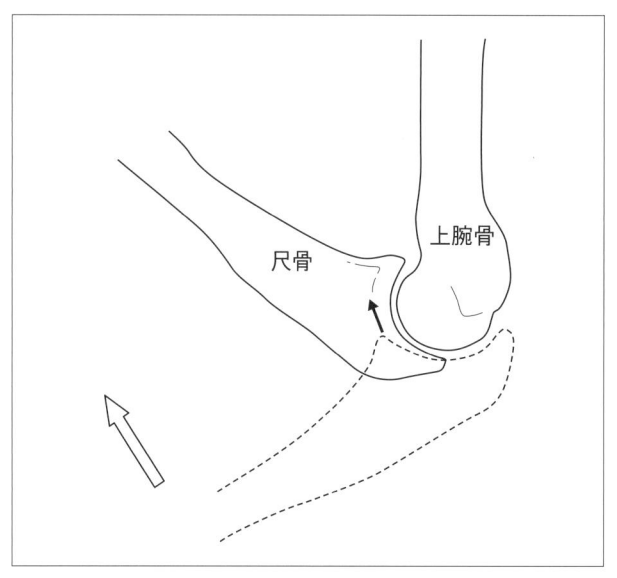

図 1-21 腕尺関節の関節包内運動
⇨：骨運動の方向，→：関節面の滑りの方向
肘関節の屈曲に伴い尺骨の滑車切痕は，凹の法則に従って骨運動と同方向へ動く．

触面積も大きいため関節の適合性はよい．

関節包は全体的にゆるくて薄く，後方が最も弱い．内側側副靱帯は，腕尺関節の連結を補強し関節面を接近させる．外側側副靱帯は，腕橈関節の連結を補強し関節面を接近させる．

b．関節包内運動

肘の屈曲と伸展時は，腕尺関節と腕橈関節が連合して動く．

凸面：上腕骨滑車
凹面：尺骨の滑車切痕

屈曲時には，尺骨の滑車切痕が凹の法則に従い，上腕骨の上腕骨滑車を前方へ滑る（**図 1-21**）．伸展時には，尺骨の滑車切痕が後方へ滑る．

c．しまりの位置と最大ゆるみの位置

しまりの位置：伸展位
最大ゆるみの位置：半屈曲位

2 腕橈関節 (humeroradial joint)

a．関節の構造

腕橈関節は上腕骨の上腕骨小頭と橈骨の橈骨頭窩との間にある球関節である．上腕骨小頭は半球状で上腕骨骨幹部より前方に位置し，上腕骨滑車より遠位への長さが短い．

関節面の形状は上腕骨小頭が凸を呈する．上部のほうが下部より曲率が少し大きい[20]．橈骨頭窩は凹で，中央部に浅いくぼみがある皿状を呈する．

上腕骨小頭と橈骨頭窩の曲率は異なるので，関節の適合性は不十分である．しかし，橈骨は側面で尺骨と関節をなすため関節構造としては安定する．肘関節の完全伸展位ではこれらの関節面は接触してなく，また橈骨頭窩の前半分のみで上腕骨小頭と関節を形成する[16]．

b．関節包内運動

凸面：上腕骨小頭
凹面：橈骨頭窩

構造的に内転―外転ができないため，前後の滑りと軸回旋が起こる．

屈曲時には，橈骨の橈骨頭窩が凹の法則に従い，上腕骨の上腕骨小頭を前方へ滑る（**図 1-22**）．伸展時には，橈骨の橈骨頭窩が後方へ滑る．

回内―回外時には，橈骨頭窩が上腕骨小頭に対して軸回旋する（**図 1-23**）．

c．しまりの位置と最大ゆるみの位置

しまりの位置：半屈曲・半回内位
最大ゆるみの位置：伸展・回外位

上橈尺関節は次の「前腕の関節」において述べる．

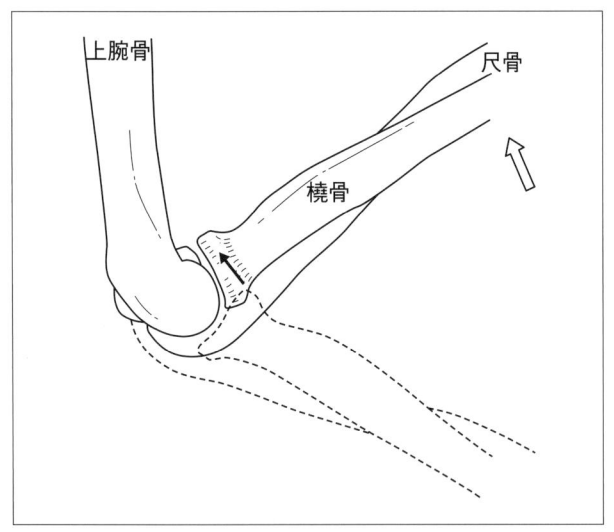

図 1-22　腕橈関節の関節包内運動（屈曲）
⇨：骨運動の方向，→：関節面の滑りの方向
肘関節の屈曲に伴い橈骨の橈骨頭窩は，凹の法則に従って骨運動と同方向へ動く．

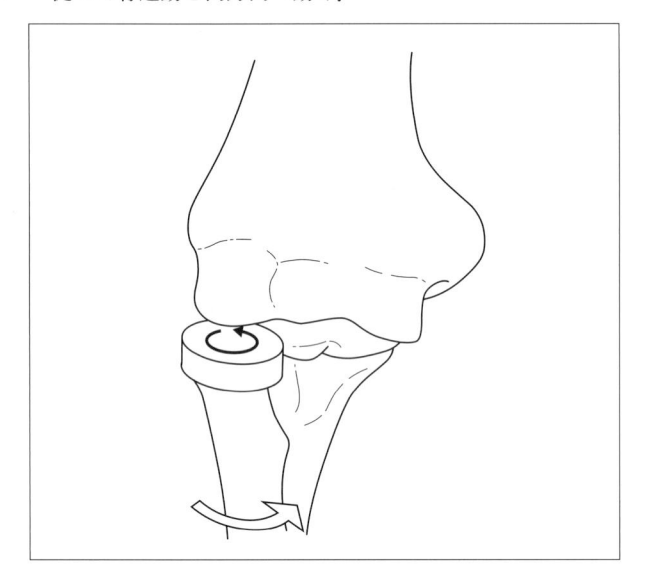

図 1-23　腕橈関節の関節包内運動（回内）
⇨：骨運動の方向，→：関節面の滑りの方向
前腕の回内に伴い橈骨の橈骨頭窩は軸回旋が起こる．

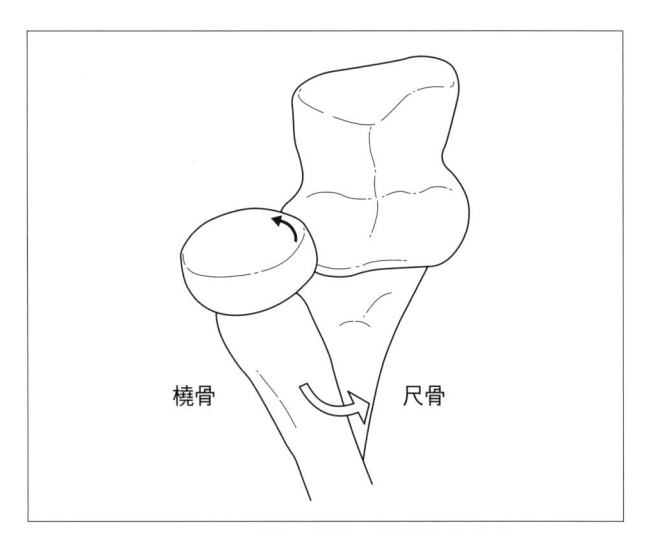

図 1-24　上橈尺関節の関節包内運動
⇨：骨運動の方向，→：関節面の滑りの方向
前腕の回内に伴い橈骨の関節環状面は，凸の法則に従って骨運動と反対方向へ動き後方へ滑る．

3）前腕の関節

橈骨と尺骨は近位で上橈尺関節を，遠位で下橈尺関節を構成する．

1 上橈尺関節（proximal radioulnar joint）

a．関節の構造

上橈尺関節は橈骨の関節環状面と尺骨の橈骨切痕が連結した車軸関節である．橈骨頭は水平断面において，円形でなく卵形である．

関節面の形状は，橈骨の関節環状面が凸で上部もわずかに凸であり，球関節の一部と見なすことができる．橈骨切痕はほぼ平面であるが中央がわずかに凹で，関節環状面の1/4以下が常に接触している[24]．

輪状靱帯，方形靱帯が関節を補強する．輪状靱帯は関節環状面を尺骨に固定させ，内側面は薄い関節軟骨で覆われ関節窩として機能する．関節面の曲率は互いに一致し，関節の適合性がよい．

b．関節包内運動

凸面：橈骨頭の関節環状面
凹面：尺骨の橈骨切痕と輪状靱帯

回内時には，橈骨頭の関節環状面が凸の法則に従い，尺骨の橈骨切痕を後方へ滑る（**図 1-24**）．このときに橈骨は尺骨の周囲を斜めに動くため，橈骨頭の関節環状面が外側―下方と傾く（**図 1-25**）[20]．回外時には，橈骨頭の関節環状面が前方へ滑る．

2 下橈尺関節（distal radioulnar joint）

a．関節の構造

下橈尺関節は尺骨頭の関節環状面と橈骨の尺骨切痕が連結した車軸関節である．関節面の形状は，尺骨頭の関

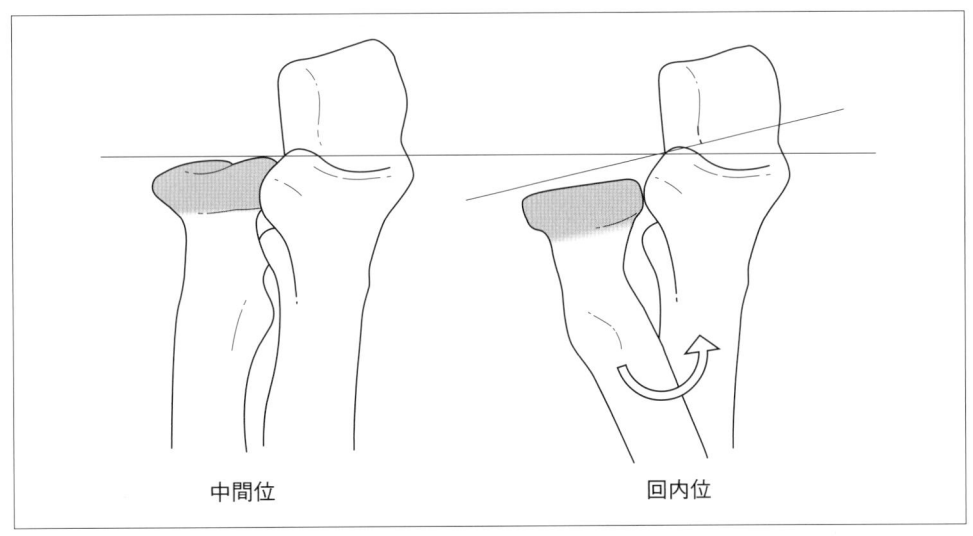

図 1-25 回内時の橈骨頭の関節面の傾き
回内時に橈骨頭は水平面に対して傾くため関節環状面も傾く．

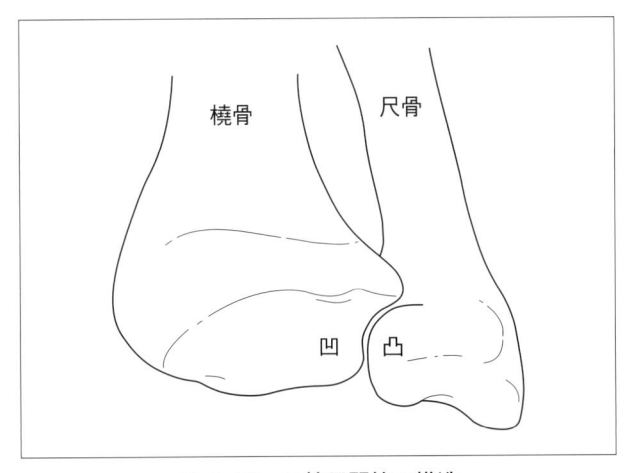

図 1-26 下橈尺関節の構造
尺骨の関節環状面は三日月様で，橈骨の尺骨切痕が尺骨頭に対応した関節面を呈する．

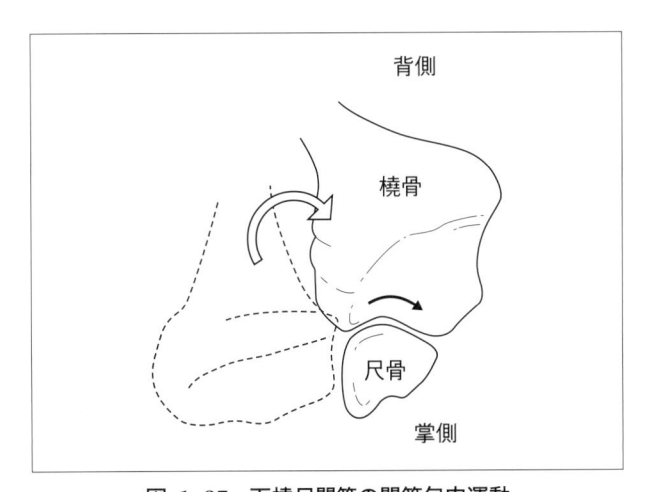

図 1-27 下橈尺関節の関節包内運動
⇨：骨運動の方向，→：関節面の滑りの方向
前腕の回内に伴い橈骨の尺骨切痕は，凹の法則に従って骨運動と同方向へ動く．

節環状面が凸で前外側を向いた三日月様を呈する（図1-26）．尺骨切痕は尺骨頭に対応するように全体的には円柱状の凹で，前後方向に凹，垂直方向に凹または平面である[20]．このように，橈骨と尺骨は上橈尺関節の関節面と逆の関係をもつ．

関節包は前後で厚いがゆるく，橈骨と尺骨間から上方へいく囊状陥凹を出す．関節の連結は，三角形の形で周囲がより厚くなっている関節円板により補強され，前腕骨間膜が橈骨と尺骨の骨幹部を強固に連結する．関節円板により下橈尺関節は橈骨手根関節から区分される．

b．関節包内運動

凸面：尺骨頭の関節環状面
凹面：橈骨の尺骨切痕

回内時には，橈骨の尺骨切痕が凹の法則に従い，尺骨の関節環状面を掌側へ滑る（図1-27）．回外時には，橈骨の尺骨切痕が背側へ滑る．

4）手関節

手関節（wrist joint）は8つの手根骨と2つの前腕骨

で構成される複合関節であり，以下の関節を総称したものである．

① 橈骨手根関節
② 手根間関節（手根中央関節を含む）
③ 豆状骨関節

各手根骨間の関節運動はずれる程度であるが，障害されると手指の機能にまでその影響が及ぶ．

関節包は豆状骨関節を除き共通で，ゆるく付着し背面でさらにゆるい．靱帯が手関節全体を覆っている．

1 関節の構造

a．橈骨手根関節（radiocarpal joint）

橈骨手根関節は橈骨遠位端の手根関節面，関節円板と手根骨の近位列を構成している舟状骨，月状骨，三角骨からなる楕円関節である（図1-28）．豆状骨は解剖学的な分類で近位列の手根骨に属するが，この関節には関与しない．また，尺骨は橈骨の尺骨切痕から尺骨の茎状突起の先端につく関節円板によって仕切られるため，直接この関節には含まれない．手根関節面は尺側方向に約20°，掌側方向に約10°傾斜する（図1-29）．

関節面の形状は，手根関節面が関節円板と連続して，左右方向より前後方向のほうが深い楕円の凹をなす．舟状骨，月状骨，三角骨は骨間靱帯により結合し，各骨の近位面は凸をなす．

手根関節面と近位列の手根骨関節面の曲率はほぼ等しく，関節円板が関節面の広さを補っている．このため関節面の接触面が広くなり，関節の適合性はよい．解剖学的基本肢位のときに舟状骨は手根関節面の外側，月状骨は手根関節面の内側と関節円板に位置し，三角骨は関節包の内側に接触している．橈屈位においても橈骨と接触するのは舟状骨と月状骨であり，尺屈位で三角骨がはじめて橈骨と接触する．

凸面：近位手根骨
凹面：橈骨の手根関節面

b．手根間関節（intercarpal joint）

手根間関節は各手根骨間に存在する関節の総称であ

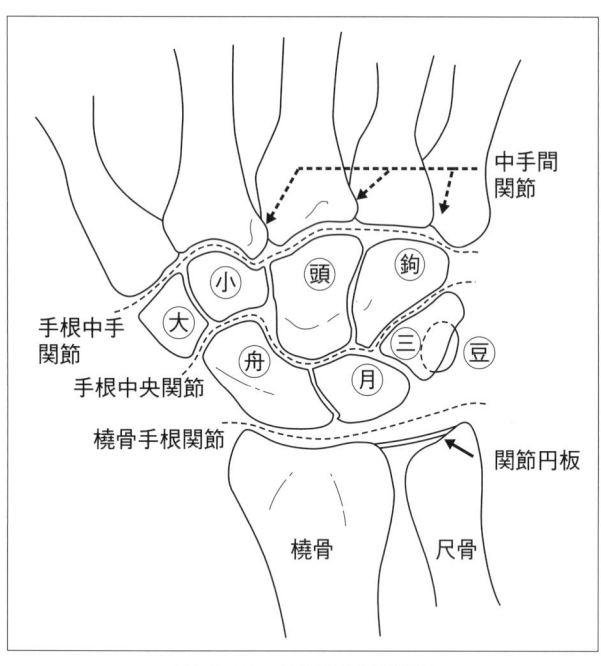

図1-28 手根関節の構造
㊛：大菱形骨（trapezium），㊜：小菱形骨（trapezoid），㊝：有頭骨（capitate），㊞：有鉤骨（hamate），㊟：舟状骨（scaphoid），㊠：月状骨（lunate），㊡：三角骨（triquetrum），㊢：豆状骨（pisiform）

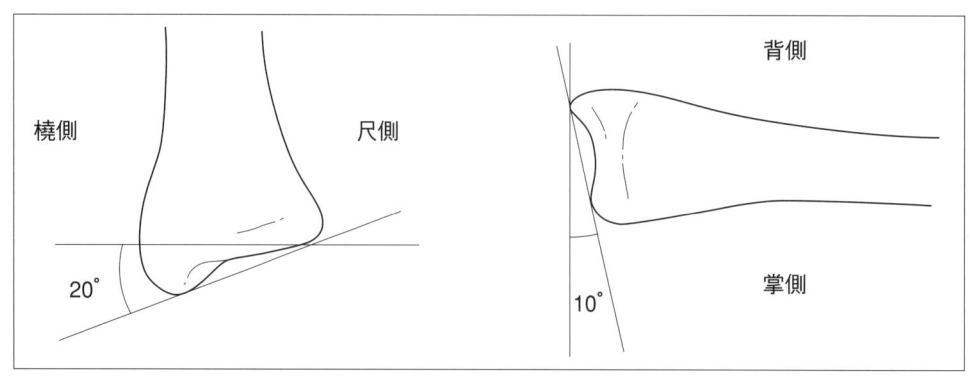

図1-29 橈骨の手根関節面の傾き
前額面では尺側へ約20°，矢状面では掌側へ約10°傾く．

る．各関節の関節面の形状は平面状や楕円状であり，接触面積は狭く運動もずれる程度である．運動様式により半関節に分類される．近位手根骨と遠位手根骨の各関節腔は互いに連絡し，共通の関節包で覆われる．各骨の関節面は以下のとおりである[2]．

① 舟状骨-月状骨：舟状骨の関節面が凸，月状骨の関節面が凹を呈する半関節である．
② 月状骨-三角骨：各関節面は凹凸がない平面状の半関節である．
③ 有頭骨-月状骨：わずかに接触する平面状の半関節である．
④ 大菱形骨-小菱形骨：小菱形骨の関節面が凸，大菱形骨の関節面が凹を呈する顆状関節である（半関節）．
⑤ 小菱形骨-有頭骨：有頭骨の関節面が凸，小菱形骨の関節面が凹を呈する顆状関節である（半関節）．
⑥ 有頭骨-有鉤骨：有鉤骨の関節面が凸，有頭骨の関節面が凹を呈するがほぼ平面状の半関節である．

c．手根中央関節（midcarpal joint）

手根中央関節は近位列の手根骨と遠位列の手根骨の間にある関節で，手根間関節の一部に属する．橈側部では舟状骨に対して大・小菱形骨が，中央部では舟状骨と月状骨に対して有頭骨が，尺側部では月状骨と三角骨に対して有鉤骨が関節をなす．

各関節面の形状は，舟状骨が凸で大・小菱形骨は凹を，舟状骨，月状骨，三角骨は凹で有頭骨と有鉤骨は凸をなす．上から観察するとS字状に横断する関節腔がある（図1-30）．

［橈側部］
舟状骨と大・小菱形骨からなる平面関節である．
凸面：舟状骨
凹面：大・小菱形骨

［尺側部］
舟状骨，月状骨，三角骨と有頭骨，有鉤骨からなる顆状関節である．
凸面：有頭骨，有鉤骨
凹面：舟状骨，月状骨，三角骨

これらの手根骨間の各関節の連結は，骨間，背側，掌側，橈側，尺側に位置する多くの靱帯により補強される．

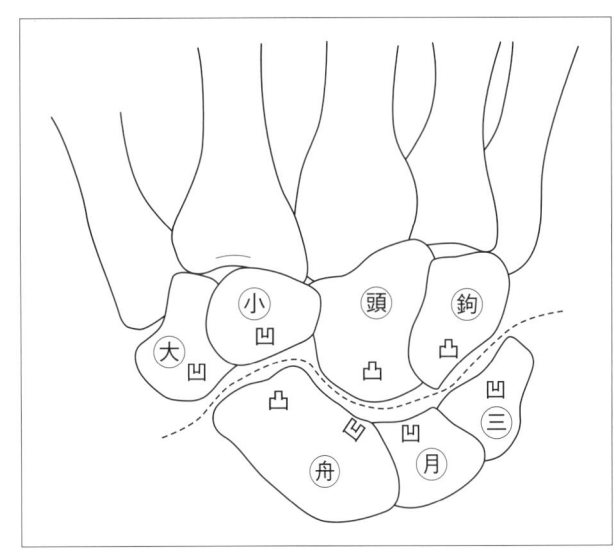

図 1-30　手根中央関節の関節面
関節面の線は上部からみるとS字状になる．

背側より掌側，尺側より橈側のほうが連結は強い．手根骨に関しては，靱帯による支持は月状骨が最も弱く，有頭骨が最も強い．

① 骨間にある靱帯：骨間手根靱帯が各手根骨間の関節腔内に存在し，各手根間の連結を補強する．
② 背側にある靱帯：背側橈骨手根靱帯が橈骨と手根骨間を，背側手根弓状靱帯，背側手根骨間靱帯が手根骨間を，背側手根中手靱帯が手根骨と中手骨間の背側の連結を補強する．
③ 掌側にある靱帯：掌側橈骨手根靱帯が橈骨と手根骨間を，掌側尺骨手根靱帯が関節円板と手根骨間を，掌側手根間靱帯，放射状手根靱帯が手根骨間を，掌側手根中手靱帯が手根骨と中手骨間の掌側の連結を補強する．
④ 橈側，尺側にある靱帯：外側手根側副靱帯は橈骨と手根骨間を，内側手根側副靱帯は尺骨と手根骨間を，外側側副靱帯，内側側副靱帯が手根骨間の側面の連結を補強する．

d．豆状骨関節（pisiform joint）

豆状骨関節は三角骨と豆状骨で形成される平面関節で，手根間関節から独立する．関節包はゆるくて薄いが，靱帯によって安定性を強化される．関節腔も手根間関節とは独立するが，まれに橈骨手根関節腔と交通する．豆鉤靱帯，豆中手靱帯により関節の連結を補強する．

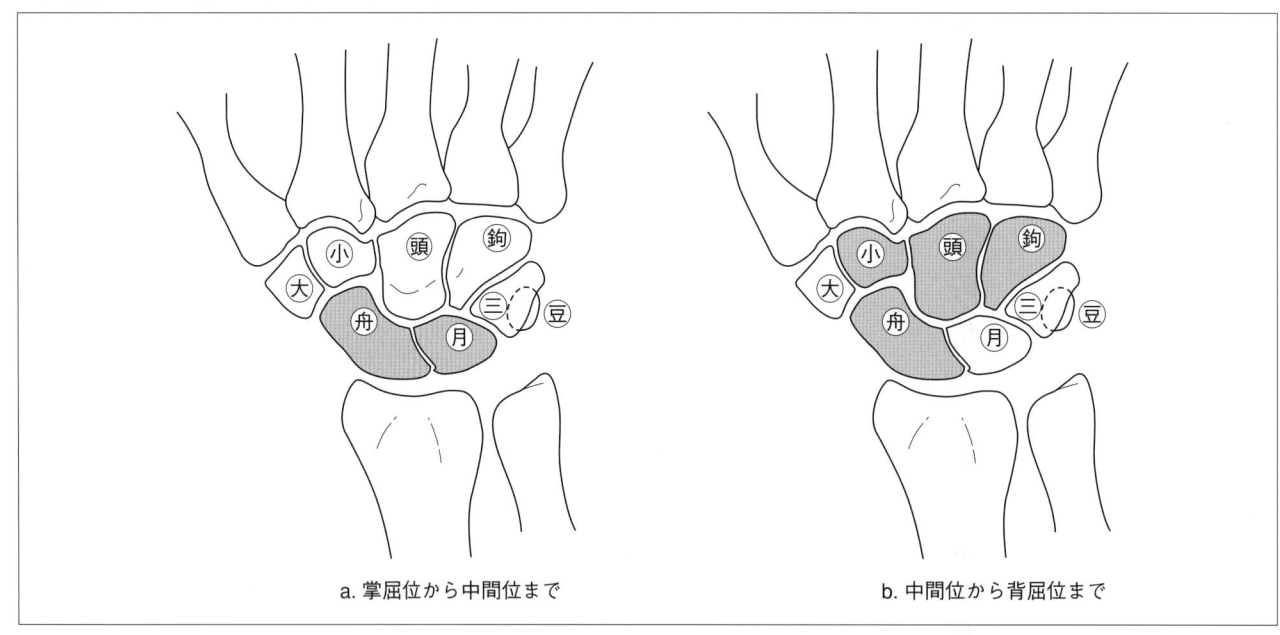

図 1-31 手関節の関節包内運動（背屈）
a．掌屈位から中間位までの背屈運動：舟状骨は近位列の手根骨として働き，月状骨とともに手根関節面を掌側へ滑る．
b．中間位から背屈位までの背屈運動：舟状骨は有頭骨，有鉤骨，小菱形骨としまりの位置になり，遠位列の手根骨として働き掌側へ滑る．

2 関節包内運動

手関節の運動は複数の関節面の運動が組み合わさって起こる．近位列の手根骨は橈骨の手根関節面に対して凸の法則で動き，各手根骨間は滑りが生じる．

(1) 掌屈―背屈

舟状骨は運動範囲により手根骨の近位列として動いたり，または遠位列とともに動くので以下のように分ける[17,24]．手関節の背屈時に下橈尺関節では，わずかな離開が起こる．

① 掌屈位から中間位までの背屈運動

舟状骨は近位列の骨として動く．舟状骨と月状骨は手根関節面の縦径上を凸の法則に従って掌側へ滑る．有頭骨と有鉤骨は三角骨，月状骨，舟状骨に対して凸の法則に従って掌側へ滑る．大菱形骨と小菱形骨は舟状骨に対して凹の法則に従って背側へ滑る（図 1-31）．

② 中間位から背屈位までの背屈運動

中間位を過ぎる舟状骨は遠位列の骨と一緒に動く．舟状骨は有鉤骨，有頭骨，小菱形骨としまりの位置になり，これが一塊となって三角骨，月状骨に対して凸の法則に従って掌側へ滑る（図 1-31）．また，手根関節面に対しても凸の法則に従って掌側へ滑る．

③ 背屈位から中間位までの掌屈運動

舟状骨と有鉤骨，有頭骨，小菱形骨が一塊となって三角骨，月状骨，手根関節面に対して背側へ滑る．

④ 中間位から掌屈位までの掌屈運動

舟状骨と月状骨は手根関節面に対して背側へ滑る．有頭骨と有鉤骨は三角骨，月状骨，舟状骨に対して背側へ滑る．大菱形骨と小菱形骨は舟状骨に対して掌側へ滑る．

(2) 橈屈―尺屈

橈屈時には，有頭骨を中心に手根骨全体が尺側へ回旋する．舟状骨と月状骨は橈骨の手根関節面の横径上を凸の法則に従って尺側へ滑る．三角骨は関節円板から離れるように遠位へ動く．有鉤骨は三角骨との関節間を離開させて遠位へ動く（図 1-32）[17]．

尺屈時には，有頭骨を中心に手根骨全体が橈側へ回旋する．舟状骨，月状骨，三角骨は橈骨の手根関節面上を橈側へ滑る．舟状骨，大菱形骨，小菱形骨は関節間を離開させて遠位へ動く（図 1-33）．

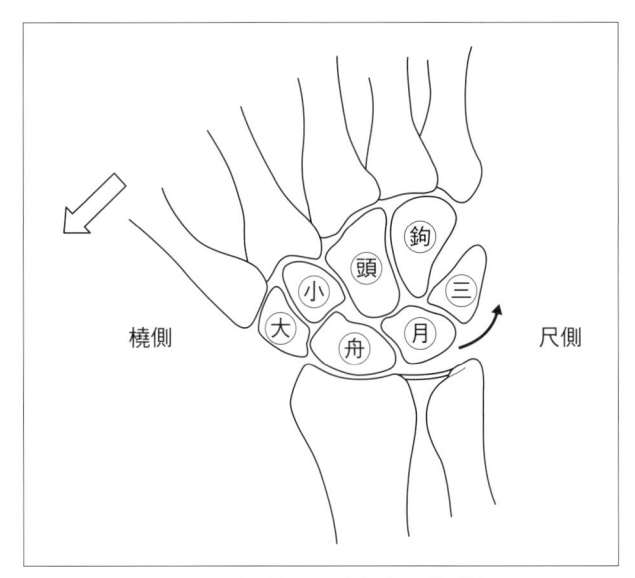

図 1-32 手関節の関節包内運動（橈屈）
⇨：骨運動の方向，→：関節面の滑りの方向
　橈屈に伴い近位手根骨は凸の法則に従い骨運動と反対方向へ動く．三角骨と関節円板間，三角骨と有鉤骨間は離れ，三角骨と有鉤骨は遠位に移動する．

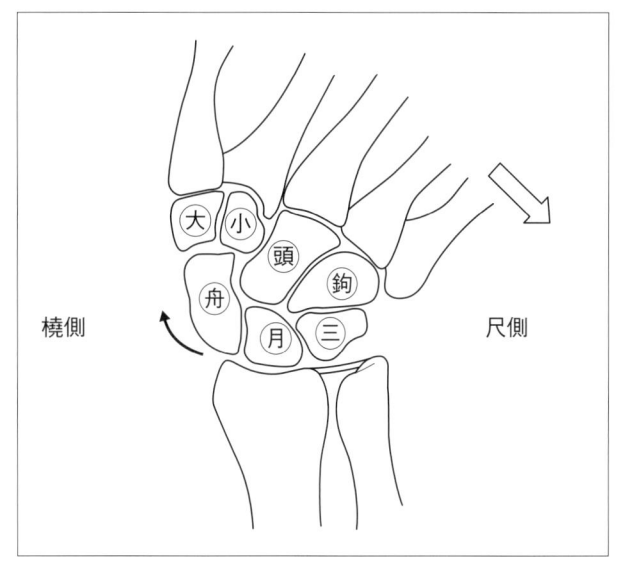

図 1-33 手関節の関節包内運動（尺屈）
⇨：骨運動の方向，→：関節面の滑りの方向
　尺屈に伴い近位手根骨は凸の法則に従い骨運動と反対方向へ動く．舟状骨，大菱形骨，小菱形骨間は離れ，各骨が遠位へ移動する．

3　しまりの位置と最大ゆるみの位置

しまりの位置：最大背屈位
最大ゆるみの位置：10〜15°掌屈位（軽度尺屈位）

5）手指の関節

　手指の関節は 19 個の骨が集まり構成され，以下の関節が存在する．
① 手根中手関節
② 中手間関節
③ 中手指節関節
④ 指節間関節

　足部と比較すると，骨の配列は直列で関節の構造はより単純であるが，多様な把持機能を有する．

1　手根中手関節（carpometacarpal joint：CM joint）

　手根中手関節は中手骨底と遠位列の手根骨で形成される鞍関節である（図 1-28）．母指の手根中手関節は，第2〜5 指の手根中手関節と独立した構造をもち，運動機能も異なるため後述する．

［第 2〜5 手根中手関節］

a．関節の構造

　第 2〜5 手根中手関節は鞍関節が変形した平面状であり，関節包を共有した複関節である．
　第 2 中手骨底は大菱形骨，小菱形骨と有頭骨の遠位外側の角と連結する．第 2 中手骨底は比較的広い平面状の関節接触面をもつが，中央部に小菱形骨の隆起に対応する溝状のくぼみがあり，運動は著しく制限される．第 3 中手骨底は有頭骨と連結し，背側面の橈側から近位に向かって突出する茎状突起があるため運動は制限される．第 4 中手骨底は有頭骨の遠位内側と有鉤骨の遠位外側と，第 5 中手骨底は有鉤骨と連結する．上からみると不規則な関節面の輪郭をなす．
　各関節の適合性はよく，側面の中手間関節の存在により安定性を増すが，運動は著明に制限される．
　関節腔は連続し，背側手根中手靱帯，掌側手根中手靱帯，骨間靱帯によって結合性を強める．

b．関節包内運動

　手指の屈曲時には，各中手骨底が遠位列の手根骨に対してわずかに掌側へ滑る．第 2，3 手根中手関節の可動性はほとんどないが，第 5 手根中手関節に向かうにつれ

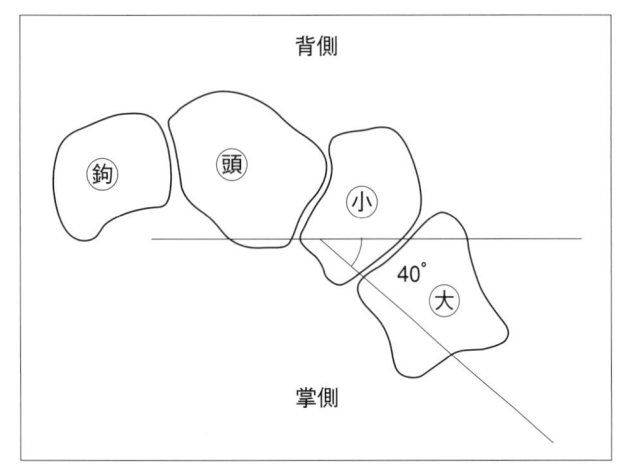

図 1-34 遠位手根骨の配列（遠位手根骨を遠位部より観察）
大菱形骨は遠位手根骨に対して掌側へ約40°傾く．

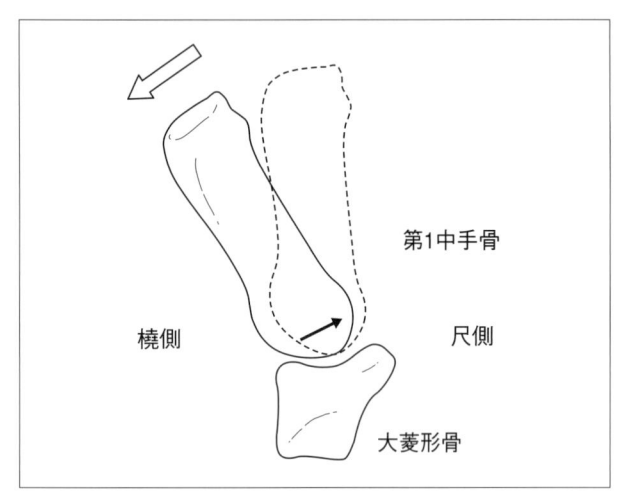

図 1-35 母指の手根中手関節の関節包内運動（橈側外転）
⇨：骨運動の方向，→：関節面の滑りの方向
母指の手根中手関節の橈側外転に伴って第1中手骨底は，凸の法則に従って骨運動と反対方向へ動く．

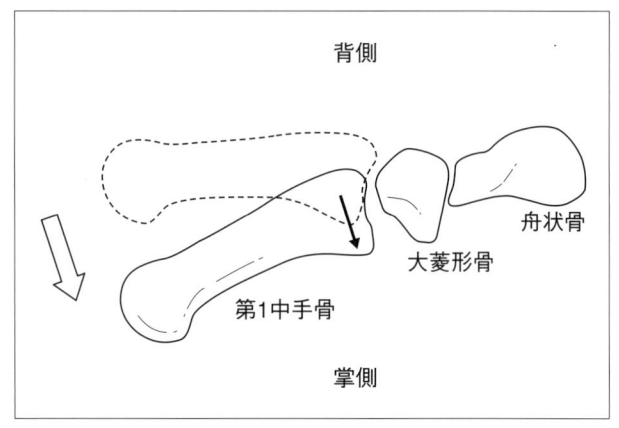

図 1-36 母指の手根中手関節の関節包内運動（掌側外転）
⇨：骨運動の方向，→：関節面の滑りの方向
母指の手根中手関節の掌側外転に伴って第1中手骨底は，凹の法則に従って骨運動と同方向へ動く．

成される典型的な鞍関節で，大菱形骨は橈側が掌側へ約30〜40°傾斜し，手の横アーチの一端となる（図1-34）．
　関節面の形状は，大菱形骨は橈―尺側方向では凹で，掌―背側方向では凸である．関節面の曲率は橈―尺側方向より掌―背側方向のほうが大きい．第1中手骨底は大菱形骨に適合するように橈―尺側方向では凸，掌―背側方向では凹をなし，関節面の適合性はよい．
　関節包はゆるく，他の手根中手関節から独立する．前・後斜靱帯，尺側・橈側側副靱帯，第1中手骨間靱帯は可動性をゆるすために必要最小限度で結合性を強化する．

b．関節包内運動

［橈―尺側方向］
　凸面：第1中手骨底
　凹面：大菱形骨
［掌―背側方向］
　凸面：大菱形骨
　凹面：第1中手骨底
　関節面の形状により，凹と凸の法則の2種類が存在する．

（1）橈側外転―内転
　橈側外転―内転運動は，第1中手骨底が大菱形骨の横径上を滑る．橈側外転時には，第1中手骨底が凸の法則に従い，大菱形骨を尺側へ滑る（図1-35）．橈側外転時に第1中手骨は尺側への回旋（回内）を伴い，第1中手骨底は大菱形骨関節面上で軸回旋が起こる．橈側内転時

て漸増する．手指の対立時には，第4，5中手骨はわずかに外旋が起こるので，第4，5中手骨底が遠位列の手根骨に対してわずかに軸回旋する．

［母指の手根中手関節］
　母指の手根中手関節は第2〜5手根中手関節と比較して可動性が大きく，さまざまな運動方向をもつ．把持やつまみなどに必要な対立運動も行う．

a．関節の構造
　母指の手根中手関節は第1中手骨底と大菱形骨間で形

には，第1中手骨底が橈側へ滑る．橈側内転時に第1中手骨は橈側への回旋（回外）を伴い，第1中手骨底は軸回旋が起こる．

(2) 掌側外転―内転

掌側外転―内転運動は，第1中手骨底が大菱形骨の縦径上を滑る．掌側外転時には，第1中手骨底が凹の法則に従い，大菱形骨を掌側へ滑る（図1-36）．掌側内転時には，第1中手骨底が背側へ滑る．

c．しまりの位置と最大ゆるみの位置

しまりの位置：最大対立位

最大ゆるみの位置：母指中間位

2 中手間関節（intermetacarpal joint）

a．関節の構造

中手間関節は第2中手骨と第3中手骨，第3中手骨と第4中手骨，第4中手骨と第5中手骨の底部間で相互に向き合う小さな面の間にある半関節である（図1-28）．関節包を第2～5手根中手関節と共有した複関節でもあり，関節面は平面状を呈する．

靱帯も第2～5手根中手関節と共有し，関節腔は第2～5手根中手関節腔と連絡する．

b．関節包内運動

関節構造により運動はわずかにずれる程度である．対立運動時には第4・5中手骨底が掌側へ滑る．

3 中手指節関節（metacarpophalangeal joint：MP joint）

中手指節関節は母指から小指にそれぞれ独立して存在する．周囲の靱帯は下肢と異なり自重がほとんど影響しないためにあまり発達していない．第2～5中手指節関節は形態，構造，機能が共通し，母指の中手指節関節は機能が異なるため後述する．

[第2～5中手指節関節]

a．関節の構造

第2～5中手指節関節は中手骨頭と基節骨底で形成される顆状関節である．中手骨頭は半球状で軽度掌側へ傾斜する．

関節面の形状は，中手骨頭が凸で基節骨底の関節面は楕円状の浅い凹である．中手骨頭の関節面は橈―尺側よ

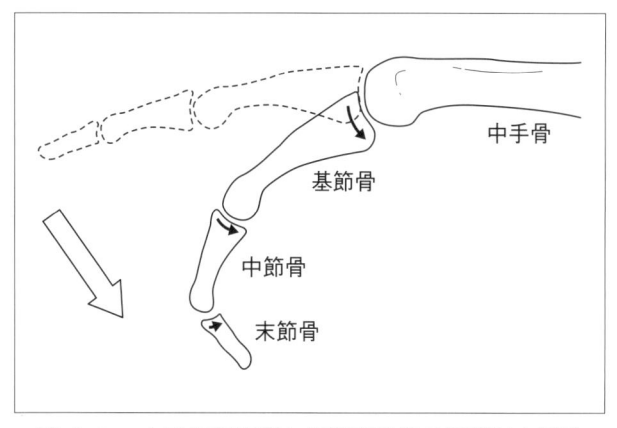

図1-37 中手指節関節と指節間関節の関節包内運動（屈曲）
⇨：骨運動の方向，→：関節面の滑りの方向
手指の屈曲に伴い各指骨底は凹の法則に従って骨運動と同方向へ動く．

り掌―背側のほうが大きく，背側より掌側のほうが広く側面は未熟である．基節骨底の関節面は，中手骨頭の関節面より曲率が小さいため掌―背側でより関節の適合性は悪い．このため，基節骨底の掌側に存在する掌側板が適合性を補っている．これは過伸展の防止，手に物を持ったときの関節に生じる摩擦を減少させる役割もある．

関節包は背側がゆるいが，側方で側副靱帯，掌側で掌側板，掌側板を結ぶ深横中手靱帯で結合性を強化される．背側には靱帯が存在せず，指伸筋腱膜により補強される．

b．関節包内運動

凸面：中手骨頭

凹面：基節骨底

関節構造により随意的な回旋は制限される．

(1) 屈曲―伸展

屈曲―伸展運動は，基節骨底が中手骨頭の関節面の縦径上を滑る．屈曲時には，基節骨底が凹の法則に従い，中手骨頭の関節面上を掌側へ滑る（図1-37）．屈曲時に第2指の基節骨は橈側へ回旋し，第3～5指の基節骨は尺側へ回旋し，基節骨底の中手骨頭関節面上での軸回旋が起こる．伸展時には基節骨底が背側へ滑る．伸展時に第2指の基節骨は尺側へ回旋し，第3～5指の基節骨は橈側へ回旋し，基節骨底の軸回旋が起こる．

(2) 外転―内転

外転―内転運動は，基節骨底が中手骨頭の関節面上の横径上を滑る．外転時には，第2指の基節骨底が橈側へ，

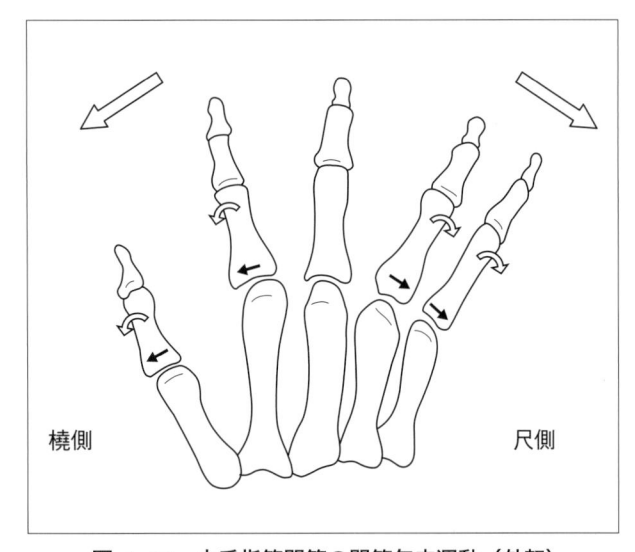

図 1-38 中手指節関節の関節包内運動（外転）
⇨：骨運動の方向，→：関節面の滑りの方向
手指の外転に伴い各基節骨底は凹の法則に従って骨運動と同方向へ動く．外転時に第 1，2 指の基節骨は橈側への回旋を，第 4，5 指の基節骨は尺側への回旋を伴い，各基節骨底は軸回旋が同時に起こる．

第 4，5 指の基節骨底が尺側へ，各中手骨頭の関節面上を凹の法則に従って滑る．また第 2 指の基節骨は橈側へ回旋し，第 4，5 指の基節骨は尺側へ回旋し[18]，各基節骨底は各中手骨頭の関節面上で軸回旋が起こる（**図 1-38**）．内転時には第 2 指の基節骨底が尺側へ，第 4，5 指の基節骨底が橈側へ，中手骨頭上を滑る．また第 2 指の基節骨は尺側への回旋を，第 4，5 指の基節骨は橈側への回旋を伴い，各基節骨底の軸回旋が起こる．

c．しまりの位置と最大ゆるみの位置
しまりの位置：最大屈曲位
最大ゆるみの位置：半屈曲・尺側偏位

[母指の中手指節関節]
a．関節の構造
母指の中手指節関節は，関節の基本構造は他指とほぼ同様であるが，1 対の種子骨が関節包の掌側にあり，深横中手靱帯が存在しない．可動性は他指より少なく，機能的には蝶番関節に近くて屈曲—伸展運動に主に動き，外転—内転運動はわずかである．

b．関節包内運動
屈曲—伸展時には，第 1 指の基節骨底が凹の法則に従って中手骨頭の関節面上を滑る．外転—内転時には，第 1 指の基節骨底が凹の法則に従い，第 2 指の基節骨底と同様な運動を起こす．

4 指節間関節（interphalangeal joint：IP joint）
a．関節の構造

指節間関節は各指節骨間を連結する典型的な蝶番関節である．第 2 指から第 5 指では 3 つの指骨が存在し，基節骨と中節骨が連結した近位指節関節（proximal interphalangeal joint：PIP joint）と，中節骨と末節骨が連結した遠位指節関節（distal interphalangeal joint：DIP joint）からなる．母指は中節骨がないため指節間関節（interphalangeal joint：IP joint）のみである．すべての関節の構造はほぼ共通し，中手指節関節と似ている．

関節面の形状は，基節骨と中節骨の関節頭が凸で，掌背側方向に溝をもつ滑車のような形態をとる．中節骨と末節骨の底が凹で，関節頭に対応するように中央の隆起で区分される 2 つの浅い面を呈する．関節頭の溝は中指から小指にいくほど斜めに走行している[20]．

両関節面の曲率はほぼ同じで，接触面の大きい適合性のよい関節である．

関節包はゆるく，掌側板，側副靱帯によって関節の結合性を補強される．

b．関節包内運動
凸面：各指節骨頭
凹面：各指節骨底

屈曲時には中節骨と末節骨の底が，凹の法則に従ってそれぞれ基節骨と中節骨の関節頭の関節面上を掌側へ滑る（**図 1-37**）．伸展時には中節骨と末節骨の底が背側へ滑る．

c．しまりの位置と最大ゆるみの位置
しまりの位置：伸展位
最大ゆるみの位置：軽度屈曲位

3 下肢の関節

1）股関節（hip joint）

a．関節の構造[3,10,12,20]

股関節は，寛骨の外側下方に位置する関節窩である寛

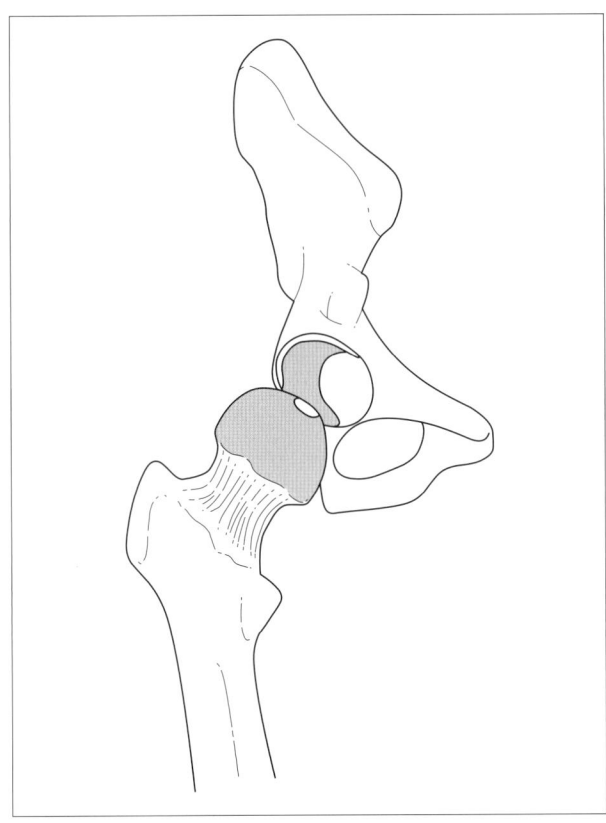

図 1-39　股関節関節面

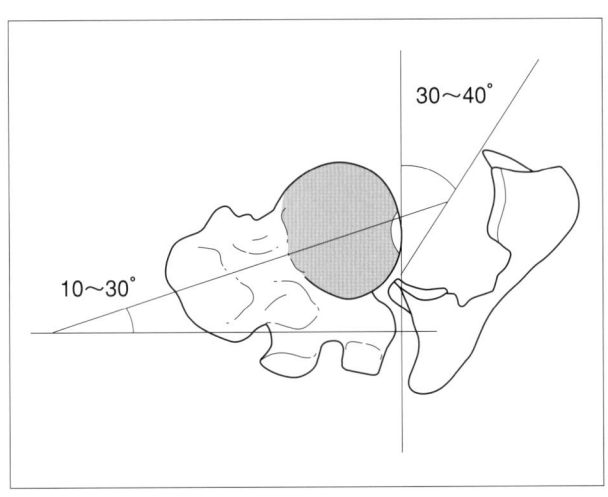

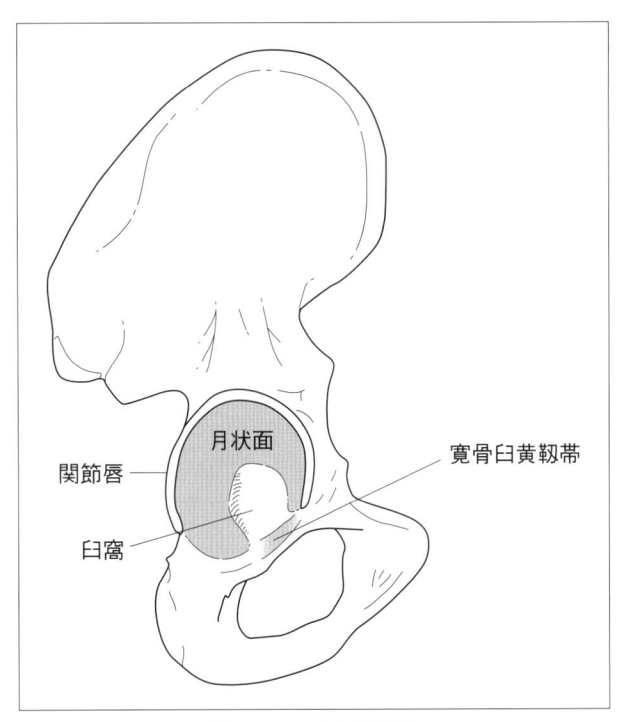

図 1-41　寛骨関節面
関節唇／月状面／寛骨臼黄靱帯／臼窩

図 1-40　大腿骨頸部前捻角（水平面）

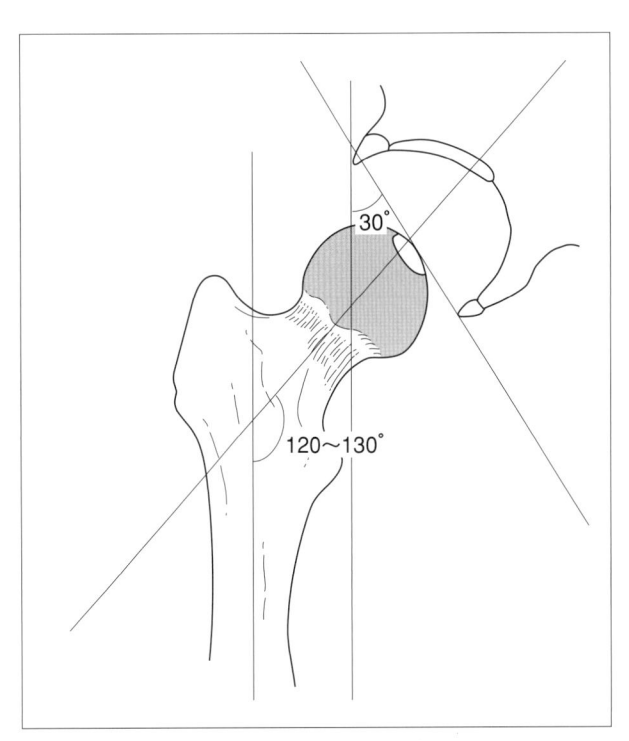

図 1-42　大腿骨頸体角

骨臼と関節頭である大腿骨頭からなる代表的な球関節（臼状関節）である（**図 1-39**）．寛骨臼は前額面で約 30°下方へ傾斜し，水平面では 30〜40°前方へ傾斜する（**図 1-40, 42**）．寛骨臼の関節面は，逆 U 字型をした月状面でその部分のみが関節軟骨に覆われ大腿骨頭に接する（**図 1-41**）．大腿骨頭は骨幹部と 120〜130°の角度（頸体角）を形成し（**図 1-42**），さらに前方に 10〜30°前捻角を有する（**図 1-40**）．関節面は球の約 2/3 で，広く関節

窩と接する．

　大腿骨頭は先端中心部近くで小さくぼみ（大腿骨頭窩）を形成し，大腿骨頭靱帯が付着する．骨頭靱帯は関節窩では寛骨臼切痕の広い範囲に付着する．

　股関節は肩関節についで運動範囲の大きい関節であるが，体幹と下肢を連結し，体重支持や歩行などの移動に関与するため肩関節よりもはるかに安定し強固である[10]．

b．靱帯の構造[3,12,20]

（1）　腸骨大腿靱帯（iliofemoral ligament）

　股関節の前面で寛骨臼の上縁から外方に向かう線維とまっすぐ下方に向かう線維の2つがあり，大腿骨の転子間線に着く．逆Y字を呈するのでY靱帯ともよばれる．

（2）　恥骨大腿靱帯（pubofemoral ligament）

　股関節の前面で恥骨から起こり，外下方に走り小転子の上方に付着する．

（3）　坐骨大腿靱帯（ischiofemoral ligament）

　股関節の後面で寛骨臼の坐骨部から外方に走り，大転子の内側に付着する．

（4）　大腿骨頭靱帯（ligamentum teres）

　寛骨臼窩と大腿骨頭窩を結ぶ靱帯で，骨頭固定の力学的機能はほとんどない．大腿骨頭への血液供給の導靱帯として作用する．

（5）　寛骨臼横靱帯（transverse acetabular ligament）

　寛骨臼横靱帯は，寛骨臼切痕の下方を覆ったもので血管等がその下を通過する．

c．関節包内運動

　股関節の関節包内運動は大腿骨頸部を介して，関節軟骨が存在する月状面と大腿骨頭の間で生じる．非荷重位での運動では大腿骨頭は寛骨臼に対し凸の法則に従う．

凸面：大腿骨頭

凹面：寛骨臼

（1）　屈曲ー伸展

　股関節屈曲時の運動は頸体角の存在により軸回旋に最

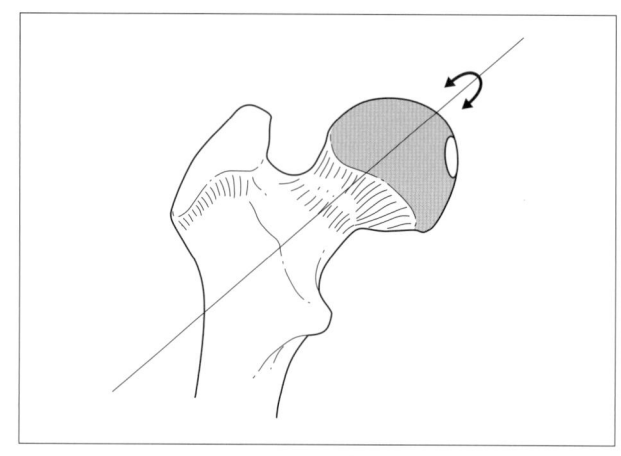

図 1-43　股関節回旋軸

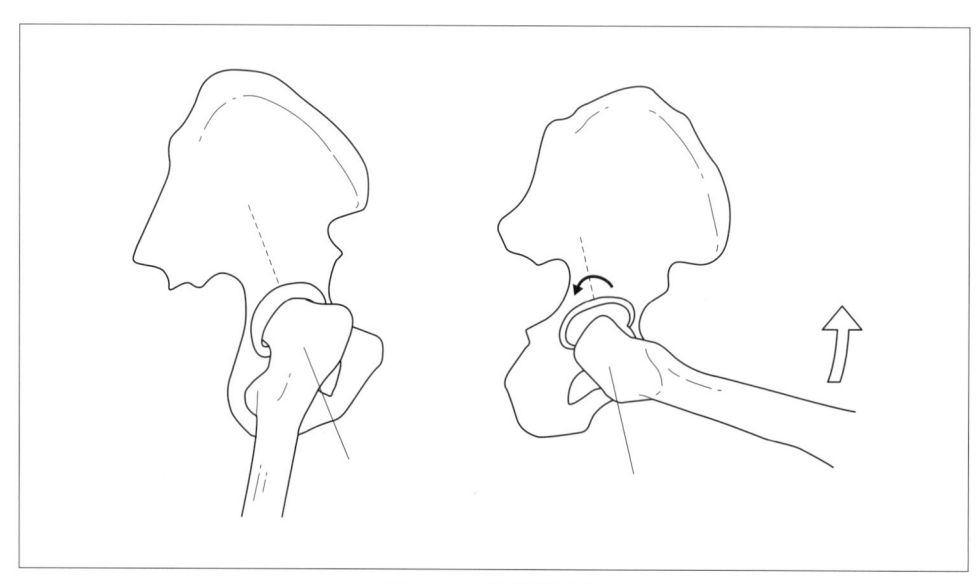

図 1-44　股関節屈曲
⇨：骨運動の方向，→：関節面の滑りの方向
屈曲に伴い骨頭は臼蓋に対し，後方へ軸回旋する．

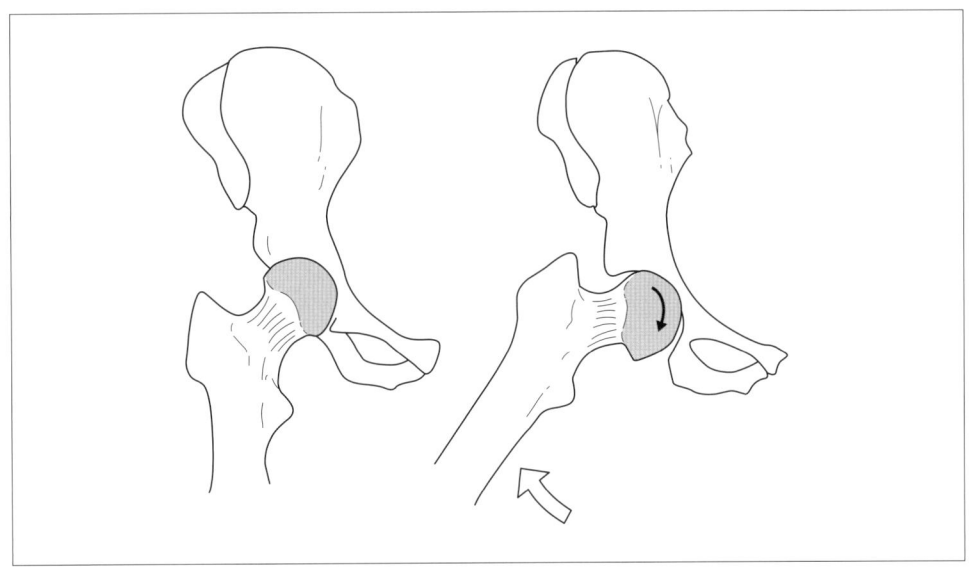

図 1-45 股関節外転
⇨：骨運動の方向，→：関節面の滑りの方向
外転に伴い凸の法則に従い骨頭は下内側へ滑る．

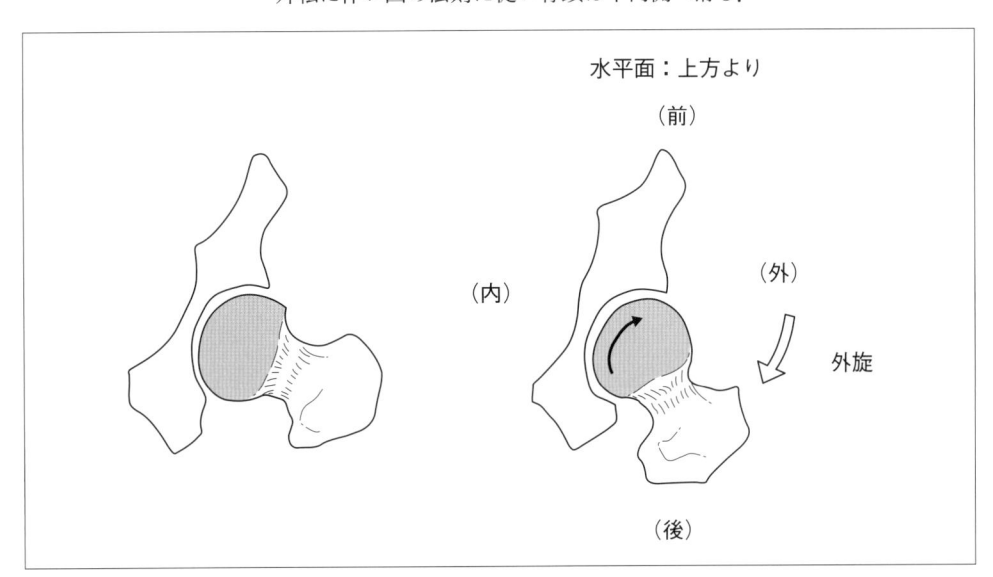

図 1-46 股関節外旋
⇨：骨運動の方向，→：関節面の滑りの方向
外旋に伴い凸の法則に従い骨頭は前方へ滑る．

も近い動きをする[3]．大腿骨頸部と骨頭中心を結ぶ線を回転軸とし，大腿骨が屈曲するにつれて骨頭は後方へ軸回旋する．伸展時には骨頭は逆に前方への軸回旋が起こる（**図 1-43, 44**）．

(2) 外転―内転

外転―内転運動では骨頭は寛骨臼内関節面の縦径上を上下に滑る．

外転では骨頭は凸の法則に従い，寛骨臼関節面の縦径上を下内側へ滑る（**図 1-45**）．股関節中間位において骨頭は月状面の上外側部と接触し，下内側方向へは約 3 倍の余裕があり，外転運動時の骨頭の下内側への滑りを保障している．内転では，骨頭は凸の法則に従い縦径上を上外側へ滑る．

(3) 外旋―内旋

大腿骨の回旋は大腿骨頸部が頸体角を有するため，骨頭は寛骨臼内関節面の横径上を前後に滑る運動となる．

大腿骨が外旋すると骨頭は凸の法則に従い前方に滑り，内旋時には後方に滑る（図1-46）．

d．しまりの位置と最大ゆるみの位置
しまりの位置：伸展・内旋位

最大ゆるみの位置：軽度屈曲・外転・外旋位

2）膝関節（knee joint）

膝関節は，大腿骨の遠位の関節面（凸面）と脛骨近位の関節面（凹面）との間の脛骨大腿関節および膝蓋骨と大腿骨遠位前面からなる膝蓋大腿関節とで構成される複関節である．一般に膝関節とよばれる脛骨大腿関節は人体中最も大きな関節の1つで，体重を支持し，屈曲—伸展運動とわずかの回旋運動を行う．

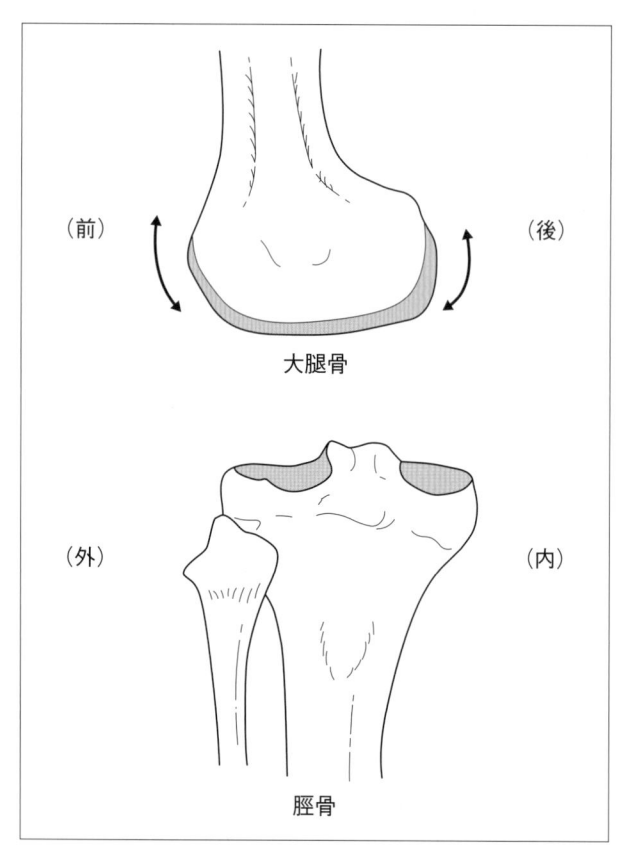

1 脛骨大腿関節（tibiofemoral joint）
a．関節面の構造[2,3,5,12,20]

脛骨大腿関節は大腿骨下端にある内側顆，外側顆の両顆と脛骨上端の上関節面により構成される蝶番関節の亜型であり，二重顆状関節ともよばれる．脛骨大腿関節の互いの関節面は曲率が異なり，接触面積は一致していない．

関節頭（凸面）である大腿骨関節顆状面を側方からみると，後方に突出した楕円形をなし，後部ではしだいに曲率が大きくなるらせん状を呈する（図1-47）．内側顆，外側顆の関節面を下方から観察すると「ハ」の字型を呈し，内側顆状関節面の開きが外側顆状関節面に比べ大きい．また，内側顆の関節面は内顆全体の2/3を占め大きいが，外側顆状関節面は外顆全体のほぼ中央までしかなく小さい（図1-48）．

図 1-47 膝関節
大腿骨関節顆状面は後方の曲率が前方よりも大きな楕円形を呈す．

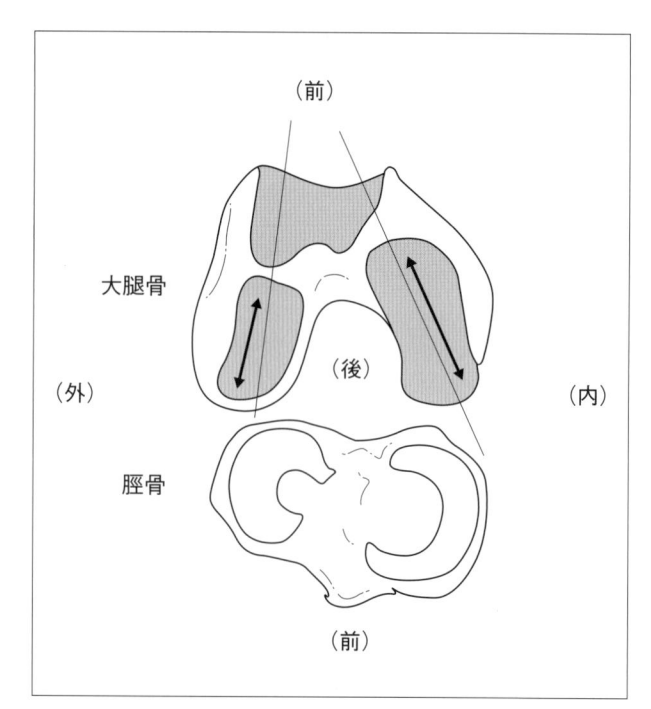

図 1-48 膝関節関節面
［大腿骨関節面］
大腿骨の膝関節面は，内側の関節顆状面の前後方向の傾きが外側よりも大きい．関節面は，内側部が前後に長く，内側顆全体の2/3を占める．外側部は外側顆全体の中央部までしかなく小さい．
［脛骨関節面］
脛骨上関節面の内側は縦径が長く，外側は横径が長い．これらの関節面にそれぞれ関節半月が存在し，関節の適合を補う．

関節窩である脛骨関節面は扁平に近い曲率の小さな凹面を呈する．脛骨の上関節面は大腿骨の関節面に対応して内側関節面では縦径が，外側関節面では横径が長い．

関節面中央部では上方に盛り上がった顆間隆起を形成し，大腿骨顆間窩に対応した車軸関節様の構造をもち，回旋運動を可能にする（図1-47, 48）．

脛骨の関節面と大腿骨の関節面の前後径を比較すると，大腿骨関節面の長さが約2倍である[10]．関節の接触面は伸展位で広く，屈曲するにつれしだいに小さくなる．脛骨大腿関節は接触面積が小さく，骨構造としては股関節に比べ安定性に欠ける．したがって，関節の安定および運動の制御のために関節包，各種靱帯，半月板が存在し機能を補完する．

b．関節包の構造[10,12,20]

膝関節包は関節面のすぐ外側から起こり，3つの骨（膝蓋骨・大腿骨・脛骨）が1つの関節包内に存在する．関節包は前面では膝蓋骨の上部数cmまでゆったりと伸び，膝関節屈曲の可動域を保障する．内側では内側側副靱帯が一部関節包と癒合する．外側側副靱帯と関節包は直接の連結をもたない．後面では大腿骨顆間窩と脛骨顆間隆起の縁に沿って深く前方に入り組んだ形態をとる．その結果，関節腔は内外側に2分され，前方で交通する．後方の関節包は肥厚し，顆状板（condylar plate）とよばれ，膝関節後面を強く補強する．

c．半月板の構造[10,12,20]

半月板は弾性を有した強靱な組織であり，脛骨の上関節面の両側に存在し（内側半月板，外側半月板），辺縁部が厚い凹型をなす．

(1) 内側半月板（medial meniscus）

内側半月板は前脚と後脚の付着部の距離が離れているため，その形状は「C型」を示す．側方では関節包および内側側副靱帯と強く癒合し，後方では半膜様筋腱の一部に癒合しているため，その移動は制限される．後脚のほうが幅，厚さともにあつい．

(2) 外側半月板（lateral meniscus）

外側半月板は前脚と後脚の付着部が接近して輪状にちかく，その形状は「O型」を示す．側方において関節包との癒合は弱く，さらに外側側副靱帯とは癒合がないため，脛骨関節面上での移動は内側半月板のそれに比して容易である．外側半月板は幅，厚さともほぼ均等である．両半月板は膝関節の動きに合わせて，関節内で前後に移動する．

d．半月板の動き[12,20]

(1) 屈曲―伸展運動において

屈曲時，半月板は後方へ移動する．この後退は外側半月板において大きい．逆に伸展時は前方へ移動する．

(2) 下腿外旋―内旋運動において

外旋時，外側半月板は前方へ移動し，内側半月板は後方に移動する．逆に内旋時，外側半月板は後方へ移動し，内側半月板は前方に移動する．

e．靱帯の構造と機能[2,10,20]

膝関節は関節面の接触面積が小さく，筋の力学的支持も弱いためその連結を補強し運動を制御するために多くの靱帯が存在する．

(1) 膝蓋靱帯（patellar ligament）

膝蓋靱帯は大腿四頭筋の続きとして膝蓋骨下端から起こり，脛骨粗面に付着する．

(2) 側副靱帯（collateral ligament）

① 内側側副靱帯（medial collateral ligament：MCL）

大腿骨内側上顆より始まり脛骨骨体の内側と脛骨内側顆に付着する．内側半月板および関節包の内側と癒合する．

② 外側側副靱帯（lateral collateral ligament：LCL）

大腿骨外側上顆より起こり，腓骨頭前面に付着する．

③ 十字靱帯（cruciate ligament）

前十字靱帯と後十字靱帯があり，それらの長さは異なり，後十字靱帯が短く，前十字靱帯の3/5である．

ⅰ．前十字靱帯（anterior cruciate ligament：ACL）

脛骨顆間隆起の前方で，内側半月板の付着部の後方より出て後上方に捻れて上がり，大腿骨顆間窩の外側顆側に付着する．前十字靱帯は膝関節伸展時に強く緊張し，過度の膝関節の伸展を制御するとともに，脛骨が大腿骨に対して，過度に前方に滑り出るのを防ぐ[12]．

この運動を大腿骨側からみれば，脛骨上での大腿骨の後方移動を制限し，膝関節屈曲運動時に大腿骨の転がりが，前十字靱帯の緊張により制限されるために，滑り運動がスムーズに導かれるとされている[10]．

ii．後十字靱帯（posterior cruciate ligament：PCL）

脛骨顆間隆起の最も後方から起こり，前上方に上がり大腿骨顆間窩の内側に付着する．後十字靱帯は膝関節屈曲時に緊張し，脛骨が大腿骨に対して過度に後方に滑り出るのを防ぐ．

(3) その他の靱帯

・前および後半月大腿靱帯：それぞれ後十字靱帯の前および後ろを走行する．
・膝横靱帯：内側および外側半月板の前方で両側の半月板を結ぶように走行する．

この2つの靱帯は半月板を脛骨に固定し運動を制御する．

・斜膝窩靱帯：半膜様筋腱の下端から出て膝関節包の後面を斜め上後方に向かい大腿骨の外側顆につく．

f．関節包内運動

凸面：大腿骨関節面
凹面：脛骨関節面

［概略］10)

膝関節の屈曲―伸展運動において，大腿骨を固定し，脛骨が動く場合，基本的に脛骨関節面は大腿骨に対して凹の法則に従って移動する．

脛骨を固定し，大腿骨が動く場合，大腿骨関節面の運動は凸の法則に従う．

大腿骨の関節面は脛骨関節面のおよそ2倍の長さを

転がり運動のみの場合
大腿骨関節面は脛骨関節面との接触を失う．

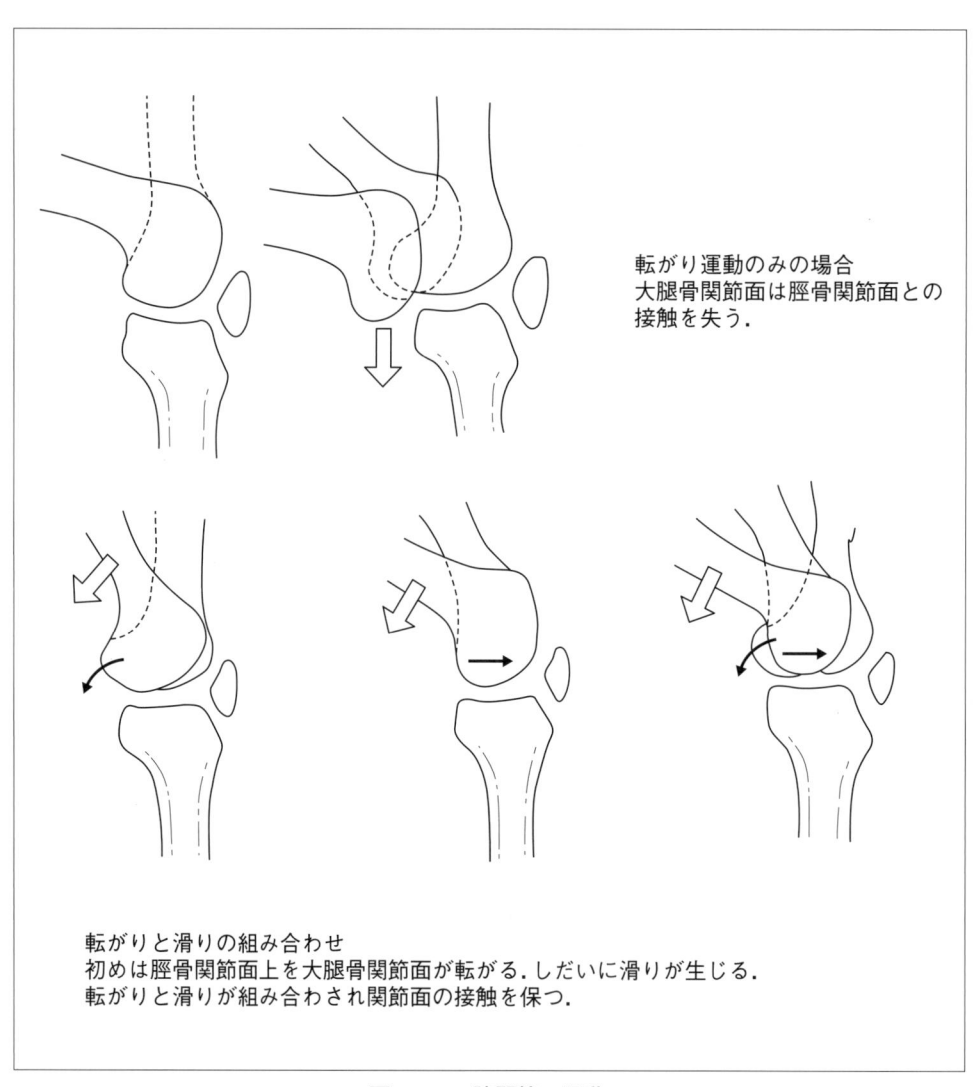

転がりと滑りの組み合わせ
初めは脛骨関節面上を大腿骨関節面が転がる．しだいに滑りが生じる．
転がりと滑りが組み合わされ関節面の接触を保つ．

図 1-49 膝関節の運動
⇨：骨運動の方向，→：関節面の滑りの方向

有している．したがって大腿骨が脛骨関節面上を単純に転がるならば，屈曲運動において，大腿骨は徐々に後方に移動し，最後にはその接触面を失うことになる．したがって，単純な転がりではなく，転がり運動に加え滑り運動が起こり，その接触面を保ちながらスムーズな運動が生じる（図 1-49）．このとき，前十字靱帯が緊張し大腿骨関節面の前方への滑りを助ける．

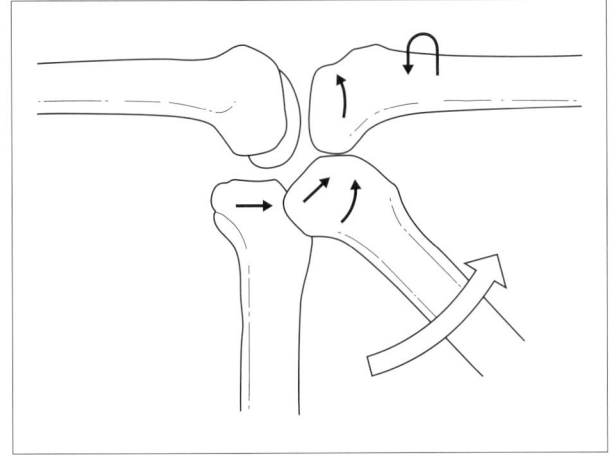

図 1-50 膝関節の伸展運動
⇨：骨運動の方向，→：関節面の滑りの方向
屈曲位からの伸展の場合，凹の法則に従い，脛骨関節面は前方へ滑り，続いて転がり運動が組み合わさる．最終伸展位に向けて脛骨は外旋する．

(1) 屈曲―伸展

脛骨が大腿骨に対し屈曲位から伸展する場合，運動の初期は滑り運動が主で，徐々に転がり運動が加わり，伸展の最終 15～20°付近からは転がり運動が主になる．最終伸展付近では脛骨が外側関節面を軸に外旋するため，脛骨内側関節面は前方に滑る（図 1-50）．

大腿骨が脛骨に対し完全伸展位から屈曲する場合[12]，伸展位から屈曲 15～20°くらいまでは，転がり運動が主である[6,10,20]．その後，関節面の接触を保つために，徐々に滑り運動が加わり，大腿骨は前方に滑りだす．屈曲運動の後半は滑り運動が主体となる．

初期屈曲時には外側関節面を通る垂線を運動軸に外旋を起こし大腿骨内側関節面は前方へ滑る（図 1-51）．

(2) 内旋―外旋

大腿骨に対し脛骨が屈曲位になると両側の側副靱帯がゆるみ関節接触面も小さくなるため，下腿は顆間隆起を回転軸とした回旋運動が可能である[12]．この回旋は膝関節屈曲 90°で最も大きくなる[6,10]．

下腿外旋時，脛骨内側関節面は大腿骨に対し前方に滑り，外側関節面は後方に滑る．内旋時には逆に，内側関節面は後方に外側関節面は前方に滑る（図 1-52）．

g．しまりの位置と最大ゆるみの位置

しまりの位置：完全伸展位

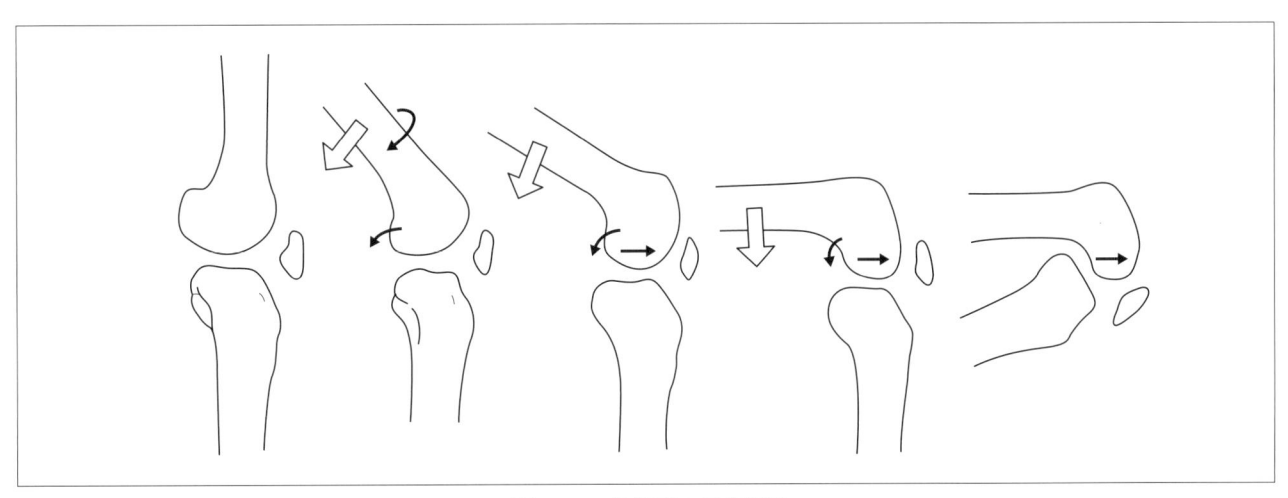

図 1-51 膝関節の屈曲運動
⇨：骨運動の方向，→：関節面の滑りの方向
初期の 15～20°は転がり運動中心で，膝屈曲に対して大腿骨関節面は脛骨関節面上を後方へ転がる．このとき大腿骨は軽度外旋し，大腿骨内側関節面は脛骨関節面上を前方へ滑る．ついで転がりに加えて前方への滑りが加わる．しだいに滑りの要素が強くなり，滑り運動が中心となる．

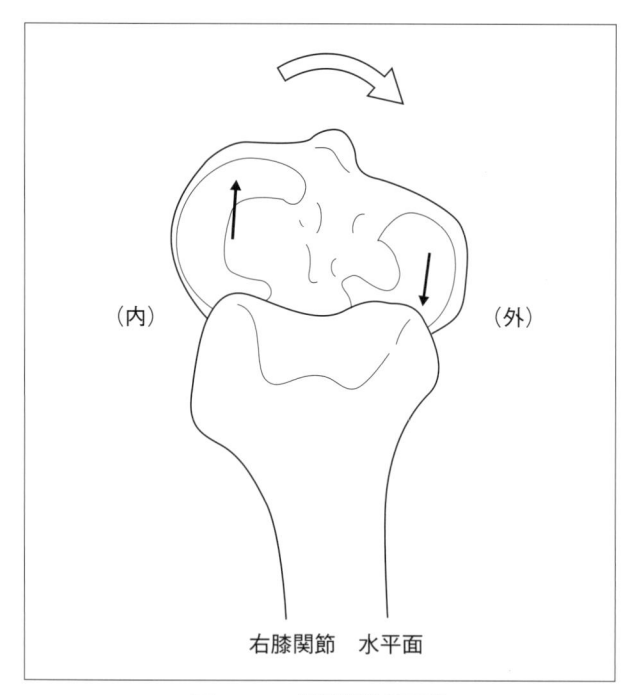

図 1-52　膝関節外旋運動
⇨：骨運動の方向，→：関節面の滑りの方向
脛骨内側関節面は前方へ，外側関節面は後方へ滑る．

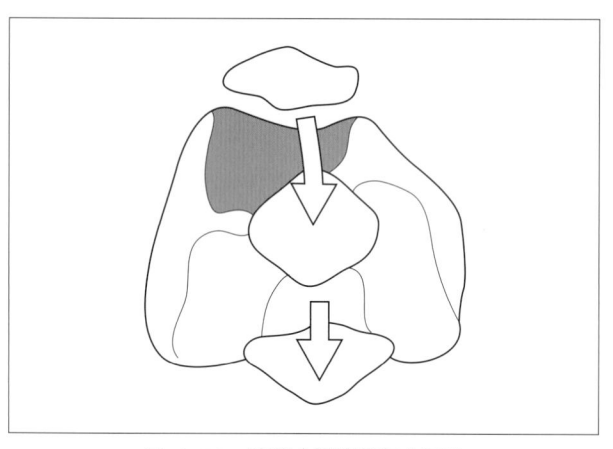

図 1-53　膝蓋大腿関節包内運動
膝関節の屈曲に伴い，膝蓋骨は大腿骨関節面を後下方へ滑る．

最大ゆるみの位置：軽度屈曲位（45～60°）

2　膝蓋大腿関節（patellofemoral joint）
a．関節の構造[3,5,10]
膝蓋大腿関節は膝蓋骨の内外側関節面と大腿骨遠位の内外顆膝蓋面により構成される鞍関節で，関節包を脛骨大腿関節と共有する．膝蓋骨の関節面は大腿骨の内・外顆関節面に対応し，上下に走る垂直稜で関節面をほぼ2分する．膝蓋骨関節面は上下に凸であり，垂直稜を境にして左右に凹面をなす．これに対応し，大腿骨の関節面は内・外側顆が凸面をなし，顆間部が凹面をなす．

膝蓋骨を脛骨に固定，安定する機構として，膝蓋靱帯，内側および外側膝蓋支帯が膝蓋骨から出て脛骨に付着する．半月膝蓋靱帯が膝蓋骨から出て半月板に付着し半月板の運動を制御する．

b．関節包内運動
膝蓋骨は伸展位で大腿骨関節面の中央部とゆるく接触している．膝が屈曲するにつれて膝蓋骨は大腿骨の顆間部の溝に誘導され溝の間に落ち込むようなかたちで，大腿骨関節面を後下方に滑る[5,10]（図 1-53）．

屈曲運動時には，膝蓋骨はやや外側に移動し，伸展時には逆の運動が生じ，伸展するにつれて膝蓋骨は，大腿骨の顆間部の溝から前上方に滑り出してくる．

c．しまりの位置と最大ゆるみの位置
しまりの位置：最大屈曲位
最大ゆるみの位置：完全伸展位

3　脛腓関節（tibiofibular joint）
脛骨と腓骨は上端で滑膜関節である脛腓関節と，下端で靱帯結合である脛腓結合により連結される．これらの連結は強固で運動はわずかである．上端の脛腓関節のみが関節構造を有する．

a．関節の構造[2,3,5,12]
脛腓関節は膝の外側に位置し，脛骨外側顆の後下方の腓骨関節面と，腓骨頭内側の腓骨頭関節面で形成される平面関節である．関節面は楕円形で，ほぼ平面かわずかに腓骨頭関節面が凹をなし，前上内側を向く．脛腓関節は前・後腓骨頭靱帯および外側側副靱帯により固定される．骨幹部は下腿骨間膜により，遠位脛腓結合は前・後脛腓靱帯によりその連結を強固に補強される．

b．関節包内運動[2,3,5,10,12]
凸面：脛骨の腓骨関節面
凹面：腓骨頭関節面（わずか）

脛腓関節は靱帯による強固な連結のために可動性は著しく制限され，単独で運動は起こらず，距腿関節の運動と連動して関節包内をわずかに滑る．距腿関節の背屈に

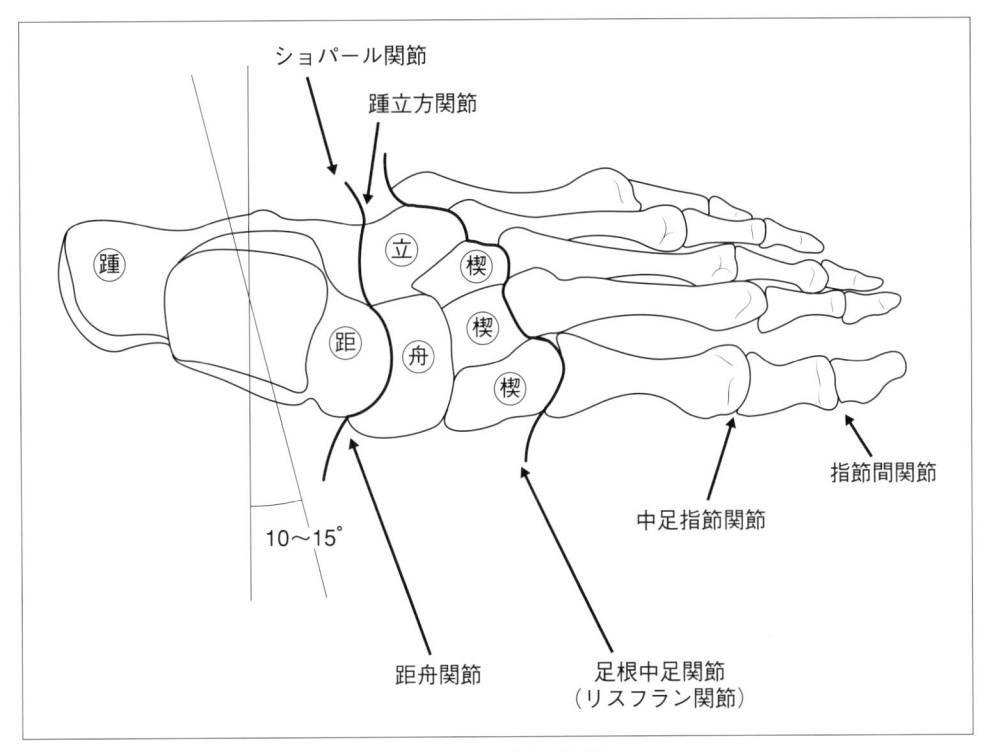

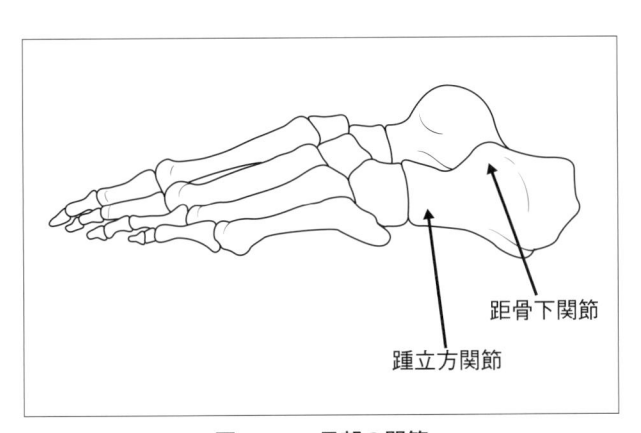

図 1-54 足部の関節
踵：踵骨（calcaneus），距：距骨（talus），舟：舟状骨（navicular），立：立方骨（cuboid），
楔：楔状骨（cuneiform）

図 1-55 足部の関節

伴って，遠位脛腓結合では，腓骨が上方に押し上げられると同時にわずかに内旋する．その結果，脛骨－腓骨間が開く．この運動に連動して脛腓関節では腓骨頭関節面が脛骨関節面上をわずかに上方へ滑る．逆に距腿関節の底屈に伴って，腓骨頭関節面はわずかに下方へ滑る．

c．しまりの位置と最大ゆるみの位置

しまりの位置：膝関節完全伸展位
最大ゆるみの位置：膝関節軽度屈曲位（60〜90°）

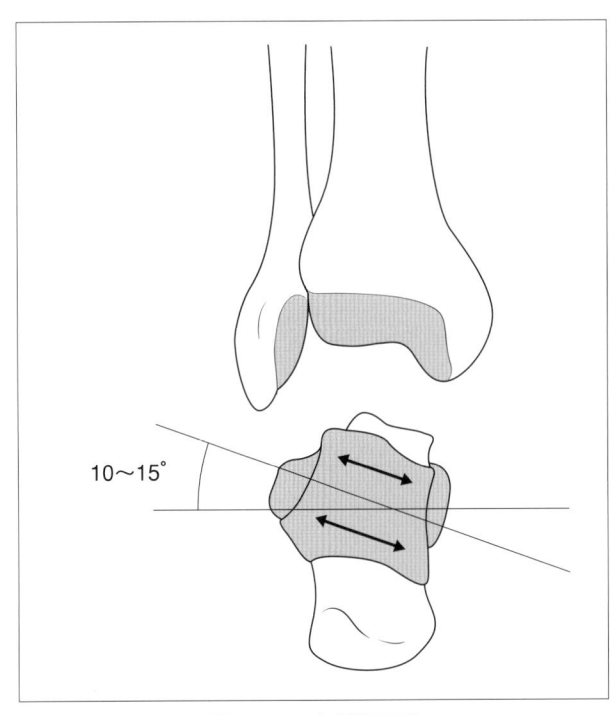

図 1-56 右距腿関節
距骨滑車の関節面の横径は後方よりも前方が長い．
内果－外果を結ぶ運動軸は外側に 10〜15°開いている．

3）足関節と足部

足は7つの足根骨（距骨・踵骨・舟状骨・立方骨・内側楔状骨・中間楔状骨・外側楔状骨），5つの中足骨，14の指骨の合計26個の骨からなる単位合成体である（図1-54, 55）．

足部は，起立，歩行時の基底面をなし，衝撃を受け，力を分散し体重を支持するとともに，身体の前方移動の支点となる．足底は地面に接する部位であり，その地面の形状に適合するように多くの関節が存在し複雑な運動をする[5,10]．

手の関節とは違い，体重支持という観点から靱帯が発達し運動が制限される一方，足弓（アーチ）を形成し滑らかな歩行を保障する安定した関節構造を有する．

足部の関節は足根部，中足部，足指の関節の3つに分けられる．

1 足根部の関節

a．距腿関節（ankle joint）

(1) 関節面の構造[2,6,10,12]（図1-56）

距腿関節（足関節）は脛骨の下関節面，脛骨内果関節面および腓骨外果関節面（併せて関節窩凹面を形成）と距骨関節頭（凸面）である距骨滑車とで構成される蝶番関節である．関節窩をつくる脛骨と腓骨は靱帯で強く結合されている（遠位脛腓結合）．水平面でみると距骨滑車の関節面の左右径は後方より前方のほうが5mmほど大きい．また前額面でみると関節窩の両側面をなす脛骨と腓骨の関節面は内側（脛骨面）より外側（腓骨面）のほうが下方に長く，後方に位置している．このため距腿関節の運動軸は完全な水平-前額軸とはならずに10～15°外側に開いている．

距腿関節は関節窩と関節頭の接触面積が広く，その曲率も一致しており適合性のよい関節である．

(2) 靱帯の構造と機能[3,6,12]

足部を取り囲む関節包は薄くゆるいが，とくに前後方向の関節包はゆるい．関節の内側および外側の関節包は一部肥厚して靱帯となり，足関節の周りを補強する．後足部の運動にかかわる靱帯には，以下のものがある．

① 前・後脛腓靱帯

脛骨および腓骨の遠位の前面および後面に存在する．脛骨と腓骨を連結し，骨間膜とともに骨の相対的位置を保持するとともに，底屈-背屈運動時の腓骨の運動を制御する．

② 外側側副靱帯

足関節の外側に存在し，足外側部の安定性を図る．

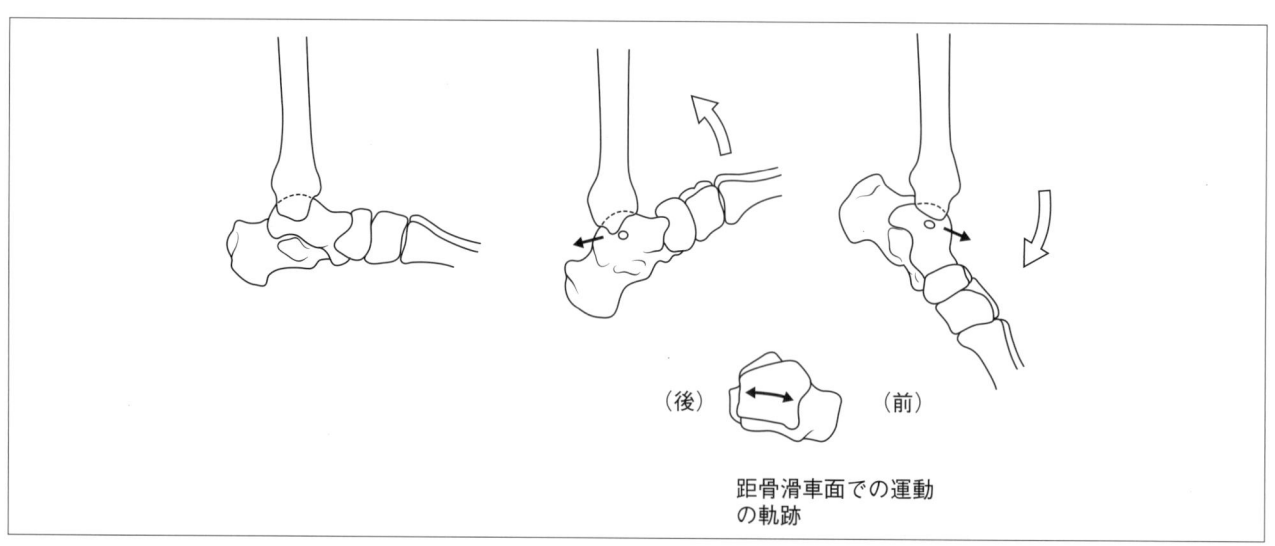

図1-57 距腿関節の関節包内運動
⇨：骨運動の方向，→：関節面の滑りの方向
背屈：背屈に伴い，距骨滑車は凸の法則に従い後方へ滑る．
底屈：底屈に伴い，距骨滑車は凸の法則に従い前方へ滑る．

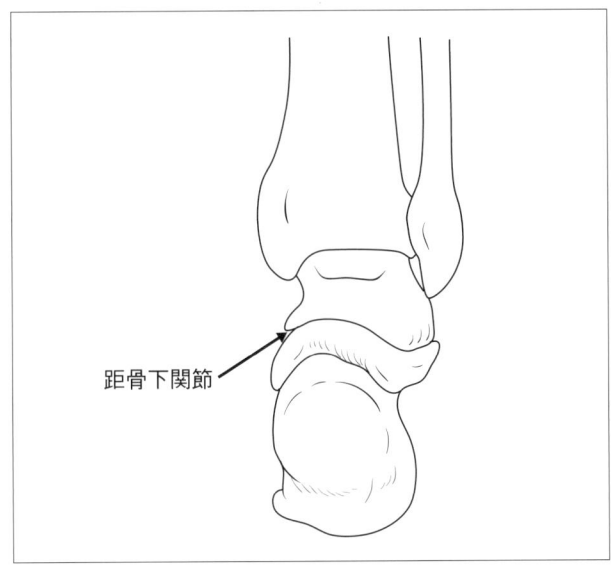

図 1-58 右距骨下関節後面

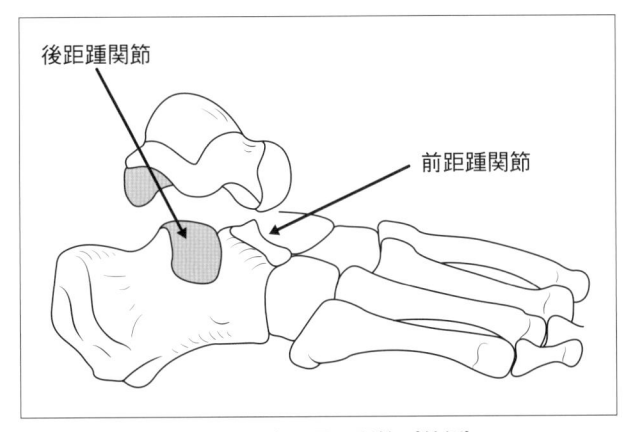

図 1-59 右距骨下関節（外側）

i．前距腓靱帯：距骨の前方移動を防ぐ．足関節底屈時に緊張し運動を制動する．
ii．後距腓靱帯：距骨の後方移動を防ぐ．足関節背屈時に緊張し運動を制動する．
iii．踵腓靱帯：踵骨の内転を防ぐ．足関節背屈時に緊張し運動を制動する．

③ 内側側副靱帯

足関節の内側に存在する．その形状から三角靱帯ともよばれる．主な機能は，足内側部の安定性を図る．足関節背屈運動時，三角靱帯後部線維が，底屈時は前部線維が緊張し，運動を制動する．

④ 内側・外側距踵靱帯

内側距踵靱帯は距骨下関節の内側を補強し，距骨の外方ストレス時に緊張し運動を制動する．外側距踵靱帯は距骨下関節の外側を補強し，距骨の内方ストレス時に緊張し運動を制動する．

(3) 関節包内運動

凸面：距骨の距骨滑車関節面
凹面：脛骨と腓骨で形成される滑車関節面
［背屈―底屈運動］[5,10,12]

背屈―底屈運動では関節頭である距骨滑車は脛骨関節窩を凸の法則に従って滑る．

背屈では距骨滑車は関節窩である脛骨滑車関節面，脛骨内果および腓骨外果の間に潜り込むように後方に移動する（図 1-57）．このとき，遠位脛腓結合では腓骨が脛骨関節面上を上方に滑り脛腓間を押し広げ距骨の後方への滑りを助ける．

底屈時には凸の法則に従って前方に滑り出る．このとき，遠位脛腓結合では腓骨が下方に滑り脛腓間の距離は狭くなる．

(4) しまりの位置と最大ゆるみの位置

しまりの位置：最大背屈位
最大ゆるみの位置：軽度底屈位

b．**距骨下関節（subtalar joint）**

(1) 関節面の構造[3,12]（図 1-58～60）

距骨下関節は距骨の下関節面（後踵骨関節面）と踵骨の上関節面（後距骨関節面）からなる顆状関節である．中距踵関節と前距踵関節は距骨下に位置しているが，関節包が後距踵関節と独立しているため距骨下関節からは

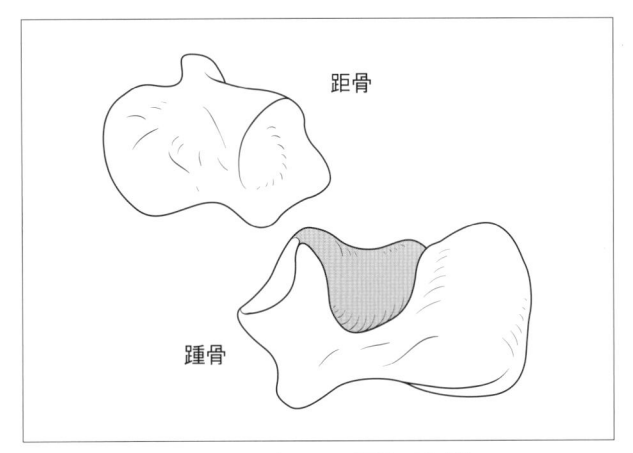

図 1-60 右距骨下関節（内側）
距骨：凹面，踵骨：凸面

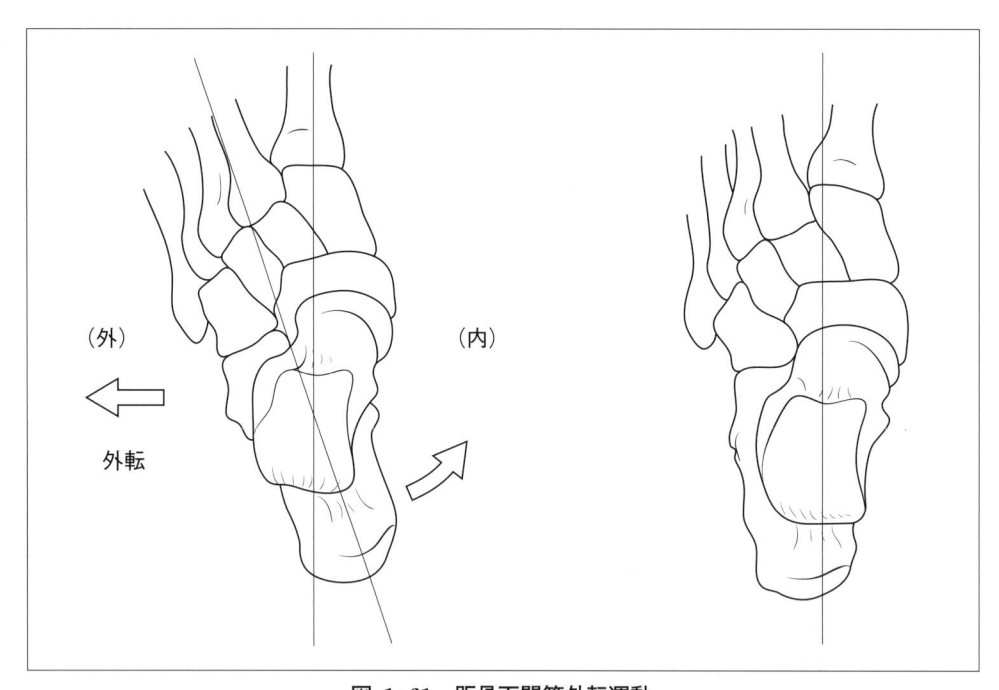

図 1-61　距骨下関節外転運動
⇨：骨運動の方向
外転時，踵骨関節面は凸の法則に従って滑る．

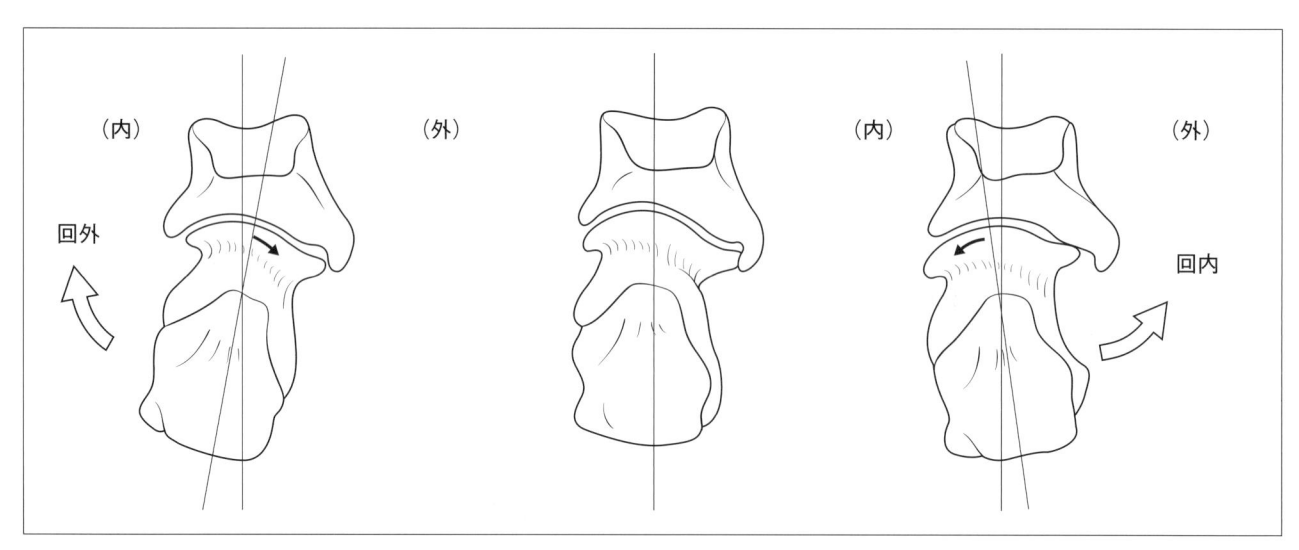

図 1-62　右距骨下関節回内―回外運動（後面）
⇨：骨運動の方向，→：関節面の滑りの方向
回外時，踵骨関節面は凸の法則に従い外側へ移動する．
回内時，踵骨関節面は凸の法則に従い内側へ移動する．

除かれる．中距踵関節と前距踵関節は併せて前方で距踵舟関節を形成する．距骨下関節における運動は後距踵関節が中心となる．

後距踵関節では踵骨の関節面が凸面をなし，距骨の関節面が凹面をなす．

距骨下関節は関節窩と関節頭の接触面積が広く，その曲率も一致しており適合性のよい関節である．また，前方でも関節を形成し（距踵舟関節），さらに靱帯が周囲を補強しているためその運動は制限される．距腿関節に比して運動範囲は小さいが，起立，歩行などで足部と地面

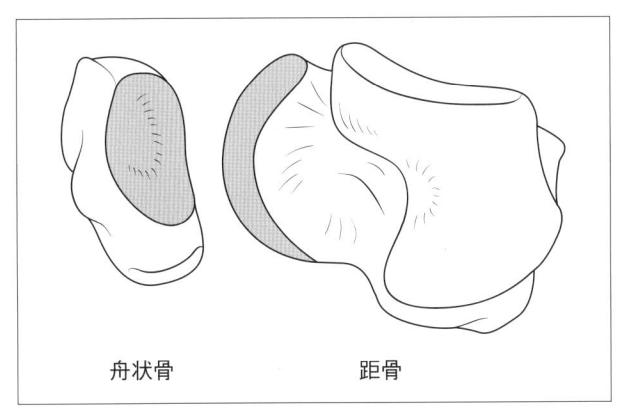

図 1-63 距舟関節
凸面：距骨，凹面：舟状骨

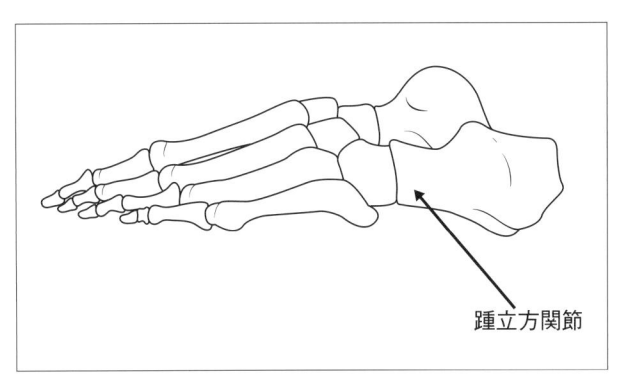

図 1-64 踵立方関節

の接地適合に重要な働きをする．

(2) 靱帯の構造と機能[3,12]

後距踵関節を直接連結している靱帯には内側距踵靱帯，外側距踵靱帯および後距踵靱帯がある．これら3つの靱帯は細く，距骨下関節の主だった安定器としては作用しないとされる．かわりに三角靱帯の脛踵部が内側部の安定性を補完し，外反ストレスに対して緊張する．外側部の安定性は踵腓靱帯が補完し，内反ストレスに対して緊張する．

(3) 関節包内運動[6,12]

距骨下関節の外反運動時には踵骨は外転，回内する．これに伴い，踵骨の関節面は距骨の関節面に対して凸の法則に従って滑る（**図 1-61，62**）．

内反運動時には逆の骨運動すなわち内転，回外運動が生じ，踵骨関節面は踵骨の骨運動と反対の方向に滑る．

(4) しまりの位置と最大ゆるみの位置

足根間関節の各関節における CPP と LPP の位置は定かではないが，足根間関節全体としては以下のとおりとなる．

しまりの位置：最大回内位

最大ゆるみの位置：半回外位

c．横足根関節（transverse tarsal joint）

(1) 全体の構造[3,5,6,12]（**図 1-54**）

横足根関節は内側の距舟関節（距踵舟関節の一部）と外側の踵立方関節の2つからなる．この部位はショパール関節（Chopart joint）といわれ，足背から観察すると横足根関節を結ぶ線はS字型を呈する．

① 距踵舟関節（talocalcaneonavicular joint）

・関節面の構造[3,5,6,12]（**図 1-63**）

距骨と踵骨および舟状骨からなる関節であるが，実際の関節の接触面や運動の観点から，内側部の横足根関節を形成しているのは，距舟関節である．舟状骨の後関節面（凹面）と距骨の舟状骨関節面（凸面）からなる楕円関節である．

凸面：距骨の舟状骨関節面

凹面：舟状骨の後関節面

② 踵立方関節（calcaneocuboid joint）

ⅰ．関節面の構造[3,5,6,12]（**図 1-64**）

踵骨の立方骨関節面と立方骨の後関節面からなる不完全な鞍関節である．関節面は上下方向では立方骨の後関節面が凸面で，踵骨の立方骨関節面が凹面になる．内外側方向では踵骨の立方骨関節面が凸面をなし，立方骨の後関節面が凹面をなす．しかし，その曲率は低く扁平に近い．

［上下関節面］

凸面：立方骨後関節面

凹面：踵骨の立方骨関節面

［内外側関節面］

凸面：踵骨の立方骨関節面

凹面：立方骨後関節面

ⅱ．靱帯の構造と機能[5,12]

距舟および踵立方関節は足のアーチを形成する重要な部分であり，その形成と補強のために多くの靱帯が存在する．

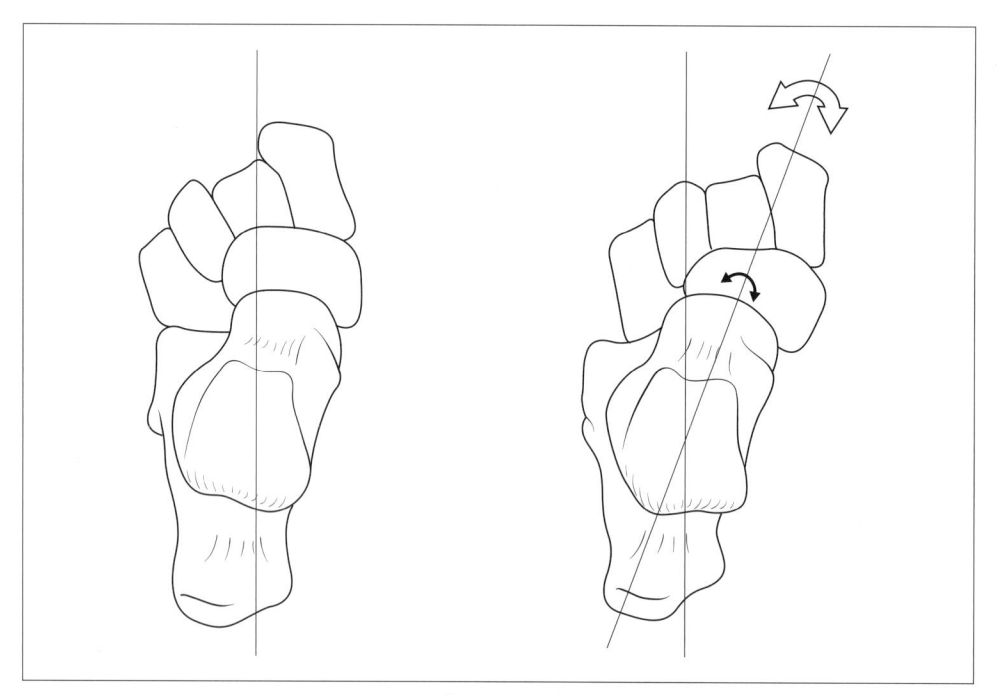

図 1-65 距舟関節 回内―回外運動
⇨：骨運動の方向，→：関節面の滑りの方向
回内―回外に伴い，舟状骨関節面は軸回旋様の運動となる．

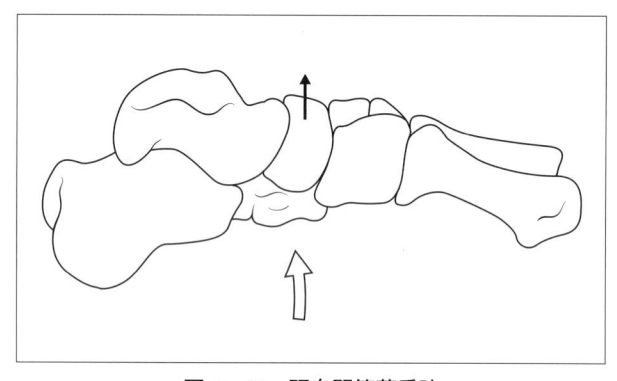

図 1-66 距舟関節荷重時
⇨：骨運動の方向，→：関節面の滑りの方向
舟状骨関節面は凹の法則に従い上方へ滑る．

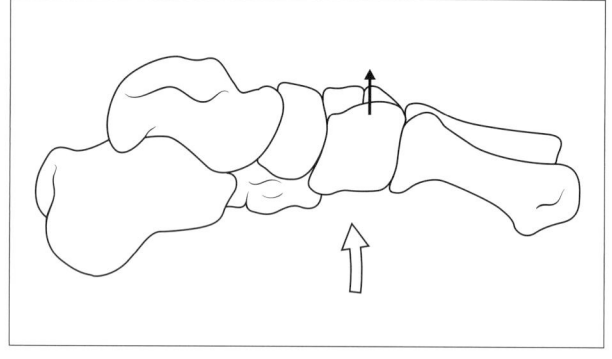

図 1-67 楔舟関節
⇨：骨運動の方向，→：関節面の滑りの方向
回外時，内側楔状骨はわずかに上方へ滑る．体重負荷時，楔舟関節において楔状骨関節面は凹の法則に従い上方へ滑る．

［足背の靱帯］
- 距舟靱帯：足背部で距骨と舟状骨を結ぶ．
- 二分靱帯：踵骨前背側より2つの枝を出し，舟状骨の外側にいくものを踵舟靱帯といい，立方骨の外側にいくものを踵立方靱帯という．

［足底の靱帯］
足背の靱帯に比して厚く，強靱である．足部アーチの補強として重要な役割を果たす．
- 底側踵舟靱帯：一般に spring ligament とよばれるぶ厚い靱帯で，距舟関節を支える．
- 底側踵立方靱帯：短足底靱帯ともいわれ，幅が広くぶ厚い丈夫な靱帯である．
- 長足底靱帯：足底にある靱帯のうちで最も表層にある長く強い靱帯で，踵骨隆起の下面から第2～5中足骨の基部に達する．

iii．関節包内運動[5,12]
距舟関節においては舟状骨の後関節面が距骨の関節面

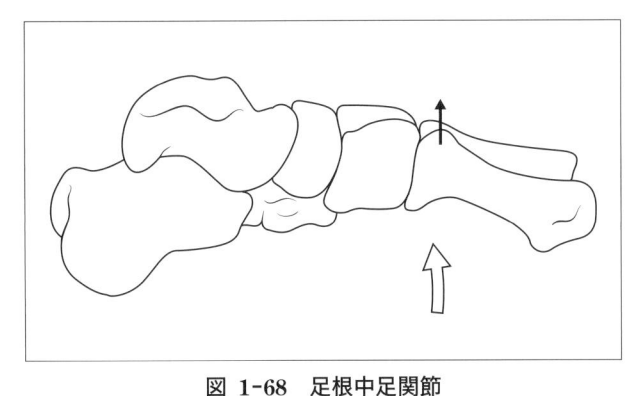

図 1-68 足根中足関節
⇨：骨運動の方向，→：関節面の滑りの方向
荷重時，中足骨関節面は上方に滑る．

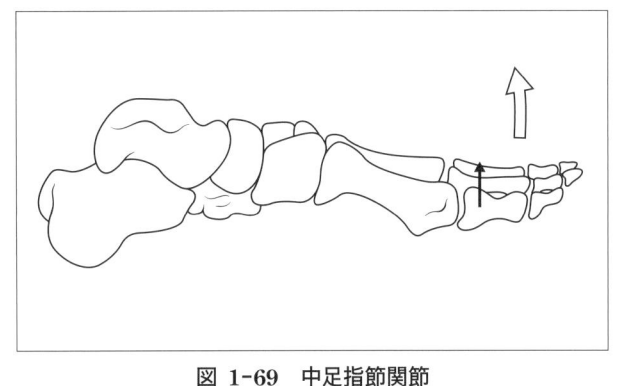

図 1-69 中足指節関節
⇨：骨運動の方向，→：関節面の滑りの方向
伸展時，基節骨関節面は凹の法則に従い上方へ滑る．

に対して凹の法則に従って滑る．非荷重時の回外運動の場合，距舟関節では舟状骨の内側部は後脛骨筋により引き上げられ，舟状骨は距骨関節面上で軸回旋様の運動を行う．踵立方関節では回外運動時，立方骨が踵骨関節面に対してわずかに下方に滑る．

回内運動時には逆の運動が生じる．長腓骨筋により舟状骨の内側は下方に引かれ，距舟関節では舟状骨は距骨頭関節面上で軸回旋様の運動を行う．踵立方関節では，立方骨が踵骨関節面に対してわずかに上方に滑る．

荷重時は距舟関節では舟状骨関節面は凹の法則に従い上方に滑る（図 1-65，66）．

d．楔舟関節（cuneonavicular joint）

舟状骨の前方関節面と内側，中間，外側楔状骨の後関節面で形成される3つの関節である．この関節の周りを骨間楔間靱帯や骨間楔立方靱帯など底側および背側の靱帯が補強し横足弓を形成する[5,12]．舟状骨の関節面がわずかに凸で楔状骨の関節面が凹である．この関節は中足部内側の回内―回外運動をつかさどる．回外時内側の楔状骨はわずかに上方へ，外側の楔状骨は下方へ滑る．体重負荷時には，おのおのの楔状骨は上方へ滑る（図 1-67）．

e．楔立方関節（cuneocuboid joint），楔間関節（intercuneiform joint）

外側楔状骨と立方骨および隣り合う楔状骨間との関節である．それぞれの関節面はほぼ平面で，その向きは中足骨の長軸と平行である．この部位も靱帯によって強く補強され，横足弓を形成する．運動はほとんどなく，体重負荷時にわずかに滑る程度である．

2 中足部の関節

a．足根中足関節（tarsometatarsal joint：TM joint）

(1) 関節の構造[3,5,12]

足根中足関節は遠位足根列（内・中・外側の楔状骨と立方骨）と第1～5指の中足骨との間の関節をいう．この部位はリスフラン関節（Lisfranc joint）ともいわれる（図 1-54）．

第1中足骨は内側楔状骨，第2中足骨は中間楔状骨，第3中足骨は外側楔状骨，第4・第5中足骨は立方骨と関節を形成する．第1中足骨と内側楔状骨だけが独立した単関節でその他4つの関節は関節包を共有する複関節である．

足背からみると足根中足関節の関節線は同列には並んでいない．全体的にはゆるやかな前凸の線を描くが，第2中足骨と中間楔状骨の関節は深く近位に凹んで3方から固定されており，運動はほとんどない．

これらはすべて平面関節で，背側，底側足根中足靱帯や骨間楔中足靱帯により連結を補強され足の横のアーチを形成する．距骨-舟状骨-3つの楔状骨-第1・2・3中足骨と併せて1つの力の伝達系（内側縦アーチ）をつくり，踵骨-立方骨-第4・5中足骨と併せてもう1つの力の伝達系（外側縦アーチ）を形成する．

(2) 関節包内運動

足根中足関節はごくわずかではあるが背屈―底屈と回内―回外の運動が起こる．足指の屈曲―伸展運動では中足骨関節面は骨運動と同方向に滑る．回外運動では第2足根中足関節を運動軸に第1中足骨関節面が上方に滑

り，第3〜5中足骨関節面が下方に滑る．体重負荷時には中足骨関節面が足根骨関節面に対してわずかに上方へ滑る（図1-68）．

b．中足間関節（intermetatarsal joint）

[構造および運動]

中足間関節は第1中足骨から第5中足骨の隣接する中足骨底間の関節である．関節包を足根中足関節と共有する複関節であり関節面は平面状の半関節である．足根中足関節と対で機能するため単独の運動はほとんど生じない．この関節は背側，底側中足靱帯や骨間中足靱帯で補強され，体重負荷時や蹴り出し時において足根中足関節と連動して，わずかにずれる程度である．

3 足指の関節

a．中足指節関節（metatarsophalangeal joint：MP joint）

(1) 関節の構造

中足指節関節は各中足骨頭と各基節骨底とで構成される球関節である．中足骨頭の関節面は半球状の凸面をなし，基節骨底は曲率が小さな凹面をなし関節窩を形成する．

関節包はゆるく比較的大きな可動性を有する．関節の連結は背側部の伸筋の腱膜，側面の側副靱帯，足底の底側靱帯および深横中足靱帯により補強される．

(2) 関節包内運動

中足指節関節はその形状が球関節であるため3度の運動自由度を有しているが，実際の運動は屈曲─伸展が主で，その他の運動は筋の発達が悪く，機能的に制限される．

基節骨の関節窩が中足骨頭の関節面に対して凹の法則に従って滑る（図1-69）．

(3) しまりの位置と最大ゆるみの位置

しまりの位置：伸展位

最大ゆるみの位置：中間位

b．指節間関節（interphalangeal joint：IP joint）

(1) 関節の構造[3,12]

足の指節間関節は近位指節間関節（proximal interphalangeal joint，PIP joint）と遠位指節間関節（distal interphalangeal joint，DIP joint）に分けられる．近位指節間関節は基節骨頭（凸面）と中節骨底（凹面）との関節で，遠位指節間関節は中節骨頭（凸面）と末節骨底（凹面）との関節である．いずれも蝶番関節で関節の適合性がよい安定した関節であるといえる．これらの関節は背側の指伸筋の腱膜，側面の側副靱帯および底面の底側靱帯によりその連結を補強される．

(2) 関節包内運動

指節間関節は，屈曲─伸展のみを行う．関節包内の動きは，それぞれの遠位関節面では凹の法則に従って，骨運動と同方向に滑る（図1-70）．

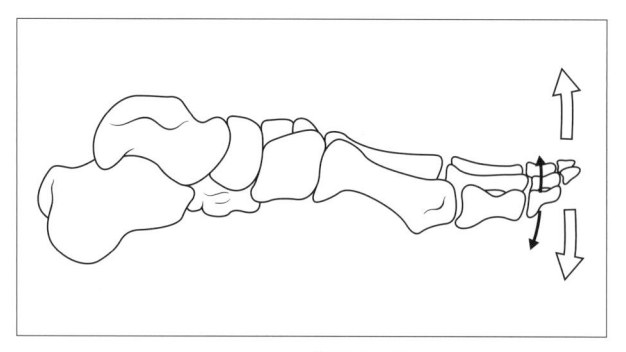

図 1-70　指節間関節
⇨：骨運動の方向，→：関節面の滑りの方向
屈曲─伸展に伴い，関節面は凹の法則に従い骨の運動と同方向に滑る．

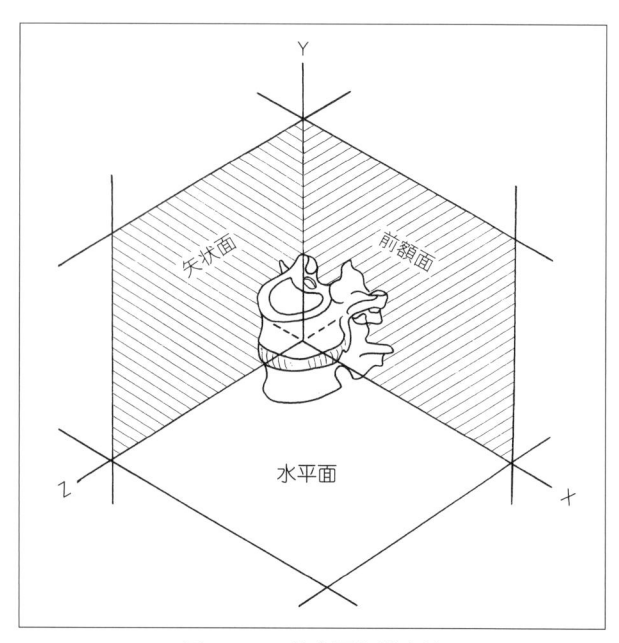

図 1-71　基本面と基本軸

4 体幹の関節

1）脊柱と椎骨の運動

　脊柱の運動は全体が1本の柔軟性のある棒として取り扱われることが多い．しかし，それは個々の椎骨の動きが総合されたものであるから，脊柱の動きを理解するためには，各椎骨の運動を知る必要がある．脊柱における関節運動の最小単位は運動節（motion segment）である．運動節は一対の椎骨と椎間板で構成され，機能的に2つに分けることができる．前方部分は比較的強固に連結する椎体と椎間板からなり，主として体重支持を行う．後方部分は滑膜関節である左右一対の椎間関節を含む椎

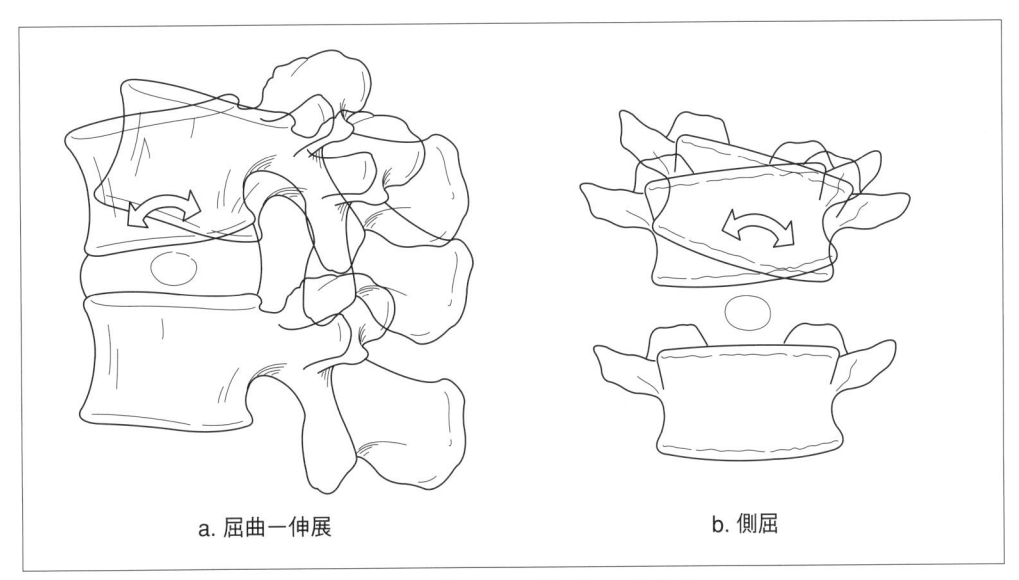

a. 屈曲—伸展

b. 側屈

図 1-72　椎骨の屈曲運動と側屈運動
⇨：骨運動の方向

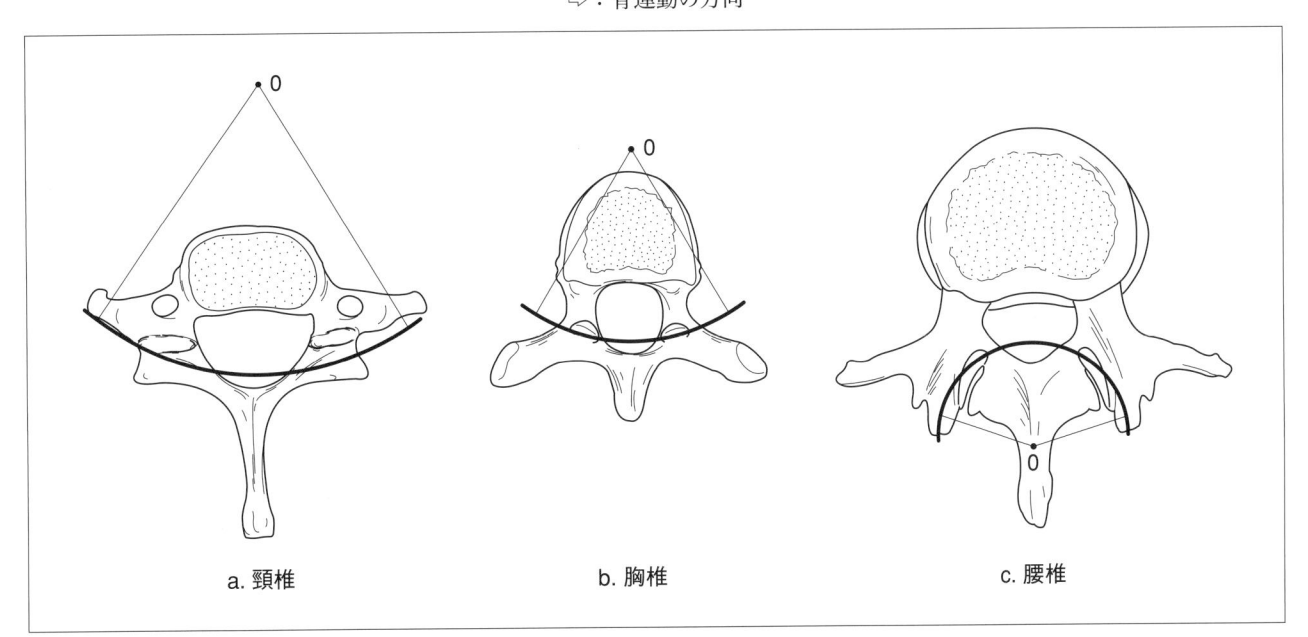

a. 頸椎

b. 胸椎

c. 腰椎

図 1-73　回旋における瞬時の運動中心
O：瞬時の運動中心
頸椎，胸椎は関節面の前方に，腰椎は関節面の後方に瞬時の運動中心がある．

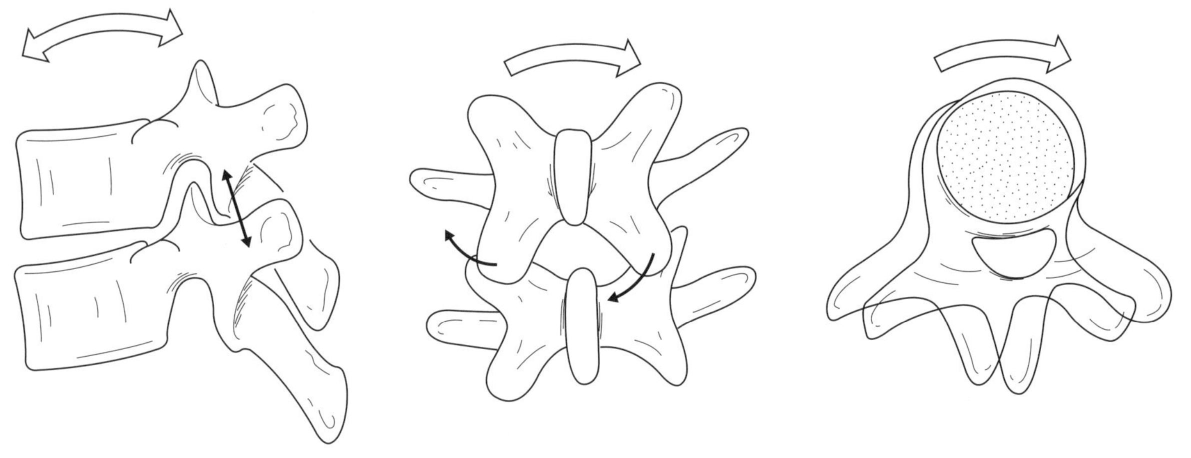

図 1-74 椎骨の運動と関節面の滑りの方向
⇨：骨運動の方向，→：関節面の滑りの方向

a. 屈曲−伸展　　　b. 右側屈　　　c. 右回旋

弓と棘突起，横突起，副突起，関節突起からなり，筋腱の付着部を提供し主に椎骨の運動を規定する．椎間関節の運動は四肢における関節運動と異なり，直接観察や触知することができないため，臨床的には脊椎棘突起を介した骨運動を基に推測する以外に方法がない．

1 運動節における骨運動

四肢関節の運動は関節面の形状，関節包および靱帯により規定される．椎骨の骨運動は関節近傍より離れた部分すなわち椎体部分が強く連結されているため，後述するように四肢関節の骨運動と異なった特徴を有する．

a．基本面と基本軸

骨運動は三次元的に解析する方法が一般的で，前額面，矢状面および水平面の各基本面上の移動運動として表す．さらに骨運動は矢状面と前額面の交線であるY軸，水平面と矢状面の交線であるZ軸，前額面と水平面の交線であるX軸の各基本軸における回転運動としても表すことができる．椎骨の屈曲−伸展運動は矢状面上の移動とX軸上の回転，側屈運動は前額面上の移動とZ軸上の回転，回旋運動は水平面上の移動とY軸上での回転として表される．この運動のほかにY軸上の上下移動もある（**図 1-71**）．

b．骨運動の特徴

椎骨の骨運動の特徴は，関節の位置と髄核によるところが大きい．椎間関節が骨の前後径の中間にあり，前方部分である椎体は椎間板や前・後縦靱帯で固く連結されているため動きが小さく，連結が比較的ルーズな後方部分である棘突起の運動は大きい．椎間板の髄核は生体では強固で椎体の動きによって扁平にならない．このため，椎体は髄核を乗り越えるように運動する．

① 屈曲−伸展

屈曲時には，上位椎体は下位椎体に対してX軸上での前方回転と水平面上での前方移動を生じる．ただし，水平面上の前方移動の軌跡は直線ではなく円弧を描く．

② 側屈

屈曲時の運動と同様に，上位椎体は下位椎体に対してZ軸上での側方回転と水平面上での側方移動を生じるが，この場合も側方移動は直線ではなく軌跡が円弧を描く（**図 1-72**）．

③ 回旋

回旋においては左右2つの関節が機能的に連結した1つの関節として運動する．それゆえ，**図 1-73**のように水平面上の左右の関節面を結ぶ線の形状の違いにより瞬時の運動中心が頸・胸・腰椎で異なる．頸・胸椎では左右の下関節突起面の延長線が前方に凹状をなし，瞬時

の運動中心が関節面より椎体側にある．腰椎では逆で下関節突起関節面の延長が前方に凸であり，瞬時の運動中心は関節面より棘突起側にある[28,29]．

④ 組み合わせ運動（付随回旋），conjunct rotation (coupling movement, conjunct rotation)

椎骨の骨運動における他の特徴は，1つの骨運動に2つの関節が関係することで生じる．椎骨の骨運動は純粋な側屈運動や回旋運動でなく，側屈には回旋すなわちX軸上の回転とY軸上の回転，回旋には側屈すなわちY軸上の回転とZ軸上の回転が加わる組み合わせ運動（coupling movement）が起こる．この回旋は振り子運動（swing）に伴った回旋で，付随回旋（conjunct rotation）ということができる．

2 運動節における関節包内運動

脊椎椎間関節は平面関節に分類され，関節包内運動としては滑り運動がみられる．

関節のしまりの位置は伸展位で，最大ゆるみの位置は中間位である．

① 屈曲運動における関節面の動き

左右の関節面は同方向に動き，上位椎体の下関節突起関節面が下位椎体の上関節突起関節面に対して上方に滑る（図1-74a）．

② 側屈運動における関節面の動き

側屈運動に組み合わされる回転方向は，頸椎および上位胸椎と下位胸椎および腰椎で異なる．頸椎と上位胸椎の右側屈では，上位椎体の右下関節突起関節面が下方へ滑り，左の関節面が上方へ滑る．さらに，Y軸上の椎体の右回転が起こるので左右の関節面は下位椎体の上関節突起関節面に対して左に滑る（図1-74b）．下位胸椎と腰椎の側屈運動では，上位椎体の右下関節突起関節面が下方へ滑り，左の関節面が上方へ滑る．しかし，Y軸上の椎体の左回転が起こるので左右の関節面は下位椎体の上関節突起関節面に対して右に滑る．

③ 回旋運動における関節面の動き

右回旋では左右の下関節突起関節面は上関節突起関節面に対して左に滑り，右側屈が加わるため右の関節面は下方へ，左は上方へ滑る（図1-74c）．

2）各関節の骨運動と関節包内運動

1 頸椎の運動

頸椎の骨運動は，屈曲，伸展，側屈，回旋の6方向で，胸椎や腰椎と比較して動きが大きい．最上部の後頭骨と環椎の2つが特異な運動を示すが，他は類似の運動を呈する．頸椎の屈曲位からの伸展運動では，環椎後頭関節と環椎軸椎関節において顎をあげるような運動が起こり，第2頸椎以下では頭部を後方へ移動するような運動が起こる．通常の伸展運動は上位頸椎から起こり，順次下位頸椎へと移行する．上位頸椎（C1-4）の伸展運動は屈曲位から中間位までにほぼ終了し，下位頸椎の伸展運動は中間位からの伸展で生じる．回旋運動は約50％が環椎軸椎間で起こり，残りの50％が他の頸椎で生じる[28]．

側屈運動は，環椎軸椎間ではほとんど起こらず，他の頸椎でほぼ均等に起こる．

a．環椎後頭関節（atlantooccipital joint）

環椎後頭関節は顆状関節に分類され，第1頸椎の上関節突起と後頭顆で関節をなす．関節面の形状は楕円状で，第1頸椎の関節面が水平面では前内側から後外側へ向かって走り，背側へ開く"ハの字形"を呈する（図1-75）．この関節の骨運動は，屈曲—伸展と側屈であり，回旋運動はほとんど起こらない．関節の最大ゆるみの位置は中間位で，屈曲位，伸展位，側屈位がしまりの位置である．

① 屈曲—伸展

骨運動：瞬時の運動中心が頭蓋内部にある運動で，X軸上の回旋運動でうなずき様運動を示す．

関節包内運動：屈曲時には，第1頸椎上関節突起関節面に対し後頭顆の後方への滑り（sliding）と前方への転がり（rolling）が生じる．伸展時は，逆の運動で後頭顆の前方への滑りと後方への転がりが起こる．

② 側屈

骨運動：運動中心が頭蓋内部にある，Z軸上の回転運動が起こる．

関節包内運動：右側屈で右後頭顆が左内下方へ，左後頭顆が左外上方へ滑る．

③ 回旋

この関節での回旋運動は靱帯の緊張のため困難である．左方へ回旋運動を行う力が働く場合，右の外側軸椎

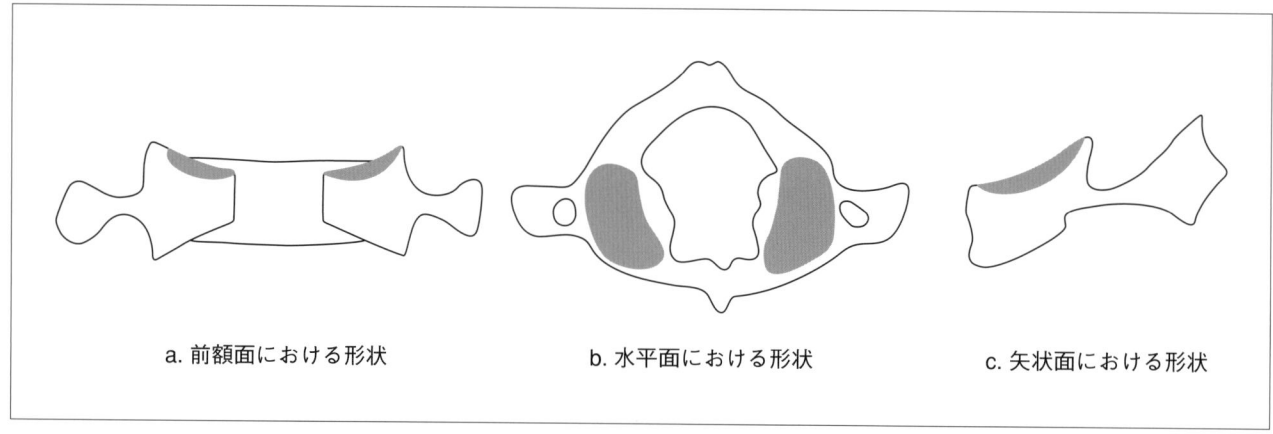

図 1-75　環椎後頭関節における環椎の関節面
網かけの部分は関節面を示す．

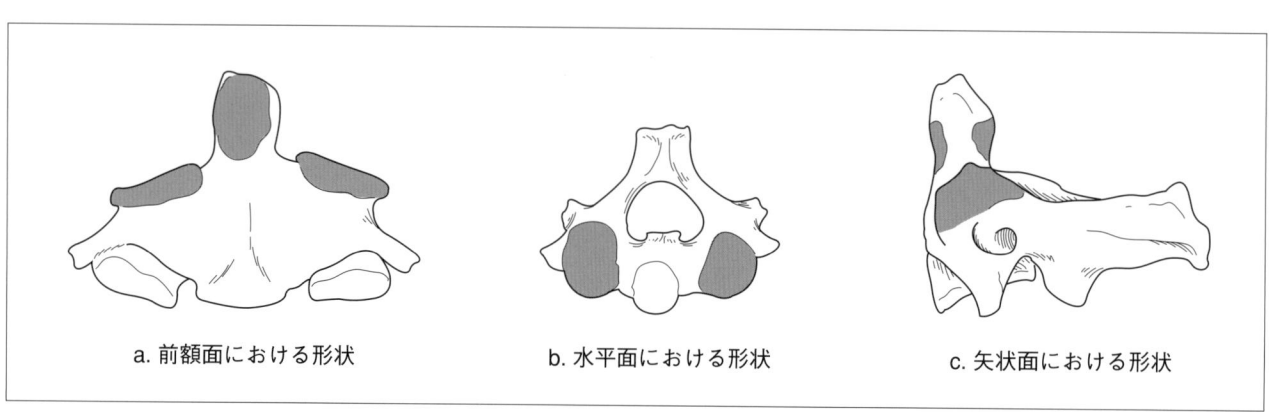

a. 前額面における形状　　b. 水平面における形状　　c. 矢状面における形状

図 1-76　環軸関節における軸椎の関節面
網かけ部分は関節面を示す．

a. 前額面における形状　　b. 水平面における形状　　c. 矢状面における形状

後頭靱帯や翼状靱帯が緊張し，歯突起方向へ牽引する力となり結果的に右側屈運動が起こる．

b．環軸関節（atlantoaxial joint）

環軸関節は3つの関節よりなる．1つは車軸関節に分類される正中環軸関節で，軸椎歯突起，環椎の前弓および横靱帯で関節を形成する．他の2つは，平面関節である外側環軸関節で，環椎外側塊にある下関節窩と軸椎の上関節面により関節を形成する．

（1）正中環軸関節

正中環軸関節の関節腔は2つあり，1つは歯突起窩と歯突起の間に，他は歯突起と環椎横靱帯の間にある．関節面の形状は，水平面上では歯突起側が凸で歯突起窩が凹である．前額面および矢状面では，歯突起が凹で歯突起窩が凸である（**図1-76**）．

骨運動：この関節の主な骨運動は歯突起を中心とした回転運動である．

関節包内運動：滑り運動は，凹の法則に従い，頭部が右方へ回旋すると，歯突起窩が右方へ滑る．

（2）外側環軸関節

外側環軸関節は平面関節に分類される．関節面の形状は前額面において内側が高く外側が低く傾斜し，矢状面では関節面が前下がりで，水平面では関節の長径が後外側に広がる"ハの字形"をしている．関節面の全体的な形態は，環椎外側塊の下関節突起関節面と軸椎の上関節突起関節面の両側とも凸であるとする説[29]と，下関節突起関節面が凹とする説[28]とに分かれる．骨標本の観察では下関節突起関節面が凹であったものが7例中6例あり，下関節突起関節面が平面やや凸に観察されたものが1例であった．

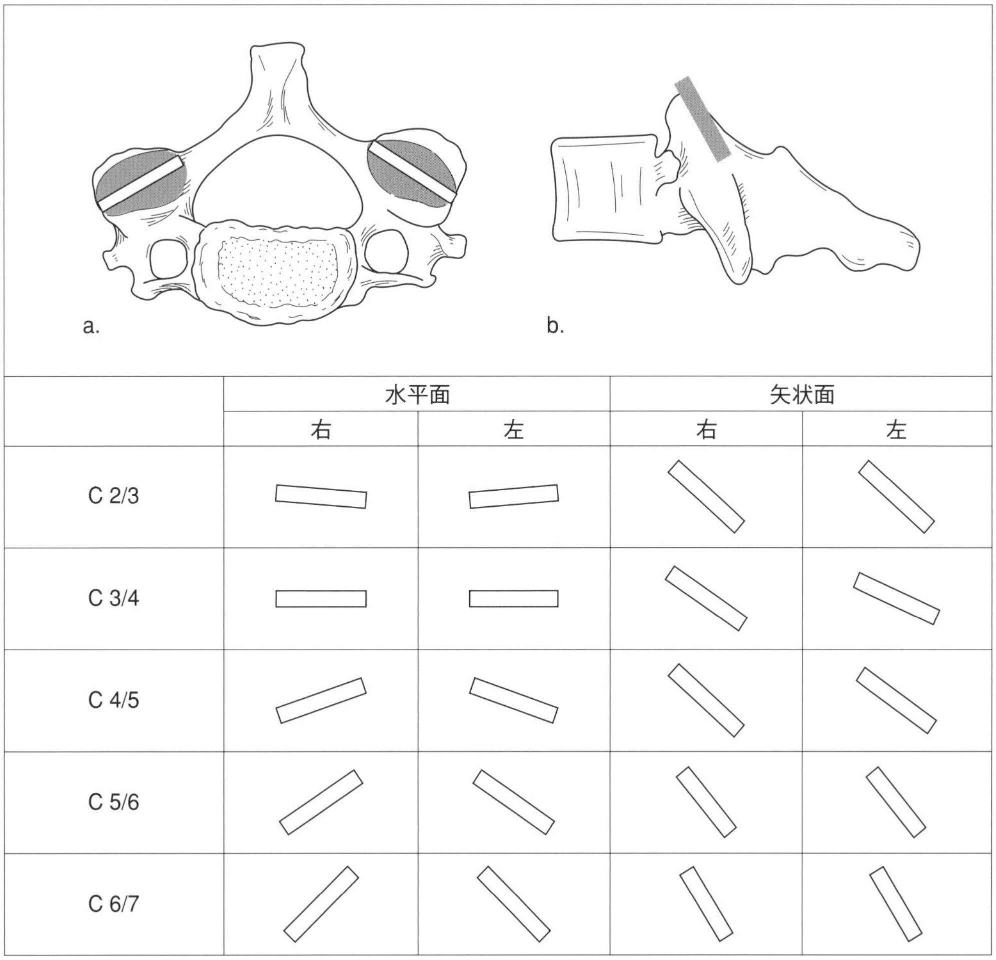

図 1-77 頸椎椎間関節

a. 水平面で網かけ部分は関節面を示し，白抜きの棒は関節面の長軸を表す．関節面の長軸は下位頸椎にいくにつれ腹側開きのハの字形に近づく．

b. 矢状面で網かけ部分は関節面を示す．表中の白棒は矢状面における関節面長軸の傾きを表す．関節面は下位頸椎にいくにつれて垂直に近づく．

この関節は中間位が最大ゆるみの位置で，各骨運動の最終可動域がしまりの位置である．

① 屈曲－伸展

骨運動：X軸上の回転運動が主である．

関節包内運動：滑りおよび回転である．関節両面が凸の場合は，頭の屈曲に伴って環椎下関節突起関節面が前方へ転がり，後方へ滑る．伸展では前方へ滑り，後方へ転がる．環椎下関節突起関節面が凹で軸椎上関節突起関節面が凸の場合は，頭の屈曲に伴って前方へ滑り，前方へ転がる．

② 回旋運動

骨運動：Y軸での回転とZ軸上の回転運動が組み合さって起こり，右回旋には左側屈が伴う．側屈運動は数mm程度可能であるが，回転運動と組み合わされ，単独では起こらない．

関節包内運動：滑りと回転である．右回旋の場合，右の環椎の下関節突起関節面が背内側にすべり回転し，左下関節突起関節面が腹内側にすべり回転する．

c．第2頸椎以下の運動

第2頸椎以下の頸椎では，形態が類似し関節面の形状や運動も同様である．第5頸椎（典型的頸椎）の場合，平面関節に分類されるが，上関節突起関節面が凸で下関節突起関節面は凹である．左右の関節面は約45°前傾し，下関節突起関節面が内側を向くように傾斜する．関節面

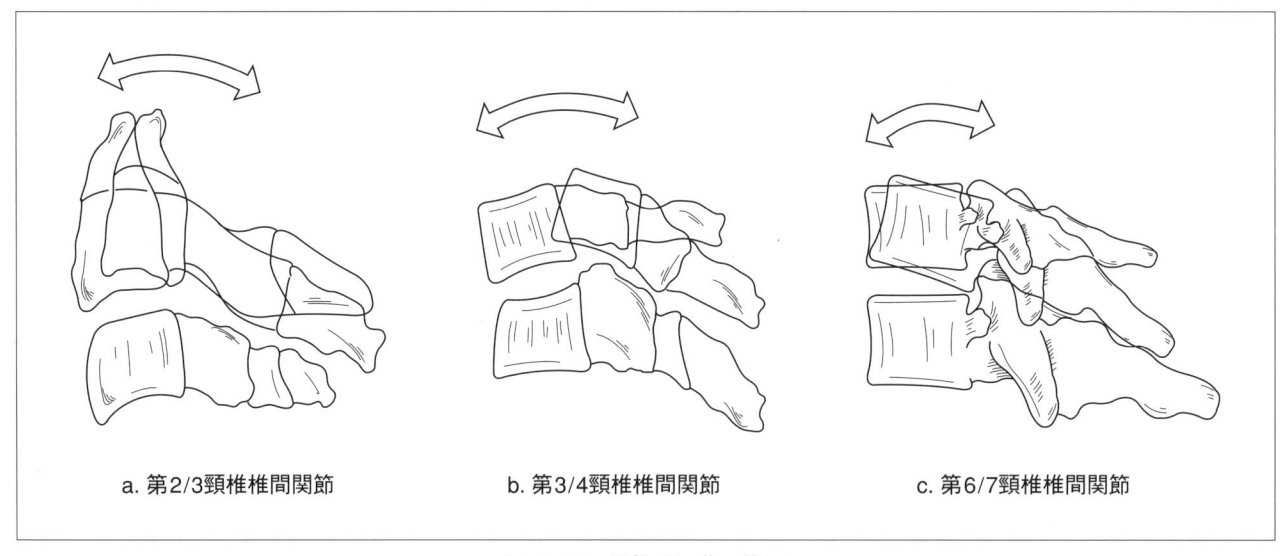

44　第1章　関節運動学

a. 第2/3頸椎椎間関節　　　b. 第3/4頸椎椎間関節　　　c. 第6/7頸椎椎間関節

図 1-78　頸椎の屈曲―伸展
⇨：骨運動の方向．

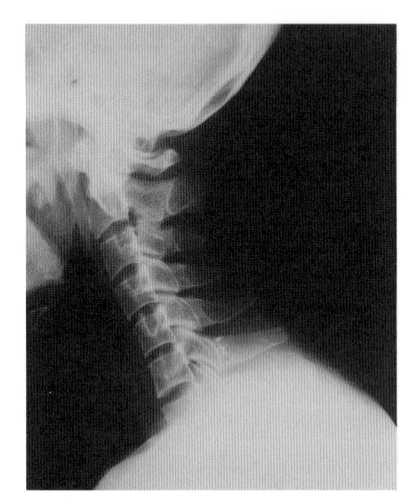

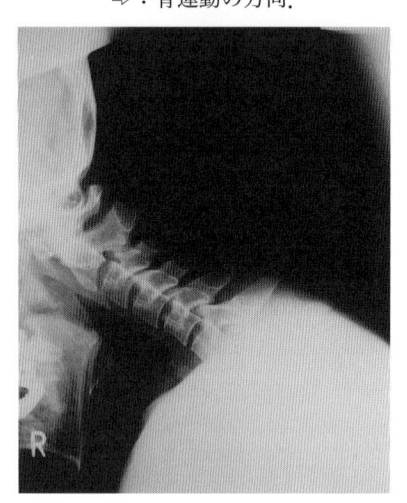

a．屈曲―伸展中間位　　　b．屈曲位　　　c．伸展位

図 1-79　頸椎のX線像

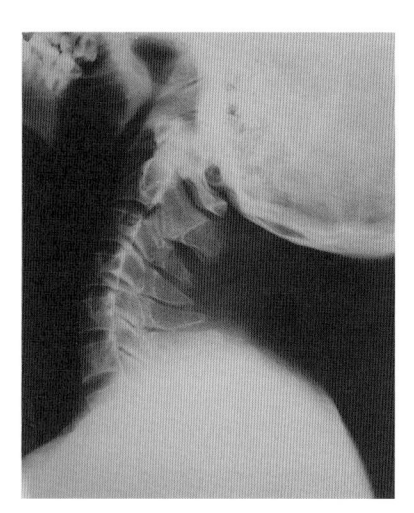

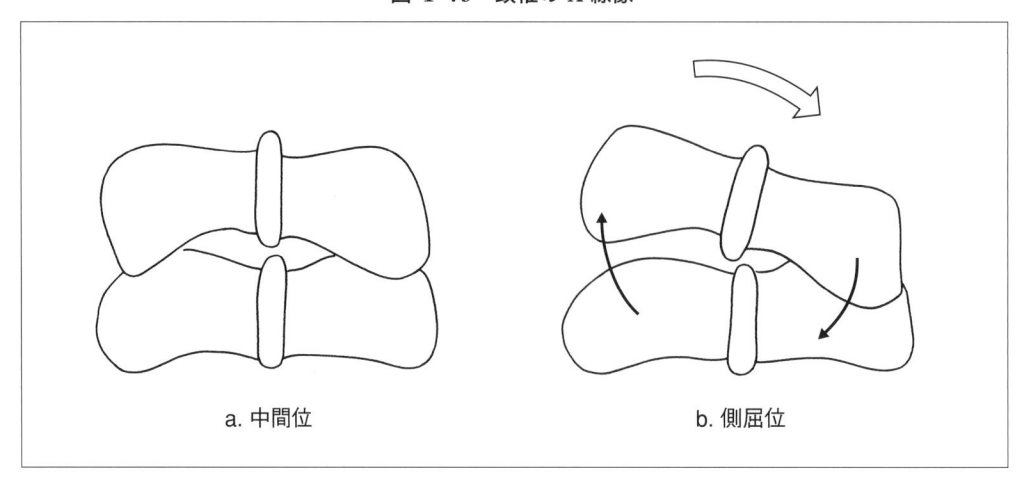

a. 中間位　　　b. 側屈位

図 1-80　頸椎における側屈運動と関節面の滑りの方向
⇨：骨運動の方向，→：関節面の滑りの方向

は上位頸椎ほど前傾が強くなり，C3/4 で最も水平位に近づき，C2/3 で再び前傾が減少する．左右の関節面の水平面上でなす形状は，関節面の外側が前方へ移動し前方開きの"ハの字形"を呈する（図 1-77）．関節面の形態により屈曲，伸展，側屈，回旋の各運動可動域は胸椎や腰椎に比較して大きい．第 2 頸椎以下の骨運動は屈曲—伸展，側屈，回旋であり，関節の最大ゆるみの位置は中間位で，しまりの位置は各運動方向の最終可動域付近である．

① 屈曲—伸展

骨運動：瞬時の運動中心が運動節の下位の椎体内にあるかのごとく移動する．上位頸椎では椎間関節の関節面の角度が水平に近づくため，骨運動は水平面上の前後移動が大きく，X 軸上の回転が少ない．運動中心は椎骨より離れ，半径の大きい円弧を描く運動となる．下位頸椎では，関節面の角度が垂直に近づくため，骨運動は椎骨の水平面上の移動よりも，X 軸上の回転が主となる．運動中心は椎骨に近く，半径の小さい円弧を描く運動となる（図 1-78）．

関節包内運動：屈曲運動に伴って下関節突起関節面の前上方への滑り運動が起こる．伸展運動では屈曲時とは逆の動きとなり，下関節突起関節面の後下方への滑り運動が起こる（図 1-79）．

② 側屈

骨運動：瞬時の運動中心がほぼ左右の関節間の中心にあるような運動を示す．可動域は C3/4，4/5，5/6 で大きく，C7/T1 で小さい．側屈は純粋な側屈運動ではなく，回転運動が組み合わされて起こる．この組み合わせは頸椎の関節面の形状が影響している．頸椎の椎間関節は椎体に対して腹側上方から背側下方に傾斜している．右側屈時には右の椎間関節は傾斜に沿って上位椎体の下関節突起関節面が背側下方に滑り，逆に左側の下関節突起関節面が腹側上方に滑る．この結果，Z 軸での右回転に加え Y 軸での右回転が加わる．生理的な状態では左側屈時に左回転し，右すなわち凸側に棘突起が移動する．これは病理的な側彎症と異なる（図 1-80）．側屈運動は椎間板外側の圧縮や横突間靱帯などの緊張により制限される．

関節包内運動：右側屈時に右の下関節突起関節面が下後内側へ滑り，左下関節突起関節面は上前外側へ滑る．

③ 回旋

骨運動：瞬時の運動中心が椎体内にあるような運動を示す．右回旋においては椎骨内左寄りに，左回旋では椎骨内右寄りに軸心があるように動く．可動域は側屈と同様の傾向を示す．回旋は純粋な運動としては起こらず，側屈が組み合わされて起こり，頸椎の右回旋には右側屈を伴う．

関節包内運動：右回旋時に右下関節突起関節面が下後内側へ滑り，左下関節突起関節面の上前外側へ滑る．

④ 棘突起の位置

棘突起の位置は次のとおりである．C2 棘突起は後頭骨のすぐ下に触れ，C3 棘突起は舌骨の後方に，C4 棘突起は甲状軟骨の後方にある．頸部後面を頭側から尾側へ進み最初に触れる骨の突出が C6 棘突起である．

2 胸椎の運動

胸椎の椎間関節は平面関節に分類される．下関節突起関節面は前内側を向き，上関節突起関節面は下関節突起関節面に適合して後外側を向く．全体として上関節突起関節面は凸で，下関節突起関節面は凹である．水平面上でみれば左右両側の関節は前方開きの"ハの字形"をしている．第 9 胸椎の上関節突起関節面は，約 30° 前傾し約 20° 前外側へ傾斜する．この傾斜は上部胸椎になるほど前傾が小さく前外側への傾斜は大きくなる．また，第 9 胸椎から下部の胸椎になるほど前傾が減少し垂直に近づき，外側への傾斜も減少し前額面に近づく．T12 下関節突起関節面は胸椎型でなく腰椎型となり，関節面は凸である（図 1-81）．

可動域を形態から推測すれば，屈曲—伸展運動は全胸椎でほぼ均等に起こり，側屈および回旋運動は上位胸椎で大きく下位胸椎では小さい．しかし，胸椎には胸郭を形成する肋骨と胸骨が連結するため，第 1 胸椎から第 10 胸椎まで屈曲—伸展と側屈の可動域が制限される．また，回旋は比較的制限されない．最下位胸椎では第 11，12 肋骨は浮遊肋となるため屈曲—伸展の可動域を制限しない．しかし，側屈および回旋の可動域は，T12 下関節突起関節面が前額面に近くなるために制限される．胸椎椎間関節の最大ゆるみの位置は関節の中間位で，しま

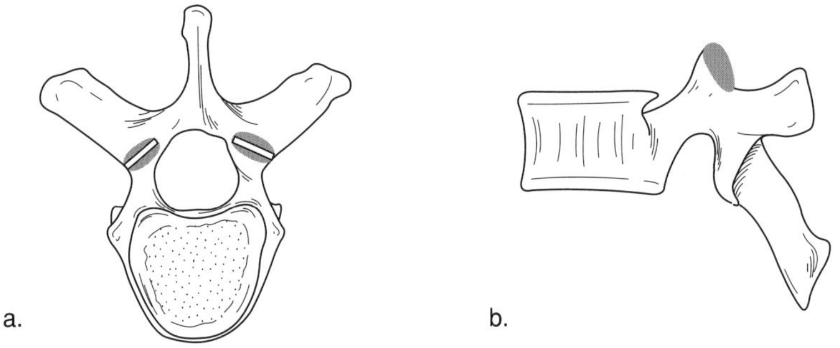

46　第 1 章　関節運動学

	水平面		矢状面	
	右	左	右	左
C 7/T 1				
T 1/2				
T 2/3				
T 3/4				
T 4/5				
T 5/6				
T 6/7				
T 7/8				
T 8/9				
T 9/10				
T 10/11				
T 11/12				

図 1-81　胸椎椎間関節
a．水平面で網かけ部分は関節面を示し，白抜きの棒は関節面の長軸を示す．関節面の長軸は下位胸椎にいくにつれて腹側開きのハの字形がさらに開き，前額面に近づく．
b．矢状面で網かけ部分は関節面を示す．表中の白棒は矢状面における関節面長軸の傾きを表す．

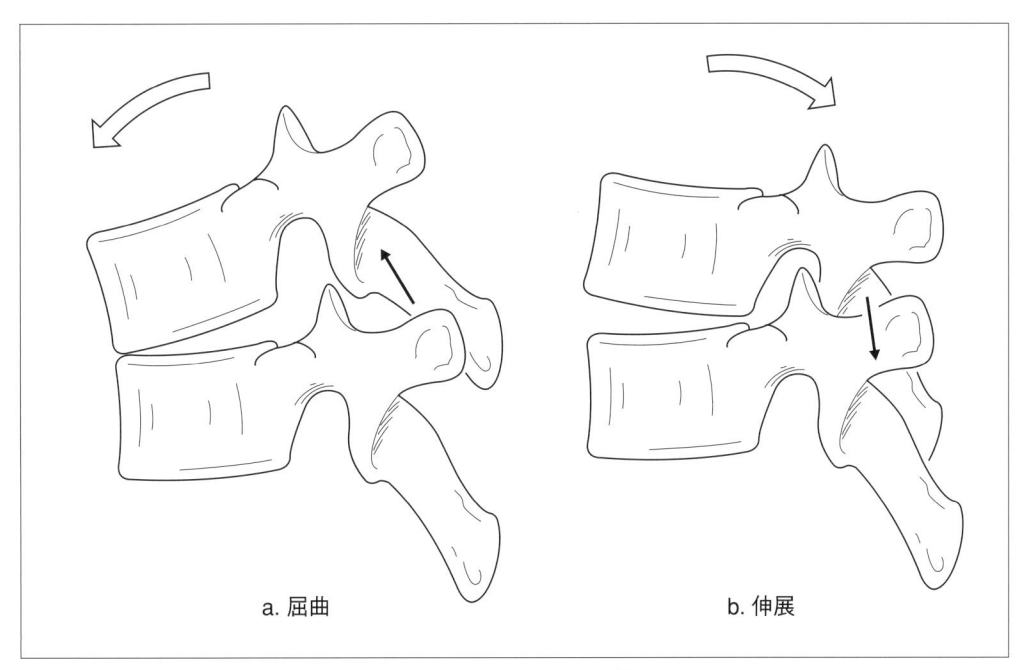

図 1-82 胸椎の屈曲―伸展
⇨：骨運動の方向，→：関節面の滑りの方向

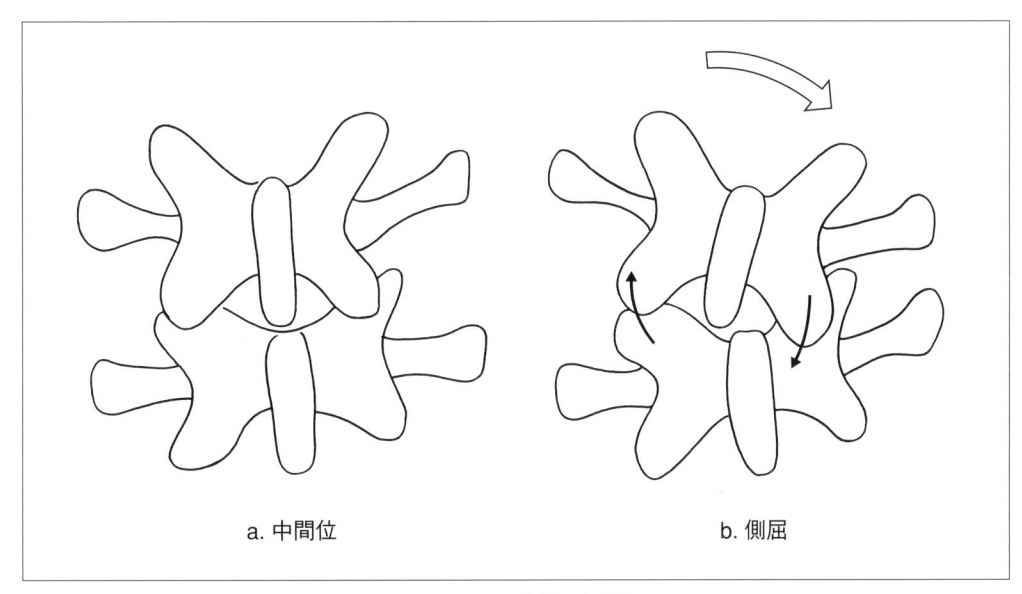

図 1-83 胸椎の側屈
⇨：骨運動の方向，→：関節面の滑りの方向
側屈運動には側屈と同方向への回転運動が組み合わされる．右側屈には右回転が起こる．

りの位置は最終可動域付近である．胸椎における骨運動は屈曲―伸展，側屈，回旋である．

① 屈曲―伸展

骨運動：瞬時の運動中心が運動節の下位の椎骨椎体内にあるかのごとく運動する．すなわち，屈曲ではX軸上の前方回転と水平面上での前方移動，矢状面上での髄核を乗り越えるような動きが起こる．伸展運動は屈曲の逆の運動が起こる．可動域は前述のようにT1-10で小さく，T10/11・11/12で大きい．

関節包内運動：屈曲時に下関節突起関節面が下位椎骨

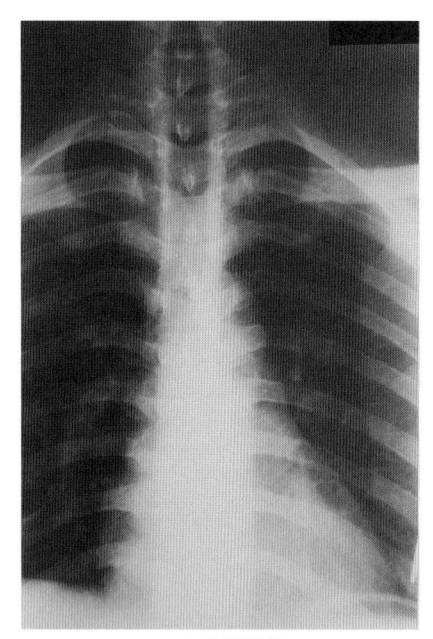

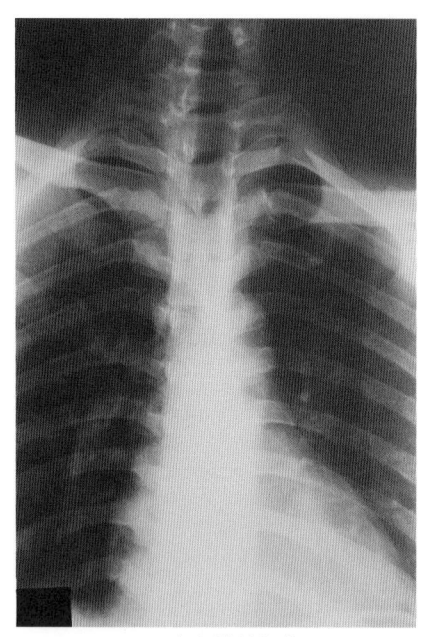

a．上肢下垂位　　　　　　　b．右上肢外転位
図 1-84　上肢の運動と胸椎の運動
外転側へ棘突起が移動し椎体が反対側へ回旋する．

の上関節突起関節面に対して前上方へ滑る．伸展では下関節突起関節面が後下方へ滑る（**図 1-82**）．

　② 側屈

　骨運動：瞬時の運動中心が下位胸椎の関節間にあるような運動を示す．右側屈時は下位胸椎の左寄りに，左側屈時は右寄りに運動中心があるかのごとく運動する．側屈には回転運動が組み合わされて起こる．この回転は胸椎の上部，中部，下部で異なった運動を呈する[28]．上位胸椎では，右側屈時に椎体が右回転し，左すなわち凸側に棘突起が移動する．それゆえ，右側屈では，Y軸上の右回転とZ軸上の右回転および前額面上の右側へアーチを下る運動が起こる．中位胸椎では側屈時の組み合わせ運動は一定しない．いくつかの例では，右側屈時に椎体が左回転し，右すなわち凹側に棘突起が移動する．それゆえ，右側屈では，Y軸上の左回転とZ軸上の右回転および前額面上の右側へアーチを下る運動が起こる．下位胸椎は右側屈時に椎体が左回転し，右すなわち凹側に棘突起が移動する．

　関節包内運動：上位胸椎では右側屈時に右下関節突起関節面が下内側へ滑り，左下関節突起関節面は上外側へ滑る．下位椎体では右側屈時に右下関節突起関節面が下腹側へ滑り，左下関節突起関節面は上背側へ滑る．組み合わせ運動は頸椎より明確に出現する（**図 1-83**）．

　③ 回旋

　骨運動：左右関節面の水平面上での形状は腹側開きの"ハの字形"で，これは回旋に有利な形である．回旋運動においては頸椎と同様に回旋と同方向の側屈運動が組み合わされる．すなわち右回旋の場合，Y軸上の右回転に加えて，Z軸上の右回転が起こる．可動域はT1-9で均一に動き，T9/10，10/11，11/12では小さい．

　関節包内運動：右回旋運動時に右下関節突起関節面の内下方への滑り運動と，左下関節突起関節面の外上方への滑り運動が生じる．

　④ 上肢の運動との関係

　肩関節の屈曲や外転など上腕の運動に伴って胸椎が回旋することは，X線像や触診で確認できる．この回旋は肩外転時に最も大きく，非運動側に向かって回旋し，各椎体で異なった可動域を示す．動きは頸椎に及ぶこともある（**図 1-84**）．

　⑤ 棘突起の位置

　第1胸椎棘突起は肩甲骨上角または第2肋骨の高さに一致する．第3胸椎棘突起は肩甲棘内側線の高さに相

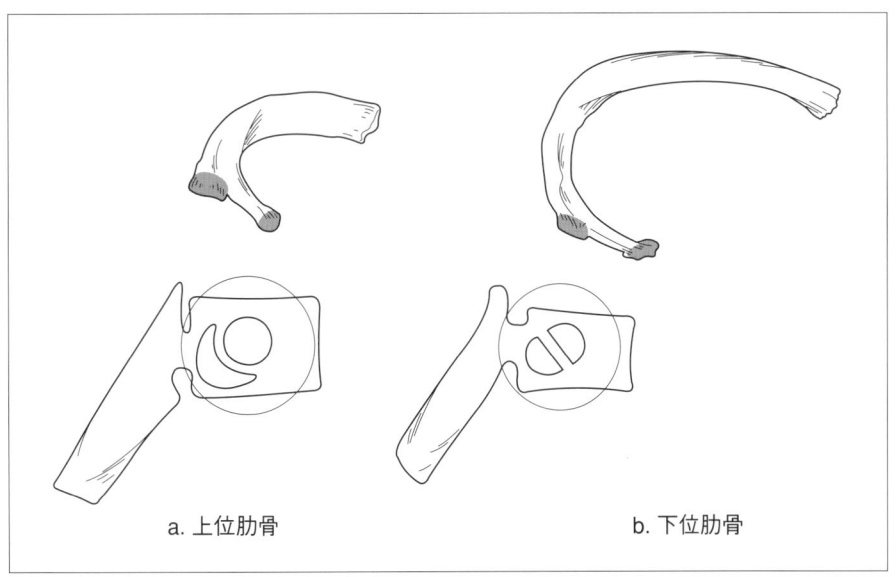

図 1-86 肋骨と肋椎関節の運動
網かけ部分は関節面を表し，円内は肋椎関節関節面の形状を示す．

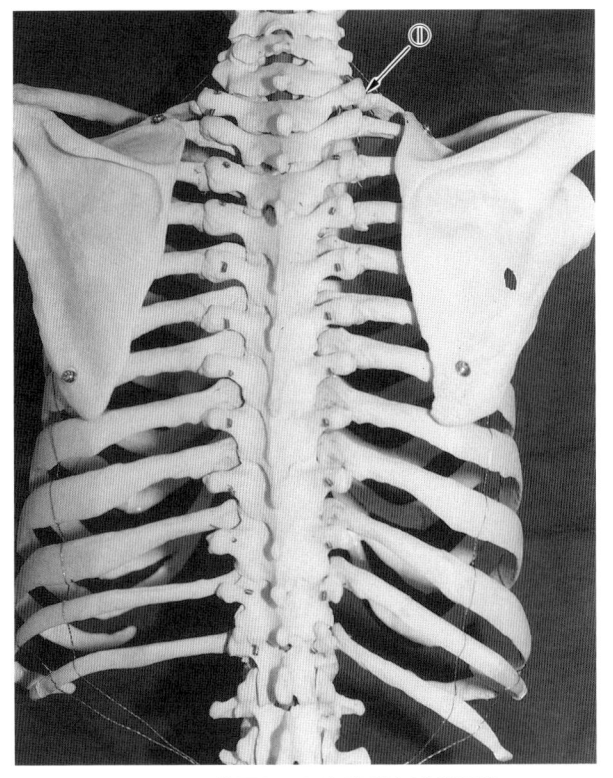

a. 上位肋骨　　　　b. 下位肋骨

図 1-85 後面から見た胸郭と肋椎関節
①第1肋椎関節

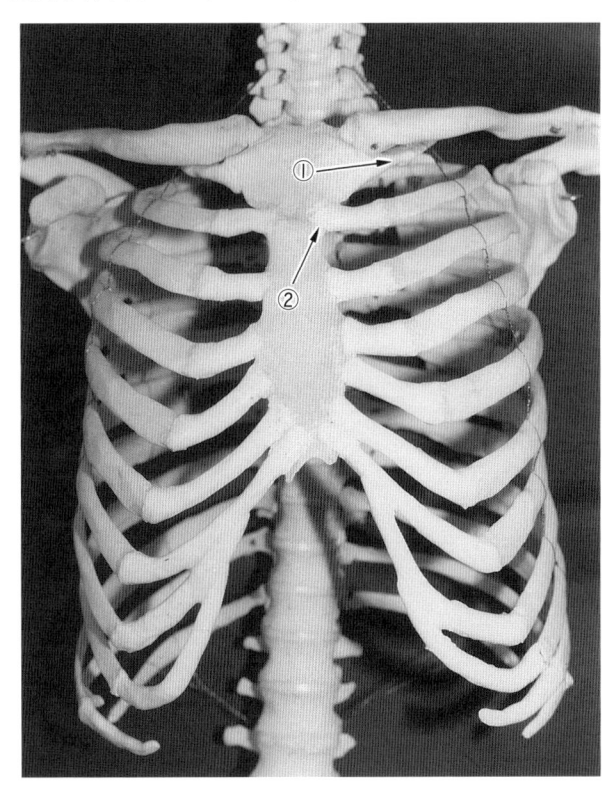

図 1-87 前面から見た胸郭と胸肋関節
①第1胸肋軟骨結合，②第2胸肋関節

当し，肩甲骨下角は第8（7）肋骨の位置で第7（6）胸椎棘突起の高さに相当する．

3 肋椎関節

肋椎関節には肋骨頭関節と肋横突関節とがある．これらの関節は機能的には1つの関節として運動する（図1-85）．

a. 肋骨頭関節

肋骨頭関節のうち，第1，11，12肋骨は単一の椎体と関節結合し，第2〜10肋骨は隣接する2椎体と結合する．関節面は平面であるとされるが[27〜29]骨標本7体の観察では，肋骨側の関節面が凹になっている．

b. 肋横突関節

肋横突関節のうち，上部肋骨（5または6）の関節面は楕円形をなし，肋骨結節関節面は矢状面上で凸となり，椎骨横突起面は凹である．下部肋骨（7-10肋骨）の関節面は平面[30]で，肋骨結節関節面は下内後方を向く．

c. 肋骨の骨運動と関節包内運動

肋骨の骨運動は呼吸に伴う運動が主である．上部肋骨の運動は胸骨を上下に移動させ，胸郭の横径を広げる動きは小さい．下部肋骨は胸郭の横径を左右に広げるような運動が主となり肋骨の上下運動は小さい．これらの動きは肋横突関節の関節包内運動によるところが大きい．

［骨運動］

上部肋骨：Z軸上での回転運動で肋骨の胸骨端が前額

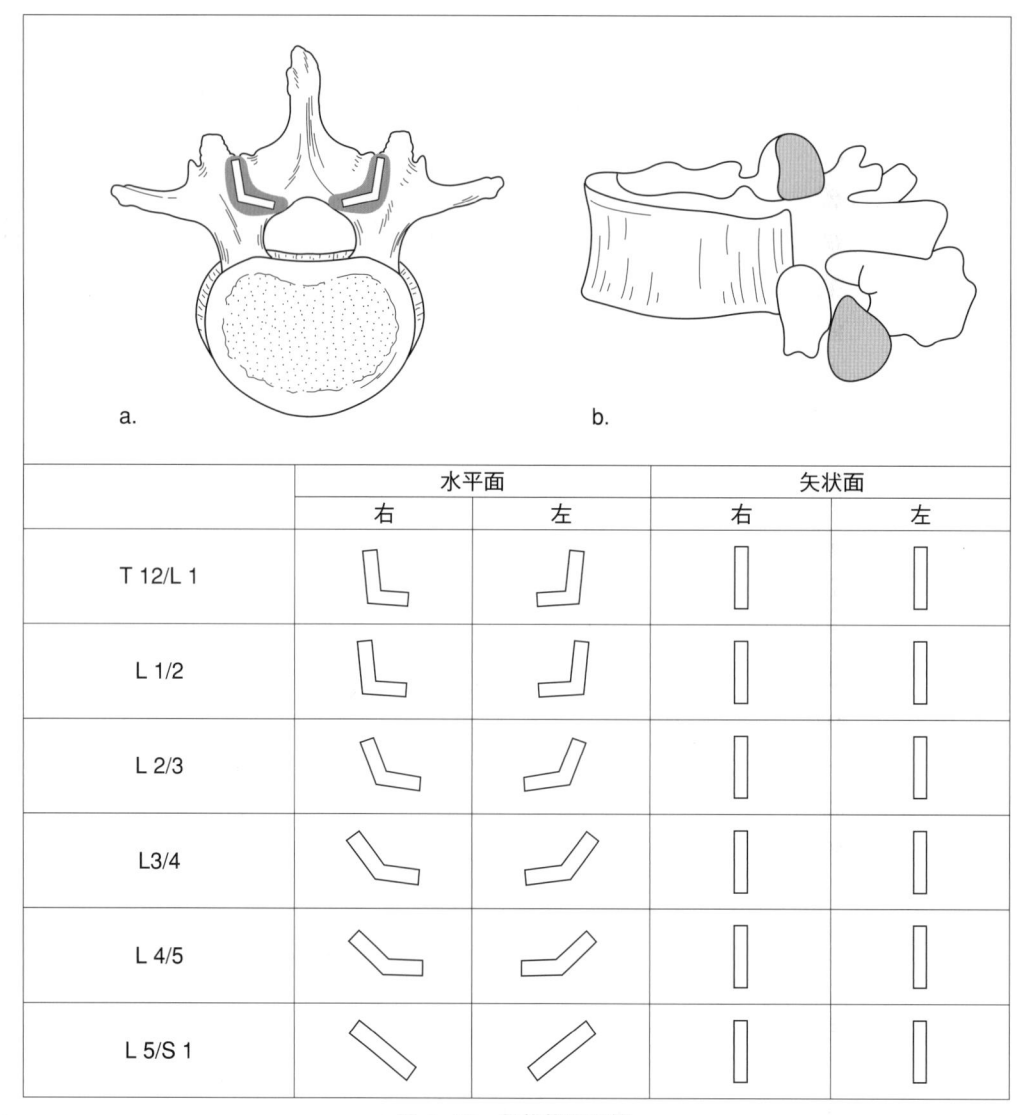

図 1-88 腰椎椎間関節

a．水平面からみた腰椎で，網かけ部分は関節面を示し，白抜きの棒は関節面の長軸を示す．下位腰椎にいくにつれて長軸は後ろ開きのハの字形に近づく．
b．矢状面における腰椎で，網かけ部分は関節面を示す．表中の白棒は矢状面における関節面長軸の傾きを表す．

面上で上下する.

下部肋骨:X軸上での回転運動で肋骨の外側が矢状面上で上下する.

［関節包内運動］

上部肋骨:肋横突関節関節面に対して肋骨結節関節面が,吸気時に上方への転がり運動が起こる[30].

下部肋骨:肋横突関節関節面に対して肋骨結節関節面が,吸気時に肋骨結節関節面が上方かつ内後方へ滑る（図1-86）.

肋骨の骨運動は呼吸時以外に,上肢の挙上や体幹の屈曲—伸展時など四肢体幹の運動に伴っても起こる.肋椎関節の最大ゆるみの位置は関節の中間位で,しまりの位置は各骨運動の最終可動域付近である.

d．運動の触知

肋椎関節の運動は,肋骨角から肋骨結節間の骨の動きとして触知できる.吸気時におけるこの部の肋骨の動き

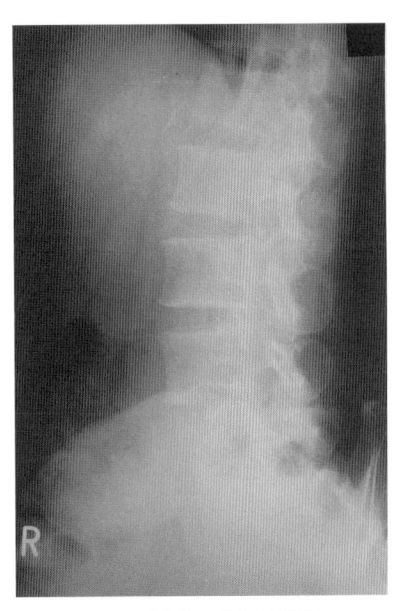

a．屈曲—伸展中間位 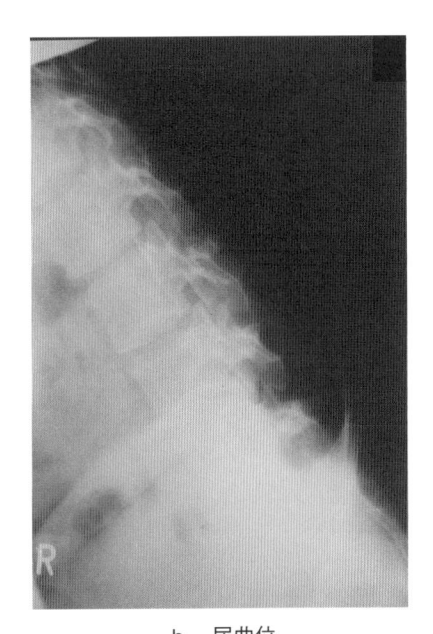　　b．屈曲位 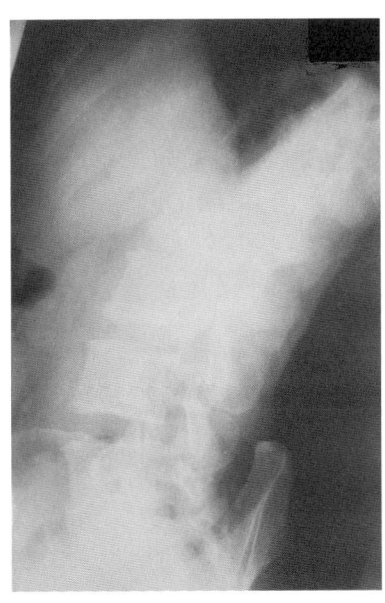　　c．伸展位

図 1-89　腰椎のX線像

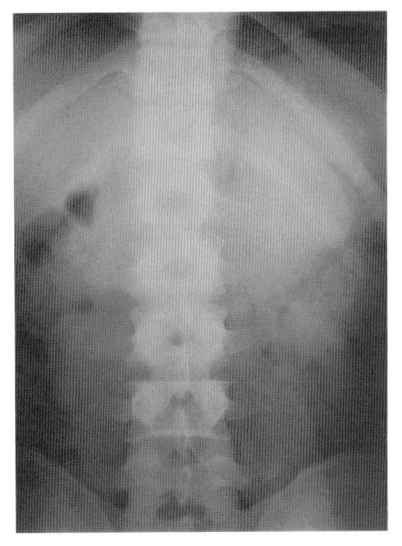

a．中間位 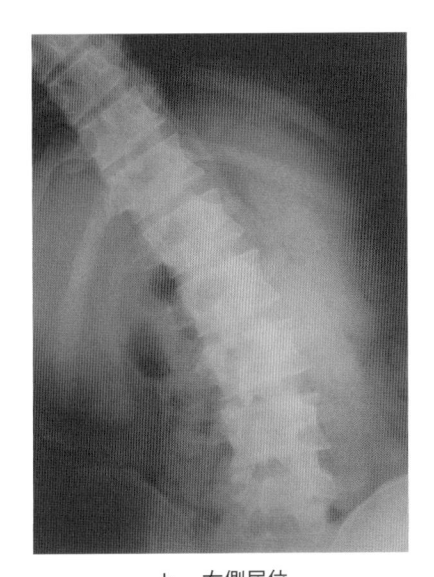　　b．右側屈位 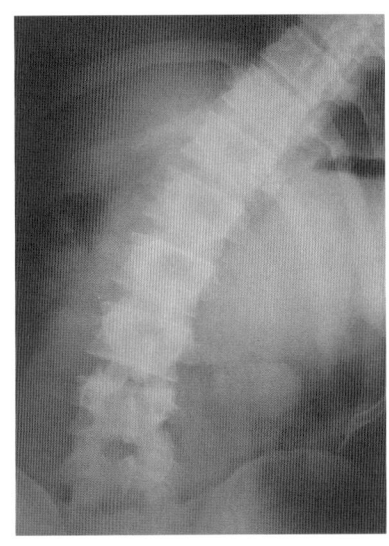　　c．左側屈位

図 1-90　腰椎のX線像

は，尾側から頭側への移動として触れることができる．

4 胸肋関節

胸肋関節は胸骨の肋骨切痕と上位7対の肋軟骨自由端との連結である．第1肋骨と胸骨は硝子軟骨によって結合され関節を形成しない．第2肋骨以下第7肋骨は胸骨と滑膜関節をつくる．このうち，第2胸肋関節は肋軟骨が胸骨体および胸骨柄との間で2つの関節腔をもつ．関節面の構造は肋軟骨の自由端が凸で，胸骨の肋骨切痕がやや凹である（**図1-87**）．

5 腰椎の運動

腰椎椎間関節の形態は，下関節突起関節面が腹側を向き腹外側に彎曲する．上関節突起関節面は背側を向き下関節突起関節面に適合して背内側に彎曲する．全体として上関節突起関節面は凹で，下関節突起関節面は凸である．左右両側の関節が水平面上でなす形は，背側開きの"コの字形"をしており，関節面の方向は頸椎や胸椎とは逆向きである．L4/5，L5/S1では"コの字形"よりもむしろ後方開きの"ハの字形"に近い形状をしている（**図1-88**）．腰椎椎間関節の最大ゆるみの位置は関節の中間位で，しまりの位置は最大伸展位付近である．腰椎では屈曲—伸展，側屈，回旋などの骨運動が起こるが，関節面の形状により回旋運動は頸椎や胸椎と比較して少ない．

① 屈曲—伸展

骨運動：瞬時の運動中心が，運動節の椎間板前部内にあるかのごとく運動する（**図1-89**）．すなわち，屈曲ではX軸上での前方回転と水平面上の前方移動およびY軸上での上下運動が起こる．伸展ではその逆が起こる．

関節包内運動：屈曲運動に伴って，下関節突起関節面は下位腰椎の上関節突起関節面に対して前上方へ滑る．伸展運動では，下関節突起関節面の後下方への滑り運動が起こる．

② 側屈

骨運動：側屈は瞬時の運動中心が上下椎体間の中央付近にあるような運動を示す．右側屈時は椎間板の左寄りに，左側屈時は右寄りに運動中心があるかのごとく運動する（**図1-90**）．側屈には回転運動が組み合わされて起こるが，回転は頸椎や胸椎とは逆方向に生じる．腰椎の右側屈時に左回転し，右すなわち凹側に棘突起が移動する．それゆえ，右側屈時にはZ軸上の右回転と水平面上の右方移動，Y軸上の左回転が起こる．

関節包内運動：右側屈に伴って右下関節突起関節面は下位腰椎の上関節突起関節面に対して下前方へ滑り，左の下関節突起関節面は上後方へ滑る．

③ 回旋

関節面を水平面上より観察すると"L字"に近い形をしている．左右の関節面を合わせると前述のように"コの字形"をなす．関節の形状からみれば回旋運動におけ

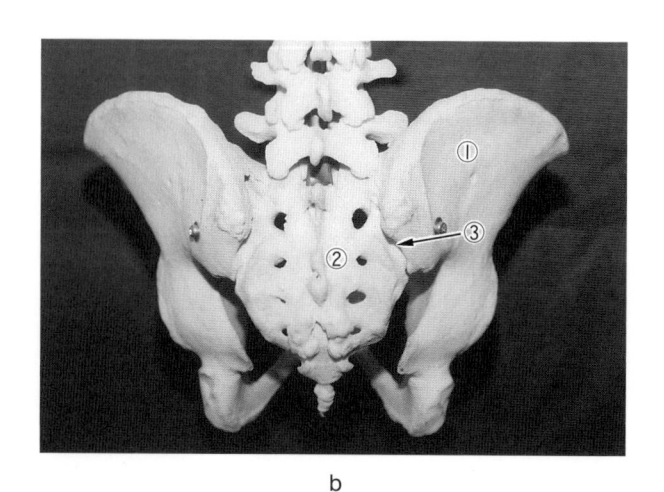

図1-91 骨盤
a．前面から見た仙腸関節：①腸骨，②仙骨，③仙腸関節
b．後面から見た仙腸関節：①腸骨，②仙骨，③仙腸関節

る瞬時の運動中心は関節面間の棘突起寄りにあり，前方部分の椎間板や前・後縦靱帯の存在によって回旋運動が制限されるため可動域は小さい．回旋運動は側屈と組み合わさる．

骨運動：右回旋時にはZ軸上の左回転とY軸上の右回転が起こる．

関節包内運動：右回旋時には右下関節突起関節面が下位腰椎の上関節突起関節面に対して後上方へ滑り，左下関節突起関節面が前下方へ滑る．

④ 棘突起の位置

左右の腸骨稜上部を結ぶ線が第4および第5腰椎棘突起間を通るので，これを基に位置を確認できる．

6 仙腸関節

仙腸関節は本来荷重関節で，骨盤の前方が恥骨結合で強固に固定され，後方は後仙腸靱帯，仙棘靱帯，仙結節靱帯，腸腰靱帯などの靱帯群で補強され外力に対して強い構造となっている．この関節は分類上平面関節に入り，

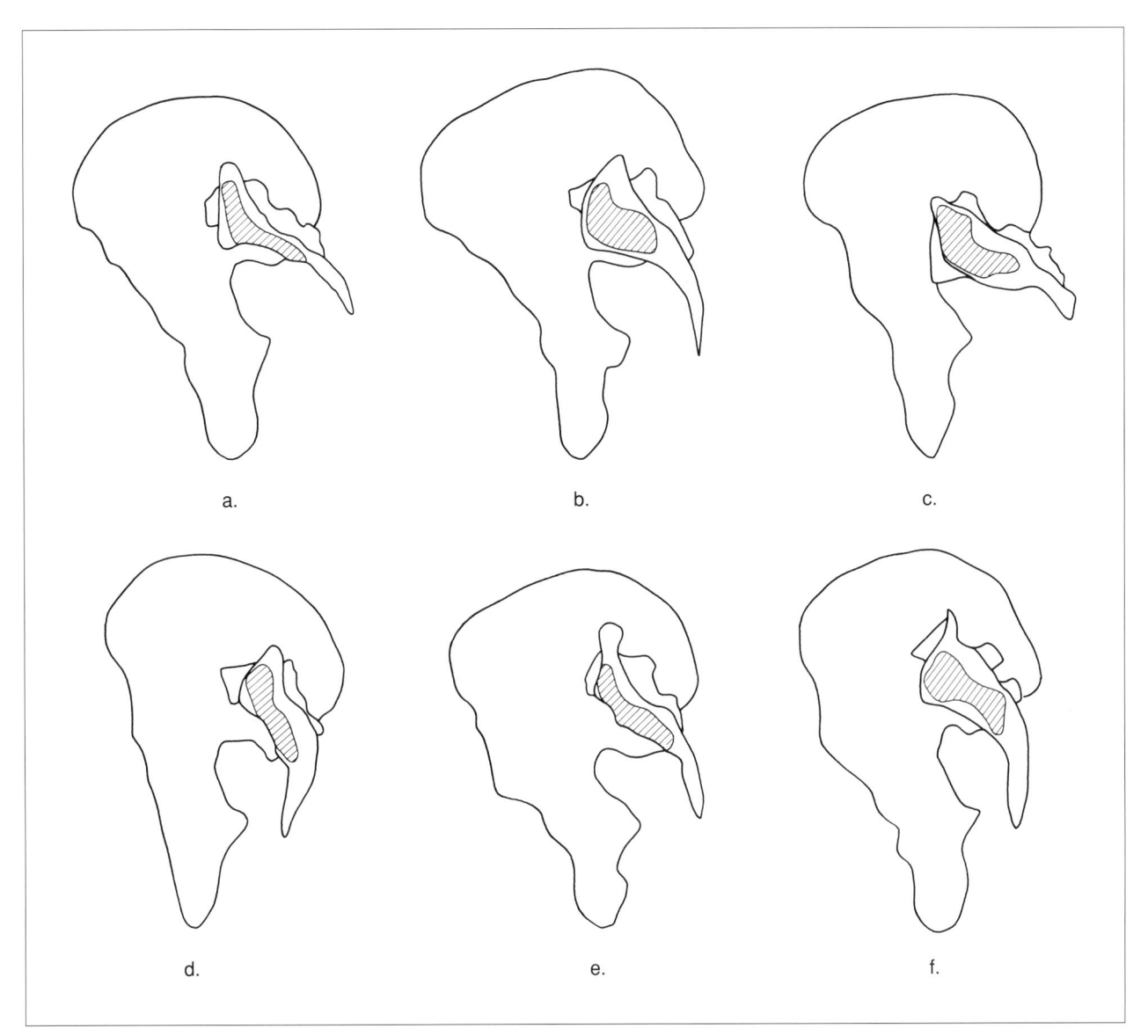

図 1-92 仙腸関節関節面
斜線部分は仙骨の関節面を表す．a．b．c．は関節面の長軸がL字形に近い形状で，d．e．f．は直線に近い形状をしている．

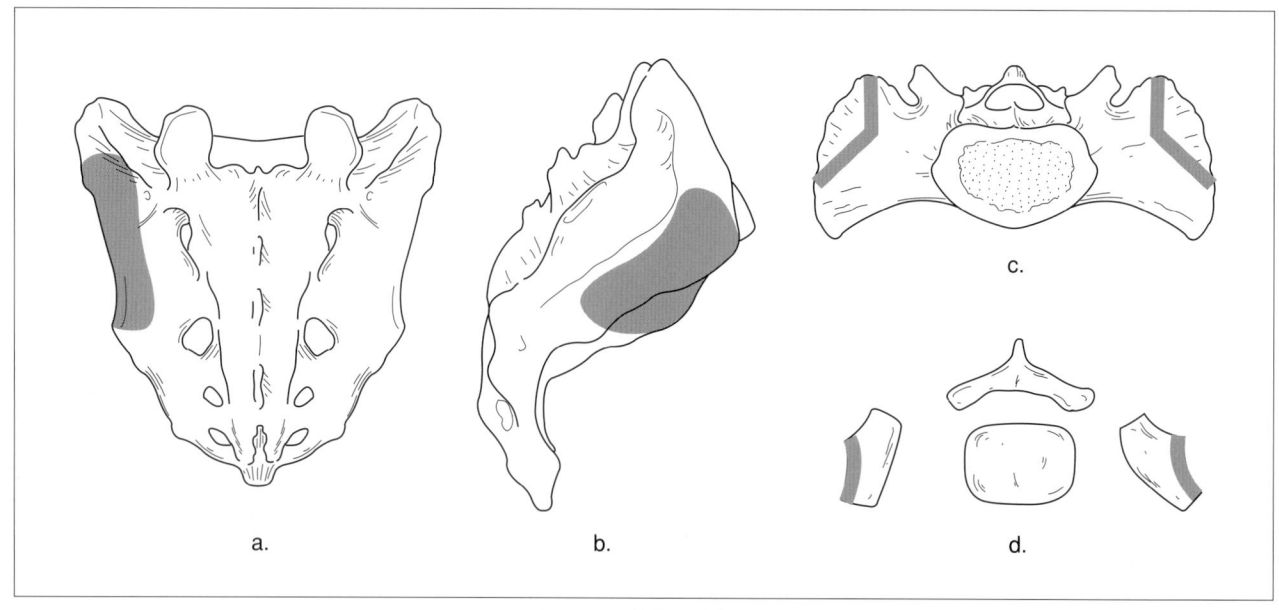

図 1-93　仙骨の関節面
a．は後面から見た仙骨，b．は内側から見た仙骨，網かけ部分は仙骨関節面を表す．
c．は S₁ の高さでの横断面で，d．は S₃ の高さでの横断面であり，太線は関節面を示す．

乳幼児期立位をとらず荷重が大きく加わらない時期では平面である[31]．発育に従い座位や立位をとるようになると荷重が関節面に対し剪断力として加わる．この時期において関節面はこれに対応して不規則となり，全体としては鞍関節に近い形状となり荷重関節の様相を呈する．高齢になると仙腸関節は骨化し不動になるというものもいるが，触診でみる限り可動性は存続し，ときに若年者より可動域の大きいものもある（図 1-91）．

a．仙腸関節面の形状

仙腸関節面の形状は耳介状の面をもつとされるが，個人差が非常に大きい（図 1-92）．骨標本 6 体の観察では関節面が"L 字形"をしているものと，"長楕円形"をしているものとに分類される．"L 字形"の関節面をもつ仙腸関節では，腸骨に対して仙骨が前傾する．"長楕円形"の関節面をもつ仙腸関節では，腸骨に対して仙骨が垂直位に近づく特徴がある．これらの形態の差異は後述するように運動の差異となって現れる．

一般的な関節面の形態は長径が前上外方から後下内方へ傾斜し，尾側にうつるにつれ捻れる．前額面からの観察によると仙骨の関節面は全体的には凹の形状となるが，第 1 仙椎は凹面，第 2 仙椎が凸面，第 3 仙椎が凹面と複雑である（図 1-93）．水平面では，両側仙腸関節腹

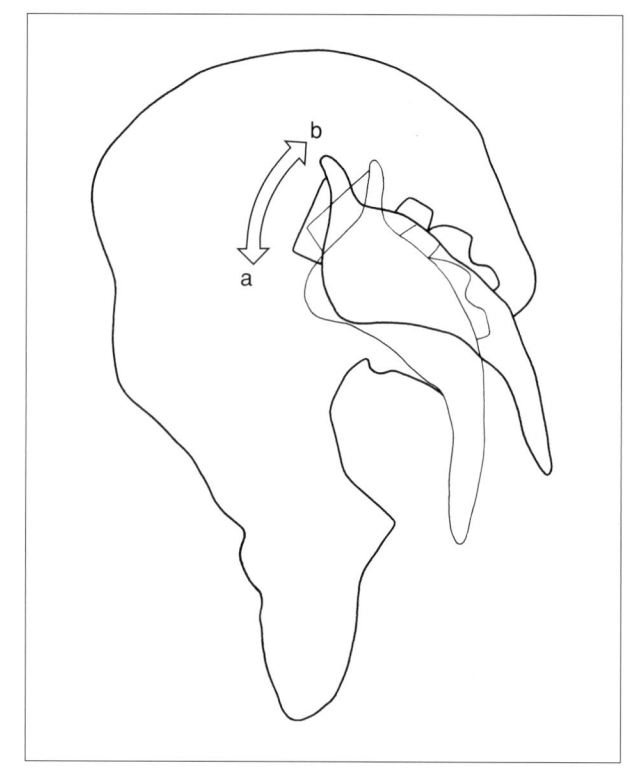

図 1-94　仙腸関節における仙骨の前・後屈運動
a：前屈位，b：後屈位，⇨：骨運動の方向．

側線の距離が背側線の距離よりも大きく腹側開きの"ハの字形"をしている．腹側と背側の横径の差は尾側へ下がるにつれ減少する．関節面の長軸は，ねじれ飴のように彎曲しており，捻れの中心は第3仙椎付近にある．

b．仙腸関節の位置

仙腸関節は頭側から体重がかかると固定されるような構造をなしている．この固定が最も強固になるのは腸骨に対して仙骨が起きた状態，いわゆる後屈(counter-nutation)の位置である．この位置は恥骨結合と後方の靱帯で固定した骨盤輪へ仙骨のくさびを深く打ち込んだ形となり，最も強固な状態（close-packed position）で，外力が加わっても動揺しない．重量物を持ち上げるときの姿勢で，仙骨の後屈位が適するのはこの理由による．

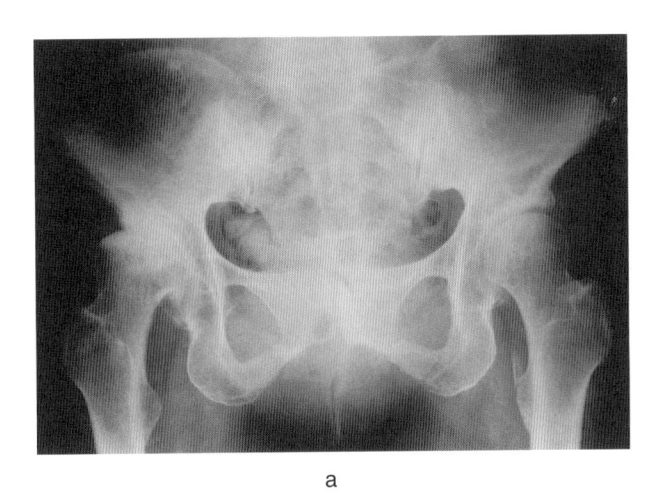

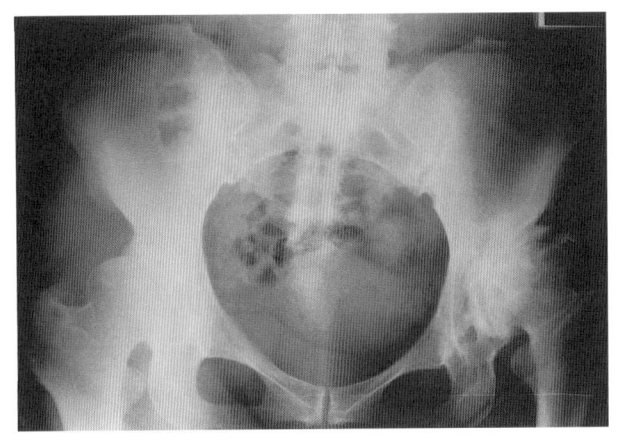

図 1-95 骨盤の捻れ
a．右変形性股関節症における骨盤の捻れ：右腸骨は前方，左腸骨は後方に回旋し，仙骨は右側へ側屈している．
b．左変形性股関節症における骨盤の捻れ：右腸骨は後方，左腸骨は前方に回旋し，仙骨は左側へ側屈している．

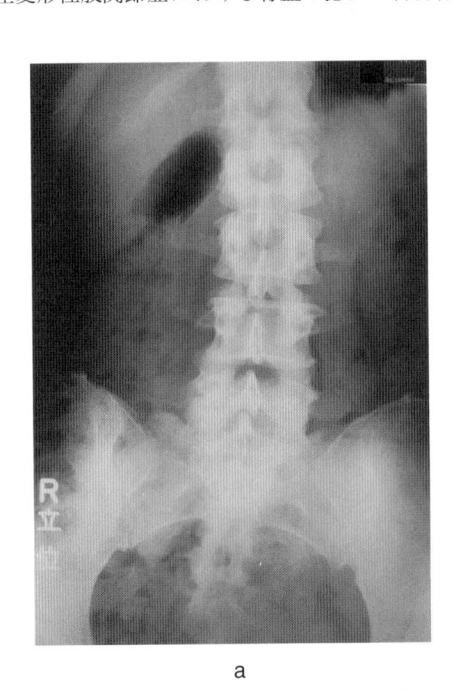

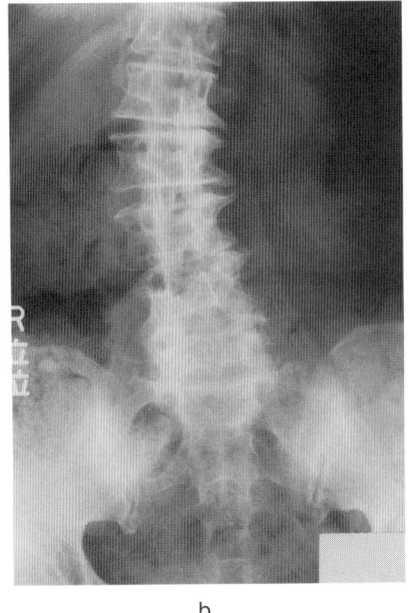

図 1-96 仙骨の側屈
a．腰椎の側屈と同方向に側屈している．
b．腰椎の側屈と逆方向に側屈している．

c．仙腸関節の骨運動

仙腸関節の運動は，体幹や下肢の運動に大きく関係している．下肢に関しては，上肢における上腕骨と肩甲骨との関係ほどではないにしても，腸骨の運動が股関節の見掛け上の可動域を広げるような働きがあると考えられる．腰椎に関しても同様で，仙骨の動きによって腰椎の可動域が見掛け上，広がる．

仙腸関節の骨運動はこの部に対する主動作筋と考えられるものがないため，体幹や下肢の動きに連動して起こり，2つの運動に大別できる．1つは，体幹の屈曲―伸展などの対称的な運動に伴って起こる仙骨の前屈運動（nutation）と後屈運動（counter-nutation）[28,29]である．他は，体幹の側屈，回旋あるいは下肢の運動などの非対称的な運動に伴って起こる腸骨の上下移動[31]および前後回旋の組み合わされた運動である．

① 前屈および後屈

前屈運動は矢状面上の運動で，腸骨に対して仙骨がおじぎするような動きであり，岬角の下方移動と仙骨全体の前下方への移動が同時に起こる．後屈運動は，逆に岬角が上方へ移動し仙骨が後上方へ移動する運動である（図1-94）[28,29]．前屈ではX軸上の前方回転と矢状面上での前下方移動が起こり，後屈では逆の運動が生じる．

② 腸骨の上下移動，前後回旋

腸骨の上下移動および前後回旋は，単独では起こらず常に上方移動には後方回転が，下方移動には前方回転が組み合わされて起こる．この組み合わせ運動は仙腸関節面の捻れのために起こると考えられる．腸骨の上方移動―後方回転時には，仙骨はこれと反対方向へ軽度回転するため棘結節が同側へ移動し，前屈運動が生じる．反対側の仙腸関節では，腸骨の下方移動―前方回転および仙骨の後屈運動が起こる．

変形性股関節症を有する骨盤のX線像では，患側腸骨の下方移動―前方回転，反対側腸骨の上方移動―後方回転がみられる．これに伴って仙骨は障害側に回旋しているようにみえる（図1-95）．これはおそらく股関節の可動域制限を代償するための変形と考えられるが，腸骨の移動方向は一定でない．これらの患者の骨盤帯は捻れており，患側下の側臥位では骨盤が背側へ傾き，患側上の側臥位では骨盤が腹側へ傾く．

③ 仙骨の側屈

仙骨の側屈は単独では起こらず回転を伴うが，側屈の方向は腰椎の側屈と同方向の場合と逆の場合がある（図1-96）．ただしこの運動は腸骨の動きに伴った二次性のものである．

d．骨運動と関節包内運動

前屈運動と後屈運動中の関節包内運動には，腹側および背側方向への滑り運動と尾側および頭側方向への滑り運動がある．滑り運動には個人差がある．Kapandji[29]は，仙骨が寝た位置，すなわち水平位に近いものを可動性の大きいdynamic typeとし，仙骨が垂直に近いものを可動性の小さいstatic typeとして2形に分類している．しかし，臨床的にはこの分類では説明できない現象がみられる．すなわち，水平位の仙骨では前後方向の遊びが大きく，垂直位の仙骨では上下方向の遊びが大きい．これは，前述の関節面の形状，すなわち"L字形"と"長楕円形"の関節面と関係した動きと考えられる．

e．下肢の運動と仙腸関節の運動

膝伸展位で股関節を他動的に屈曲していくと約20°から同側腸骨の後方回転と上方移動が起こり始め可動域の終末近くまで続き，それ以上は仙骨が腸骨と同方向に動くように触知される．この運動では反対側の仙腸関節で後屈運動が生じ仙骨の捻れが起こる．股関節伸展運動はその逆となる．外転では同側腸骨の後方回転―上方移動と仙骨の前屈が起こる．外旋運動においても外転と同様の動きが生じる．

● 文　献

1) MacConaill, M. A. and Basmajian, J. V.：Muscles and movements ―a basis for human kinesiology. Williams & Wilkins, Baltimore, 1969.
2) 博田節夫編：関節運動学的アプローチ．医歯薬出版，1990.
3) Williams, P. L.：Gray's Anatomy. 38th ed., Churchill Livingstone, New York, Edinburgh, London, Tokyo, Madrid, Melbourne, 1995.
4) Steindler, A.：Kinesiology of the Human Body under Normal and Pathological Conditions. 4th ed., Chales C. Thomas, Springfield, Illinois, 1973.
5) Neumann, D. A.：Kinesiology of the Musculoskeletal System ―Foundations for Physical Rehabilitation. Mosby, St. Louis, London, Philadelphia, Sydney, Toronto, 2002.

6) Norkin, C. C. and Levangie, P. K.：Joint Structure and Function ―A Comprehensive Analysis. 2nd ed., F. A. Davis, Philadelphia, 1992.
7) Paris, S. V.：Extremity Dysfunction and Mobilization, Course Notes. Institute of Graduate Health Sciences, Atlanta Georgia, 1979.
8) Mennell, J. McM.：Joint Pain, Diagnosis and Treatment Using Manipulative Techniques. Little Brown & Co., Boston, 1964.
9) Kaltenborn, F. M.：Manual Therapy for the Extremity Joints, Specialized Techniques：Tsets and Joint-Mobilization. Olaf Norlis, Bokhandel, Oslo, 1976.
10) Smith, L. K., Weiss, E. L. and Lehmkuhl, E. L.：Brunnstrom's Clinical Kinesiology. 5th ed., F. A. Davis, Philadelphia, 1996.
11) Soderberg, G. L.：Kinesiology Application to Pathological Motion. 2nd ed., Williams & Wilkins, Baltimore, Philadelphia, 1996.
12) Kapandji, I. A.：The Phsiology of the Joint. Vol. 2. Lower Limb. 2nd ed., Churchill Livingstone, Edinburgh, London, New York, 1970.
13) Casting, J. and Santini, J. J. 著，井原秀俊ほか訳：図解関節・運動器の機能解剖．下巻．協同医書出版社，1986．
14) 博田節夫：関節運動学的アプローチの基礎と臨床．日本AKA 研究会誌，3：4-11，2001．
15) Norkin, C. C. and Levangie, P. K.：Joint Structure and Function ―A Comprehensive Analysis. 4th ed., F. A. Davis, Philadelphia, 2005.
16) Kapandji, I. A.：The Phsiology of the Joint. Vol. 1. Upper Limb. 5th ed., Churchill Livingstone, Edinburgh, London, Melbourne, New York, 1982.
17) Williams, P. L. and Warwick, R.：Gray's Anatomy. 37th ed., Churchill Livingstone, Edinburgh, London, Melbourne, New York, 1989.
18) Casting, J. and Santini, J. J. 著，井原秀俊ほか訳：図解関節・運動器の機能解剖．上巻．協同医書出版社，1986．
19) Steindler, A.：Kinesiology of the Human Body under Normal and Pathological Conditions. 5th ed., Charles C. Thomas, Springfield, Illinois, 1977.
20) Palastanga, N.：Anatomy and Human Movement Structure and Function. Butterworth-Heinemann, Oxford, 1989.
21) 信原克哉：肩　その機能と臨床．医学書院，1979．
22) Frankel, V. H. and Nordin, M.：Basic Biomechanics of the Skeletal System. Lea & Febiger, Philadelphia, 1980.
23) Wells, K. F.：Kinesiology ―The scientific basis of human motion 5th ed., Saunders, Philadelphia, 1971.
24) MacConaill, M. A. and Basmajian, J. V.：Muscles and movements ―a basis for human kinesiology. 2nd ed., R. E. Krieger Pub. Co. Inc., Huntington, New York, 1977.
25) Annr, M. R. and Arthur, F. D.：Grant's Atlas of Anatomy. 11th ed, Lippincott Williams & Wilkins, Philadelphia, 2005.
26) Basmajian, J. V. and Deluca, J. V.：Muscles Alive-Their Functions Revealed by Electromyography, 5th ed., Williams & Wilkins, USA, 1985.
27) Williams, P. L. and Warwick, R.：Gray's Anatomy. ed 39, Churchill Livingstone, London, Melbourne, New York, 2005.
28) White, A. A. and Panjabi, M. M.：Clinical Biomechanics of the Spine. ed 2. J. B. Lippincott Co., Philadelphia, Tronto, 1990.
29) Kapandji, I. A.：The Physiology of the Joints. vol. 3. The Trunk and the Vertebral Column. Edinburgh, London, New York, 1974.
30) Anderson, J. E.：Grant's Atlas of Anatomy. ed. 11, Wiliams & Wilkins Co., Baltimore, London, Los Angeles, Sydney, 2004.
31) 白井康正：仙腸関節障害．マルホ整形外科セミナー，日本短波放送，1980．
32) 金子丑之助：日本人体解剖学．上巻(19 版)，南山堂，1999．
33) 森　於菟ほか：解剖学　第 1 巻(11 版)．金原出版，1982．
34) Soderberg, G. L.：Kinesiology-Application to Pathological Motion. Williams & Wilkins Co., Baltimore, 1986.

第2章

骨運動学

　関節運動学は関節包内における関節面の運動を研究対象とするのに対し，骨運動学（osteokinematics）は空間における骨の幾何学的変位を研究する運動学の一分野である[1]．骨は関節において動き，その運動は関節名および骨名によって表される習慣がある．すなわち，肩関節の運動あるいは上腕骨の運動などといわれる．骨運動は解剖学的な基本肢位における3次元の基本面（矢状面，前額面，水平面）上の移動，または関節運動軸の周りに回転する骨の運動で表現される屈曲，伸展，外旋，内旋などといわれる運動である．

1　基本的事項

　人体運動学では骨の運動は振り子運動と回旋に分けられ，運動軸によって自由度が規定される．一般には振り子運動は屈曲—伸展，外転—内転，回旋は外旋—内旋といわれる．

1）運動自由度（degree of freedom）

　運動自由度は関節運動軸の数によって表される[1〜3]．骨が1つの運動軸の回りを回転する運動は1度の運動自由度をもつといい，一方向の振り子運動か回旋のいずれかの運動が起こる．指節間関節の屈曲—伸展，橈尺関節の回内—回外などがその例である．骨が2つの運動軸の周りを回転する運動は2度の運動自由度をもつといい，一方向の振り子運動と回旋が起こるか，まったく異なった2つの方向に振り子運動が起こる．たとえば，膝関節の屈曲—伸展と外旋—内旋，中手指節関節の屈曲—伸展と外転—内転である．ここでいう異なった2つの方向とは2つの異なった基本面上を意味し，屈曲と伸展は同一面上の運動であるので同方向とみなす．骨が3つの運動軸の回りを回転する運動は3度の運動自由度をもつといい，まったく異なった2つの方向の振り子運動と回旋が起こる．たとえば，肩甲上腕関節や股関節の屈曲—伸展，外転—内転，外旋—内旋である．

2）骨運動

　上述のように骨運動は振り子運動と回旋という2つの基本的な運動からなる（表2-1）．

1　振り子運動（swing）

　振り子運動は骨の純粋な回旋以外のすべての運動をいい[1]，純粋の振り子運動（pure swing）と非純粋の振り子運動（impure swing）に分類される．純粋の振り子運動は基本的振り子運動（cardinal swing）ともいわれ，運動軸上の任意の点が最短距離を動く運動で，骨の回旋をまったく伴わない．この運動を2次元の円周上の2点を結ぶ最短距離である弦にたとえ，弦上の振り子運動

表 2-1　骨運動の分類

1．振り子運動
1）純粋の振り子運動
基本的振り子運動
弦上の振り子運動
2）非純粋の振り子運動
弧上の振り子運動
2．回旋
1）付随回旋
2）付加回旋

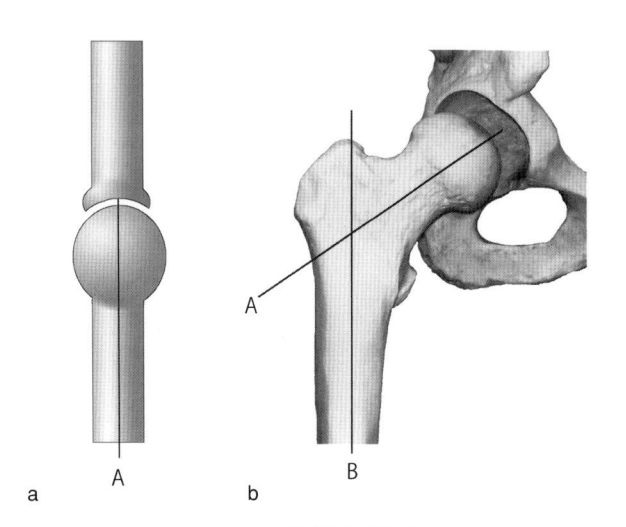

図 2-1　機械的運動軸
a．A：機械的運動軸．単純で対照的な長幹骨では，機械軸の周りに純粋の回旋が起こる．
b．A：機械的運動軸，B：骨幹部の中心軸．股関節において頸部を通る機械的運動軸の周りの回旋は，大腿骨骨幹部では屈曲—伸展の振り子運動を起こす．

(chordal swing) ともいう．これに対して振り子運動に回旋が伴う運動を非純粋の振り子運動，または骨が遠回りに円弧上を動くので弧上の振り子運動 (arcuate swing) ともいう．

2　回旋 (spin)

回旋は骨表面の任意の点が運動軸の周りを回転する運動である[1]．すなわち，骨が機械的運動軸 (mechanical axis) の周りを回転する運動である．機械的運動軸とは骨の中心を端から端まで通る線をいう．これは関節の中心を通る関節面に垂直な線で，骨の長軸と機械的運動軸が一致する対称的な骨の回転運動では，純粋の回旋 (pure spin) が起こる（図 2-1a）．しかし，上腕骨頭や大腿骨頭などでは，関節面に垂直な機械的運動軸は頸部を通り，骨の長軸とは一致せず，関節における機械軸の周りの回旋は骨幹部の屈曲—伸展という振り子運動となる（図 2-1b）．

回旋には付随回旋 (conjunct rotation) と付加回旋 (adjunct rotation) がある[1]．付随回旋は振り子運動に伴う骨の回旋をいう．付加回旋は付随回旋に付け加わる回旋であり，振り子運動に伴う回旋に任意に付け加えることができる[1,2]．付随回旋と付加回旋が同じ方向に起これ

ば回旋は増大され，反対方向に起これば回旋は減少するか，ゼロまたは逆方向になる．この付加回旋によって見かけ上，回旋がゼロになる状態を擬似弦上の振り子運動 (quasichodal swing) という[1]．付加回旋が付随回旋と同方向に加わるのを共同回旋 (cospin)，反対方向に加わるのを反回旋 (antispin) という．このような随意的に加えることができる付加回旋は 3 度の運動自由度をもつ肩甲上腕関節や股関節に起こる運動で，運動自由度が 2 度以下の関節では構造上，起こらない．

3　付随回旋の起こり方

付随回旋の起こり方には 3 つある．それらは弧上の振り子運動に伴って起こる回旋，関節の構造的要因によって起こる回旋，連続運動に伴って起こる回旋である．

a．弧上の振り子運動に伴う回旋

付随回旋は非純粋の振り子運動または弧上の振り子運動に伴って必然的に起こる．たとえば，肩甲上腕関節において，前額面上での上腕骨の外側への振り子運動（外転）90°までは上腕骨の回旋を伴わないが（図 2-2a～c），上腕骨が前額面から逸脱して弧状に時計回りか反時計回りの弧を描くような振り子運動では回旋を伴う（図 2-2d, e）．付随回旋の方向は振り子運動の方向と同じ向きで，上腕骨の時計回りの振り子運動には時計回りの回旋が，反時計回りの振り子運動には反時計回りの回旋が起こる．

b．関節の構造的要因による回旋

付随回旋は関節面の形状，関節靱帯の作用などの構造的要因により発生する．この関節構造が関与する振り子運動と回旋の組み合わせは結合運動 (composite movement)[1] といわれるものである．

(1) 関節面の形状

関節面の形状が付随回旋の原因となる例として，関節頭の円錐形がある[4]．このような形状をもつ関節には腕尺関節，指節間関節，脛骨大腿関節，距腿関節などがある．円錐形の関節頭では内側と外側の直径が異なり，径の大きい側の関節面が径の小さい側の関節面より動きが大きい．この動きの差が屈曲—伸展の振り子運動に伴った付随回旋を引き起こす．この回旋は自動運動，他動運動にかかわらず必然的に起こる．

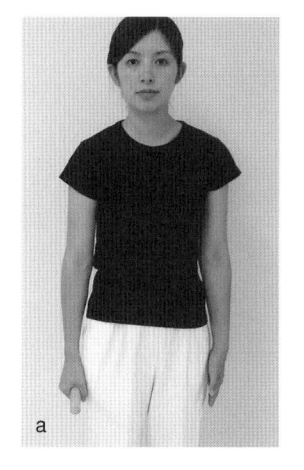

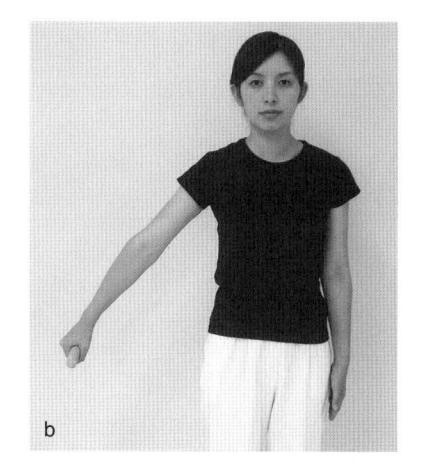

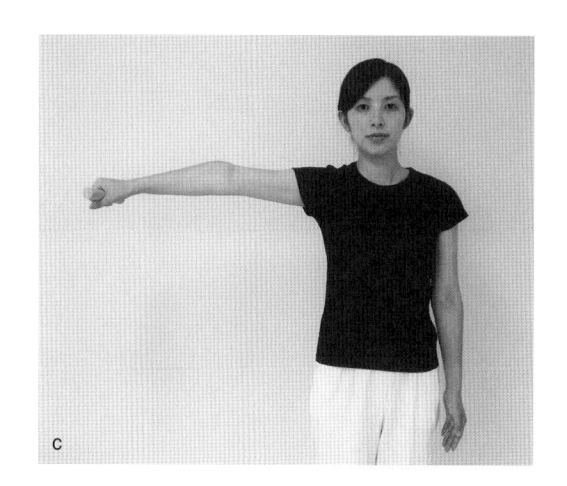

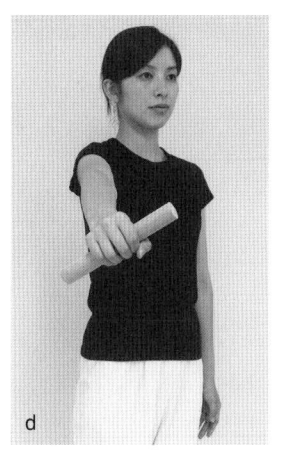

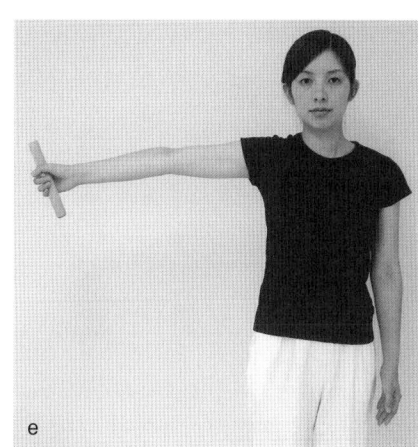

図 2-2 純粋の振り子運動と非純粋の振り子運動
a〜c：純粋の振り子運動で回旋が起こらない．d〜e：非純粋の振り子運動で付随回旋を伴う．
a．運動開始肢位．
b．外転 45°
c．外転 90°
d．右肩甲上腕関節の前外方へ弧を描くような挙上運動で，上腕骨の付随外旋が起こる．
e．dの運動を継続し，90°外転位に達し 90°外旋している．

(2) 靱帯の緊張

靱帯は関節を安定させるとともに運動を制御する機能をもっている．付随回旋は運動中に発生する靱帯の緊張によっても生じる[4]．たとえば蝶番関節において，側副靱帯の緊張は内側と外側の靱帯の形状および付着部の違いによって非対称的となり，これが回旋を誘発する．距腿関節内側の三角靱帯および脛骨大腿関節の内側側副靱帯の形状は扇状で，外側の靱帯に比して幅が広く，関節の側面に交差して付着する．この形状によって関節の前後方向の安定性は外側より内側がまさる反面，屈曲—伸展時に内側関節面は外側関節面より動きが抑制され，付随回旋を誘発する．

靱帯の走行および長短が付随回旋を起こすこともある．第1手根中手関節の背側に存在する斜後内側靱帯は，母指が手掌面に垂直に示指から離れる運動，すなわち掌側外転時に緊張し，中手骨近位部尺側の動きを抑制することにより，中手骨の尺側への回旋（回内）が起こる．

靱帯の長短に関しては母指中手指節関節の側副靱帯の例がある．この関節の内側側副靱帯は外側側副靱帯よりも短く，屈曲時に内側靱帯がより速く緊張し，基節骨底内側の動きを制限するため，基節骨の尺側への回旋（回内）を引き起こす．

(3) 連続運動における回旋

運動自由度が3度の球関節においては，連続した2つ以上の純粋の振り子運動の経路で付随回旋が発生する．これを連続運動（diadochal movement）における付随回旋という[1,5,6]．一般に純粋の振り子運動では回旋は起こらないが，この運動を2つ以上連続して行うと回旋が起こる．たとえば，手掌を内に向けた上肢下垂位から肩関節の 90°屈曲—90°水平伸展—90°内転を行うと手掌は前方を向く．すなわち 90°の外旋が起こる（**図 2-3**）．この連続運動における付随回旋は，運動自由度が2度以上の

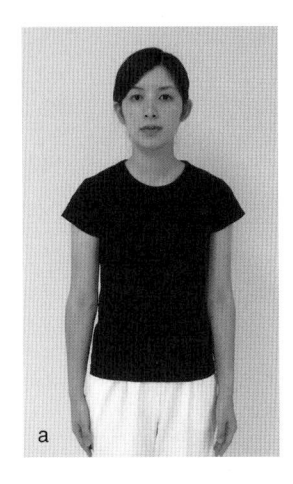

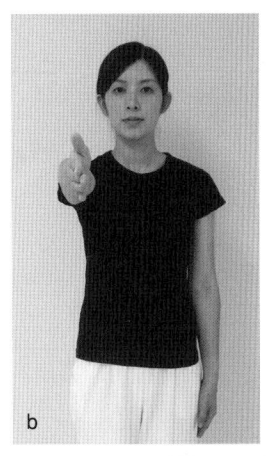

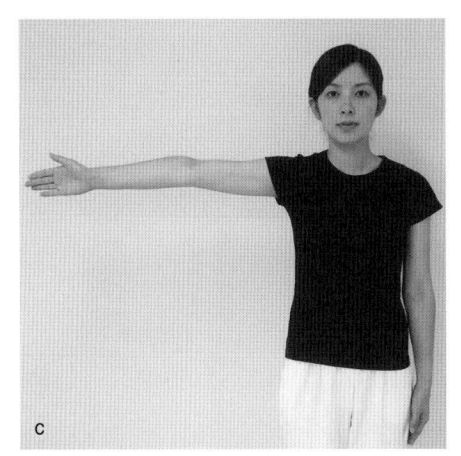

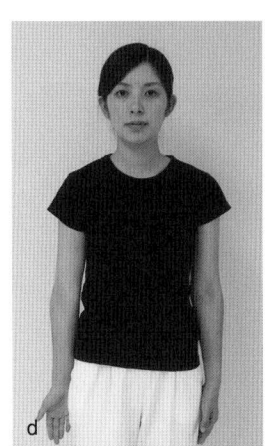

図 2-3 肩関節の連続運動と付随回旋
a．運動開始肢位で手掌は大腿を向く．
b．90°屈曲
c．90°水平伸展
d．90°内転：手掌は前方を向き，90°の外旋が起こっている．

関節においてみられる．同様に上肢下垂位から90°外転—90°水平屈曲—90°伸展を行うと手掌は後方を向く．すなわち90°の内旋が起こる．

付随回旋の方向は，第2の運動経路の振り子運動が被験者から見て時計回り（水平伸展）の場合は外方へ，反時計回り（水平屈曲）の場合は内方へ向かう．付随回旋の角度は第2の運動経路で進んだ角度に等しい．第2の運動経路で30°水平伸展すると30°外旋し，30°水平屈曲すると30°内旋する．

連続運動において付随回旋が起こる理由は次のように考えると理解できる．すなわち，第2の運動である90°水平伸展した位置は，出発点からすれば90°外転位になる．それゆえ，出発点から90°外転するのが最短距離の弦上の振り子運動で，90°屈曲した後の水平伸展は遠回りの弧上の振り子運動ということになり，随伴する回旋が起こる．

2 各関節における運動

前章において，関節包内運動とともに体幹および四肢の骨運動についても関節運動学的観点から記述した．ここでは主要な四肢の関節における骨運動を骨運動学的観点から述べる．なお，関節構造については第1章を参照されたい．

1）肩甲上腕関節（glenohumeral joint）

肩甲上腕関節は上腕骨頭と肩甲骨関節窩で形成される多軸性の球関節で，3度の運動自由度をもち，もっとも可動性に富む関節である[2,7]．純粋の振り子運動としては矢状面上の屈曲—伸展，前額面上の外転—内転，水平面上の水平屈曲—水平伸展，純粋の回旋運動としては垂直軸の周りに回旋する外旋—内旋があり，このほかに複合運動としての分回し運動がある．

前述したように肩甲上腕関節の連続運動では，水平面上の振り子運動において，上腕骨は水平屈曲に伴って内旋し，水平伸展に伴って外旋する．上腕骨が時計回りに振り子運動を行うと時計回りに回旋が起こり，反時計回りに振り子運動を行うと反時計回りの回旋が起こることになる．この付随回旋に付加回旋を加えることができ，同方向に加わると回旋が増加し，反対方向に加わると回旋が減少する．

肩甲上腕関節の分回し運動では，屈曲—外転—伸展—内転の弧上の振り子運動に伴う付随回旋に，反対方向の付加回旋（反回旋）が連続して組み合わさり，上腕骨が出発点に戻ったときには回旋が相殺されてゼロになる．これにより分回し運動は繰り返し可能になる[1]．

上腕骨の回旋は90°以上の挙上をするために必要な構成要素でもある．前額面における90°以上の外転では，上腕骨大結節の烏口肩峰アーチへの挟み込みを防ぐために，上腕骨の外方への付随回旋が起こる．これに対し，肩甲面（前額面から前方に約35°）での上腕骨の最大外転は，外方への付随回旋なしに完成させることができる．その理由は，肩甲面での外転では，烏口肩峰アーチの比較的高い位置を大結節が通過するためである[8]．肩関節の矢状面上での屈曲運動では，上腕骨の内方への付随回旋が起こる[9,10]．

2）肘関節（elbow joint）

肘関節は腕尺関節（humeroulnar joint），腕橈関節（humeroradial joint）および上橈尺関節（proximal radioulnar joint）の3つの関節で構成される複関節で，腕尺関節と腕橈関節では前腕の屈曲―伸展運動が起こり，上橈尺関節は前腕の回内―回外運動における上端の支点となる[7]．

腕尺関節は上腕骨滑車と尺骨の滑車切痕との間で形成される蝶番関節で，腕橈関節は上腕骨小頭と橈骨頭で形成される球関節である．この2つの関節は運動自由度が1度で，共同して屈曲―伸展運動を起こす．尺骨の骨運動は純粋の振り子運動としての屈曲―伸展ではなく尺骨の回旋を伴う．屈曲時には尺骨の外方への付随回旋が起こり，伸展運動では尺骨の内方への付随回旋が起こる．この回旋は，上腕骨滑車が円錐形で，内側部の直径が外側部の直径より約6 mm大きく[2]，尺骨の屈曲―伸展運動が螺旋運動となることによる．ただし，螺旋運動の主原因はこれではなく，上腕骨滑車の滑車溝が螺旋状に走ることである．完全伸展位では，上腕骨の長軸と尺骨の長軸のなす角が約10°の運搬角（carrying angle）を形成する．最大屈曲位では，2つの骨の長軸は同一面上でほぼ重なるため運搬角は消失する．

3）近位および遠位橈尺関節（proximal and distal radioulnar joint）

近位橈尺関節は橈骨頭の関節環状面と尺骨の橈骨切痕との間で形成される一軸性の車軸関節である[7]．遠位橈尺関節は尺骨の関節環状面と橈骨の尺骨切痕との間で形成され，同じく一軸性の車軸関節である．この2つの関節で起こる運動は，橈骨頭の中心と尺骨茎状突起の基部を通る運動軸の周りを橈骨が内方―外方に回転する運動である．回内は橈骨が内方へ回旋して尺骨と斜めに交差し，回外は橈骨が外方へ回旋して尺骨と平行にもどる運動である．回外から回内へ動くときは近位の橈骨頭は外側に固定されたまま，遠位の橈骨端は外側から内側へ移動する．前腕の回内―回外運動は橈骨の回旋運動によって起こる付加回旋である．

4）橈骨手根関節（radiocarpal joint）および手根中央関節（midcarpal joint）

橈骨手根関節は一般的には手関節（wrist joint）といわれ，橈骨の手根関節面とこれに隣接する関節円板からなる関節窩と，舟状骨，月状骨，三角骨で構成される手根骨近位列との間で形成される関節である．手根中央関節は近位列手根骨である舟状骨，月状骨，三角骨と，遠位列の大菱形骨，小菱形骨，有頭骨，有鉤骨との間で形成され，手根部の中央を横断するS字状の複関節である[7]．

橈骨手根関節は2度の運動自由度をもつ楕円関節で，骨運動は屈曲（掌屈）―伸展（背屈），外転（橈屈）―内転（尺屈）およびこれらの運動が組み合わさった分回し運動である．実際には，これらの運動は橈骨手根関節と手根中央関節で起こる運動の総和であり，橈骨手根関節単独の運動ではない．橈骨手根関節と手根中央関節は運動方向によってその役割が異なる．屈曲は主に橈骨手根関節で起こり，伸展は主に手根中央関節で起こる．内転は主として橈骨手根関節で起こり，外転は主として手根中央関節で起こる．分回し運動は屈曲―内転―伸展―外転の連続した運動である[2]．

手関節の最大屈曲位から最大伸展位までの運動は2相に分けられ，各相において近位列および遠位列手根骨の動きに特徴がみられる[2]．手関節の最大屈曲位から手と前腕が一直線に並ぶ中間位までの第1相では，遠位列の小菱形骨，有頭骨，有鉤骨は一つの機能的な骨集団を形成し，近位列の舟状骨，月状骨，三角骨に対して動く．

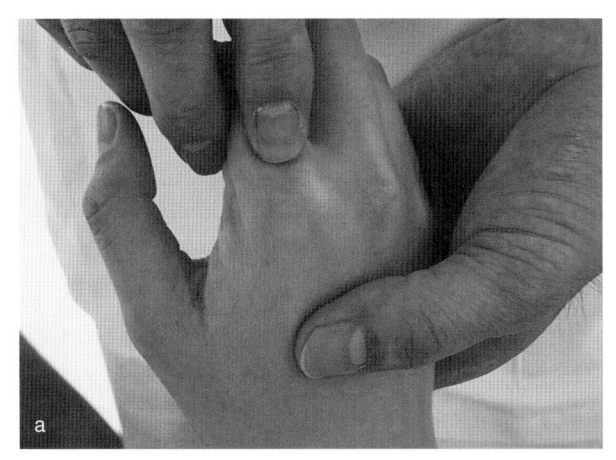

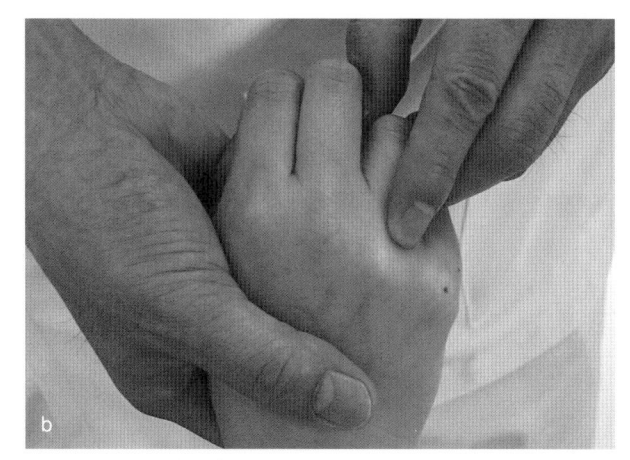

図 2-4 中手指節関節の付随回旋を考慮した他動的屈曲伸張運動
a．示指の中手指節関節の他動的屈曲伸張運動では，基節骨の付随内旋を阻害しないように，基節骨正中線のわずかに橈側寄りで近位部背側を押す．
b．環指の中手指節関節の他動的屈曲伸張運動では，基節骨の付随外旋を阻害しないように，基節骨正中線のわずかに尺側寄りで近位部背側を押す．

手関節の中間位から最大伸展位までの第 2 相では，舟状骨は遠位列の小菱形骨，有頭骨，有鈎骨に加わり一塊の集団となって，月状骨と三角骨に対して動く．手関節の運動はもちろんこれと橈骨手根関節の動きの複合である．

5）母指手根中手関節（carpometacarpal joint of the thumb：1st. CM joint）

母指の手根中手関節（CM 関節）は大菱形骨と第 1 中手骨底との間で形成される 2 度の運動自由度をもつ鞍関節である[7]．骨運動には屈曲—伸展と外転—内転がある．屈曲—伸展は手掌面と平行に起こる運動で，外転—内転は屈曲—伸展の運動面と直角方向への運動である[2]．母指の対立運動（opposition）は，CM 関節で第 1 中手骨の外転および屈曲と，付随回旋である内方への回旋が加わった運動である．この運動は母指と他の指で物をつまむときにお互いの指腹を対向させるために役立つ．母指の対立位から元に戻る復位運動（reposition）は，第 1 中手骨の伸展，内転および外方への付随回旋が組み合わさって起こる．この回旋は関節面の形状と背側の靱帯（斜後内側靱帯）の斜走が関与し，総論で述べたように靱帯の緊張が中手骨基部の尺側の動きを早期に制限し，橈側の動きのみが起こることによる[4]．

6）中手指節関節（metacarpophalangeal joint：MCP joint）

手指の中手指節関節（MCP 関節）は，中手骨頭と基節骨底との間で形成される 2 度の自由度をもつ顆状関節である．骨運動は屈曲—伸展，外転—内転，および分回し運動である．分回し運動は屈曲，伸展，外転，内転が組み合わさった運動として起こる．観察によると屈曲—伸展に伴ってわずかな付随回旋が起こる．示指の MCP 関節では屈曲に伴い付随内旋（回内）が起こり[11]，第 3〜5 MCP 関節では付随外旋（回外）が起こる．この関節を他動的に屈曲伸張する場合には，付随回旋を阻害しないように示指では基節骨正中線のわずかに橈側を，中・環・小指ではわずかに尺側を押す（図 2-4）．

7）指節間関節（interphalangeal joint：IP joint）

手指の指節間関節（IP 関節）には，基節骨頭と中節骨底との間で形成される近位指節間関節と，中節骨頭と末節骨底との間で形成される遠位指節間関節がある．母指の IP 関節は基節骨頭と末節骨底の間で形成される．いずれも運動自由度が 1 度の典型的な蝶番関節である．手指の骨運動は屈曲—伸展で，母指以外では屈曲に伴ってわ

ずかに外旋が起こり，伸展に伴って内旋が起こる[4,6,11]．この付随回旋は，指節骨頭の橈側と尺側で関節顆の形状が異なることによって起こる．関節顆の形状は尺側が橈側より大きい径をもつ円錐形をなすことにより，屈曲—伸展時に回旋を起こす．母指は屈曲に伴って内旋し，伸展に伴って外旋する．屈曲に伴って起こる手指および母指IP関節の付随回旋の意義は，手指と母指の指腹が互いに向き合うつまみ動作を容易にすることである[12]．

8）股関節（hip joint）

股関節は寛骨臼と大腿骨頭で形成される3度の運度自由度をもつ臼状関節である．股関節では大腿骨頭のほぼ半分が深い関節窩に入り込み，寛骨臼の縁に付着する関節唇が関節窩を深くし，骨頭を包み込むため，骨運動は肩甲上腕関節よりも制限される[7]．骨運動としては矢状面上の屈曲—伸展，前額面上の外転—内転，垂直軸の周りの内旋—外旋，およびこれらの組み合わせである分回し運動がある．

股関節の屈曲—伸展は，大腿骨頸部の運動軸の周りに回転するほぼ純粋な回旋運動によって起こる[1,2]．

足を地面から離した自由な下肢では，下肢全体の内方または外方への付加回旋が大腿骨骨頭を通る垂直軸の周りで起こる．股関節における分回し運動は，肩甲上腕関節で述べたと同様に，大腿骨の付随回旋とこれと逆方向の付加回旋が組み合わさり，運動の出発点に戻ったときには回旋が相殺されてゼロになる．

股関節の連続運動で起こる付随回旋も，肩甲上腕関節の連続運動同様に考えることができる．解剖学的基本肢位から大腿骨を90°屈曲し（同時に膝関節90°屈曲），次いで水平伸展するとき，水平伸展と同じ方向の付随回旋が起こる．

9）脛骨大腿関節（tibiofemoral joint）

脛骨大腿関節は一般に膝関節（knee joint）といわれ，大腿骨と脛骨の間で形成される双顆状関節（double condyloid joint）で，2度の運動自由度をもつ．骨運動は矢状面上の屈曲—伸展と，骨幹長軸の周りの内旋—外旋である[2]．

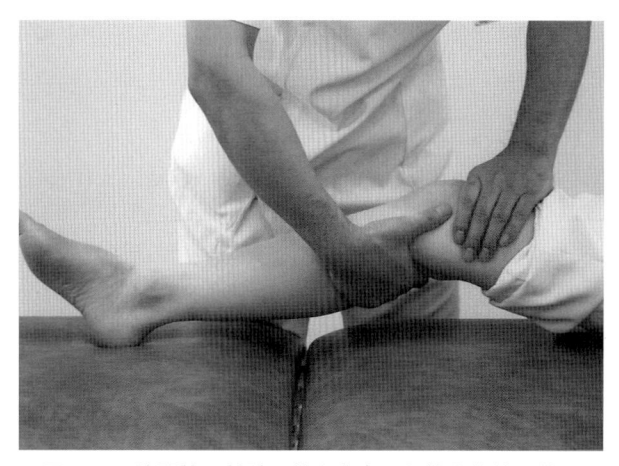

図2-5 膝関節の付随回旋を考慮した他動的伸展伸張運動
大腿骨を固定し脛骨を他動的に伸展伸張するとき，伸展最終30°で始まる脛骨の外旋を阻害しないため，下腿後面上端の内側から手を入れ，脛骨を引き上げる．

脛骨大腿関節の回旋運動には付加回旋と付随回旋がある．足を床上に置き脛骨を固定して大腿骨が動くとき（椅子から立ち上がる動作など），伸展の最終30°で大腿骨が内旋する付随回旋が起こる．完全伸展位からの屈曲では，屈曲初期に大腿骨が外旋する．大腿骨を固定した脛骨の自由な運動では（椅子に腰をかけ膝を屈伸するなど），伸展の最終30°で脛骨の外旋が起こる．伸展位からの屈曲では，屈曲初期に脛骨の内旋が起こる[2]．この付随回旋の大きさは約20°で，膝のロッキング機構（locking mechanism）として知られており，完全伸展位では関節のしまりの位置（close-packed position）になる．付随回旋が起こるメカニズムは主に関節の形状によるもので，大腿骨内顆は顆間溝に近づくにつれて外側へ約30°曲がり，それに沿って関節面が動くことと，大腿骨の内顆は外顆より半径が大きく，外顆より内顆の関節面が大きく動くことによる．これを脛骨側からみると，大腿骨内外顆の大きさに対応して脛骨の内顆関節面が外顆のそれより大きく，外顆関節面より内顆関節面が大きく動く．この動きの差が脛骨または大腿骨の付随回旋を引き起こす．膝関節を他動的に伸展伸張するときには，付随回旋を阻害しないように注意する．背臥位で大腿骨を固定し脛骨を伸展するとき，最終域では下腿上端後面を内側から手を入れて引き上げるとよい（図2-5）．

膝の半屈曲位では付加回旋として独立した回旋を起こすことができる．他動的には約60〜70°の回旋の可動域があり[2]，内旋より外旋のほうが大きい．

10) 距腿関節（talocrural joint）

距腿関節は足関節（ankle joint）ともいわれ，脛骨の下関節面，内果関節面および腓骨の外果関節面で形成される関節窩と，距骨滑車とで形成される蝶番関節である[9]．距腿関節は1度の運動自由度をもち，骨運動としては内果と外果の最下端を通る横軸の周りを回転する底屈—背屈がある．構造的にこの運動軸は前額面では外側が約10°下方へ傾斜し，水平面では膝の運動軸に対して20〜30°外方へ回転している[13]．

関節頭である距骨滑車の形状は，前部の幅が後部より広い楔状で，前後方向に強く凸で，内外方向に浅い窪み(凹)をもつ鞍状をなす．距骨滑車の前後径は外側が内側より大きい円錐形をなし，足関節の運動軸が関節面に対して上述のように傾斜するため，底屈—背屈時に付随回旋が起こる．足部が固定された背屈運動には脛骨の内旋が，底屈運動には脛骨の外旋が伴う[11]．足部の自由運動時には，距骨は背屈運動に連結して外旋し，底屈運動に連結して内旋する．

● 文　献
1) MacConaill, M. A. and Basmajian, J. V.：Muscle and Movements—A Basis for Human Kinesiology. 2nd ed., R. E. Krieger Pub. Co., Huntington, New York, 1977.
2) Willams, P. L., Bannister, L. H., Berry, M. M., et al.：Gray's Anatomy. 38 th ed., Churchill Livingstone, London, New York, Philadelphia, 1995.
3) Steindler, A.：Kinesiology of the Human Body under Normal and Pathological Conditions. Charles C. Thomas, Springfield, Illinois, 1977.
4) Evans, P.：Ligaments, joint surfaces, conjunct rotation and close-pack. Physiotherapy, 74 (3)：105-114, 1988.
5) MacConaill, M. A.：Rotary movements and functional decalage, with some references to rehabilitation. Br J Phys Med Ind Hyg, 13：50-56, 1950.
6) MacConaill, M. A.：Mechanical anatomy of motion and posture. In Licht, S.：Therapeutic exercise 2nd ed., Physical Medicine and Rehabilitation Library vol. 3. Waverly Press Inc., Baltimore, 1965.
7) 森　於菟，小川鼎三，森　冨・他：分担解剖学第1巻．総説・骨学・靱帯学・筋学，第13刷，金原出版，1994．
8) 嶋田智明，平田総一郎監訳：筋骨格系のキネシオロジー（Newmann, D. A.：Kinesiology of the Musculoskeletal System：Foundations for Physical Rehabilitation）．医歯薬出版，2005．
9) Blakely, R. L., Palmer, M. L.：Analysis of rotation accompanying shoulder flexion. Phys Ther, 64：1214-1216, 1984.
10) Palmer, M. L., Blakely, R. L.：Documentation of medial rotation accompanying shoulder flexion. Phys. Ther., 66：55-58, 1986.
11) MacConaill, M. A.：Joint Movement. Physiotherapy, 50 (11)：359-367, 1964.
12) MacConaill, M. A.：The movements of bones and joints. 5. The significance of shape. J Bone Joint Surg, 35B：290-297, 1953.
13) Shellock, F. G., Powers, C. M.：Kinematic MRI of the Joints. Functional Anatomy, Kinesiology, and Clinical Applications. CRC Press, Boca Raton, London, New York, Washington, 2001.

第3章

関節包内運動の異常

　関節包内運動（intra-articular movement）は骨運動に伴って起こる関節面の滑り（sliding），回転（rolling），回旋（spin）などの構成運動（component movement）と，一般の随意運動には伴わない副運動（accessory movement）からなる．副運動には1型と2型があり，2型は関節の遊び（joint play）といわれることもある[1]．関節包内運動の異常あるいは障害は関節包外の骨の運動に影響を与え，逆に神経系，筋・腱など関節包外の異常によって関節包内運動が障害され，両者は互いに影響し合っている．この運動系において関節包内運動は最も基本的な要素であり，その治療技術は関節可動域改善のために不可欠であるが，従来の運動療法はこれを欠く不完全なものであった．

　関節包内運動の異常は種々の状態で起こり，これらの異常状態を総称して広義の関節機能異常（joint dysfunction）ということができる．関節機能異常は狭義には器質的病変の認められない正常関節において，関節面の動きという機能のみに異常をきたした状態を指すことがあり[1,2]，混乱を生じる．本書では，関節機能異常は狭義に限定し，関節包内の器質的病変による関節面の運動障害を含むときは関節機能障害とよぶこととする．

1　原　因

　関節包内運動の異常は関節包内の原因によっても，関節包外の原因によっても起こり，表3-1に示すように数多くの因子が存在する．

1）関節包内の因子

　関節包内の組織には，関節面を覆う軟骨，関節介在組織すなわち半月板，円板などの関節内部のものと，周囲の関節包・靱帯とがある．これらの関節組織の変化は当然関節包内運動の異常をもたらすと考えてよいが，関節内組織自体の病的変化なしに起こる関節包内運動の障害すなわち関節機能異常も臨床上きわめて重要となる．

1 器質的変化

　関節包内の器質的変化として関節面の癒合，破壊，変形，関節包・靱帯の断裂，ゆるみ，癒着，短縮および炎症による変化がある．

a．関節面の癒合

　関節面の骨性および線維性癒合は関節強直であり，関

表 3-1　関節包内運動の異常

Ⅰ．関節包内の原因
1．器質的変化
1）関節面の癒合
2）関節面の破壊，変形
3）関節包・靱帯の断裂，ゆるみ
4）関節包・靱帯の癒着，短縮
5）炎症
2．機能的変化
一次性関節機能異常
Ⅱ．関節包外の原因
二次性関節機能異常
1．器質的変化
1）骨アライメントの異常
骨折後変形，手術，下肢長差など
2）筋のアンバランス
短縮，断裂，麻痺など
2．機能的変化
筋・軟部組織の過緊張

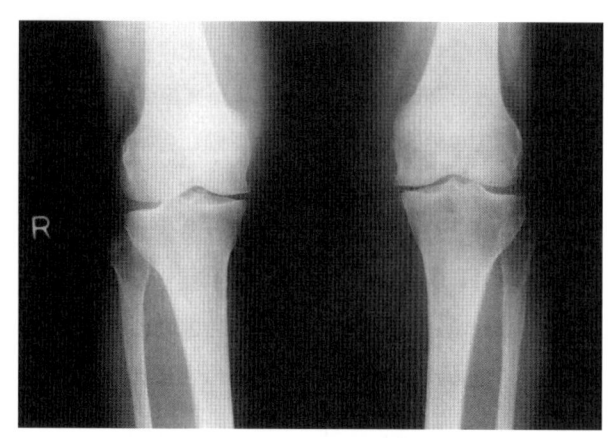

図 3-1 軽度の変形性膝関節症
関節包内運動も骨運動（関節可動域）も正常．

節包内運動も骨運動も起こらない．この状態はX線像で確認でき，非観血的治療の対象とはならない．

b．関節面の破壊・変形

関節面を覆う軟骨や半月板などは関節運動を円滑にする組織で，これらが破壊される疾病は多い．変形性関節症，関節リウマチ，その他の関節炎，関節内骨折などがそれで，運動時の関節面の滑りが障害される．同様のことは膝関節の半月板切除など，手術的操作によっても起こる．変形性関節症においては，関節裂隙が残存していれば，関節包内運動は比較的良好のことが多い．関節辺縁の骨棘形成は関節面の滑らかさに影響を与えることはなく（図 3-1），関節包内運動を直接阻害することはまずないといえる．

脊椎においては変形性脊椎症がある．変形性脊椎症は必ずしも椎間関節の関節面異常を伴わず，関節包内運動が直接障害されるよりも骨運動を介して二次性に障害される．椎間関節や仙腸関節においても骨棘形成のみでは重要な症状を示す障害とはならない．

関節の破壊が比較的高度で，関節包・靱帯の癒着・短縮がないか，あっても軽度であれば動揺関節となり，相対的に関節包・靱帯のゆるみの状態をきたす．

c．関節包・靱帯の断裂・ゆるみ

関節包・靱帯の断裂および延長は動揺関節をもたらす．動揺関節では関節の遊びが増大する．この場合，関節面の損傷を伴わなければ関節面の滑りは保たれる．

d．関節包・靱帯の癒着・短縮

関節包・靱帯の癒着および短縮は関節の遊びの減少をもたらし，骨運動の制限すなわち関節可動域の減少を引き起こす．この状態は関節炎，関節内の外傷，靱帯断裂の縫合後などでみられる．この場合，関節面の損傷がなければ，関節面の滑り，回転，回旋などの構成運動は関節可動域の残っている範囲内では正常である．

e．炎　　症

関節の炎症には細菌性炎症と無菌性炎症がある．無菌性炎症は関節リウマチや強直性脊椎炎のような特異的炎症と，非特異的炎症がある．ここで問題になるのは非特異的無菌性炎症で，下肢では膝関節，股関節に多く，上肢では手関節，手指の関節にみられ，体幹では仙腸関節に多い．この炎症が持続すれば，変形性関節症に進行するものがある．以下この関節炎を単に関節炎とよぶこととする．

関節炎では関節包・靱帯は腫脹して伸縮性が減少し，関節静的反射（arthrostatic reflex）[3]の亢進により関節軟部組織は緊張し，関節包内運動を阻害する．関節侵害受容器は関節炎により刺激され痛みを起こす．関節炎はさらに，生理的状態では反応しない受容器（silent afferent neuron）[4]を興奮させ，痛みを強くし，それによって軟部組織の緊張はさらに高まる．

2 機能的変化

関節包内の器質的変化なしに関節面の滑りその他の関節包内運動が障害されることがあり，関節機能異常といわれる．関節機能異常は関節包外の原因によっても起こりうるので，関節包内にも包外にも器質的変化のないものを一次性関節機能異常とよび，関節包内には器質的変化がないが，関節包外に異常があって起こるものを二次性関節機能異常とよぶこととする．関節機能異常は四肢および体幹の痛みの原因として非常に多く，従来，原因不明であった痛み，あるいは治療に反応しなかった痛みの多くが，これによることがわかった．

2）関節包外の因子

関節包外の組織のうち，直接骨・関節運動に関与する

のは骨および筋・腱であり，これらの病的状態が関節包内運動に影響を与える．神経系の障害は筋の収縮力にアンバランスをもたらし，間接的に関節包内運動の異常を起こすことがある．これら関節包外の原因による関節包内運動の異常が二次性関節機能異常である．

a．骨の異常

骨折の変形治癒によって骨のアライメントに変化が起こると，関節包内運動が障害されることがある．とくに関節近くの骨折は関節面の方向を変え，適合性が悪くなり，関節機能異常の原因となる．上腕骨の外科頸骨折の変形治癒では肩関節，肩鎖関節，胸鎖関節の，大腿骨遠位部骨折の変形治癒では膝関節の関節包内運動に異常をきたす．O脚変形が成人に発生すれば荷重時の足関節の動きに影響を与える．このことは変形性膝関節症に多い内反膝においてもいえることで，足関節痛が出現するのはそのためである．

脊椎の圧迫骨折後の後彎は隣接する椎間関節の動きに変化を起こす．腰椎の後彎は仙腸関節機能異常の原因となる．変形性脊椎症では，変形が高度になればその運動節（motion segment）の可動性が失われるので，それに隣接した可動性が残存する運動節に異常運動をもたらし，椎間関節機能異常の原因となりうる．変形性腰椎症が高度であれば，腰椎部の可動性が消失し，腰部の前後屈，側屈，回旋などの動きが仙腸関節にストレスを与え，仙腸関節の機能異常または炎症を引き起こす．強直性脊椎骨増殖症（ankylosing spinal hyperostosis）はこの例である（図3-2）．

仙腸関節機能障害は骨盤および下肢の異常状態においても起こりやすい．骨盤骨折による変形，キアリー骨盤骨切り術などでは，わずかの可動性しかない仙腸関節の副運動2型（遊び）を減少させ，関節面の適合性をも狂わせるので，容易に機能異常または炎症を引き起こし，痛みが発生する．また，下肢長差が大きければ骨盤が傾斜し，これが仙腸関節のねじれの原因となり，機能異常または炎症による機能障害を引き起こすことがある．

関節固定術においては近隣関節にその影響がみられる．股関節固定術後の仙腸関節機能障害がその例で，成人における股関節固定術後や，小児期に股関節固定術を受け，成人に達して痛みがでるなどがそれである．

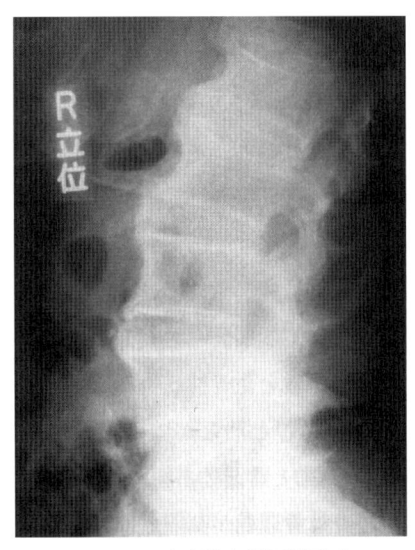

図3-2　強直性脊椎骨増殖症
腰痛を訴え受診，仙腸関節のAKAにより腰痛は消失．

骨変形や脚長差が小児期に発生すれば，成長とともに関節面は変形した状態に適合してくる．成人に達したのち，その変形や脚長差を手術的に矯正すれば，関節面の適合性が悪くなり，関節機能障害を起こすこともある．このような状態は仙腸関節に多い．

特殊な例として関節周囲の軟部組織の骨化すなわち異所性骨化と骨化性筋炎がある．異所性骨化では関節包と筋とが同時に罹患するので，関節包内運動の障害を起こす原因は，関節包内と包外に同時に発生する．骨化性筋炎では骨運動が制限され，関節包内運動の障害は二次的である．

このように骨アライメントの変化が関節包内運動を障害する例は多いが，二次性関節機能異常を起こす状態が持続すれば，関節に炎症を引き起こすこともある．

b．筋・腱の異常

関節包内運動に異常をもたらす筋・腱の異常状態は短縮・癒着と延長・断裂の2つに分けられる．

筋・腱の短縮および癒着は骨運動を制限する．その制限の限界を越えて関節を動かすように外力を加えると，骨端部が骨運動と逆方向に引っ張られ，正常な関節面の滑りが起こらない．これは筋の起始が関節近傍にあるためで，滑りが停止した位置においてさらに力を加えて動かそうとすれば，痛みが発生する．

筋・腱の延長および断裂では円滑な関節包内運動は起こりがたいが，関節包・靱帯が正常であっても，運動の終末抵抗（end feel）が軟部組織のときには副運動1型は増大する．この状態が長期にわたれば関節包・靱帯が伸張され，副運動2型が増大することもありうる．

c．神経系の異常

下位運動ニューロン障害による弛緩性麻痺では，麻痺筋が延長する場合と短縮する場合があり，その結果，前記の筋・腱の異常が起こる．

上位運動ニューロン障害では，痙縮あるいは固縮の強い筋は短縮する．この短縮した筋に抗して関節を動かせば，関節面が正常に滑らないことがあり，有痛性または無痛性の可動域制限をきたす．このような可動域制限は，麻痺による運動障害または関節拘縮と誤認されることがあり，注意すべきである．痙縮による関節機能異常では，凹凸の法則に従って関節面を滑らせると可動域制限が解消することにより拘縮と鑑別できる．

これらの関節包外の原因は必ずしも関節機能異常を引き起こすとは限らない．しかし，いったん関節機能異常が発生すると，関節包外の原因が存続する限り，関節運動学的アプローチ-博田法（arthrokinematic approach-Hakata method：以下 AKA と略す）で改善しても再発を繰り返す可能性が大で，その原因に対する治療が必要となる．

d．筋・軟部組織の過緊張

筋・軟部組織の過緊張は関節機能障害の特徴的な症状の1つであるが，関節包内軟部組織の過緊張も同時に起こる．1関節の機能障害は，他の関節に関節軟部組織の過緊張を誘発し，二次性の関節機能異常を引き起こし，広範囲の筋・軟部組織の過緊張をもたらすこととなる．この状態は仙腸関節機能障害でとくに顕著に現れ，一次性の関節機能障害をAKAにより治療すると，二次性の関節機能異常と筋・軟部組織の過緊張は消失する．

2 症　状

関節包内運動の異常は前述のように種々の因子が関与し，その原因によって関節包内運動の過剰か減少かのいずれかの機能障害が起こる．この関節包内運動の異常が骨運動に影響し，骨運動の異常が関節包内運動の障害をもたらすので，この両運動ともに考慮しなければならない．

1）関節包内運動の過剰

関節包内運動の過剰は関節面の破壊および変形，関節包・靱帯の断裂，ゆるみなどが原因となる．これらは動揺関節として現れ，靱帯がゆるめば，それによって制限されていた方向に関節可動域が増大する．関節面の滑りが障害されると痛み，感覚異常（しびれ），筋・軟部組織の過緊張など関節機能障害の症状が現れるが，動揺関節においてはまれで，むしろ，隣接する関節が過度の負荷のために関節機能異常または関節炎を起こす．

2）関節包内運動の減少

関節包内運動の減少は関節面の癒合，関節包・靱帯の癒着・短縮，関節炎，関節機能異常などが原因となる．関節面の癒合では関節包内運動も骨運動もみられない．

関節包・靱帯の癒着および短縮は関節原性の拘縮であり，骨運動は減少する．これに関節面の破壊が加わると，動作時または強い筋収縮時に関節面が引っ掛かり，急激な痛みの発生をみるか，脱力を起こす．たとえば，膝関節では不整地の歩行や階段昇降などで痛みが現れるか膝折れが起こり，整地歩行，床上歩行でも膝の不安定性を訴えることもある．関節面の損傷を伴わないときには，残存する可動域の範囲内での運動は無痛であるが，可動域の限界を越えて動かそうとすれば，関節面の滑りが起こらず痛みを発生する．このとき凹凸の法則に従って関節面を滑らせる力を加えると，痛みは発生しない．この方法は評価および治療に応用できる．

関節包外の因子のうち筋・腱の短縮は骨運動を制限し，関節外性の関節拘縮となる．骨アライメント異常が関節近くに起これば，見かけ上，関節拘縮と同様の骨運動異常が起こる．

3）関節機能障害

関節炎や関節機能異常で関節機能障害が起こると，種々の症状が現れる．症状は痛み（関連痛を含む），感覚異常（しびれ）を主とし，これに運動制限，筋・軟部組織の過緊張，凝り，筋力低下，筋萎縮，腫脹，発赤などを伴うことがある．さらに目のかすみ，耳鳴り，便秘など自律神経症状を合併することがある．関節機能障害は四肢の痛み，頭痛，頸部痛，背・胸・腰など体幹の痛みの原因として最も多いものである．症状の詳細と診断および治療に関しては第9章で述べる．

3 評　価

関節包内運動の障害は骨運動の障害と相互に影響し合うので，この両運動を評価する．

1）関節包内運動

関節包内運動の評価は四肢と体幹において異なる．四肢では関節を構成する骨を感知しやすいが，体幹では直接関節の副運動2型を感知できないものもあり，四肢と違った見方が必要である．

1 四肢の関節

四肢の関節では関節の副運動2型の評価が可能であるので，これを中心に評価を進める．

a．関節面の変化

関節面が損傷され，面の滑らかさが失われた状態では，関節面の動きが阻害されることは明白である．関節面の破壊がある程度以上進めばX線で確認できるが，X線では関節包内運動という機能の評価は不可能である．評価の方法は，関節を構成する2つの関節面を互いに接近させるように圧迫し，他動的に関節面を平行にずらすと円滑な動きがなく，雑音を発生したり，引っ掛かって痛みを生じたりする．この状態は関節包・靱帯の最大ゆるみの位置（least-packed position：LPP）で検査するとよいが，関節原性の関連痛領域にみられる有痛性可動域制限との鑑別を要する．その方法は，LPPの位置で関節面を離開し，骨運動を調べる．関連痛が原因のときは痛みが発生するが，関節面の損傷が原因のときは痛みが発生しない．

関節面の損傷が存在するときの筋力テストには注意を要す．すなわち，筋収縮が強くなれば関節面は互いに引き寄せられ，引っ掛かって滑らなくなり，痛みを発生するか，急激な脱力が起こる．このとき一般の徒手筋力テストと違って，凹凸の法則に従って関節面の滑りに抗って第2の抵抗を加えると，滑りが誘導され痛みは発生しない（図3-3）．

関節面の癒合すなわち強直では，自動的にも他動的にもまったく関節を動かすことはできない．この状態はX線により確認するとよい．関節強直では痛みは起こらない．もし運動に伴って痛みが発生したときには，関連痛

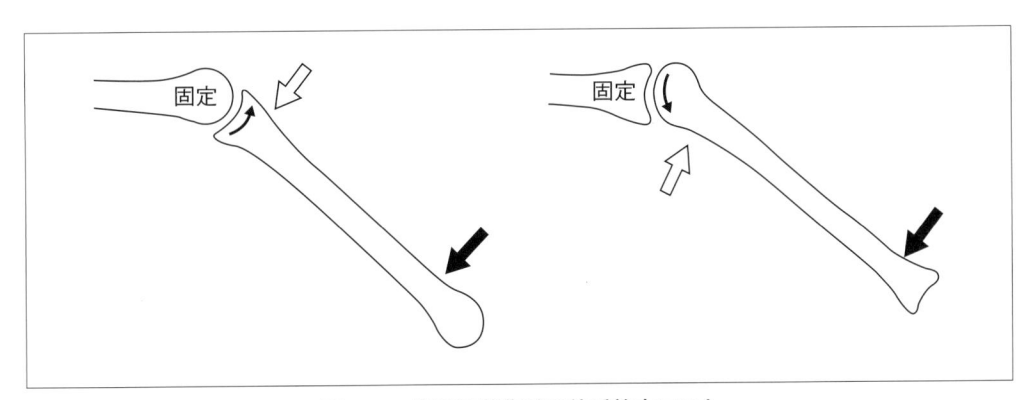

図 3-3　関節面損傷時の徒手筋力テスト
↑：関節面の滑る方向，➡：筋力テストの抵抗，⇧：第2の抵抗，滑りと反対方向に加える．

と考えてよく，仙腸関節，椎間関節，肋骨の関節などのAKAで消失または減弱することからわかる．

b．関節包・靱帯の変化

関節包・靱帯の癒着あるいは短縮では，LPPの位置で関節面を互いに逆方向にずらすと，ずれ，すなわち副運動2型（遊び）が正常よりも小さい．関節の副運動2型の減少は，LPPの位置で関節面を離開させる力を加えて調べることもできる．

関節炎では関節包・靱帯は緊張し短縮と同様の結果を起こす．四肢の関節では関節包の腫脹を触知できる．

関節包・靱帯に断裂あるいは延長があれば，関節の副運動2型は増大する．すなわち，LPPの位置での関節面の平行移動および離開が大きくなる．関節包・靱帯の緊張した位置（close-packed position：CPP）において，靱帯の機能が失われているため，外力を加えると動揺する方向がある．たとえば，膝関節の側副靱帯断裂では側方への動揺を認める．

c．関節機能異常

関節機能異常は器質的な病変がなく機能のみの障害である．したがって，その存在はX線像に現れることはなく，痛み，感覚異常などの症状から推測し，AKAで消失することにより決定する．ただし，四肢の関節には一次性の機能異常が認められることはまれである．

d．関節包外の変化

関節面の動きの障害は関節構造の器質的病変および機能的異常によるほかに，関節包外の骨，筋，腱などの解剖学的および機能的異常によっても起こる．これは骨運動障害に伴った二次性の関節包内運動の障害であり，関節の遊びは正常のこともある．

② 体幹の関節

体幹の関節はほとんどすべて深部にあり，その動きをみることは困難で，主として触診で判断せざるをえない．これらの関節は一般に骨運動がきわめて小さく，仙腸関節のように不動関節と誤解されているものもある．

体幹の関節においても，関節包内運動のテストは，関節面の滑りか離開をみることになるが，滑りおよび離開の両方を検査できるとは限らず，どちらか一方に限定されることもある．検査の肢位および方法はAKAの副運動手技と同様である．主として滑りを調べる関節は仙腸関節，椎間関節，肋椎関節，胸肋関節であり，腰椎椎間関節のみ離開の動きを調べることもできる．

体幹における関節包内運動の障害も骨運動の制限として現れる．この制限は多くの四肢の関節のように2つの骨の間の運動としてではなく，複数の骨の動きの和としてか，間接的な動きとしてみることになる．脊柱の動きは運動節の動きの和で前者の例であるが，この動きは椎間関節の異常よりも椎体，椎間板の器質的変化により制限されることが多い．後者の例としては仙腸関節がある．この関節の関節包内運動の障害はSLR, Fadirf, Fabereなど股関節の動きを介して推察できる．これらのテストでの動きは，仙腸関節の可動性が残っている場合には制限をみるが，仙腸関節が完全に固定された状態では制限されるか否かは不明である．

③ 評価時の注意

関節包内運動の検査では，検査の対象となる関節の遊びはわずか数mmにすぎないので，関節周囲の筋をリラックスさせ，指および手の運動覚で動きを感じることが重要である．一般的にいって，視覚で動きをとらえようとすれば，強い力が加わり，関節静的反射（arthrostatic reflex）が起こり，動きが阻止される．検査肢位は関節のゆるみの位置が基本であるが，靱帯断裂など動揺の検査はしまりの位置で行うこともある．関節包内運動は個々の関節を個別に検査しなければならない．手関節部では各手根骨間の関節を，脊柱では各運動節の関節をひとつひとつ調べる．

2）骨運動

骨運動の制限は関節包内の原因，関節包外の原因およびその両者の合併により起こるので，それらを鑑別する必要がある．そのうち重要なのは関節機能異常の存否と，関節原性拘縮と関節外性拘縮の鑑別である．

① 関節機能異常

関節機能異常では運動痛および関節静的反射の亢進のため骨運動が制限されるので，関節拘縮との鑑別が必要

となる．関節機能異常における関節可動域の制限は，自動運動でも他動運動でも認められ，その程度は痛みの程度に比例し，痛みが軽度であればほぼ正常である．痛みの強いぎっくり腰のような場合は，ほとんど動けなくなることもある．関節機能異常が原因となる骨運動制限は，AKAにより即座に改善することで証明できる．AKAを行っても可動域が改善しないときは，他の制限因子が存在するか，AKA技術が未熟かのいずれかである．

2 関節拘縮

関節包・靱帯に癒着または短縮があれば，関節原性の拘縮が起こる．これは筋・腱の短縮による骨運動制限と鑑別する必要があるが，両者が合併していることもある．検査の方法は，他動的な関節可動域の限界において，筋・腱の緊張度を触診することである．筋・腱に過度の緊張があればその短縮が考えられる．この場合，可動域の限界で伸張力を加えると，痛みと関節静的反射により筋および軟部組織が緊張するので注意を要する．筋・腱に緊張がないか軽度であれば，関節包・靱帯に原因があると考えられるので，関節の遊びを調べる．

筋・腱の短縮ではその筋を伸張する方向への骨運動が制限される．たとえば，屈筋の短縮は伸展を制限し，伸筋の短縮は屈曲を制限する．関節包・靱帯の癒着または短縮では，これとは違って多方向への骨運動が制限される．

2関節筋あるいは多関節筋の短縮では，1つの関節をその筋がゆるむ位置におくと，他の関節の可動域が増大する．たとえば腓腹筋の短縮では，膝関節の伸展位よりも屈曲位において足関節の背屈角が大となる．

関節の疾患においては，関節軟部組織の癒着，短縮と筋・腱の短縮を合併していることが多い．この場合，筋を弛緩させた状態でも関節の遊びが減少し，骨運動も制限されるが，筋の伸張位ではさらに骨運動が制限される．

4 治 療

関節包内運動の障害には種々の因子が関係し，その原因によって治療法が異なることはいうまでもない．その うちAKAの治療対象は関節包内軟部組織の癒着，短縮，筋・腱の短縮，関節機能異常および無菌性関節炎による関節機能障害である．

1）関節機能異常，無菌性関節炎

関節機能異常の治療手段はAKA以外にない．一次性の関節機能異常のほとんどはAKAにより1週間で治癒する．二次性関節機能異常では，関節包外の原因が存続する限り再発するので，関節包外の因子を治療する必要がある．

無菌性関節炎では，関節包・靱帯の過緊張または短縮を起こし関節包内運動が制限される．この種の関節炎がとくに問題になるのは仙腸関節である．AKAの技術が進歩することによって，無菌性関節炎を単純性と特殊型に分類でき，機能異常と2つの関節炎の診断基準と治療法が確立された．これらの詳細は第9章で述べる．

2）関節拘縮

関節拘縮の治療は従来，その原因のいかんにかかわらず伸張運動であり，治療時の痛みは避けられないとのあきらめがあった．しかし，AKAを用いることによって，無痛で関節拘縮の治療が可能となった．その詳細は第8章に譲り，ここでは治療の原則を述べるにとどめる．

1 関節包・靱帯の癒着，短縮

関節包・靱帯の癒着または短縮がある場合には，これらの軟部組織を伸張することはもちろんである．関節包・靱帯を伸張する方法はAKAの副運動技術であるが，その部位に関連痛を引き起こす関節のAKAを先に行い，軟部組織の緊張を低下させる．関節軟部組織の短縮は関節包外軟部組織の短縮を合併していることもあり，これには構成運動技術が必要になる．AKAは関節神経学的治療法（ANT）と併用すればさらに効果的である．なお，関節包・靱帯の癒着に対してAKAおよびANTがどの程度有効かは不明である．

2 筋・腱の短縮

筋・腱の短縮による関節拘縮には他動構成運動—伸張の技術を用いる．この場合もその部位に関連痛をもたらす関節の AKA を先に行い，軟部組織の緊張を取り除くと効果が大きい．これも ANT と併用すればさらに効果的である．

●文　献

1) Mennell, J. McM.：Joint Pain, Diagnosis and Treatment Using Manipulative Techniques. Little Brown & Co., Boston, 1964.
2) Mennell, J. McM.：Back Pain, Diagnosis and Treatment Using Manipulative Techniques. Little Brown & Co., Boston, 1960.
3) Wyke, B. D.：The neurology of joints：a review of general principles. *Clinics in Rheumatic Diseases*, **7**：223-239, 1981.
4) Michaelis, M., Häbler, H-J. and Jänig, W.：Silent afferents：a separate class of primary afferents? *Clinical and Experimental Pharmacology and Physiology*, **23**：99-105, 1996.

第4章

基本原理

　関節運動学的アプローチ（arthrokinematic approach：AKA）-博田法は関節運動学[1,2]に基づき，関節神経学（articular neurology）[3]を考慮して，関節の遊び，関節面の滑り，回転，回旋などの関節包内運動の異常を治療する方法，および関節面の運動を誘導する方法と定義される．もちろん，関節包内運動の障害がすべてAKA-博田法（以下AKAと略す）で治療できるわけではない．治療対象としては関節機能異常，無菌性関節炎などの関節原性の痛み，関節拘縮，神経筋再教育，筋力増強などが主なものである．この方法は関節モビリゼーション（joint mobilization）[4]をもとに開発された技術であるが，関節運動の治療を対象にするため，当初から運動療法として位置づけられ，従来の運動療法の欠陥を補うものと考えられた．その最大の特徴は滑膜関節のみを個別に治療することと，関節神経学を考慮することである．

1 技術の基本

　AKAの技術は関節運動学に基づいて考案されたものであるから，関節運動学の知識が必須である．その基本技術は一見単純に思われるが，実際の使用にあたっては，従来の運動療法および徒手療法技術からは想像できないほどの高度な技術であり，習熟するにはかなりの訓練を要する．
　技術の基本は関節の副運動（accessory movement）[2]を利用した技術と構成運動（component movement）[5]を利用した技術からなる．これらをそれぞれ副運動技術および構成運動技術とよぶこととする．

1）副運動技術

　副運動を利用した技術には離開法（distraction），滑り法（gliding），および軸回旋法（axial rotation, spinning）がある．離開法と滑り法は体幹と四肢の関節に使用できるが，軸回旋法は一部の四肢の関節にのみ使用される．副運動技術は関節の最大ゆるみの位置（least-packed position）において他動的に行われる．

1 離 開 法

　最大ゆるみの位置で，関節を構成する骨を互いに逆方向に引っ張り，関節面を引き離す（図4-1）．

2 滑 り 法

　最大ゆるみの位置で，関節を構成する骨を関節面に平行に互いに反対方向へ滑らせる（図4-1）．

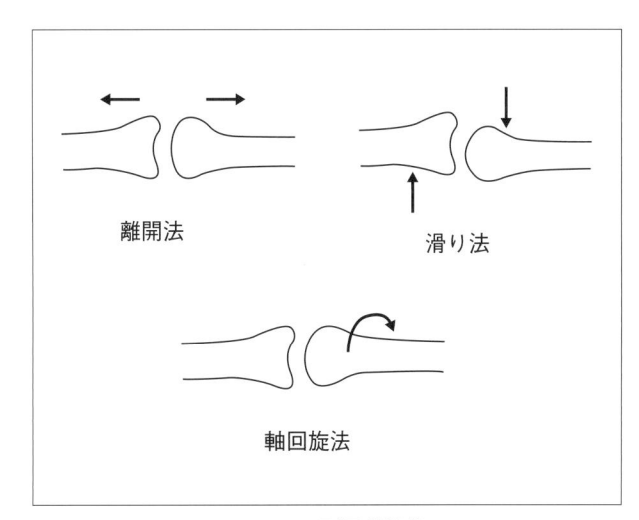

図 4-1 副運動技術
↑，⌒：力の方向

3 軸回旋法

最大ゆるみの位置で，関節を構成する一方の骨を比較的ゆるく固定し，他方の骨をその長軸の周りに他動的に回旋させる（図 4-1）．固定が強すぎると関節包・靱帯が緊張し，骨の動きを制限する．

2）構成運動技術

構成運動を利用した技術には他動構成運動（passive component movement）と抵抗構成運動（resistive component movement）の2つがある．他動構成運動は関節面の構成運動を他動的に行い，抵抗構成運動は構成運動に抵抗を加える方法である．

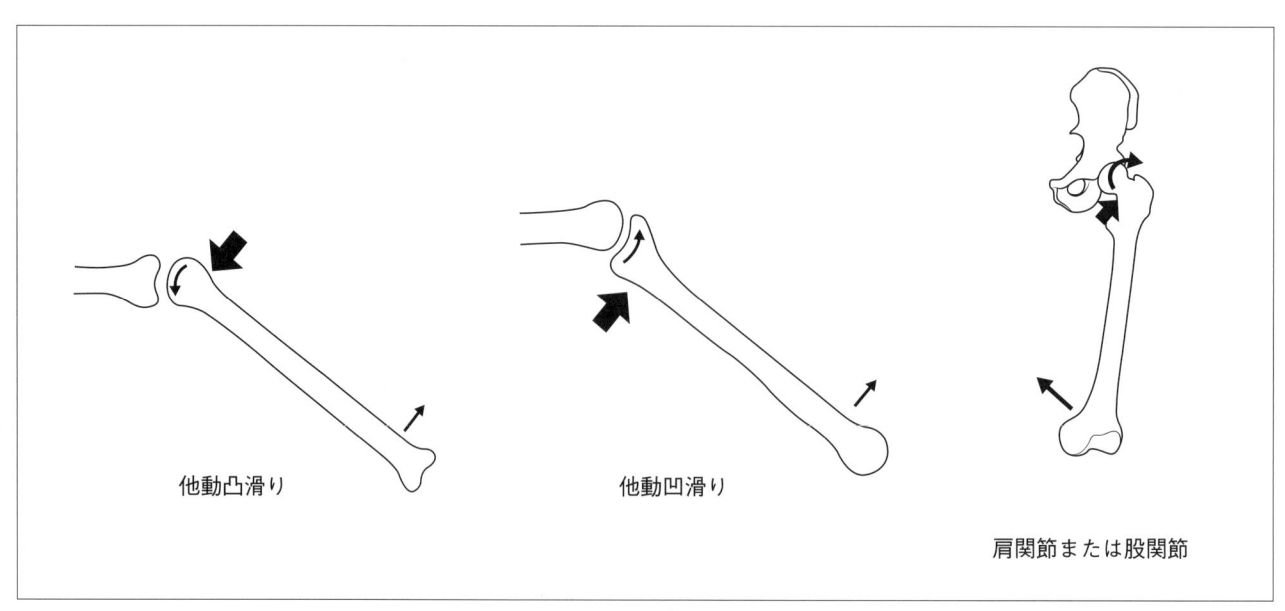

1 他動構成運動

他動構成運動は，骨運動とそれに伴って起こる関節面の滑りを他動的に行う方法で，骨運動を強制し軟部組織に伸張を加えるもの（passive component movement with stretching）と，伸張を加えないもの（passive component movement without stretching）がある．この方法は凹凸の法則（convex-concave rule）[4]を利用する．

a．他動構成運動—伸張なし

関節において，凹関節面を動かすことなく凸関節面を動かすときには，凸関節面は骨運動と反対方向に滑る．凸関節面を動かすことなく凹関節面を動かすときには，凹関節面は骨運動と同方向に滑る．他動構成運動はこの関節面の滑りと骨運動とを他動的に行うものである（図 4-2）．

(1) 他動凸滑り法—伸張なし（passive convex sliding without stretching）

凹関節面を動かすことなく凸関節面を他動的に動かすときには，凸関節面を骨運動と反対方向に押し，関節面を滑らせる（図 4-2）．

(2) 他動凹滑り法—伸張なし（passive concave sliding without stretching）

凸関節面を動かすことなく凹関節面を動かすときには，凹関節面を骨運動と同方向に押し，関節面を滑らせる（図 4-2）．

肩関節および股関節においては，関節面を押す代わりに大結節または大転子を押す．これらの関節の屈曲-伸展では骨頭は頸部軸の周りを回旋するので凹凸の法則は適用できない．内転-外転および内旋-外旋では凸の法則に従う．

図 4-2 他動構成運動
⤴：関節面の運動方向，↑：骨運動の方向，⬆：加える力の方向

b．他動構成運動—伸張あり

この技術は他動凸滑り法および他動凹滑り法の骨運動に伸張力を加えるものである．

(1) 他動凸滑り法—伸張あり（passive convex sliding with stretching）

この方法は凸の法則に従って関節面を滑らす力を加え，関節面の運動と骨運動はその限界において他動的に伸張力を加える（図 4-2）．

(2) 他動凹滑り法—伸張あり（passive concave sliding with stretching）

この方法は凹の法則に従って関節面を滑らす力を加え，関節面の運動と骨運動はその限界において他動的に伸張力を加える（図 4-2）．

2 抵抗構成運動

この技術も凹凸の法則を利用するが，関節面の運動には抵抗を加える．骨運動は介助（図 4-3a）または徒手抵抗運動（図 4-3b）で行うが，介助運動を利用することが多い．

(1) 抵抗凸滑り法（resistive convex sliding）

この方法は凸の法則を利用する．凹関節面を動かすことなく凸関節面を動かすときには，凸関節面は骨運動と

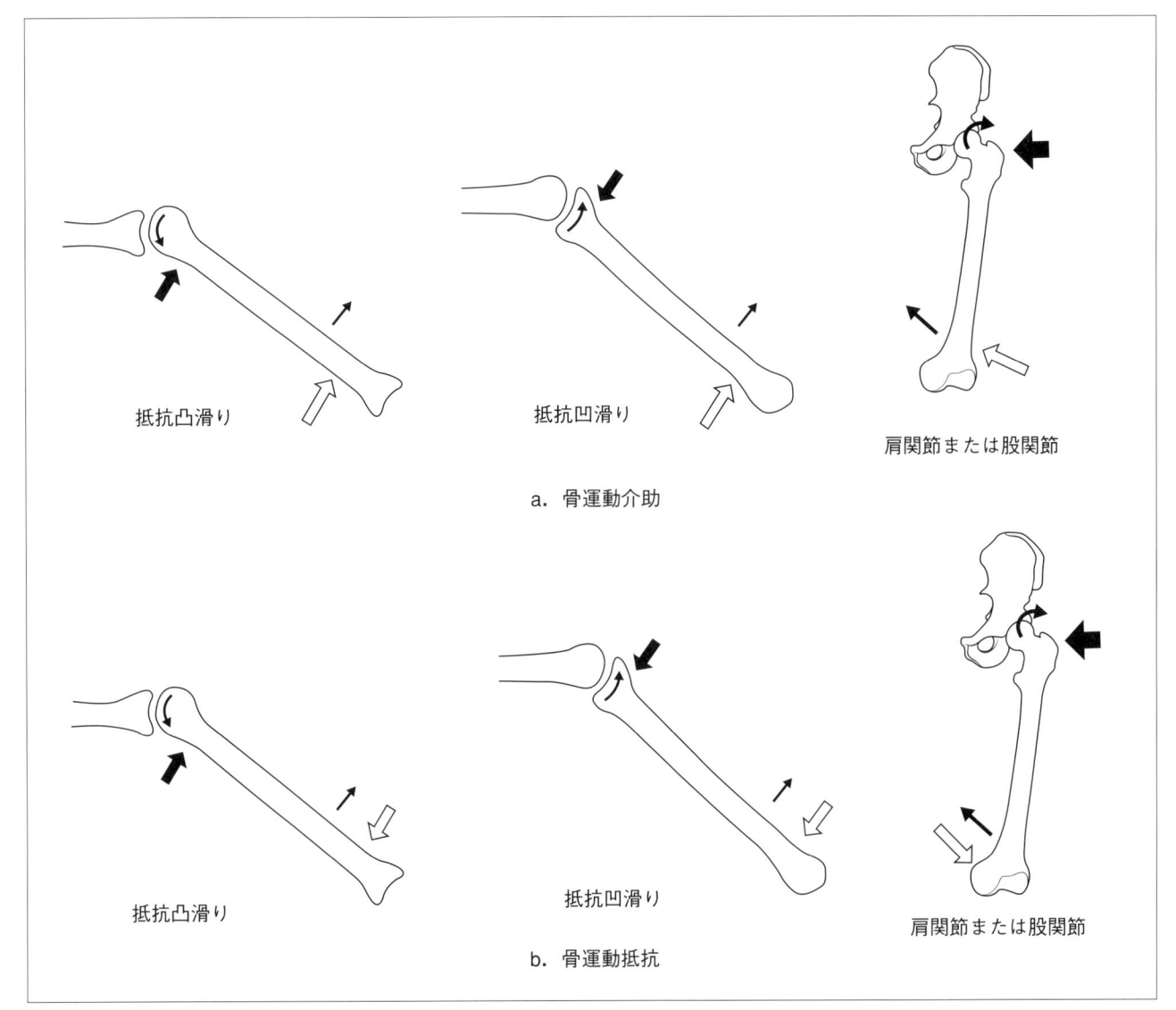

図 4-3 抵抗構成運動
⌒：関節面の運動方向，↑：骨運動の方向，➡：関節運動に対する抵抗，⇧：骨運動に対する介助または抵抗

反対方向に滑るので,凸関節端を骨運動と同方向に押し,関節面の滑りに抵抗を加える（図4-3）．

(2) 抵抗凹滑り法（resistive concave sliding）

この方法は凹の法則を利用する．凸関節面を動かすことなく凹関節面を動かすときには,凹関節面は骨運動と同方向に滑るので,凹関節端を骨運動と反対方向に押し,関節面の滑りに抵抗を加える（図4-3）．

肩関節または股関節においては,骨の関節端の代わりに大結節または大転子を押し,関節面の滑りまたは回旋に抵抗を加える（図4-3）．

2　強さと回数

AKA技術の強さは治療目的,技術の種類によって異なるが,他の徒手的治療技術に比して著しく弱いのが特徴である．

副運動技術は滑り法,離開法,軸回旋法のいずれも"強","中","弱"の3段階に分けられる[6]．この技術は関節の最大ゆるみの位置で行われ,"中"は関節包・靱帯のゆるみが消失するまで動かす程度をいう．"強"は"中"の限界を越えて関節包・靱帯を伸張する強さである．"弱"は"中"の1/2以下の距離を動かすことをいう．技術的には"中","強"は"弱"の延長であり,ごく弱い力で動く方向に距離を延ばしていく方法をとる．関節面を動かす時間は"弱"で約0.5秒,"強"で1〜2秒である．なお,熟練すれば"中"を行うことなく"弱"および"強"を実施できるようになる．

関節原性の痛みの治療では,まず"中"により関節包のゆるみ（遊び）を知り,"強"により遊びを増大させた後,"弱"で終わる．遊びの減少がなければ"弱"のみで治療できる．各技術は必ず"弱"で終わることが重要である．これは,治療後に起こる可能性のある痛みの増強を予防するためである．しかしながら,関節炎特殊型のごく一部では,初回の治療後に一時的な痛みの増大が起こることがある．この痛みは一般的に1〜2週間で消退する．なお痛みに対する治療効果の判定はAKA治療後1週間で行う．その理由は,関節機能異常に随伴する炎症が,AKA後約1週間で消失するからである．

1治療における副運動技術の回数は,1関節1方向3回までにとどめる．これも痛みの悪化を予防するためである．治療頻度は2週間以上の間隔で行う．これより多ければ,症状が増悪する可能性がある．関節炎特殊型では月1回が適当である．

関節包内軟部組織の短縮による関節拘縮では"強"を用いるのはもちろんであるが,この場合も"弱"で終わることが重要である．1関節に複数の手技がある場合には,そのうちの1つが"強"に適する．1手技の"強"を用いたときは,次にその手技の"弱"を行うことはもちろんであるが,そのままでは関節包内運動が円滑でないことが多い．この関節包内運動の障害は,他の手技の"弱"を行うことにより改善できる．たとえば,膝関節の関節包・靱帯の伸張には軸回旋の"強"が最適であるが,軸回旋の"弱"で終わると,膝関節屈伸に抵抗感が残る．これに対して前後滑りの"弱"を加えると運動は円滑になる．

構成運動を利用した技術では,関節包内運動に対する力と骨運動に対する力のバランスが重要で,同時に,骨運動に伴って起こる付随回旋（conjunct rotation）[1]を妨げないように力を加える．抵抗構成運動における抵抗は比較的弱く,関節面の滑りを誘導するように方向を調整する．

3　臨床応用

上述のAKA技術は表4-1[7]に示すように種々の目的で使用できる．AKAは四肢・体幹における筋骨格系の痛みの治療,関節拘縮の治療,神経筋再教育を三大治療目的とする．

1）副運動技術

副運動を利用した技術は関節包内運動異常の改善と,関節包・靱帯の伸張を目的とする．関節包内運動の障害は関節原性の痛みを引き起こし,四肢・体幹の痛みの原因として最も多いといわれる[8]．AKAで関節包内運動を改善することにより,従来治療困難であった痛みの大部

表 4-1　AKA-博田法と関節運動学および治療対象

AKA 技術	目的	対象疾患	利用される関節運動学の要素
滑り法 離開法 軸回旋法	関節包内運動異常の治療 関節包・靱帯の伸張	有痛性疾患 外傷後の痛み 各種疾患に合併する痛み 関節拘縮	副運動 　関節の遊び 最大ゆるみの位置
他動構成運動 　―伸張なし	関節可動域の維持 神経筋再教育	骨・関節障害 筋疾患 神経系障害 その他	構成運動 　滑り 　　凸の法則 　　凹の法則 　軸回旋
―伸張あり	筋・腱の伸張 関節包外靱帯の伸張	関節拘縮 （筋・腱などの短縮）	
抵抗構成運動 　骨運動 　　介助 　　抵抗	構成運動再教育 神経筋再教育 筋力増強 筋力テスト	骨・関節障害 筋疾患 神経系障害	

分が治療可能となった．すなわち，AKA により関節原性の痛みがいかに多いかが明らかとなった．関節原性の痛みは四肢の外傷，有痛性疾患にとどまらず，筋ならびに神経系疾患に合併する痛みとしても認められる．

　関節包・靱帯の短縮は関節拘縮を起こすが，従来の運動療法では関節包内軟部組織の伸張は困難であるばかりか，痛みが強くほとんど無効であった．副運動技術は痛みを起こすことなく関節軟部組織の伸張を可能にする．このように，副運動利用の技術は痛みの治療としての徒手療法の部分と，関節拘縮の治療としての運動療法の部分を含んでいる．

2）構成運動技術

　副運動利用の技術は徒手療法部分が多いのに対して，構成運動利用の技術はすべて運動療法に属する．伝統的運動療法（表4-2）のうち関節可動域運動，伸張運動，筋力増強運動，筋持久力運動，および神経筋再教育において構成運動技術が用いられる．

　他動構成運動には軟部組織の伸張を伴わないものと，伴うものとがある．伸張を伴わないものは関節可動域の維持と神経筋再教育を目的とする．関節可動域の維持は正常関節においては従来の関節可動域運動でもよいが，関節運動に異常のある疾患においては，他動構成運動に

表 4-2　伝統的運動療法

1．関節可動域運動 2．伸張運動 3．筋力増強運動 4．持久力運動 5．協調性訓練 6．調整運動（全身，局所） 7．リラクセーション訓練 8．神経筋再教育

より痛みを起こすことなく無理のない運動を誘導することができる．したがって，骨関節疾患はもとより，筋疾患や神経系疾患においても従来の運動療法よりも他動構成運動が勝る．この技術は，神経筋再教育では徒手筋力テストで筋力0または1のときに用いられる．

　伸張を伴った他動構成運動は筋・腱の伸張，関節包外軟部組織の伸張を目的とし，これらの組織の短縮による関節可動域制限に用いられる．この技術は従来の伸張運動と違って痛みを起こすことはない．

　抵抗構成運動には骨運動を介助するものと，骨運動に抵抗を加えるものがある．骨運動を介助するものは，主として徒手筋力テストで筋力2以上での神経筋再教育および筋力増強に有効である．この技術はまれに運動器系の疾患において，関節面の滑りを誘導して構成運動の再教育に利用されることがある．

抵抗構成運動で骨運動に抵抗を加えるものは，筋力増強運動はもちろん，骨関節疾患において関節面の滑りが障害され，筋力テスト時に痛みを起こす場合に利用できる．

3）診断的利用

AKAは治療のみならず診断にも利用できる．AKAの診断的利用は痛みの原因診断，神経診断の補助と筋力テストでの利用である．

1 痛みの診断

痛みの診断はその原因と思われるものを治療し，痛みが消失するか否かにより確定するいわゆる治療的診断法が一般的である．従来，痛みは神経の刺激によるもののみが注目され，神経あるいは圧痛点などへの麻酔剤注入が治療の主流であったが，これらにより治癒しないものが多い．その他の治療法としては温熱療法，寒冷療法，牽引療法などがあるが，いずれも対症療法にすぎなく，一時的な効果しかないことは明白である．

AKAは痛みの原因として最も多い関節原性の痛みに著効を示すので，痛みの原因診断には欠くことはできない．AKAにより消失する痛みには3種類が認められている．それらは関節機能異常（joint dysfunction），単純性関節炎（simple arthritis），および関節炎特殊型（complex arthritis）[9,10]である．関節機能異常はAKAによりただちに痛みが消失するか著しく減弱し，1ないし2回の治療で3週間以内に治癒する．単純性関節炎は初回の治療では反応が不完全であるが，2カ月以内にAKAによく反応するようになり，3カ月以内に治癒する．関節炎特殊型は初回のAKAには反応が少ないことが多く，2カ月以内に反応は改善し，3カ月以内によく反応するようになるが再発を繰り返し治癒しない．一部には6カ月あるいはそれ以上かかって治癒するものもある．これらの関節原性の痛みのうち関節機能異常と単純性関節炎の一部は自然治癒することもあるが，AKAにより治癒が促進される．関節炎特殊型は現在ではAKAが唯一の治療法といっても過言ではない．なお，関節包内運動は関節機能異常および単純性関節炎では正常にまで回復するが，関節炎特殊型では完全には回復しない．

2 神経学的診断の補助

痛み，筋力低下，感覚障害など神経症状と考えられているものも関節原性にも現れる．それゆえ，これらの症状が神経原性か関節原性かの鑑別が必要となる．一般的には，神経の症状はその神経の支配領域に出現し，関節の症状は神経支配と一致しないが，関節の症状が神経の領域と同一またはその近辺に現れたときには，鑑別が困難となる．

a．痛み

関節原性の痛みは上述のように関節機能異常，および無菌性関節炎にみられるが，神経支配域に一致する場合はAKAにより改善するか否かが重要となる．痛みが関節由来のものであれば，AKAによりただちに消失または減弱する．AKAに反応の悪いときでも，関節原性の痛みは2カ月以内によく反応するようになることから鑑別できる．2カ月を経過してもAKAに反応しにくいときは，神経疾患または他の疾患を考慮する必要がある．しかしながら，神経その他の疾患においても，初回のAKAに反応して痛みが減少することがあるので，総合的な鑑別診断が重要となる．痛みが減少する場合でも翌日までに再発し，第2回のAKAには反応しなくなることからも鑑別できる．

b．筋力低下

筋力低下が神経障害によるか関節症状であるかについても，痛み同様に神経学的に鑑別診断が困難なことがある．関節原性の筋力低下は詳細な神経学的診断をすれば区別できることが多いが，AKAにより筋力が改善することから容易に鑑別できる．まれにAKAに反応しにくい関節原性筋力低下があり，この場合には，関節圧迫法[11]として開発され，後に関節神経学的治療法（ANT）と改称された技術（第7章参照）により，筋力が回復することから鑑別可能となる．

c．筋萎縮

関節障害において筋萎縮が現れることはまれではない．関節原性の筋萎縮は筋力低下がないか，あってもごく軽度であることから鑑別できる．この筋萎縮は反射性交感神経性ジストロフィー（reflex sympathetic dystrophy：RSD）と考えられ，筋力増強運動を行えば悪化する可能性がある．

d．感覚鈍麻

感覚鈍麻または感覚脱失は神経症状としても関節症状としても出現する．関節原性の症状はAKAにより即座に消失または減弱するが，神経原性のものはAKAに反応しないことから鑑別できる．

e．感覚異常

自発性の感覚異常（しびれ）は関節症状のことが非常に多い．しびれの原因は表4-3に示すように神経症状としても関節症状としても現れ，一般に表在感覚の検査は正常であることが多い．

関節障害としては関節機能異常，単純性関節炎，関節炎特殊型などにみられるが，表在感覚検査は正常である．前二者においてはAKAによりしびれは容易に消失する．関節炎特殊型ではしびれがAKAにより改善するものと改善しないものがある．AKAにより改善するものは関節感覚受容器の機能的障害と考えられる．改善しないものが関節原性か否かは確定できないが，他に神経学的異常が認められない場合には，関節感覚受容器の変性によるものとも考えられる．このような状態の患者は下肢ではスリッパが履けない，上肢ではボタンが掛けられないなどと訴える．

末梢神経症（peripheral neuropathy）でも感覚障害の強い糖尿病性神経症などでしびれが起こりやすい．これも関節感覚受容器の変性と考えることもできる．末梢神経疾患である手根管症候群（carpal tunnel syndrome）では運動および感覚障害に加えしびれを訴える．このしびれは関節原性で，AKAによりただちに消失する．ただし，運動麻痺および感覚鈍麻あるいは脱失は，神経の再生が起こるまで回復しない．肘関節の変形性関節症（osteoarthritis），骨折後の変形などで起こる尺骨神経麻痺に伴うしびれも，腕尺関節のAKAに反応して容易に消失する．麻痺の回復は神経再生に依存することはもちろんである．

脊髄疾患では感覚障害なしに起こるしびれがある．筋萎縮性側索硬化症（amyotrophic lateral sclerosis），運動障害だけの痙性麻痺などではとくにその初期においてしびれが起こることが多い．このしびれに対してAKAは無効である．

脳の障害におけるしびれは視床症候群などでみられる．これに対してもAKAはもちろん無効である．

このようにしびれは神経障害でも関節障害でも現れ，神経学的診断を困難にする可能性がある．AKAは関節原性のしびれを除去することによって神経診断を容易にする．

③ 筋力テストでの利用

関節リウマチなどの関節疾患においては関節面の滑りが悪く，筋力テスト時に関節面が引っ掛かり痛みを起こすことがある．このような場合には，抵抗構成運動を利用して関節面の運動を誘導し，骨運動にも抵抗を加えれば痛みなしに筋力テストが可能となる．

4　技術習得法および指導法

AKA技術は徒手療法としても運動療法としても最も難しい技術の1つである．この技術の習得法は同時に，指導するときの要点でもある．

副運動技術において最も重要な点は，動かされる患者

表4-3　感覚異常（しびれ）

1．関節原性：一般に表在感覚は正常 　①AKAにより消失するもの 　②AKAに反応しないもの：仙腸関節拘縮の一部 　　　　　　　　　　　　関節受容器の変性 2．末梢神経障害 3．脊髄障害：運動ニューロン疾患を含む 4．脳障害：視床症候群など

表4-4　AKA-博田法技術習得法および指導法

1．足の位置：全身がリラックスする位置 2．つま先で体重を支える 3．腰と膝で体重移動をコントロール 4．手の力を抜く 5．患者の骨と術者の骨を密着させる 6．術者の関節近傍の骨を密着させる 7．手に強い力を加えるか急速に力を加えると 　　患者の関節受容器が興奮し遊びが減少 　　術者の関節受容器が興奮し運動感覚低下

の骨と操作する術者の手の骨が密着することで，そのためには術者は手の力を十分抜く必要がある．手の力を抜くには全身がリラックスできるように足の位置を定め，つま先で体重を支え，膝と腰で体重移動を調節する．操作する速度は関節の機械受容器を刺激しないようにゆっくりと行う．術者の手に強い力を加えるか急速に力を加えると，動かされる患者の関節受容器が刺激され，関節静的反射（arthrostatic reflex）[3]が起こり，関節の遊びが減少して治療効果が得られなくなる．同時に，術者の手の関節受容器も興奮して運動感覚が低下し，関節の微細な動きを触知できなくなる（表4-4）．

構成運動利用の技術も足の位置，体重移動，および患者の骨と術者の骨を密着させることは副運動利用の技術と同様である．手に加える力の強さは目的によって異なる．伸張を伴った他動構成運動および骨運動に抵抗を加える抵抗構成運動では，骨を強く押す必要があるが，関節運動と骨運動に加える力のバランスが重要となる．伸張なしの他動構成運動および骨運動介助の抵抗構成運動では力は比較的弱く，関節面の運動を誘導するための必要最小限の力とする．

5　AKA-博田法の位置づけ

すでに述べたようにAKA-博田法は主として痛み，関節拘縮，神経筋再教育に用いられる．したがって，従来の分類に従えば痛みの治療としては徒手療法に属し，関節拘縮および神経筋再教育の治療では運動療法に属すということになる（表4-5）．しかし冒頭で述べたように，AKA-博田法は関節運動の治療法であるから，その本質は運動療法であることを忘れてはならない．徒手療法は一般にthrust（突発的な力）の有無により2つに分けられる．thrustを用いる技術にはmanipulationやchiropracticがある．thrustを用いない技術には海外では関節モビリゼーション（joint mobilization）があり，AKA-博田法の徒手療法部分もこれに属する．欧米においては，関節

表4-5　AKA-博田法の位置づけ

診断・治療	徒手医学	物理医学とリハビリテーション	
治療	徒手療法	理学療法	作業療法
治療法	1．thrust あり 　　manipulation 　　chiropractic 2．thrust なし 　　AKA 　　　joint mobilization 　　博田法	運動療法 　AKA-博田法 物理療法 基本的動作訓練	運動性作業療法 計測性作業療法 緊張性作業療法 感覚再教育 認知再訓練 ADL訓練 職業前訓練

表4-6　AKA-博田法とjoint mobilizationの差異

	AKA-博田法	joint mobilization
治療技術	1．運動療法と徒手療法 2．関節運動学に基づく 3．関節神経学を考慮	1．徒手療法のみ 2．一部関節運動学に基づく 3．強力な矯正を含む
対象	1．滑膜関節のみ 2．体幹の関節を個別治療 　　仙腸，椎間，肋骨など	1．関節と他の結合 　　椎間板を含む 2．体幹の多関節同時治療あり
目的	1．関節包内運動障害の治療 2．関節包，靱帯，筋，腱の伸張 3．神経筋再教育 4．筋力増強	1．動きの悪い関節を動かす 　　関節包・靱帯の伸張を含む 2．痛みの治療
診断	1．神経学的診断の補助 2．筋力テスト	なし

包内運動の治療技術はすべて関節運動学的アプローチ（arthrokinematic approach：AKA）といわれるので，単にAKAといえば joint mobilization と同一視される．それゆえ，技術の特殊性を示すためにAKA-博田法とよぶこととなった．

博田法以外の徒手療法技術には運動療法に属するものはない．運動療法としてのAKA-博田法は物理医学とリハビリテーション（Physical Medicine and Rehabilitation）の物理医学の治療技術に含まれる．

6 AKA-博田法と関節モビリゼーションの差異

AKA-博田法は関節モビリゼーションの離開法，滑り法，および凹凸の法則[4]を参考に開発されたので，両者には一部類似点があるが，大きな差異がある（表4-6）．AKA-博田法の特徴は，技術的には運動療法と徒手療法の両者を含み，すべての技術が関節運動学に基づくものであり，関節神経学を考慮することである．なかでも関節神経学を考慮することは特筆すべきことで，このような技術は運動療法にも徒手療法にも存在しなかった．治療対象としては，AKA-博田法は個々の滑膜関節を一つ一つ治療するので，どの関節の治療がどのような結果をもたらしたかが明白になることである．他の徒手療法では脊椎の多関節を同時に治療するのが一般的で，椎間板も治療対象とされる．さらに診断的利用もAKA-博田法の特徴の1つである．

● 文　献

1) MacConaill, M. A. and Basmajian, J. V.：Muscles and Movements. A Basis for Human Kinesiology. ed. 2, R. E. Krieger Pub. Co., Huntington, New York, 1977.
2) Williams, P. L. and Warwick, R.：Gray's Anatomy. ed 37, Churchill Livingston, London, Melbourne, New York, 1985.
3) Wyke, B.：The neurology of joints：a review of general principles. *Clinics in Rheumatic Diseases*, **7**：223-239, 1981.
4) Kaltenborn, F. M.：Manual Therapy for the Extremity Joints. Specialized Techniques：Tests and Joint-Mobilization. Olaf Norlis Bokhandel, Oslo, 1976.
5) Paris, S. V.：Extremity Dysfunction and Mobilization. Course Notes. Institute of Graduate Health Sciences. Atlanta, Georgia, 1979.
6) 博田節夫：関節運動学的アプローチ　最新の技術．日本AKA研究会誌，**1**：5-20，1999．
7) 博田節夫：関節運動学的アプローチの基礎と臨床．日本AKA研究会誌，**3**：3-11，2001．
8) Mennell, J. McM.：Joint Pain. Diagnosis and Treatment Using Manipulative Techniques. Little Brown & Co., Boston, 1964.
9) 博田節夫：関節運動学的アプローチ(AKA)の最近の進歩―診断と治療．平成6年度AKA研究会報告書（平成6年度厚生省厚生科学研究費研究報告書），pp3-12，1994．
10) Hakata, S.：Arthrokinematic approach (AKA)-1. Principles, Clinical Application and Recent Advances. Reports on Arthrokinematic Approach (AKA) in 1995（平成7年度厚生省厚生科学研究費研究報告書），pp3-26, 1995.
11) 博田節夫：関節運動学的アプローチ関連技術―関節圧迫の理論と臨床応用―．日本AKA研究会誌，**4**：3-10，2002．

第5章

副運動技術

　関節運動学的アプローチ（AKA）-博田法（以下 AKA と略す）の技術には副運動技術と構成運動技術とがある（第4章参照）．副運動技術は関節面の離開，滑りおよび軸回旋よりなり，関節の最大ゆるみの位置（LPP）において実施する．臨床的には，痛みを治療する徒手療法領域と関節拘縮に対する運動療法領域がある．その技術は四肢および体幹のすべての関節に適用するが，それらすべてを記載することは膨大にすぎるので，主要な技術を述べるにとどめる．すなわち，複数の技術のある関節では使用頻度の低いものは省略し，椎間関節，手根骨，足根骨などのように各関節の技術が類似するものでは，代表的な関節のみを記述する．各関節の手技は主として左側について記載し，右側は括弧で表すこととする．

1　体幹の関節

　関節機能は各関節が相互に影響を及ぼしあっているが，AKA による臨床的観察では，体幹の関節機能が四肢の関節に与える影響が強い．ここでいう体幹の関節は仙腸関節，椎間関節，肋椎関節および胸肋関節で，関節機能的に肋骨の関節と同じ働きをもつ胸鎖関節を含むものとする．技術は最も重要な仙腸関節から述べる．

1）左(右)仙腸関節

　仙腸関節の技術は4つある．2つは関節面の滑り法で，他の2つは離開法である．滑り法は関節面全体を同時に滑らせる方法で，離開法は関節面の一部を引き離す方法である．これら4つの技術のうち "強" を用いるのは上部離開と下部離開で，滑り法は "弱" のみを使用する．上方滑り法には患者の腹側に立って行う手技と背側からの手技とがある．前者は "弱" のみの技術であり，"強" を用いるときには背側から治療するが，滑り法の "強" が必要なことはないに等しい．

[患者の肢位]　ベッドの中央で，治療側を上にした側臥位．股関節 45～70° 屈曲位，膝関節 90° 屈曲位．

[注意]
① ベッドのいずれかの端に寄ると治療しにくい．
② 股関節の角度は腰椎前彎の程度に関係する．前彎が大きいほど屈曲角を大きくする．
③ 膝関節の屈曲が 90° より大きいと仙腸関節は硬くなる．

[術者]　患者の腹側から治療し，上方滑り法別法のみ背側から治療する．

1　上部離開法（superior distraction：sd）（図 5-1）
[術者]
① 両足を肩幅よりも狭く開く．
② 左(右)母指を S1 棘結節に当てる．力は入れず，触れるだけにする．
③ 右(左)手を開き，母指基節を腸骨稜の最も高い位置に置き，環指末節を上後腸骨棘の上に置く．
④ この手の開きをわずかに狭くして約 1 cm 頭側にずらし，そこから手を尾側に滑らし，母指基節が腸骨稜に，環指尺側が上後腸骨棘に当たると指先に力を入れ，滑りを止める．このとき右(左)手関節は背屈位（または中間位）とする．
⑤ さらに右(左)環指または母指のいずれかに力を加え，腸骨を右(左)前腕長軸の方向に引っ張る．右(左)

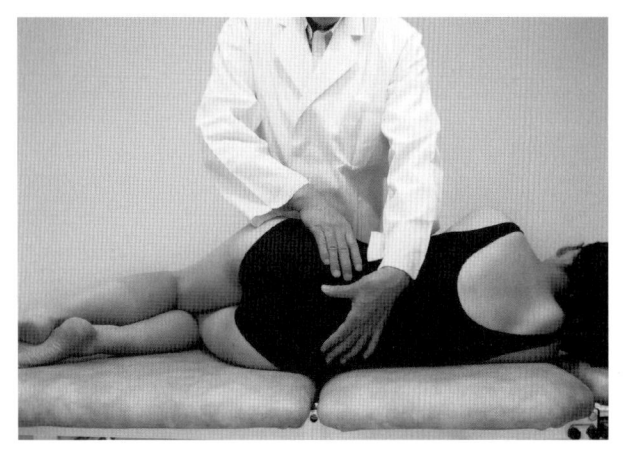

図 5-1　左仙腸関節　上部離開法

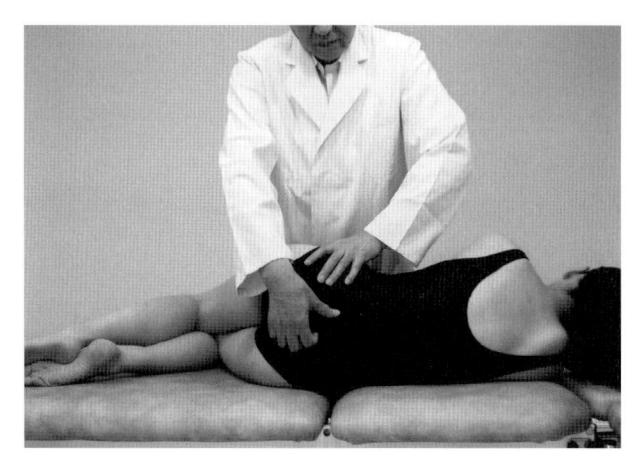

図 5-2　左仙腸関節　下部離開法

肘が体幹よりも腹側にあるときは環指で，体幹線上またはその背側にあるときは母指で引っ張る．

[注意]
① 両足を開きすぎないようにする．
② 右(左)手指を開きすぎると，骨の接触が悪くなる．開きが小さすぎると骨に手がかからない．患者が肥満体のときは，力を加える指のみ（母指または環指）を骨にかけ，他の指（環指または母指）は軟部組織を押さえる．
③ 骨が接触するまで指に力を加えてはいけない．密着しなくなる．
④ 引っ張るとき，母指および環指に同時に強い力を加えると痛みを起こす．
⑤ 右(左)肘の位置により環指または母指に力を加えるが，逆になれば腸骨は動かず，痛みが出る．
⑥ 腸骨を引っ張るとき右(左)肘を手前に引かないようにし，体幹を肘に近づける．
⑦ 右(左)肘を前後上下に移動させ，動きやすい方向を探す．
⑧ 踵に体重をかけない．
⑨ "強"を行うには，"弱"で動きの方向を確認し，その延長線上に動かす．
⑩ "強"は身体全体で強く引っ張る．右(左)上腕は体幹に近いほど力が入りやすい．
⑪ 上部離開の動きがまったくないときには，通常の下部離開の後，右(左)母指を S1 に移動させ下部離開手技を"強"で行えば，上部離開の動きが得られ

ることが多い．

2　下部離開法（inferior distraction：id）（図 5-2）
[術者]
① 両足を肩幅より狭く開く．
② 右(左)母指は S3 棘結節上に置くが，力は加えない．
③ 左(右)手を開き，母指を上前腸骨棘上に，環指を上後腸骨棘上に置く．
④ この手の開きをわずかに狭くして約 1 cm 尾側にずらし，そこから手を頭側に滑らし，母指末節橈側が上前腸骨棘に，環指末節尺側が上後腸骨棘に当たると指先に力を入れ，滑りを止める．左(右)手関節は背屈位とする．
⑤ 左(右)母指または環指いずれかにさらに力を加え，左(右)前腕長軸の方向に引っ張る．左(右)肘が体幹線上またはその背側にあれば母指で，体幹より腹側にあれば環指で引っ張る．

[注意]
① 上部離開と同様である．
② 下部離開の動きがまったくないときには，通常の上部離開の後，左(右)母指を S3 に移し，上部離開を"強"で行えば，下部離開の動きが得られることが多い．

3　上方滑り法（upward gliding：ug）
患者の腹側から治療する．術者が右利きの場合につい

1 体幹の関節　87

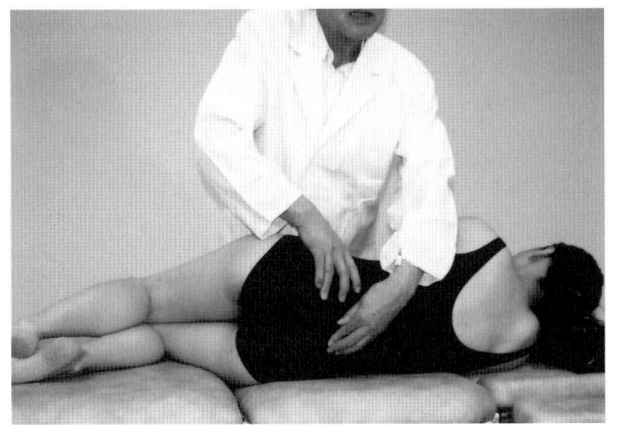

図 5-3　左仙腸関節　上方滑り法

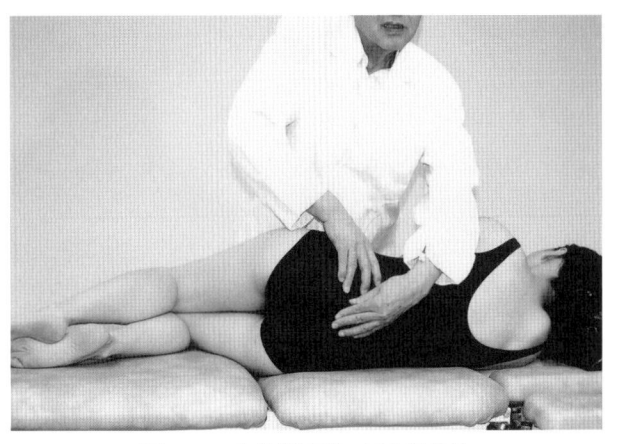

図 5-4　左仙腸関節　下方滑り法

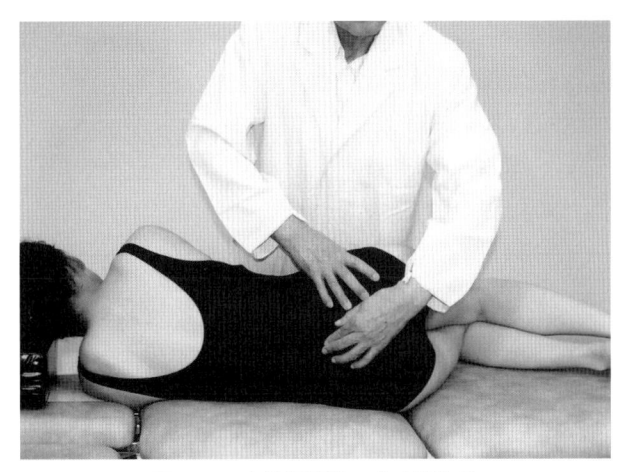

図 5-5　右仙腸関節　上方滑り法

て述べる．右利きでは右手で腸骨を操作し，左手で仙骨を操作する．左利きの場合は手を逆にする．

a．左仙腸関節（図 5-3）

[術者]

① 足と右手は上部離開と同じ．
② 左示指と中指をそろえ，示指を S1 棘結節上に置く．
③ 右手は上部離開と同じ位置で腸骨に当てる．右環指を尾側から滑らせ，上後腸骨棘に環指の橈側を密着させる．右環指で上後腸骨棘を頭側に押し，仙腸関節の動きを感じたとき左示指で S1 棘結節を頭側腹側に押す．

この操作で仙骨の動きが得られないときには，右環指で上後腸骨棘を頭側に押すと同時に，右母指で腸骨稜を前下方に押し，腸骨を軽度前傾させながら S1 を押すか，腸骨稜を後下方に押し，腸骨を軽度後傾させながら S1 を押す．

この方法で S1 の代わりに S3 棘結節を尾側に押せば下方滑り（downward gliding：dg）（**図 5-4**）になる．

b．右仙腸関節（図 5-5）

[術者]

① 足と右手は下部離開と同じ．
② 左示指と中指をそろえ，示指を S1 棘結節の上に置く．
③ 右手は下部離開と同じ位置で腸骨に当てる．右環指を尾側から滑らせ，上後腸骨棘に環指の尺側を密着させる．右環指で上後腸骨棘を頭側に押し，仙腸関節の動きを感じたとき左示指で S1 棘結節を頭側腹側に押す．

この操作で仙骨の動きが得られないときには，右環指で上後腸骨棘を頭側に押すと同時に，右母指で上前腸骨棘を尾側に押し，腸骨を軽度前傾させながら S1 を押すか，上前腸骨棘を頭側に押し，腸骨を軽度後傾させながら S1 を押す．

この方法で S3 棘結節を尾側に押せば下方滑りとなる．

[注意]

① この方法では"弱"のみ可能で，"強"は行いえない．
② この方法では利き手で腸骨を操作するが，手を逆にすると操作しにくい．

③ 左示指でS1を押す方向は正確に頭側腹側ではなく，やや天井方向またはベッド方向の斜めにすると動きやすいことがある．

c．左(右)仙腸関節（別法）

[術者] 患者の背側から治療する（図5-6）．

① 右(左)踵はS3棘結節下でベッドからやや離し，右(左)足はベッドに対し約45°（尾側）で足先は第1 MTP関節までベッドの下に入る．
② 左(右)足はベッドに垂直にし，MTP関節までベッドの下に入る．
③ 体幹を右(左)に回旋し，ベッドの頭側に向き，右(左)膝を軽度屈曲し，右(左)足関節を軽度背屈する．右(左)大腿前内側と左(右)大腿前面やや外側がベッドの端に当たるが，体重は主として足先で支持する．
④ 右(左)小指球手根骨（母指球でも可）をS3棘結節上に置く．手の長軸はベッドに対して斜めに置く．MCP関節をやや屈曲し手掌を患者の背中に触れないようにする．手根部は仙骨に触れる．右(左)前腕はベッドに水平にし，仙骨に対する角度は尾側で約60°とする．
⑤ 左(右)手は中指と環指の間に上前腸骨棘が位置するように置き，小指尺側を鼠径部に密着させる．左(右)手掌は骨盤に触れないようにする．左(右)前腕は体幹の延長線上にくる．
⑥ 左(右)腰がベッドの上に，左(右)胸が腸骨の上に位置するように体幹を屈曲する．手根骨が仙骨に密着するように右(左)手関節を背屈し，同時に右(左)上腕を軽度内転する．
⑦ 右(左)手関節をさらに背屈すると同時に左右の上腕を内転することにより，仙骨を前上方に滑らせる．これが"弱"である．手の力が抜けていると，手関節背屈に伴って自然にMCP関節の屈曲が起こる．
⑧ "強"は"弱"の最終域で上半身を起こし，腰で右(左)肘を強く押すことによって得られる．

[注意]

① 右(左)足がベッドに平行に近づくと，腰がベッドから離れる．
② 左(右)足がベッドから離れると，同じく腰が離れる．
③ 右(左)膝屈曲がないか，右(左)足関節の背屈がないと，腰が尾側に引ける．同時に左(右)手が尾側に流れる．右(左)前腕も尾側に流れ仙骨を押せなくなる．
④ 右(左)前腕と仙骨の角度は60°くらいがよい．この角度が45°以下になると，右(左)手が滑る．
⑤ 手押しになると，右(左)手MCP関節が伸展し，体幹は左(右)に回旋する．
⑥ 両足を開きすぎると右(左)足先に体重がかからない．
⑦ 仙骨を滑らす方向を前後左右に変えて，最も動きのよい方向を探すこともある．
⑧ この手技では"強"を行うことができるが，体幹の回旋を伴うので術者の仙腸関節痛（機能異常または関節炎）を起こす可能性が大きく，実際には"強"は使われない．また"弱"でも技術が拙劣であれば仙腸関節痛を起こすので，腹側からの手技が望ましい．

4 下方滑り法（downward gliding：dg）別法（図5-7）

[術者]

① 両大腿前面をベッドにつけ，両足を肩幅より狭く開く．
② 両手の示指と中指をそろえ，DIP関節を伸展し，MCP関節を軽度屈曲する（intrinsic plus hand）．

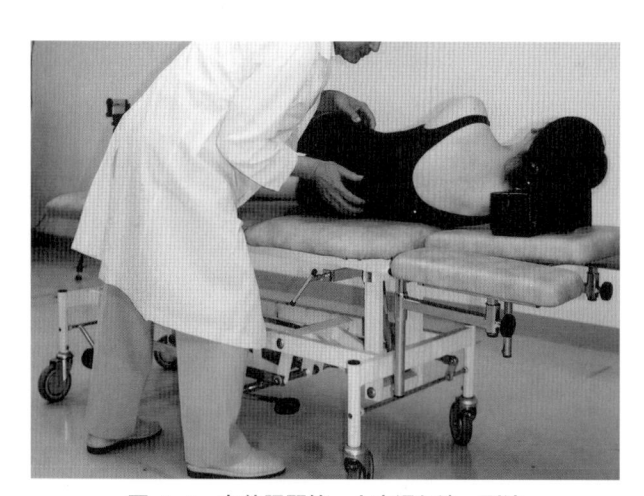

図5-6　左仙腸関節　上方滑り法　別法

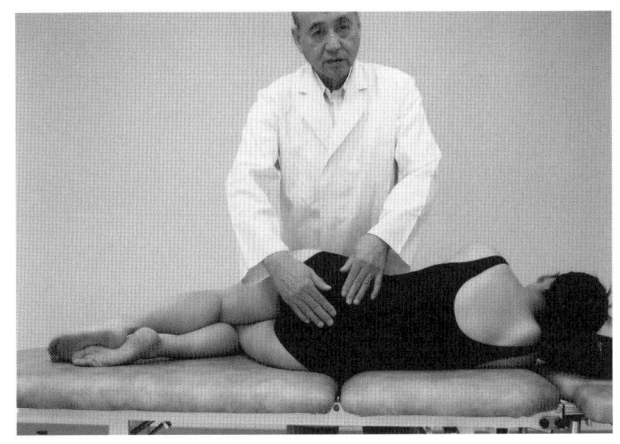

図 5-7　左仙腸関節　下方滑り法　別法

③　左(右)示指 DIP 関節を上後腸骨棘に当て，右(左)示指末節を S3 棘結節に当てる．
④　左(右)肩が左(右)示指の上にくるように体を乗り出し，示指で上後腸骨棘を手前に押す．右(左)肩は後ろに残ってもよい．または，右(左)肩が右(左)示指の上にくるように体を乗り出し，右(左)示指で S3 棘結節を圧迫しながら仙骨を尾側に引き下げる．左(右)肩は後ろに残ってもよい．

[注意]
①　肩が示指の上，またはその近くにこないときは，上後腸骨棘を押せない．肩を出すためには，つま先立ちになるとよい．S3 を押す場合も同様である．
②　示指 DIP 関節が骨に密着する前に指に力を入れると，骨の接触が不十分となる．
③　足の開きが肩幅よりも大きくなると，手に力が入りにくい．

5　仙腸関節技術の組み合わせ

実際の治療においてはこれらの仙腸関節技術を組み合わせて用いる．現在最もよく用いられている組み合わせと順序を示す．小文字は"弱"を，大文字は"強"を表す．

a．基本的組み合わせ
A：ug-sd-id-ug または dg
B：ug-SD-ID-sd-id-ug または dg

一般に仙腸関節の技術は ug または dg で終わるが，最後は上方滑りと下方滑りで動く範囲の中間点で止める．中間点で止まりにくいときには sd, id, ug, および dg を数回試みてよい．最初の ug はとくに必要とはいえないが，これにより関節が軟らかくなり，離開しやすくなることが多い．

b．急性腰痛
患側 B-健側 A または B-患側 A

c．慢性腰痛
①　患側 A-健側 A-患側 A
②　A で効果がないか不十分なとき（遊びが減少しているとき）急性腰痛と同じ．約 80% は B が必要と推測される．
③　特殊型では初回は A のみで，3 カ月経てば B を用いてよい．

d．頸肩腕痛（急性，慢性）
①　仙腸関節は急性腰痛と同じ．
②　C7/T1 以下椎間関節，第 1～7 肋椎関節，胸鎖関節，第 2～7 胸肋関節など．

2）椎間関節　滑り法

椎間関節の技術は C7/T1 以下 L5/S1 まで胸椎および腰椎はすべて同じ技術であるので，T5/6 椎間関節のみを説明する．頸椎は別の技術を用い，C7/T1 も同様の手技を使用できるので，最も使用頻度の高い C7/T1 椎間関節について述べる．

1　左(右)T5/6 椎間関節（図 5-8）

[患者の肢位]　ベッドの中央で，治療側を上にした側臥位．
[術者]　患者の腹側から治療．
①　両足を肩幅より狭く開く．
②　左(右)母指を掌側外転し，末節を T5 棘突起の左(右)に沿って深く入れる．母指と患者の背中との角度は 20～30°（頭側）で，肥満体では 90° に近づく．
③　右(左)示指末節を T6 棘突起に置くが，力は加えない．
④　つま先に体重をかけ，左(右)肩が母指の上にくるまで乗り出す．
⑤　左(右)前腕を軽度回内し，左(右)母指の橈側が棘

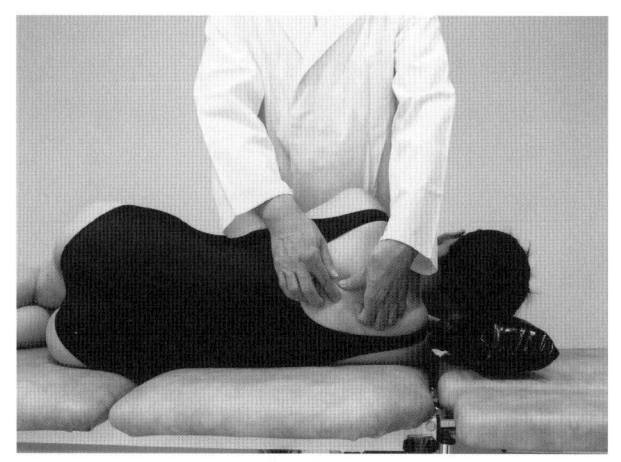

図 5-8　左 T5/6 椎間関節　滑り法

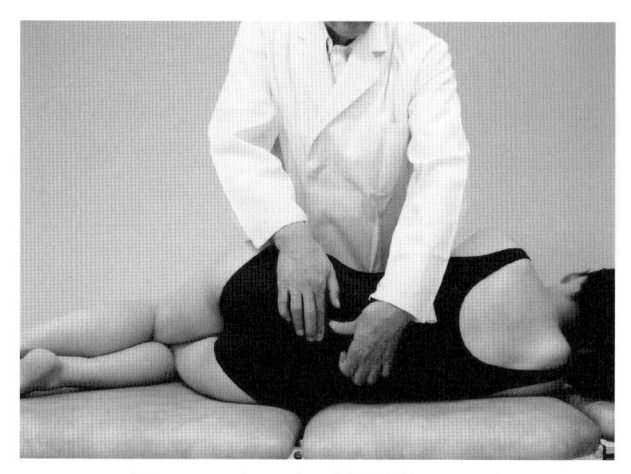

図 5-10　左 L5/S1 椎間関節　滑り法

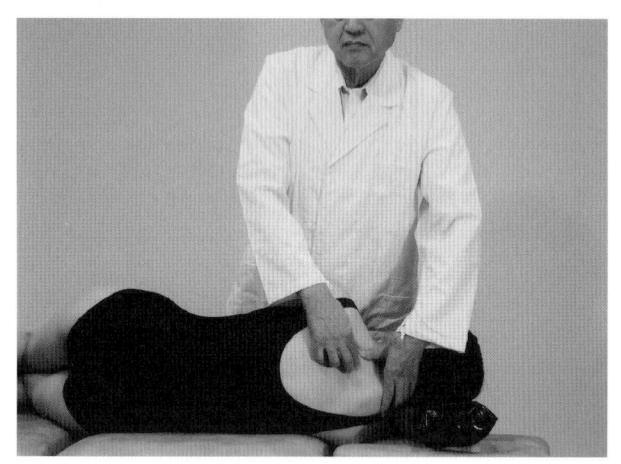

図 5-9　左 C7/T1 椎間関節　滑り法　側臥位

突起に当たるようにしながら T5 棘突起をベッドに向かって押す．

[注意]
① 両足を開きすぎると力が入らない．
② 母指が棘突起上で浅くなると，指が滑り動かないばかりか，痛みを起こす．
③ 母指の橈側で棘突起を押すことにより，滑りを止める．
④ 左(右)肩が母指の上近くにこなければ，母指が滑り棘突起を押せない．
⑤ 母指先に力が入りすぎると痛みが出る．
⑥ 棘突起を押す力を強くするには，母指以外の 4 指を屈曲するとよい．
⑦ 左(右)肘が屈曲しすぎると，力が入らない．

⑧ T5 棘突起を軽く触れ，T6 棘突起を左(右)からベッドに向かって押すと逆方向に動かすことができ，正方向の動きが硬いときに試みることがある．

この方法は C7/T1（図 5-9）から L5/S1（図 5-10）まですべての椎間関節に使用できる．

椎弓切除術などで棘突起が欠損する場合には，棘突起の代わりに横突起を押すことにより，椎間関節の動きが得られる．

2　左(右) C7/T1 椎間関節（図 5-11）

[患者の肢位]　ベッドの端で膝まで深い座位をとらせる．

[術者]　患者の背側に立つ．

① 右(左)母指を水平にして T1 棘突起に当て，他の 4 指を患者の右(左)肩甲上部に置く．右(左)肘は軽度屈曲する．
② 右(左)母指屈側と背中との角度は約 30° として，母指が棘突起先端の左(右)側に当たるようにする．
③ 母指末節の力を抜き，対立筋を使って母指末節を棘突起に密着させる．このとき母指 DIP 関節は伸展させる．
④ 両足先で体重を支持し，患者にゆっくり顎を上げながら首を伸展するように指示する．
⑤ 母指の上に C7 棘突起の後方移動を触れると同時に，T1 棘突起を右(左)斜め前方に押し，T1 棘突起の動きを止める．

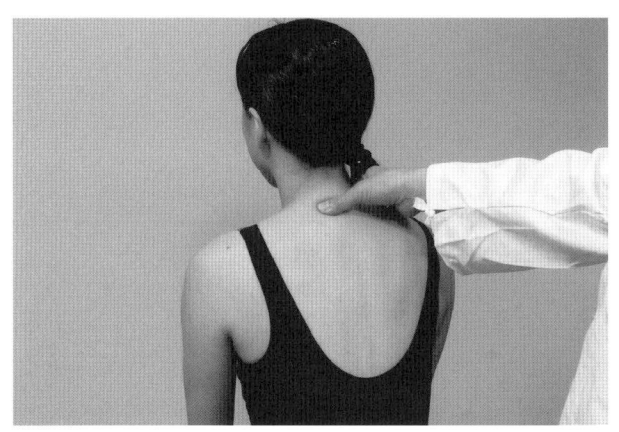

図 5-11　左 C7/T1 椎間関節　滑り法　座位

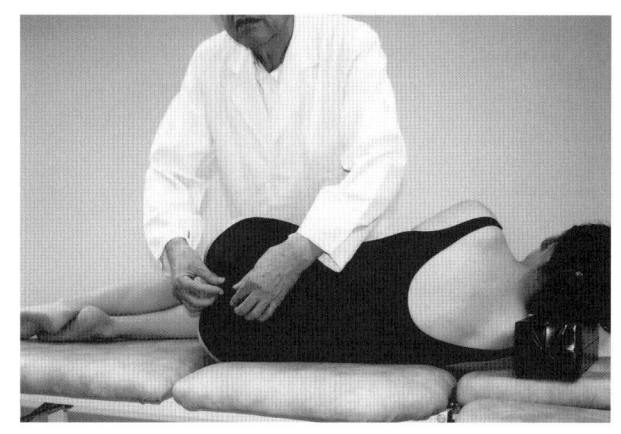

図 5-12　尾骨関節　滑り法

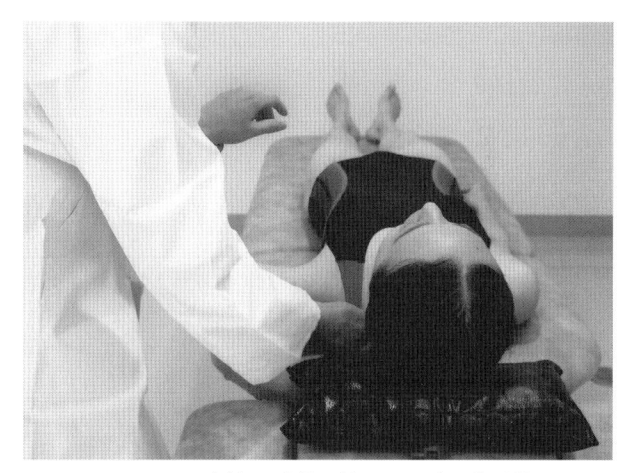

図 5-13　左第 1 肋椎関節　滑り法　背臥位

[注意]
① 母指を棘突起に当てたとき末節の力が抜けていないと，棘突起に密着せず，押す力が伝わらなくなるばかりか痛みを起こす．
② 母指 DIP 関節が屈曲すると同じく密着しなくなる．
③ 最後の T1 棘突起の動きを止める力は膝と足で調節する．

この方法はすべての頸椎椎間関節に適用するが，他の関節で使用されることはほとんどない．

3）尾骨関節　滑り法（図 5-12）

仙骨と尾骨間および尾椎間は一般的に関節ではないが，まれに第 1 と第 2 尾椎の間に滑膜関節が存在し，尾骨痛を起こすことがある．

[患者の肢位]　左または右側臥位をとる．右側臥位について述べる．

[術者]　患者の腹側に立つ．
① 両足を肩幅より狭く開く．
② 左母指と示指で仙骨下端を左右から挟む．
③ 右母指と示指で第 2 尾椎を左右から挟む．
④ 右母指で第 2 尾椎をベッド方向に押し，左示指で仙骨の動きを止める．逆に右示指で第 2 尾椎を天井方向に押し，左母指で仙骨の動きを止める．これにより尾骨関節の滑りを起こす．
⑤ 同様の手技を左側臥位でも行う．ただし，左右の手の使用は逆になる．

[注意]
① 仙骨と尾骨を強くつまむと痛みを起こす．
② 圧痛が強いときには，まず左右どちらか圧痛の弱い方から押し，滑りが起これば反対側からも押すことができるようになる．

4）肋椎関節　滑り法

1　左(右)第 1 肋椎関節（図 5-13）

[患者の肢位]　背臥位で，枕は浅くし，肩との間に手が入りやすくする．

[注意]　枕が浅すぎると首がリラックスできない．

[術者]　患者の左(右)肩の横に位置する．

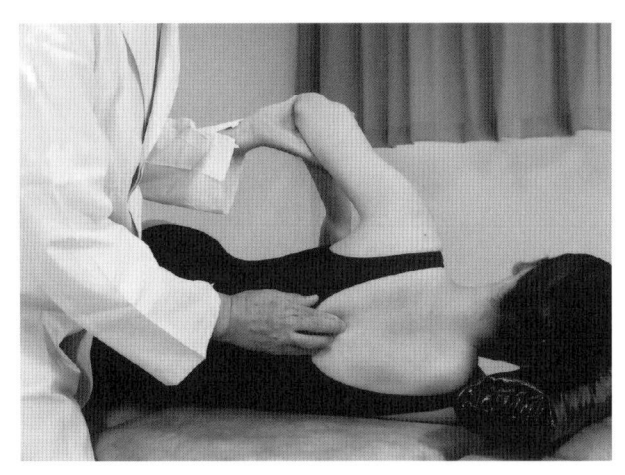

図 5-14 左第 7 肋椎関節　滑り法

① 右(左)手は示指 MCP 関節を軽度屈曲し，PIP 関節と DIP 関節は伸展位で末節背側に中指先をのせ，母指を示指の橈側に当てる．
② この形のまま，右(左)手を枕と患者の左(右)肩の間に約 45°（外側）の角度で入れる．
③ 右(左)示指を C7 棘突起のやや外側で軟部組織の少ない部位に置き，第 1 肋骨の椎骨端近くを触れる．
④ 両足はベッドに対しほぼ平行に立ち，左(右)足を後ろに引きベッドに対しやや斜めになる．左(右)足を右(左)前腕に平行に置く．両足は両足先に体重がかかる程度に開き，両膝を軽度屈曲する．
⑤ 右(左)上腕が体幹から離れないようにベッドに近づき，体幹を右(左)に傾け（側屈），右(左)肩と肘を下げる．
⑥ 患者の左(右)手関節部を左(右)手で持ち，患者の肘を約 90°屈曲し，肩関節を約 90°外転する．患者の肘と上腕はベッドに着かないようわずかに持ち上げる．
⑦ 右(左)手関節を中間位とし，右(左)示指先の力を抜いたまま両膝を屈曲し，肘で押す感覚で示指を押し，示指 DIP 関節を過伸展させる．患者の左(右)肩を内外転させながら第 1 肋骨の動きを確認する．
⑧ 患者の左(右)肩関節を 90°から約 5°外転しながら，両膝で体をやや沈める感覚で，右(左)示指－前腕－肘を一体にして第 1 肋骨を尾側に押す．示指の

やや橈側が肋骨に当たる．

[注意]
① 右(左)母指を示指にそえることにより指が安定する．
② 右(左)上腕が体幹から離れると不安定になる．
③ 足がベッドから離れすぎると押せなくなる．
④ 両足先で体重を支持し，踵に体重をかけない．
⑤ 左(右)足の方向は重要．
⑥ 右(左)示指 DIP 関節を過伸展させることにより，指先の力が抜け，骨が密着する．
⑦ 患者の手関節部を強く握るとリラックスできない．
⑧ 患者の肩関節 90°からの外転は 10°を超えないようにする．5°以下が望ましい．
⑨ 患者の左(右)肩関節に拘縮があれば，制限された可動域の範囲内で動かすとよい．
⑩ この方法は第 2 肋椎関節にも使用でき，第 3 肋椎関節にも使用できることもある．

2　左(右)第 7 肋椎関節（図 5-14）

[患者の肢位]　ベッドの中央で，治療側を上にした側臥位．
[術者]　患者の背側から治療する．
① 右(左)示指 DIP 関節付近の背側に右(左)中指先をのせ，示指末節を肩甲骨下角の高さにおいて，棘突起のやや外側で第 7 肋骨上に置く．
② 左(右)母指と示指の間で患者の左(右)肘を持ち，肘が第 7 肋椎関節の高さになるまで肩関節を外転する．
③ 両大腿がベッドに触れる位置で，両足をほぼベッドに平行にし，両足先に体重がかかるように開く．
④ 右(左)足先は治療関節のわずかに尾側で，足長軸はベッドに対し約 20°（尾側）の角度に置く．
⑤ 両膝を軽度屈曲し足先に体重をかけ，右(左)前腕をベッドと平行にする．
⑥ 右(左)示指を第 7 肋骨の約 1 cm 頭側にずらし，示指を腹側に軽く押し DIP 関節を過伸展させながら尾側に引き下げ，肋骨の上縁で止める．
⑦ 患者の左(右)上腕を軽度内外転して肋骨の動きを

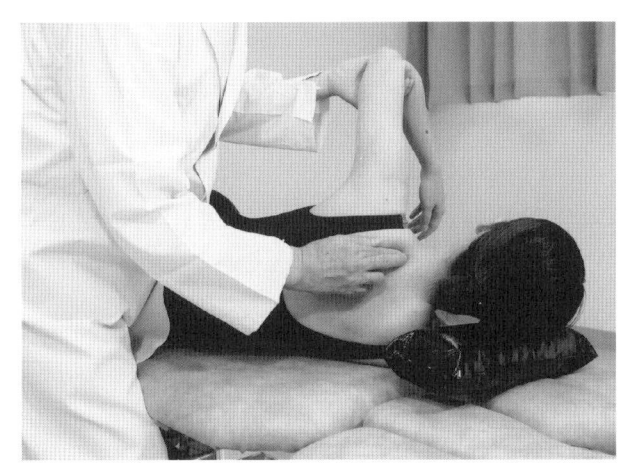

図 5-15　左第 1 肋椎関節　滑り法　側臥位

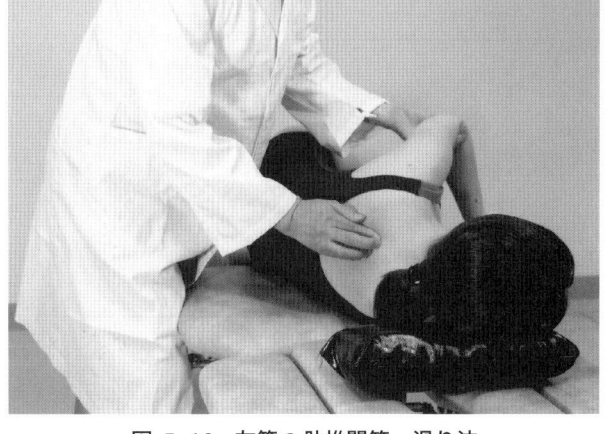

図 5-16　左第 3 肋椎関節　滑り法

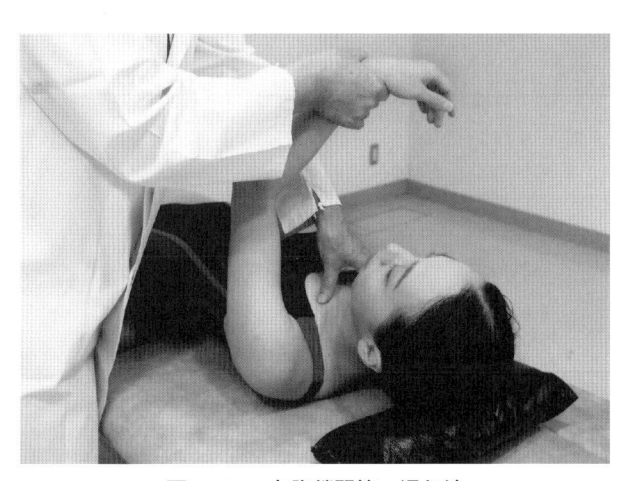

図 5-17　左胸鎖関節　滑り法

確認する．
⑧　動きが確認できれば，患者の肘を治療関節の高さから約 5°挙上（肩関節外転）すると同時に肋骨を尾側に引き下げる．

[注意]
①　足の位置が悪いと示指に力が伝わらない．
②　肋骨を腹側に押しすぎると，動かないばかりか，痛みが発生する．
③　示指 DIP 関節を過伸展させることにより骨が密着し，過剰な力が入るのを防ぐ．
④　最後の肩関節外転は約 5°が望ましい．10°を超えると副運動が得られない．
⑤　患者の肘を強くつかむとリラックスできない．

この方法はすべての肋椎関節に適用するが，第 3 肋椎関節では，肩甲骨が内転し骨に触れられなくなることがあり，別法を用いる．第 12 肋骨は深くて触れにくいが，治療を要することは皆無といえる．第 1 肋椎関節では，僧帽筋がリラックスできれば本法を使用できる（図 5-15）．

3　左(右)第 3 肋椎関節（図 5-16）

患者の肢位および術者の位置は第 7 肋椎関節と同様で，異なる点は次のとおりである．
①　左(右)手母指と示指の間に患者の肘を持ち，示指で上肢を支持する．患者の左(右)肘は約 90°屈曲する．母指は前腕伸側近位に置く．

②　患者の左(右)上腕を 30～40°屈曲し，左(右)母指で上腕骨を肩に向かって押し肋骨の動きを触れると同時に，右(左)示指で肋骨を引き下げる．右(左)手の操作は第 7 肋椎関節の場合と同様である．

5）胸鎖関節，胸肋関節　滑り法

1　左(右)胸鎖関節（図 5-17）

[患者の肢位]　ベッドの中央で背臥位．
[術者]　治療側に立つ．
①　両大腿がベッドに触れる位置で，両足に体重がかかるように，ベッドに平行に開く．
②　右(左)足先は治療関節よりやや尾側で，足の長軸はベッドに対して約 20°（尾側）とする．

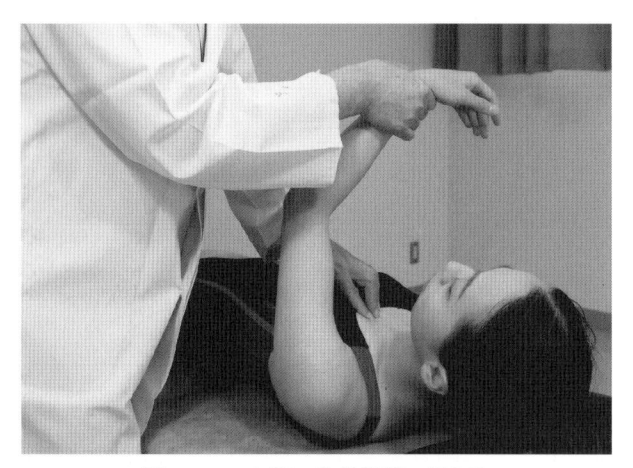

図 5-18　左第 2 胸肋関節　滑り法

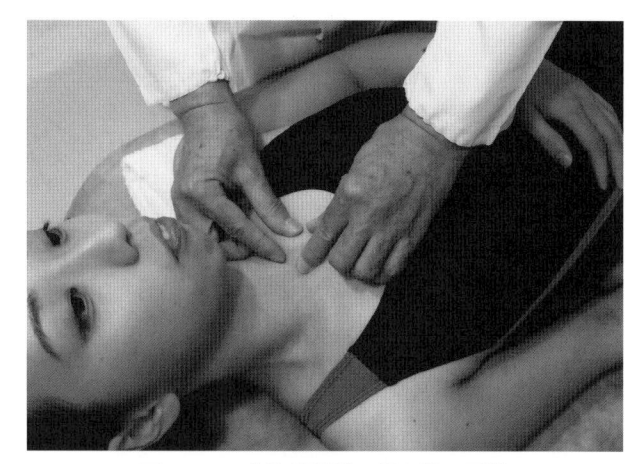

図 5-19　左胸鎖関節　滑り法　別法

③　右(左)手で患者の左(右)前腕を持ち，肘が胸鎖関節の高さになるまで挙上する．
④　左(右)母指末節を鎖骨内側端の尾側に当てる．力は入れない．
⑤　患者の左(右)肩関節を肘が治療関節近くにくるまで水平屈曲する．この位置から約 5° 水平屈曲し，鎖骨の動きを触れると同時に鎖骨内側端を上内方に押す．

[注意]
①　両足を開きすぎないようにする．
②　患者の肘が胸鎖関節の上にきて動きを感じるまで鎖骨を押してはいけない．
③　患者の肩関節に拘縮があれば，制限された可動域の範囲内で動かせばよい．

2　左(右)第 2 胸肋関節（図 5-18）

[患者の肢位]　ベッドの中央で背臥位．
[術者]　治療側に立つ．
①　足の位置は胸鎖関節におけると同様で，右(左)足先は治療関節のやや尾側で，足の角度も同様である．
②　右(左)手で患者の左(右)前腕を持ち，肘が治療関節の高さになるまで挙上する．
③　左(右)示指と中指を揃え，示指末節を第 2 肋骨胸骨端の頭側に置く．示指 DIP 関節を伸展し，末節を肋骨に掛ける．
④　患者の左(右)肘が治療関節近くにくるまで肩を水平屈曲する．この位置からさらに 5° 水平屈曲し，肋骨の動きを触れると同時に，肋骨内側端を尾側に引き下げる．

[注意]
①　両足を開きすぎないようにする．
②　肋骨を強く背側に押すと痛みを発生する．
③　肋骨内側端の動きを触れるまで引き下げてはいけない．
④　患者の肩関節に拘縮があれば，制限された可動域の範囲内で動かせばよい．

この方法はすべての胸肋関節に適用する．下位の関節を治療するときには，足を尾側に移動することはいうまでもない．

3　左(右)胸鎖関節と左(右)胸肋関節の別法

[患者の肢位]　背臥位で，左(右)肩〜上腕の下に枕または折りたたんだバスタオルなどを入れ，肘を約 90° 屈曲し，前腕と手を腹の上にのせる．
[術者]　治療側に立つ．
①　胸鎖関節では，右(左)母指と示指で鎖骨内側端を持ち，左(右)示指と母指で胸骨上端を持つ．鎖骨内側端を頭側および尾側に動かす（図 5-19）．
②　胸肋関節では，右(左)母指と示指で肋骨の胸骨端を持ち，左(右)示指と母指をその内側で胸骨上に置く．肋骨内側端を尾側および頭側に動かす（図 5-20）．

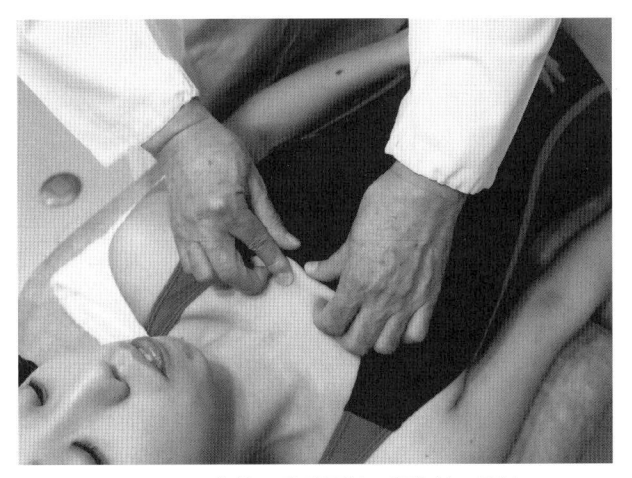

図 5-20　左第 2 胸肋関節　滑り法　別法

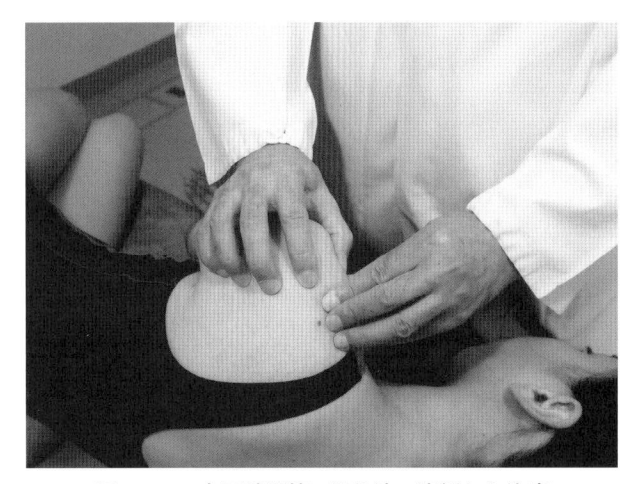

図 5-21　左肩鎖関節　滑り法　腹側から治療

[注意]
① 鎖骨または肋骨を強くつまんではいけない．
② 鎖骨または肋骨を動かす指のみに力を入れる．
③ 胸骨側の指で軽く胸骨を押さえる．強く胸骨を押すと関節が硬くなる．

2　上肢の関節

胸鎖関節を除く上肢の関節のうち使用頻度の比較的高い手技について述べる．

1）左（右）肩鎖関節　滑り法

[患者の肢位]　治療側を上にした側臥位をとる．
[術者]　患者の腹側または背側に立つ．腹側からの手技を述べる（図 5-21）．
① 右（左）母指と示指で肩峰を前後から挟む．
② 左（右）母指と示指で鎖骨外側端を前後から挟む．
③ 左（右）母指で鎖骨外側端を後方に押し，右（左）示指で前方に押して肩峰の動きを止める．ついで，左（右）示指で鎖骨外側端を前方に押し，右（左）母指で後方に押して肩峰の動きを止める．
④ 背側からの手技では手が逆になり，左（右）手で肩峰を持ち，右（左）手で鎖骨を持つ．操作は同様で鎖骨外側端を前後に滑らせる（図 5-22）．

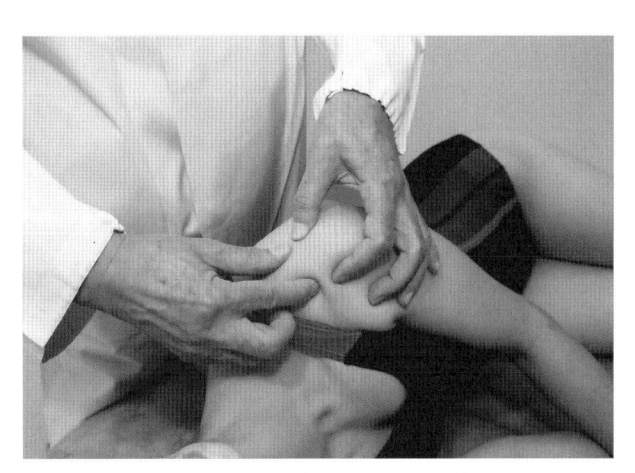

図 5-22　左肩鎖関節　滑り法　背側から治療

[注意]
① 肩峰および鎖骨を強くつまむと，関節が硬くなるばかりでなく痛みを起こす．
② 鎖骨を動かす前に，押す指先の力を抜いて身体で指を鎖骨に押しつけ，指と鎖骨を密着させることが重要である．

2）左（右）肩甲上腕関節

[患者の肢位]　背臥位で，左（右）上肢をベッド上に置く．
[術者]　治療側に立つ．

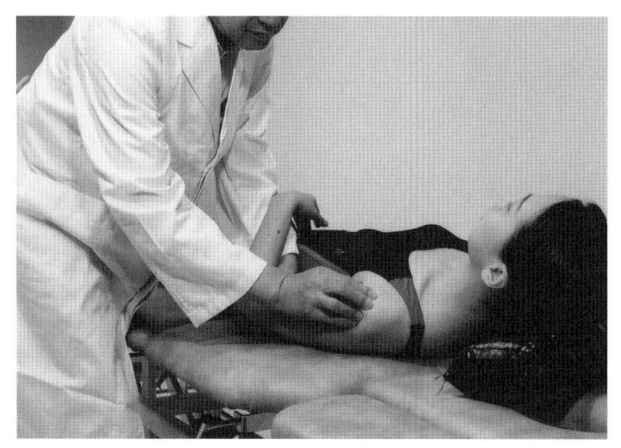

図 5-23　左肩甲上腕関節　下方滑り法

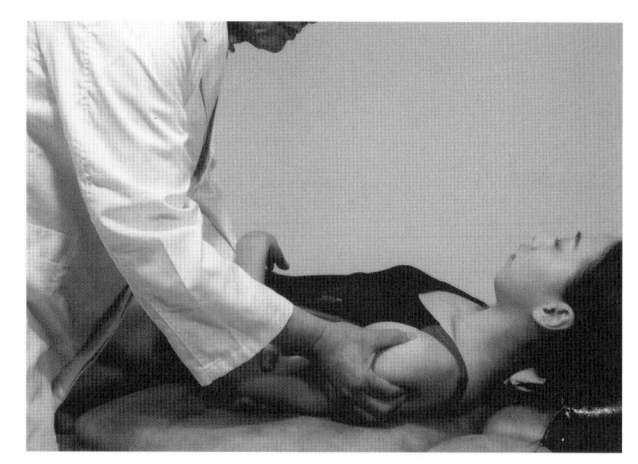

図 5-24　左肩甲上腕関節　前後滑り法

1　下方滑り法（図 5-23）

[術者]

① 両足を前後に開く．
② 左(右)手で上腕遠位端を持ち，患者の左(右)肘関節を約 90°屈曲し前腕を術者の前腕にのせ支持する．左(右)肩関節は軽度外転する．
③ 右(左)示指と中指の末節を上腕骨大結節の頭側にかける．
④ 膝を軽度屈曲し，大結節を尾側に引っ張り，骨頭を引き下げる．
⑤ この技術は"強"を使うことが多い．

[注意]

① 骨頭を引き下げる力は主として大結節に加え，左(右)手で上腕骨を強く引っ張ってはならない．また上腕骨を強く握ってはならない．
② 引っ張る力は下半身を使うのは他の技術と同様である．
③ "強"の後には"弱"を行うが，最後は前後滑り"弱"を加える．

2　前後滑り法（図 5-24）

[術者]

① 下方滑りと同じ姿勢をとる．
② 患者の左(右)上肢も同様に左(右)手で支持する．
③ 右(左)母指と示指で上腕骨頭を前後から挟む．
④ 右(左)母指で骨頭を後方に押し，示指で前方に押して，骨頭を前後に滑らせる．

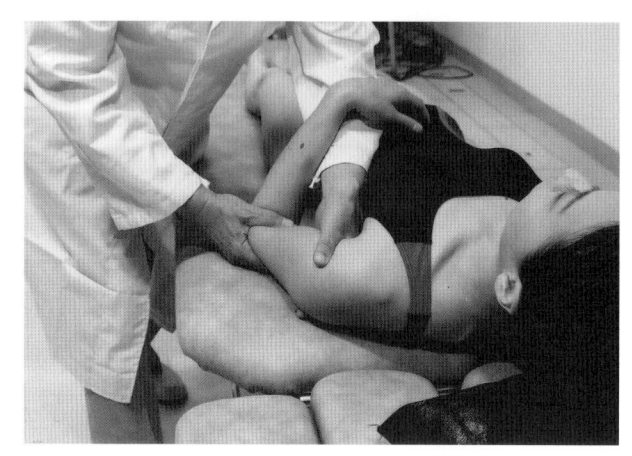

図 5-25　左肩甲上腕関節　離開法

[注意]　母指と示指で骨頭を強くつまんではならない．押す指のみに力を入れる．

3　離開法（図 5-25）

[術者]

① 左(右)手の母指と示指を開き，示指を上腕骨近位端内側に当てる．
② 右(左)手で上腕骨遠位端を持ち，肘関節を約 90°屈曲し前腕を術者の左(右)前腕にのせ支持する．
③ 左(右)手で上腕骨近位端を外方に押し，関節面を離開する．

[注意]　左右の手はどちらも上腕を強く握ってはならない．

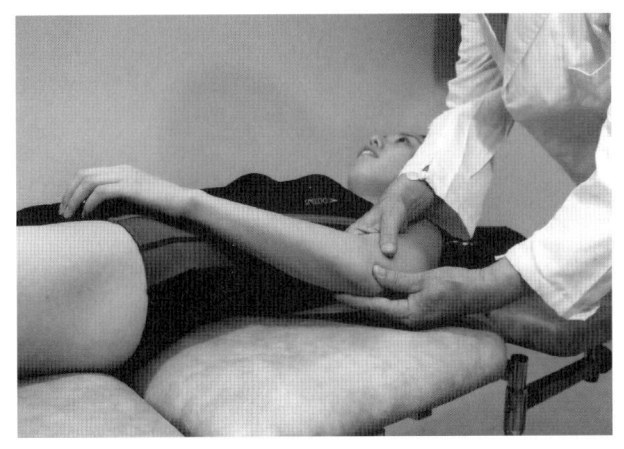

図 5-26 左腕尺関節　滑り法

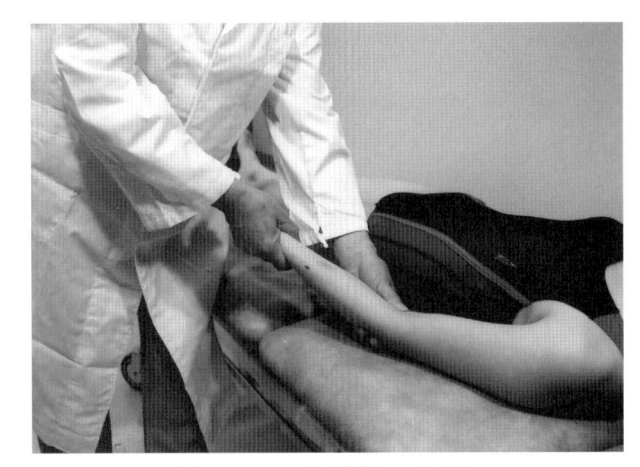

図 5-27 左腕橈関節　離開法

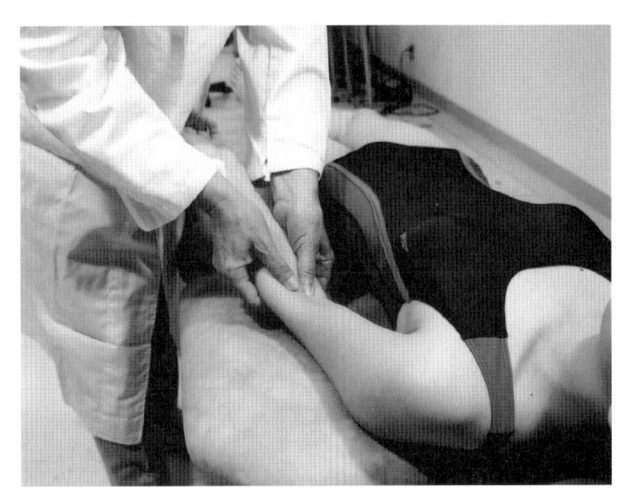

図 5-28 左橈尺関節　滑り法

3）左（右）肘関節

[患者の肢位]　背臥位で，左（右）上肢をベッド上に置く．

[術者]　治療側に立つ．

1　左（右）腕尺関節　滑り法（図 5-26）

[術者]

① 治療する肘の頭側に位置する．
② 患者の肘関節を軽度屈曲し，前腕を回内し手を鼠径部にのせる．
③ 右（左）手で内側から上腕遠位端を持ち，肘をベッドからわずかに持ち上げる．
④ 左（右）母指 DIP 関節を伸展し，末節を肘頭の橈側近位部に当てる．示指を尺骨の尺側近位部に当てる．
⑤ 母指で肘頭を尺側遠位に向かって押し尺骨を滑らせる．戻しは示指でこれと逆方向に押す．

2　左（右）腕橈関節　離開法（図 5-27）

[術者]

① 治療する肘の尾側に位置する．
② 患者の前腕を回外する．
③ 右（左）手で前腕遠位部を持ち，左（右）手で上腕遠位部を持つ．肘関節はわずかに屈曲し，ベッドから離す．
④ 上腕を軽く固定し，橈骨遠位部を引っ張り腕橈関節を引き離す．

[注意]

① 前腕，上腕ともに強く握りしめてはいけない．強く握れば，関節を硬くするばかりでなく痛みを起こす．
② 前腕を高く持ち上げると，リラックスできない．

3　左（右）橈尺関節　滑り法（図 5-28）

[術者]

① 治療する肘の尾側に位置する．
② 患者の前腕を回外する．
③ 左（右）母指と示指で尺骨近位端を挟み，右（左）母指と示指で橈骨近位端を挟む．

④ 両手の残りの指で前腕を支持する．
⑤ 右(左)母指で橈骨近位端を背側に押し，左(右)示指で尺骨の動きを止める．ついで右(左)示指で橈骨を屈側に押し，左(右)母指で尺骨の動きを止める．

[注意]
① 橈骨および尺骨を強くつまんではいけない．関節が動かないばかりか，痛みが発生する．
② 肘を高く持ち上げるとリラックスできない．

4）左(右)手関節，手根骨の関節

1 左(右)橈舟関節　滑り法（図5-29）

[患者の肢位] 背臥位で，左(右)上肢をベッド上に置き，前腕を回内する．手関節は中間位とする．
[術者] 治療する手の尾側に立つ．
① 右(左)母指と示指で橈骨遠位端を挟み，他の3指で手を支える．手はベッドからわずかに離す．
② 左(右)母指末節を嗅ぎたばこ窩（snuff-box）に置き，左(右)示指を掌側で舟状骨上に置く．
③ 左(右)母指DIP関節を軽度屈曲し，母指対立筋を使って母指先を舟状骨に密着させる．膝関節をわずかに屈曲する感じで，母指で舟状骨を掌側尺側に押す．同時に右(左)示指で橈骨の動きを止める．
ついで左(右)示指を舟状骨に密着させて背側に押し，右(左)母指で橈骨の動きを止める．

[注意]
① 治療する手をベッドから高く持ち上げるとリラックスできない．
② 舟状骨に密着するまで，できるだけ母指先に力を入れないようにする．示指に関しても同様である．早くから指先に力を入れると舟状骨と密着せず，関節は硬くなり痛みを起こす．

2 左(右)橈月関節　滑り法（図5-30）

[患者の肢位] 背臥位で，左(右)上肢をベッド上に置き，前腕を回内する．手関節は中間位とする．
[術者] 治療する手の尾側に立つ．
術者が右利きの場合について述べる．左利きの場合は左右の手を逆にする．
① 左母指と示指で橈骨遠位端を挟み，他の3指で手を支える．手はベッドからわずかに離す．
② 右母指を背側に，示指を掌側に置き月状骨を挟む．他の3指で手を支える．
③ 手関節を軽度屈曲し月状骨を触れやすくする．
④ 手関節横軸に対して右母指をやや斜めにし，DIP関節を軽度屈曲して月状骨の背側に置く．右示指は月状骨の掌側に置く．指先に力を入れない．
⑤ 右母指対立筋に力を入れ母指先を月状骨に密着させ，手関節を屈曲位から中間位に戻す．
⑥ 膝を軽度屈曲する感じで，右母指で月状骨を掌側に押し，左示指で橈骨の動きを止める．ついで右示

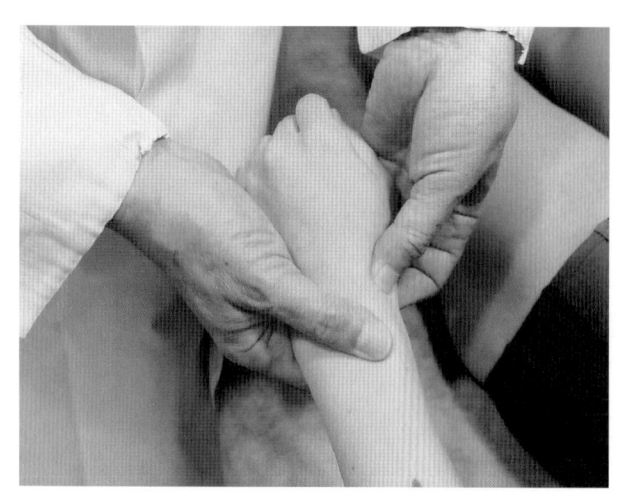

図 5-29　左橈舟関節　滑り法

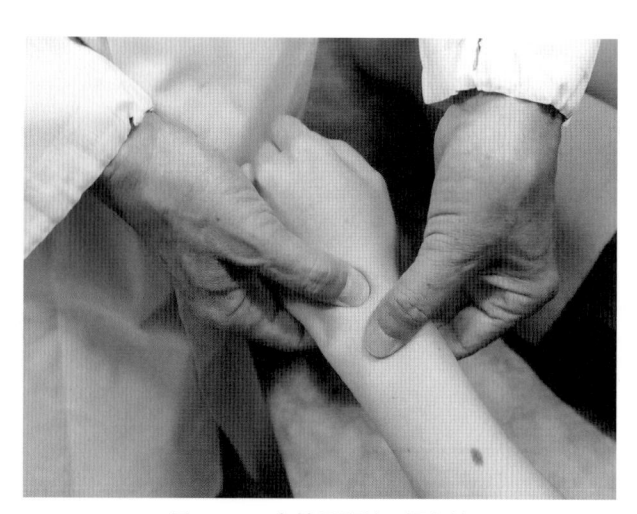

図 5-30　左橈月関節　滑り法

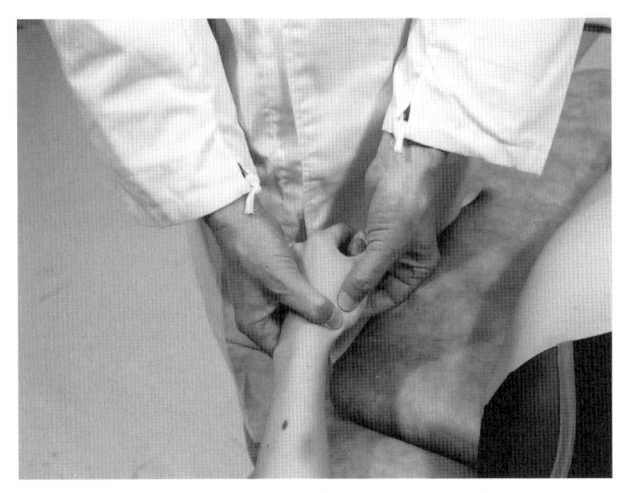

図 5-31 左舟大菱形関節　滑り法

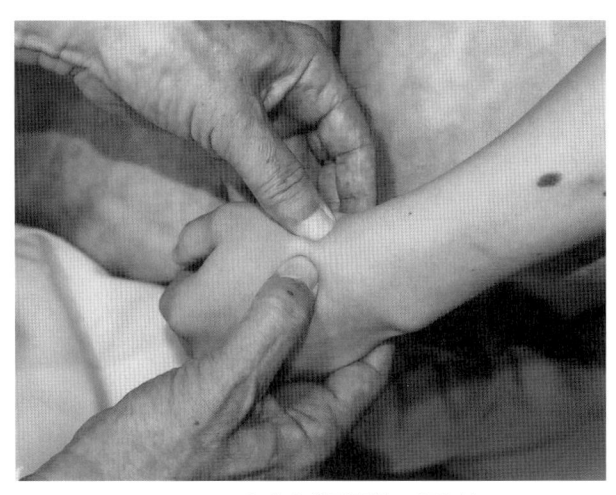

図 5-32 左舟小菱形関節　滑り法

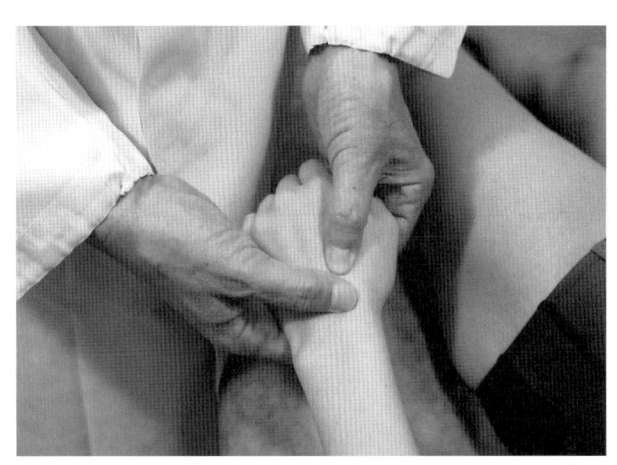

図 5-33 左第2手根中手関節　滑り法

指を月状骨に密着させて背側に押し，左母指で橈骨の動きを止める．

[注意]　橈舟関節と同様である．

③ 左(右)舟大菱形関節　滑り法（図5-31）

[患者の肢位]　背臥位で，左(右)上肢をベッド上に置き，前腕を回内する．手関節は中間位とする．

[術者]　治療する手の尾側に立つ．

① 右(左)母指DIP関節を軽度屈曲し嗅ぎたばこ窩に置き，中指を掌側に置き舟状骨を挟む．環指，小指および手掌尺側で手を支える．

② 左(右)母指DIP関節を軽度屈曲し背側に置き，示指を掌側に置いて大菱形骨を挟む．

③ できるだけ左(右)母指先の力を抜き，母指対立筋を使って大菱形骨に密着させた後，大菱形骨を掌側に押す．同時に右(左)中指で舟状骨の動きを止める．ついで左(右)示指を大菱形骨に密着させた後，背側に押す．同時に左(右)母指で舟状骨の動きを止める．

[注意]　橈舟関節におけると同様である．

④ 左(右)舟小菱形関節　滑り法（図5-32）

[患者の肢位]　背臥位で，左(右)上肢をベッド上に置き，前腕を回内する．手関節は中間位とする．

[術者]　治療する手の尾側に立つ．

① 左(右)母指DIP関節を軽度屈曲し嗅ぎたばこ窩に置き，示指を掌側に置き舟状骨を挟む．

② 右(左)母指を背側に，中指を掌側に置き小菱形骨を挟む．環指と小指で手を支える．

③ 右(左)母指DIP関節を軽度屈曲し，小菱形骨に密着させた後，小菱形骨を掌側に押す．同時に左(右)示指で舟状骨の動きを止める．ついで右(左)中指を小菱形骨に密着させた後，小菱形骨を背側に押す．同時に左(右)母指で舟状骨の動きを止める．

[注意]　橈舟関節におけると同様である．

⑤ 左(右)第2手根中手(CM)関節　滑り法（図5-33）

[患者の肢位]　背臥位で，左(右)上肢をベッド上に置き，前腕を回内する．手関節は中間位とする．

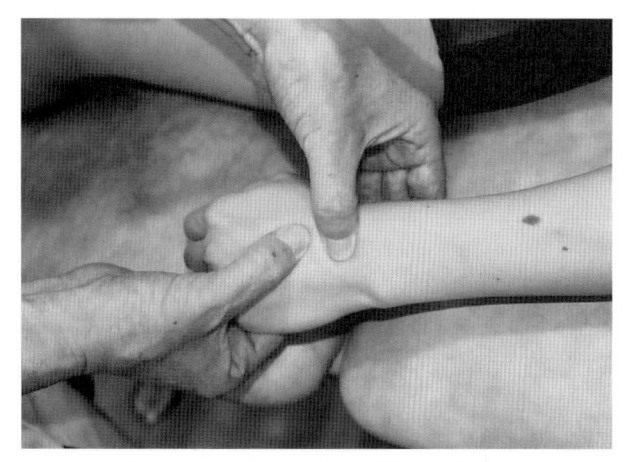

図 5-34　左第 3 手根中手関節　滑り法

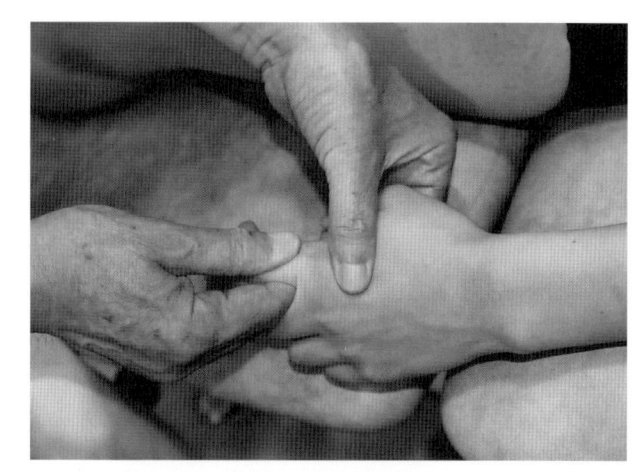

図 5-35　左第 2 中手指節関節　軸回旋法

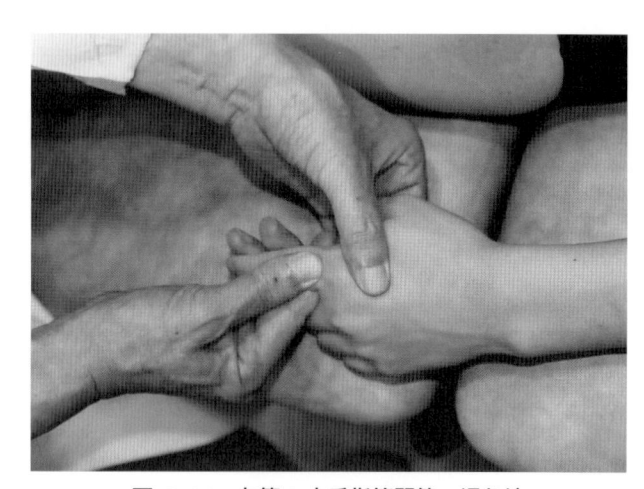

図 5-36　左第 2 中手指節関節　滑り法

[術者]　治療する手の尾側に立つ.
① 右(左)母指を背側に, 右(左)中指を掌側に置き小菱形骨を挟む. 環指と小指で手を支える.
② 左(右)母指 DIP 関節を軽度屈曲し背側に置き, 示指を掌側に置き中手骨基部を挟む.
③ 左(右)母指先の力をできるだけ抜いた状態で, 母指対立筋を使って母指末節を中手骨に密着させた後, 中手骨基部を掌側に押す. 同時に右(左)中指で小菱形骨の動きを止める. ついで左示指先を中手骨に密着させた後, 中手骨基部を背側に押す. 同時に右(左)母指で小菱形骨の動きを止める.
他の CM 関節は右手で中手骨を, 左手で手根骨を操作する(図 5-34).

[注意]　橈舟関節におけると同様である.

5)　左および右手指の関節

1　第 2 中手指節(MCP)関節

[患者の肢位]　背臥位で左(右)上肢をベッドの上に置き, 前腕を回内する.

[術者]　治療する指の尾側に立つ.

a．軸回旋法(図 5-35)

[術者]
① 患者の MCP 関節を軽度屈曲し, 左母指を中手骨遠位背側に置き, 示指を掌側に置いて中手骨を挟む.
② 右母指を基節骨近位背側に置き, 示指中節を掌側で基節骨にほぼ垂直に置いて基節骨を挟む.
③ 右母指と示指が滑らない程度に力を入れ, 右前腕を回内-回外して MCP 関節の軸回旋を行う. 同時に左母指と示指で中手骨の動きを止める.

他の指の MCP 関節軸回旋法も同様の操作を行う. ただし患者の左第 5 中手骨と右第 2 中手骨に示指が届かない場合には, 中指を用いてもよい.

[注意]
① 基節骨と中手骨を強くつまむと関節は硬くなり痛みを起こす. つまむ力が弱すぎると指が滑る.
② この手技は関節拘縮治療のため"強"を用いることが多く, "強"の後"弱"を行うことはもちろんであるが, 最後は掌側-背側滑りで終わる必要がある.

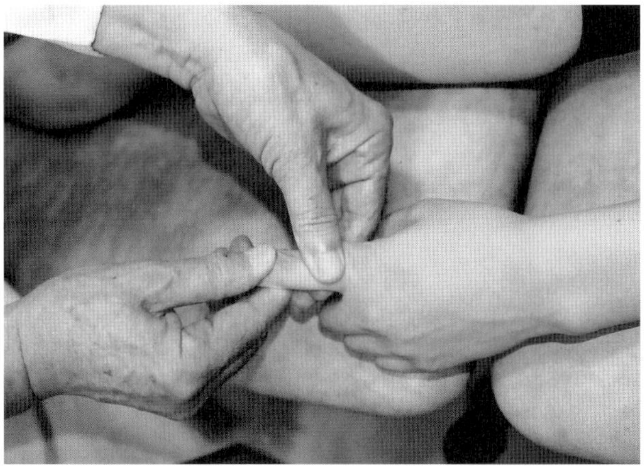

図 5-37　左第 2 近位指節間関節　軸回旋法

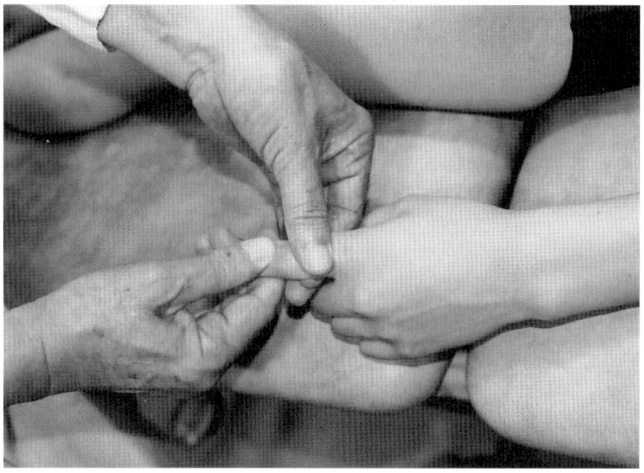

図 5-38　左第 2 近位指節間関節　滑り法

これにより関節面の滑りが円滑になる．

b．滑り法（図 5-36）

[術者]

① 患者の MCP 関節を軽度屈曲し，左母指を中手骨遠位背側に置き，示指を掌側に置いて中手骨を挟む．

② 右母指を基節骨近位背側に置き，示指中節を掌側で基節骨にほぼ垂直に置いて基節骨を挟む．

③ 右母指で基節骨を掌側に押し，同時に左示指で中手骨の動きを止める．ついで右示指で基節骨を背側に押し，同時に左母指で中手骨の動きを止める．

他の指の MCP 関節滑り法も同様の操作を行う．ただし患者の左第 5 中手骨と右第 2 中手骨に示指が届かない場合には，中指を用いてもよい．

[注意]

① 中手骨および基節骨を強くつまむと関節は動きにくくなり，痛みを起こす．

② MCP 関節屈曲-伸展の骨運動を起こさないようにする．

2　第 2 近位指節間（PIP）関節

[患者の肢位]　背臥位で左(右)上肢をベッドの上に置き，前腕を回内する．

[術者]　治療する指の尾側に立つ．

a．軸回旋法（図 5-37）

[術者]

① PIP 関節を軽度屈曲し，左母指を基節骨遠位背側に置き，示指を掌側に置いて基節骨を挟む．

② 右母指を中節骨近位背側に置き，示指中節を掌側で中節骨にほぼ垂直に置いて中節骨を挟む．

③ 右母指と示指が滑らない程度に力を入れ，右前腕を回内-回外して PIP 関節の軸回旋を行う．同時に左母指と示指で基節骨の動きを止める．

他の指の PIP 関節も同様の操作を行う．

[注意]　MCP 関節における軸回旋法と同様である．

b．滑り法（図 5-38）

[術者]

① PIP 関節を軽度屈曲し，左母指を基節骨遠位背側に置き，示指を掌側に置いて基節骨を挟む．

② 右母指を中節骨近位背側に置き，示指中節を掌側で中節骨にほぼ垂直に置いて中節骨を挟む．

③ 右母指で中節骨を掌側に押し，同時に左示指で基節骨の動きを止める．ついで右示指で中節骨を背側に押し，同時に左母指で基節骨の動きを止める．

他の指の PIP 関節滑り法も同様の操作を行う．

[注意]　MCP 関節における滑り法と同様である．

3　第 2 遠位指節間（DIP）関節

[患者の肢位]

背臥位で左(右)上肢をベッドの上に置き，前腕を回内する．

[術者]　治療する指の尾側に立つ．

① DIP 関節を軽度屈曲し，左母指を中節骨遠位背側に置き，示指を掌側に置いて中節骨を挟む．

② 右母指を末節骨近位背側に置き，示指を掌側で末

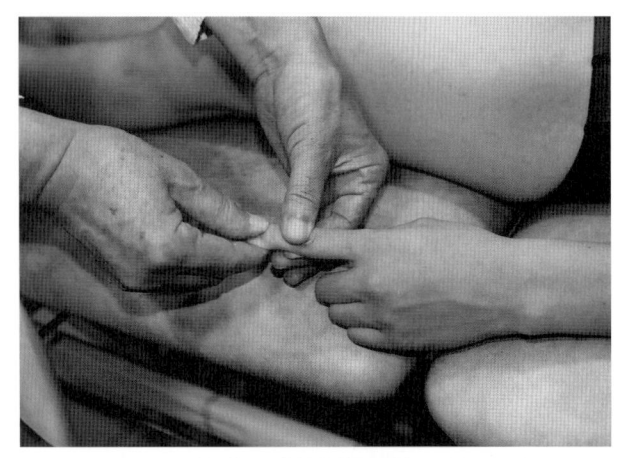

図 5-39 左第 2 遠位指節間関節　軸回旋法

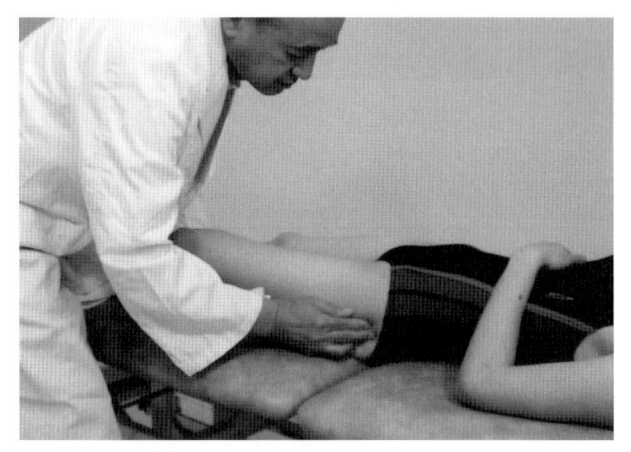

図 5-41 左股関節　離開法

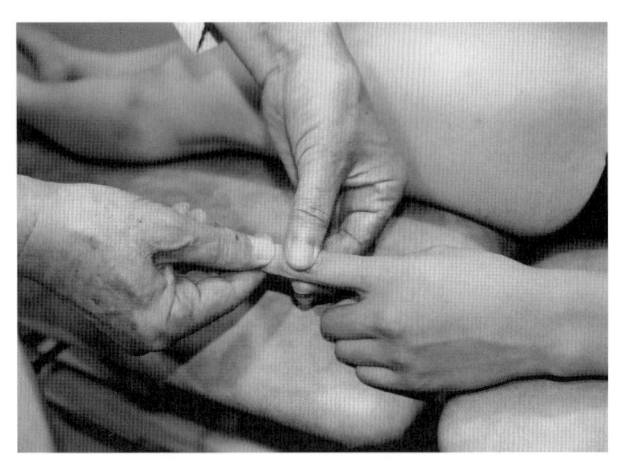

図 5-40 左第 2 遠位指節間関節　滑り法

節骨にほぼ垂直に置いて末節骨を挟む．
③ 軸回旋法（図 5-39），滑り法（図 5-40）ともに PIP 関節におけると同様の操作を行う．
他の指の DIP 関節も PIP 関節におけると同様である．

3　下肢の関節

下肢の関節のうち使用頻度の比較的高い手技について述べる．

1）左(右)股関節　離開法（図 5-41）

股関節では離開法の使用頻度が高い．滑り法および軸回旋法は現在ほとんど使用されていない．

[患者の肢位]　背臥位．
[術者]　治療側で下腿の横に立つ．
① 両足を前後に開き，膝を軽度屈曲し，体幹を前屈する．
② 左(右)手の示指〜小指を大腿遠位端後面に置き，母指を大腿内側に置く．患者の股関節を軽度屈曲し，主として示指で大腿を支持する．
③ 右(左)示指と中指を大転子の頭側にあて，右(左)肘を尾側に引っ張るようにして示指と中指を大転子に引っ掛けた後，大転子と大腿を大腿骨頸部の方向，すなわち尾側やや外方に引き下げる．

[注意]
① 大腿骨を引っ張る前に右(左)示指と中指を大転子に密着させる．
② 股関節を離開するときの力は腰と足を使い，手だけで引っ張ってはいけない．

2）左(右)膝関節

膝関節では軸回旋法と滑り法が用いられる．

1　軸回旋法（図 5-42）

[患者の肢位]　背臥位．
[術者]　治療側で膝関節の横に立つ．
① 左(右)足をベッドに近づけ，右(左)足をベッドから離して斜めに（垂直に近く）開き，体幹は頭側に

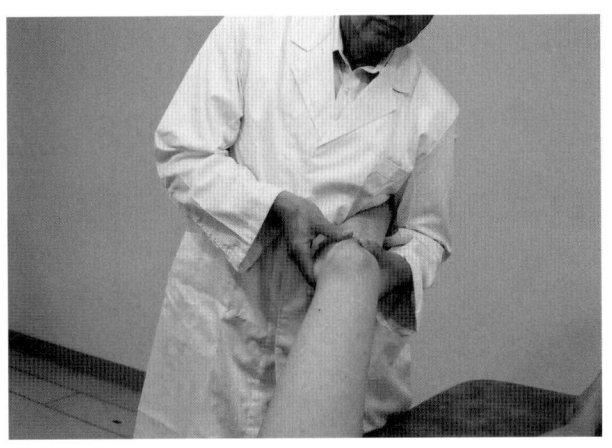

a．左膝関節　軸回旋法　内方回旋

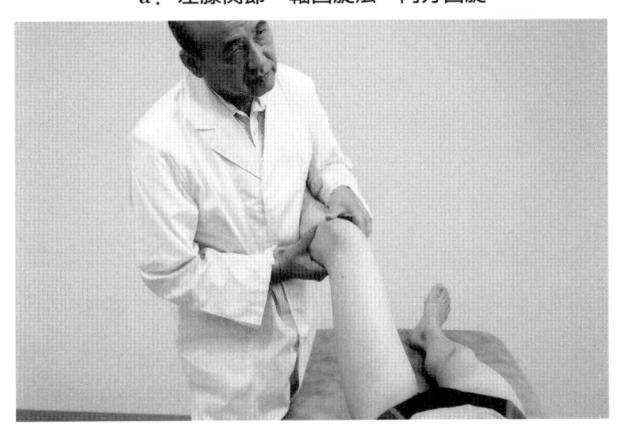

b．左膝関節　軸回旋法　外方回旋
図 5-42

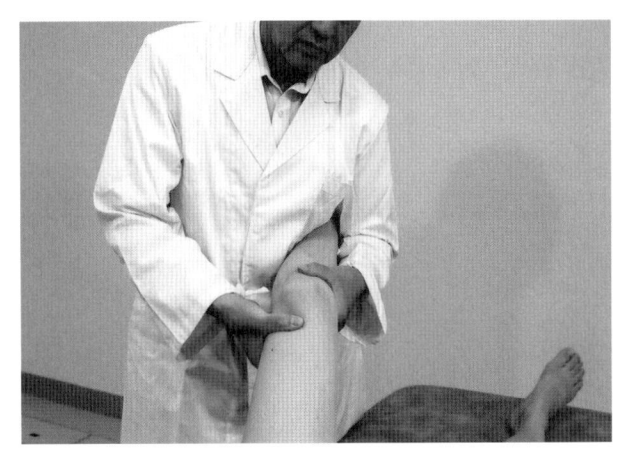

図 5-43　左膝関節　滑り法

向く．両膝を軽度屈曲し，つま先で体重を支持する．
② 下腿を持ち上げ左(右)母指を脛骨前縁内側に，他の4指を後面内寄りに置く．体幹を右(左)に傾け，左(右)骨盤をベッドの方向に突き出す．患者の下腿遠位部（アキレス腱部）を左(右)腸骨稜の上にのせ，左(右)肘と体幹の間に下腿を挟み，骨盤を突き出したまま体幹の傾きを戻す．
③ 右(左)母指を脛骨前縁外側に置き，他の4指を後面外寄りに置く．
④ 体幹を左(右)に傾けながら右(左)示・中・環指と左(右)母指で脛骨を内方に回旋させる（図5-42a）．このとき術者は膝をやや伸展することにより，治療する膝関節の屈曲を防ぐ．
⑤ ついで体幹を右(左)に傾けながら左(右)示・中・環指と右(左)母指で脛骨を外方に回旋させる（図5-

42b）．このとき術者は膝をやや屈曲することにより，治療する膝関節の伸展を防ぐ．

[注意]
① 同時に左右の母・示・中・環指に力を入れると関節が硬くなり痛みを起こす．
② 両足をベッドに対して平行に開くと下腿が腸骨稜にのらなくなる．
③ 脛骨を回旋させるとき，大腿部が揺れ動かないように留意する．
④ この手技は"強"を使うことが多いが，"強"の後同じ手技の"弱"を行うことはいうまでもない．さらに治療の最後には必ず前後滑り"弱"を加える必要がある．これにより治療関節の滑りの障害を防ぐことができる．

2　滑り法（図5-43）

[術者] 治療側で膝関節の横に立つ．
① 左(右)足をベッドに近づけ，右(左)足をベッドから離して斜めに（垂直に近く）開き，体幹は頭側に向く．両膝を軽度屈曲し，つま先で体重を支持する．
② 下腿を持ち上げ左(右)母指を脛骨前縁に，他の4指を後面に置く．体幹を右(左)に傾け，左(右)骨盤をベッドの方向に突き出す．患者の下腿遠位部（アキレス腱部）を左(右)腸骨稜の上にのせ，左(右)肘と体幹の間に下腿を挟み，骨盤を突き出したまま体幹の傾きを戻す．
③ 右(左)母指を大腿前面に置き，他の4指を後面外

寄りに置く．
④ 左(右)母指で脛骨を後方に押し，同時に右(左)中指で大腿骨の動きを止める．ついで左(右)示指と中指で脛骨を前方に押し，同時に右(左)母指で大腿部の動きを止める．

[注意]
① 左右の母・示・中指に同時に力を入れると関節が硬くなり痛みを起こす．
② 治療関節の屈曲-伸展が起こらないように留意する．

3）足関節，足根骨の関節

足関節は滑り法のみが使用されることが多い．

1 左および右距腿関節　滑り法（図 5-44）

[患者の肢位] 背臥位で足部はベッドの外に出す．
[術者] 足底に向かって立つ．
① 左母指を前面に置き，示指を後面に置いて脛骨遠位端を挟む．
② 右母指を距骨の前に置き，示指と中指を踵骨の後ろに置いて足根部を挟む．
③ 右母指で距骨を後方に押し，左示指で脛骨の動きを止める．ついで右示指と中指で踵骨を前方に押し，左母指で脛骨の動きを止める．

[注意] 脛骨および足根骨を前後から強くつまむと関節の動きが悪くなる．

2 左(右)距舟関節　滑り法（図 5-45）

[患者の肢位] 背臥位で足部はベッドの上に置く．
[術者] ベッドの左(右)側で足部に向かって立つ．
① 右(左)母指と示指で距骨頸部を左右から挟む．
② 左(右)母指末節を第2中足骨の延長線のやや外側で舟状骨の外側に置き，左(右)示指末節を舟状骨の内側に置く．
③ 上半身は直立位を保ち，膝関節を屈曲し，足関節を背屈して腰を落とす．
④ この姿勢で両手関節を背屈し，左(右)母指長軸をベッドにほぼ平行にする．
⑤ 両膝をさらに軽度屈曲して左(右)母指DIP関節を伸展して舟状骨に密着させた後，舟状骨を外側から内側遠位に向かって押し，同時に右(左)示指で距骨の動きを止める（内方への滑り）．
⑥ 上記の操作についで左(右)示指末節を舟状骨内側に密着させた後，外側やや遠位に向かって押し，同時に右(左)母指で距骨の動きを止める（外方への滑り）．

[注意]
① 距骨頸部は狭いので，右(左)母指と示指を開きすぎないよう留意する．
② 距骨および舟状骨を強くつまむと関節は硬くなり痛みを起こす．
③ 母指および示指が密着する前に力が入ると骨と骨が密着せず，関節は動かなくなる．
④ 腰を曲げ前傾姿勢になると力が入らない．

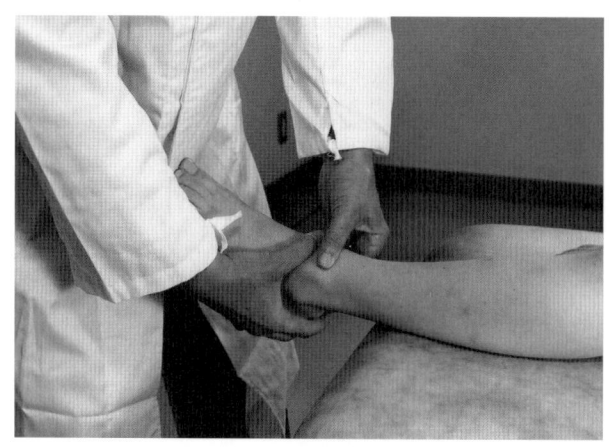

図 5-44　左距腿関節　滑り法

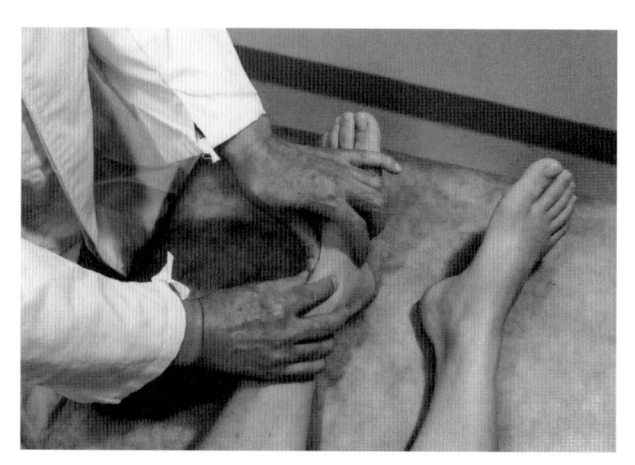

図 5-45　左距舟関節　滑り法

⑤ 舟状骨を押すときは，両膝で押す感覚があれば最良である．
⑥ 体重を踵で支持してはいけない．

左および右距舟関節　別法（図 5-46）
[術者]　足底に向かって立つ．
① 左母指を足背に，示指を足底に置き，距骨頸部を挟む．
② 右母指を足背に，示指または中指を足底に置き，舟状骨を挟む．
③ 右母指を舟状骨に密着させた後，舟状骨を底側に押し，同時に左示指で距骨の動きを止める．ついで右示指または中指を舟状骨に密着させた後，舟状骨を背側に押し，同時に左母指で距骨の動きを止める（底背側の滑り）．

[注意]
① 距骨および舟状骨を強くつまむと関節は硬くなり痛みを起こす．
② 他の関節におけると同様に，舟状骨を動かす前に骨と骨を密着させることが重要である．
③ 舟状骨の底側に示指が届かない場合には中指を用いる．

③　左(右)距骨下関節　滑り法（図 5-47）
[患者の肢位]　ベッドの端で座位をとり，両下腿を下垂する．

[術者]　両足の前で蹲踞の姿勢をとる．
① 左(右)足を前にやや斜めの姿勢で，体重は前足部で支持する．
② 左(右)内踝の直下に右(左)母指を，外踝の直下に

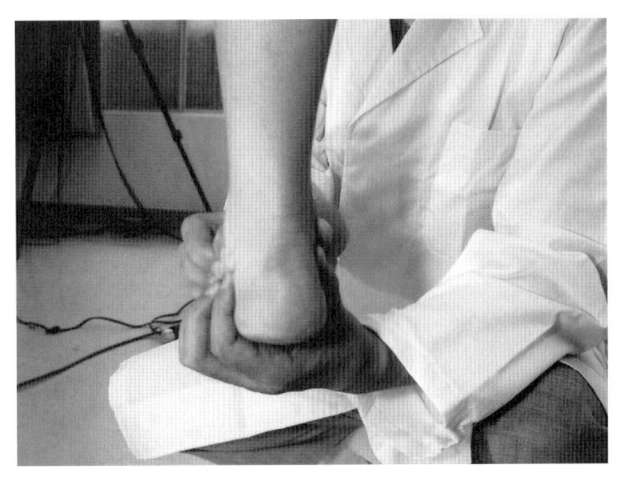

a．左距骨下関節　滑り法　後方から

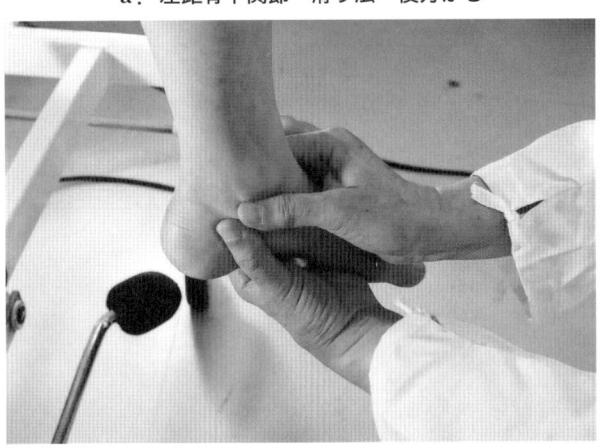

b．左距骨下関節　滑り法　内側から

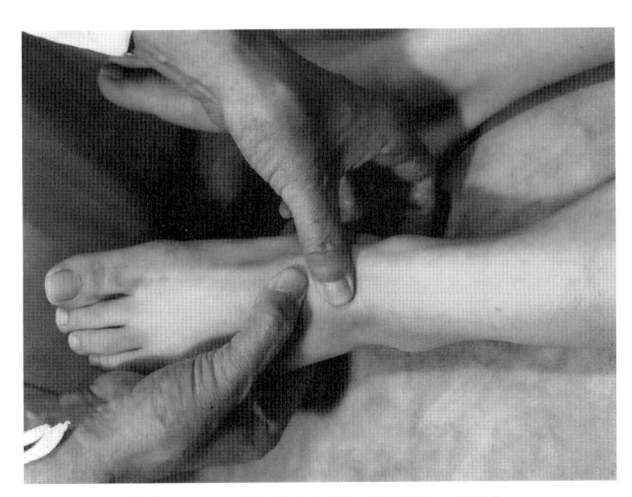

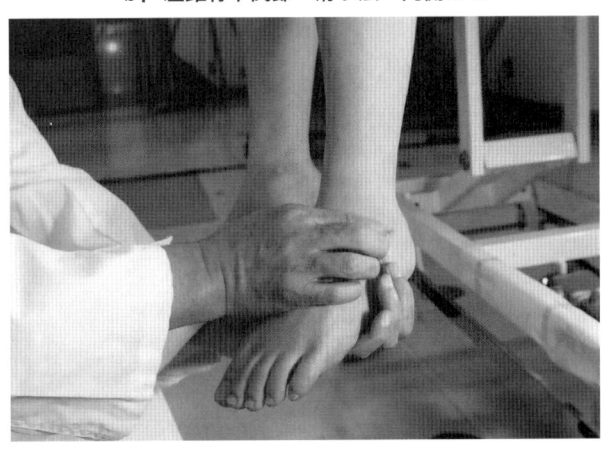

図 5-46　左距舟関節　滑り法　別法

c．距骨下関節　滑り法　外側から
図 5-47

示指または中指を置いて左(右)距骨を挟む(**図5-47a**).
③ 右(左)母指の下やや後方に左(右)母指を置き(**図5-47b**),右(左)示指(または中指)の下に左(右)中指を置き(**図5-47c**),踵骨を挟む.
④ 左(右)母指を踵骨に密着させた後,踵骨を外側やや遠位に向かって押し,同時に右(左)示指(または中指)で距骨の動きを止める.ついで左(右)中指を踵骨に密着させた後,踵骨を逆方向,すなわち内側やや近位に向かって押し,同時に右(左)母指で距骨の動きを止める.

[注意]
① 距骨および踵骨を強くつまむと関節は硬くなり痛みを起こす.
② 前足部で体重を支持し,膝と足で体重移動を調節しながら手に力を伝えることが重要である.
③ 術者の位置を変えると左右の手が逆になることもある.
④ 患者の下腿は正確に下垂する必要がある.足を術者の方に引っ張り膝関節の屈曲角が小さくなると,下肢がリラックスできない.

4 左(右)踵立方関節 滑り法(図5-48)

[患者の肢位] 背臥位で足をベッドの端に出すか,ベッド上に置く.
[術者] 足底に向かって立つ.
① 左(右)母指を足背に,中指を足底に置き踵骨の立方関節面近くを挟む.右(左)母指を足背に,示指を足底に置き立方骨を挟む.
② 右(左)母指を立方骨に密着させた後,足底に向かって押し,同時に左(右)中指で踵骨の動きを止める.ついで右(左)示指を立方骨に密着させた後,背側に向かって押し,同時に左(右)母指で踵骨の動きを止める.

[注意] 踵骨および立方骨を強くつまむと関節は硬くなり痛みを起こす.

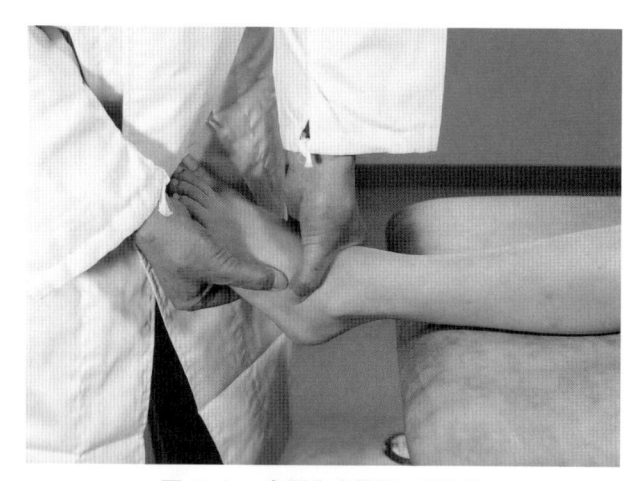

図5-48 左踵立方関節 滑り法

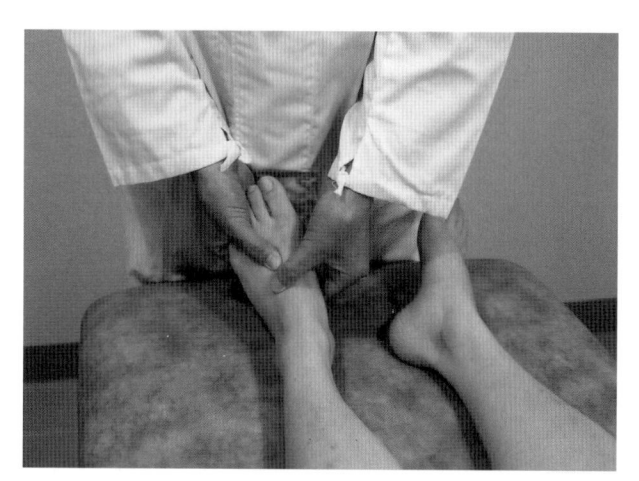

図5-49 左第2足根中足関節 滑り法

5 左および右第2足根中足(TM)関節 滑り法(図5-49)

[患者の肢位] 背臥位で足部はベッド上に置く.
[術者] 足底に向かって立つ.
① 左母指を足背に,示指を足底に置き中間楔状骨を挟む.
② 右母指を足背に,示指を足底に置き中足骨近位部を挟む.
③ 右母指を中足骨に密着させた後,底側に押し,同時に左示指で中間楔状骨の動きを止める.ついで右示指を中足骨に密着させた後,背側に押し,同時に左母指で中間楔状骨の動きを止める.

他の足根中足関節も同様に操作する.示指が目的の骨に届かない場合は中指を用いる.

[注意] 楔状骨および中足骨を強くつまむと関節は硬くなり痛みを起こす．

6 左および右第1中足指節(MTP)関節

[患者の肢位] 背臥位で足部をベッドから出すか，ベッド上に置く．

[術者] 足底に向かって立つ．

a．軸回旋法（図5-50）

[術者]
① 左母指と示指で第1中足骨を挟み，右母指と示指で基節骨を挟む．
② 基節骨が滑らない程度に右母指と示指に力を入れ，右前腕を回内-回外して基節骨の軸回旋を行い，同時に左母指と示指で中足骨の動きを止める．

[注意] 中足骨および基節骨を強くつまむと関節は硬くなり痛みを起こす．

b．滑り法（図5-51）

[術者]
① 軸回旋法におけると同様に中足骨および基節骨を持つ．
② 右母指で基節骨を底側に押し，同時に左示指で中足骨の動きを止める．ついで右示指で基節骨を背側に押し，同時に左母指で中足骨の動きを止める．

この方法は他のMTP関節にも適用する（図5-52，53）．示指が中足骨に届かない場合は中指を用いる．

[注意] 軸回旋法におけると同様である．

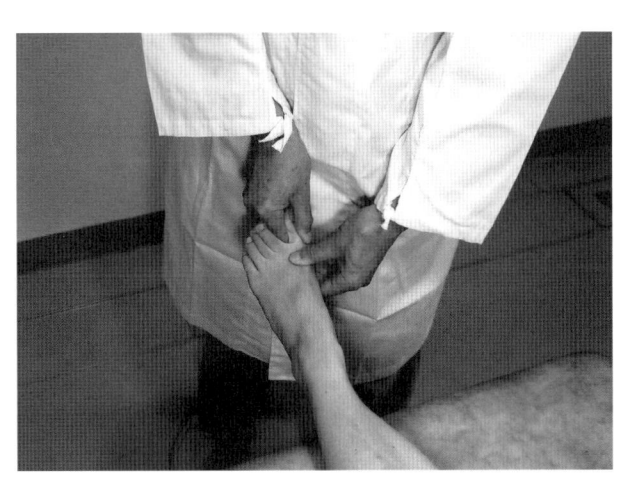

図 5-50 左第1中足指節関節 軸回旋法

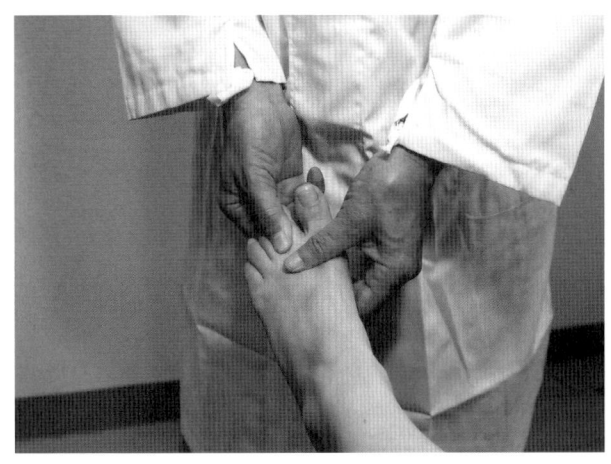

図 5-52 左第2中足指節関節 軸回旋法

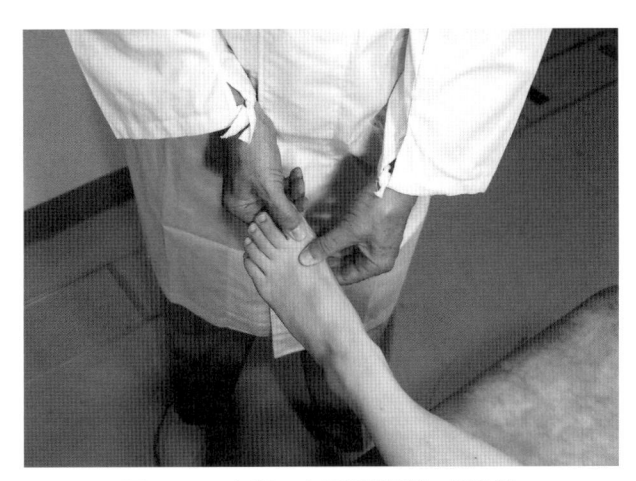

図 5-51 左第1中足指節関節 滑り法

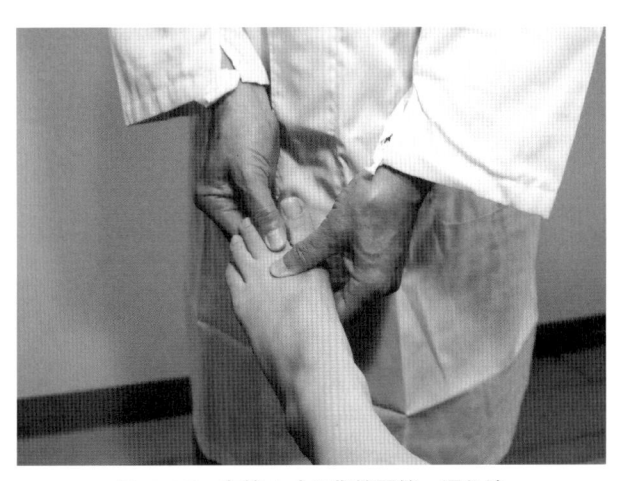

図 5-53 左第2中足指節関節 滑り法

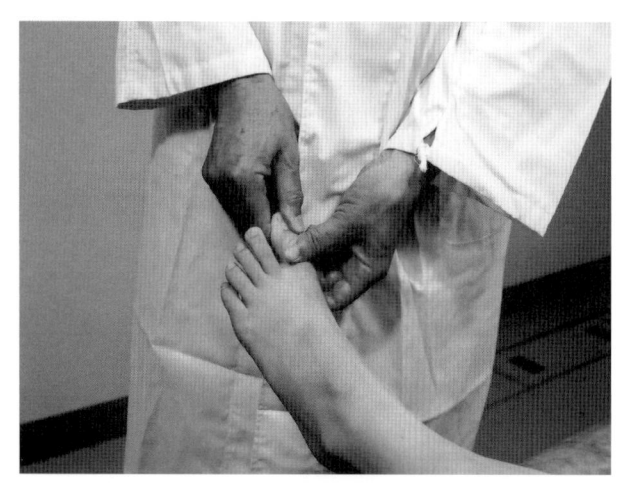

図 5-54 左第1指節間関節 軸回旋法

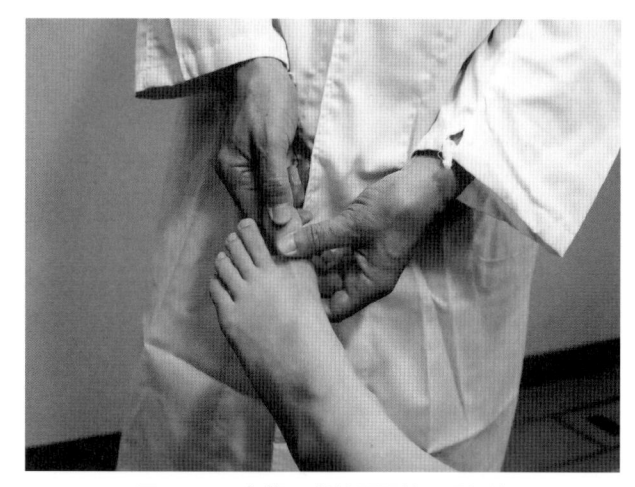

図 5-55 左第1指節間関節 滑り法

7 第1指節間関節

[患者の肢位] 背臥位で足部をベッドから出すか，ベッド上に置く．

[術者] 足底に向かって立つ．

a．軸回旋法（図 5-54）

[術者]
① 左母指と示指で第1基節骨を挟み，右母指と示指で末節骨を挟む．
② 末節骨が滑らない程度に右母指と示指に力を入れ，右前腕を回内-回外して末節骨の軸回旋を行い，同時に左母指と示指で基節骨の動きを止める．

b．滑り法（図 5-55）

[術者]
① 軸回旋法と同様に第1基節骨と末節骨を持つ．
② 右母指で末節骨を底側に押し，同時に左示指で基節骨の動きを止める．ついで右示指で末節骨を背側に押し，同時に左母指で基節骨の動きを止める．

その他の指節間関節においても同様の手技を用いる．

[注意] MTP 関節におけると同様である．その他の指節間関節も同様である．

副運動技術の強さには"強"，"中"，"弱"の3段階がある．治療には"強"と"弱"が用いられ，"強"は関節包内運動の副運動2型が減少しているときに適応する．副運動技術の強さと回数については第4章を参照されたい．

第6章

構成運動技術

　構成運動技術は他動構成運動と抵抗構成運動からなり，副運動技術が徒手医学と運動療法の両面があるのに対して，すべて運動療法に属する（第4, 8章参照）．この技術は当初AKA-伸張運動，AKA-自動介助運動，AKA-抵抗運動などといわれていたものである[1]．

　他動構成運動は関節面の滑りを他動的に行う方法で，可動域の終末において伸張を加える技術と，伸張を加えない技術がある．前者を"他動構成運動-伸張あり"，後者を"他動構成運動-伸張なし"とよぶこととする．抵抗構成運動は関節面の滑りに抵抗を加える方法で，これには骨運動を介助する技術と，骨運動に抵抗を加える技術がある．前者を"抵抗構成運動-骨運動介助"，後者を"抵抗構成運動-骨運動抵抗"とよぶこととする．

1　一般的事項

　構成運動技術は上述のようにすべて運動療法に属し，伝統的運動療法の欠陥を補足する．

1）各技術と治療目的

　各技術と運動療法の治療目的との関係を簡単に述べれば次のとおりである．

① "他動構成運動-伸張なし"は関節可動域の維持および神経筋再教育における筋収縮の誘発と，徒手筋力テストで筋力2未満の筋力増強に用いられる．

② "他動構成運動-伸張あり"は他動的伸張運動に用いられ，とくに関節包外軟部組織の伸張に有効である．なお，関節包内軟部組織の伸張には副運動技術が有効である．

③ "抵抗構成運動-骨運動介助"は筋力増強に利用され，徒手筋力テストで筋力が2ないし3のときに用いられる．したがって，神経筋再教育に有効である．

④ "抵抗構成運動-骨運動抵抗"は徒手筋力テストで筋力が3⁺以上のときに，筋力増強に用いられる．

2）技術の要点

　構成運動技術は関節面の滑りを誘導する技術であり，滑りがスムーズに起こるように強さを調節する．関節神経学的には関節受容器[2]を刺激する技術が多い．

① "他動構成運動-伸張あり"では，関節受容器typeⅠ，Ⅱを刺激しないように留意する．すなわち，関節運動反射（arthrokinetic reflex）[2]および関節静的反射（arthrostatic reflex）[2]が起こらないようにする必要がある．上記の機械受容器が興奮すれば関節包内および包外の軟部組織が緊張し，伸張できなくなる．

② その他の技術は関節受容器typeⅠ，Ⅱに刺激を与えるもので，それにより関節運動反射を促進し，筋収縮を増大する．

③ 上記の効果を得るためには，関節面の滑りを誘導する手または指の骨と関節近傍の骨を密着させることが重要である．

④ 骨と骨を密着させるために手を強く押し付けると関節受容器typeⅠが興奮し，関節静的反射が起こり，関節面の滑りが阻害される．

⑤ 手に加わる力を調節するには，体重をつま先で支持し，膝と腰で重心移動を行うとよい．

⑥ 関節の角度が変化するにつれ関節面の滑る方向も

変化するので，力の方向も変える必要がある．

2　各関節の技術

各関節の技術は他動構成運動と抵抗構成運動に分けて述べる．各手技は主として左側の関節について述べ，右側は括弧で示す．

1）他動構成運動

他動構成運動には"伸張なし"と"伸張あり"の技術があるが，いずれも関節面の滑りと骨運動を他動的に行う．ここに述べる方法は"伸張なし"の技術であるので，"伸張あり"は可動域終末で，骨運動と関節面の滑りに対してさらに力を加え，軟部組織を伸張するとよい．なお，伸張が進むと関節の滑りが止まるので，関節角を維持したままいったん両手の力を抜き，関節近傍の手を置きなおして伸張を再開する．この操作を数回繰り返すと伸張効果は大となる．

1　上肢の関節
a．左（右）肩関節
[患者の肢位]　背臥位．
[術者]　治療側に立つ．

屈曲―伸展：両足をベッドにほぼ平行に開き，右（左）足は治療する肩関節のやや尾側に置き，つま先を軽度ベッド方向に向ける．

左手で前腕遠位部を軽く握り，肘関節を軽度～中等度屈曲する．

屈曲（図6-1）：右（左）母指を大結節の前部に置く．体重を右（左）足に乗せ，左（右）手で肩関節を屈曲しながら，母指で大結節を上腕骨長軸近位方向に押す．肩関節90°以上では大結節を触れなくなるので，母指を遠位にずらし，同時に患者の肘関節を伸展する．

伸展（図6-2）：右（左）示指を大結節の後部に置く．体重を徐々に左（右）足に移し，肩関節を伸展しながら示指で大結節を上腕骨長軸近位方向に押す．肘関節は徐々に屈曲する．肩関節90°以上では大結節のやや遠位を押

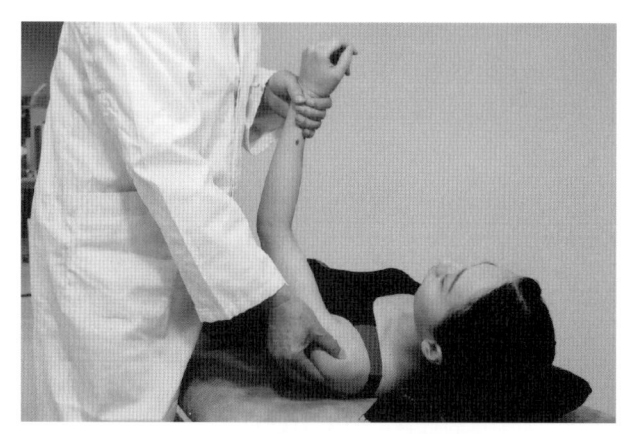

図 6-1　他動構成運動　左肩関節屈曲

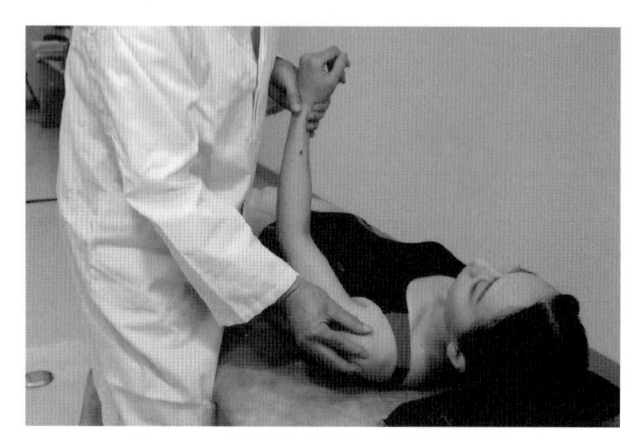

図 6-2　他動構成運動　左肩関節伸展

す．

肩関節中間位からの伸展は側臥位で背側から行う（図6-3）．この場合は，大結節を母指で押してもよい．

外転―内転：肩関節の横で右（左）足をベッド側にして両足を斜めに開く．身体を尾側に向け，患者の肘を伸展し，左（右）手で上から前腕遠位部を持ち，右（左）示指に中指をそえ大結節部に置く．

外転（図6-4）：肩関節を外転させながら，示指で大結節を上腕骨長軸近位方向に押す．同時に腰を左（右）に回旋させるか，左（右）足を後ろに引き外転を助ける．この方法では肩関節外転は90°まで可能である．90°以上の外転では足を頭側に移動し，示指をやや遠位にずらして上腕骨を押す．

内転（図6-5）：肩関節を内転させながら，示指で大結節を上腕骨長軸遠位方向に押す．同時に腰を右（左）に回旋させるか，左（右）足をベッドに近づけ内転を助ける．

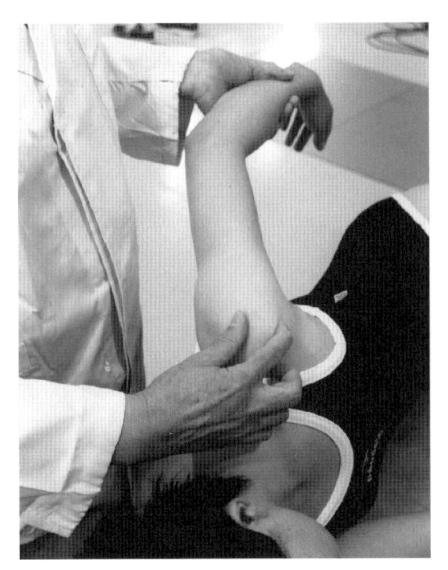

図 6-3 他動構成運動
左肩関節中間位からの伸展

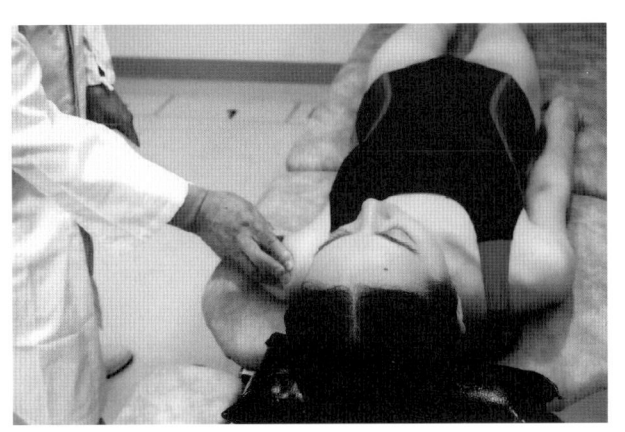

図 6-4 他動構成運動　左肩関節外転

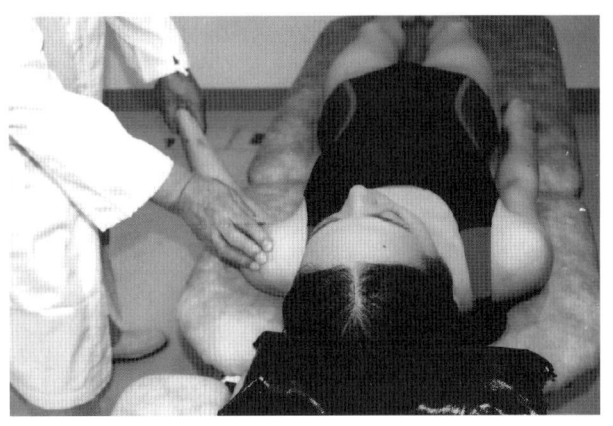

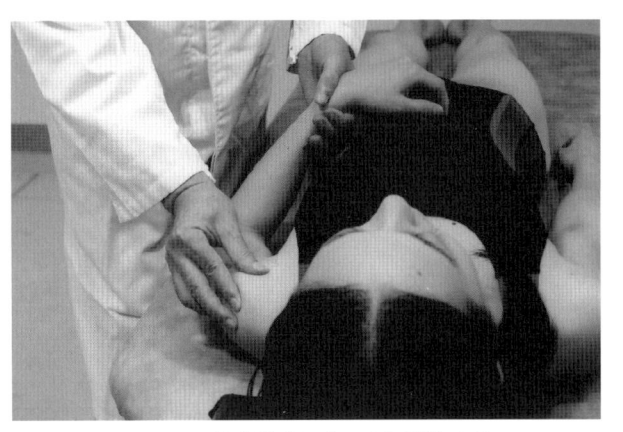

図 6-5 他動構成運動　左肩関節内転

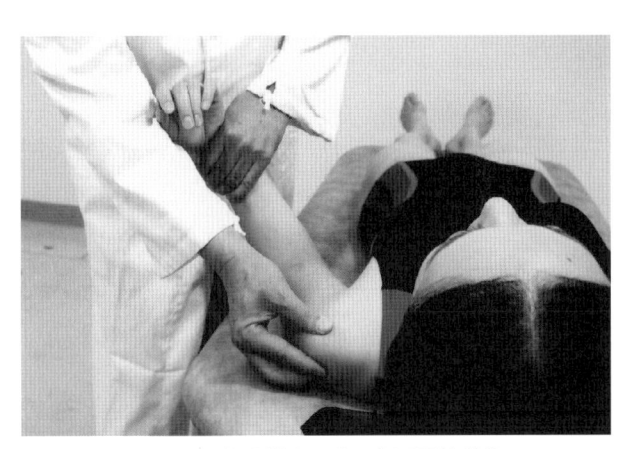

図 6-6 他動構成運動　左肩関節外旋

図 6-7 他動構成運動　左肩関節内旋

この方法では 90°外転位からの内転が可能である．90°以上からの内転では，足を頭側に移動し，大結節のやや遠位を押す．

外旋―内旋：術者は屈曲と同様に両足をベッドに平行に開く．左(右)手で前腕遠位部を持ち，肘関節を約 90°屈曲する．右(左)母指を大結節の前に，示指を後ろに置く．

外旋（図 6-6）：肩関節を外旋させながら，母指で大結節を後方に押す．

内旋（図 6-7）：肩関節を内旋させながら，示指で大結節を前方に押す．

b．左(右)肘関節

[患者の肢位]　背臥位．

[術者]　治療側で肘関節のやや尾側に立ち，右(左)足を前にして両足をベッドとほぼ平行に開く．左(右)手で前

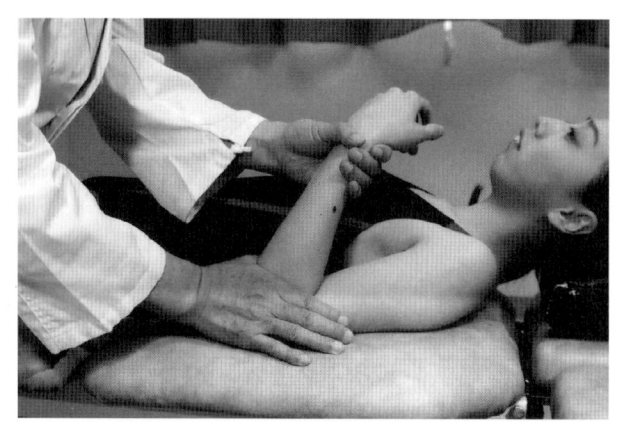

図 6-8 他動構成運動　左肘関節屈曲

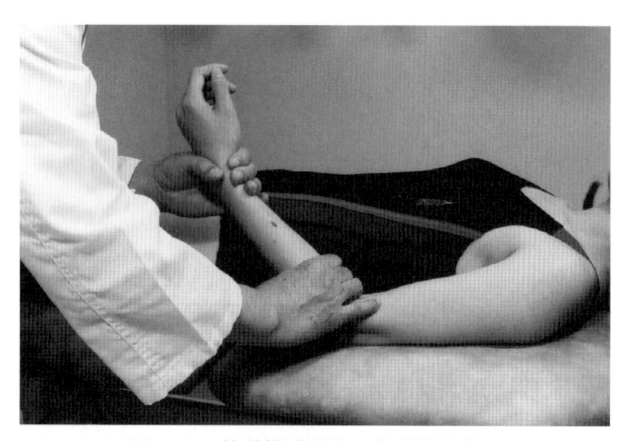

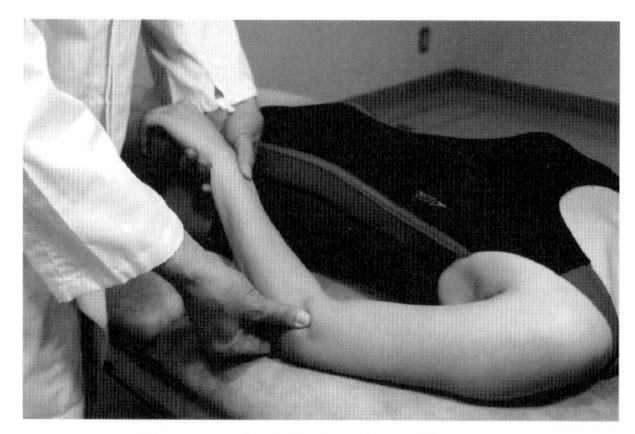

図 6-10 他動構成運動　左前腕回内

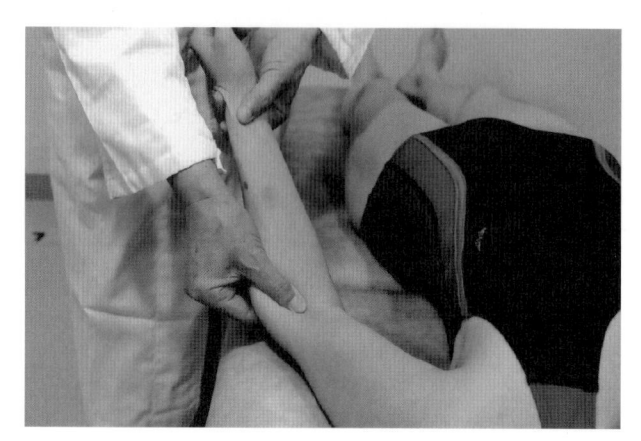

図 6-9 他動構成運動　左肘関節伸展

図 6-11 他動構成運動　左前腕回外

腕遠位部を持つ．

　屈曲（図 6-8）：右（左）母指基部を肘関節近くで前腕伸側にあてる．肘関節を左（右）手で屈曲しながら右（左）母指で尺骨をその長軸に対しほぼ垂直に押す．

　伸展（図 6-9）：右（左）示指，中指，環指を肘関節近くで前腕屈側に置く．左（右）手で肘関節を伸展しながら，右（左）示・中・環指で尺骨をその長軸に対しほぼ垂直に引く．

c．前　腕
[患者の肢位]　背臥位．
[術者]　治療側で前腕のやや尾側に立ち，右（左）足を前にして足をベッドとほぼ平行に開く．左（右）手で前腕遠位部を持つ．右（左）母指と示指を橈骨頭の前後に当てる．

　回内（図 6-10）：左（右）手で前腕を回内しながら，右（左）示指で橈骨頭後外側を前方に押す．

　回外（図 6-11）：左（右）手で前腕を回外しながら，右

（左）母指で橈骨頭前外側を後方に押す．

d．左（右）手関節
[患者の肢位]　背臥位．
[術者]　左（右）手関節に向かって尾側に立つ．

　背屈（図 6-12）：右（左）母指を背側に，他の 4 指を掌側に置き，橈骨遠位部および手掌を持つ．左（右）母指を嗅ぎたばこ窩において舟状骨背側に，示指を舟状骨掌側に，他の 3 指を手掌橈側および母指に置く．手掌に置いた指で手関節を背屈しながら，左（右）母指で舟状骨を掌側に押す．

　掌屈（図 6-13）：術者が右利きの場合について述べる．左母指を背側に，他の 4 指を掌側に置き，橈骨遠位部および手掌を持つ．右母指を月状骨背側に，示指を掌側に，他の 3 指を手掌に置く．右母指と他の 4 指で手関節を掌屈しながら，右示指で月状骨を背側に押す．

　術者が左利きの場合は左右の手を逆にし，左手で月状

2　各関節の技術

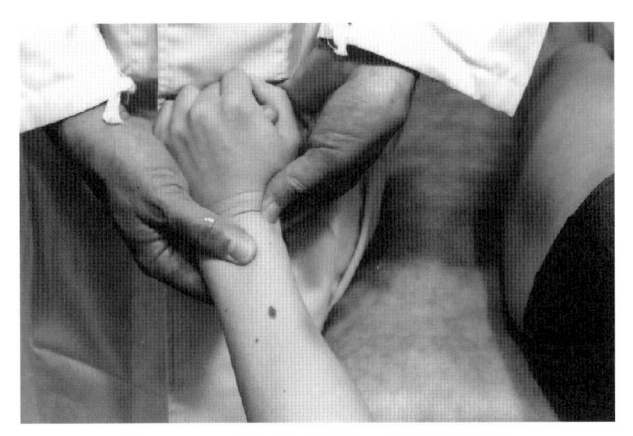

図 6-12　他動構成運動　左手関節背屈

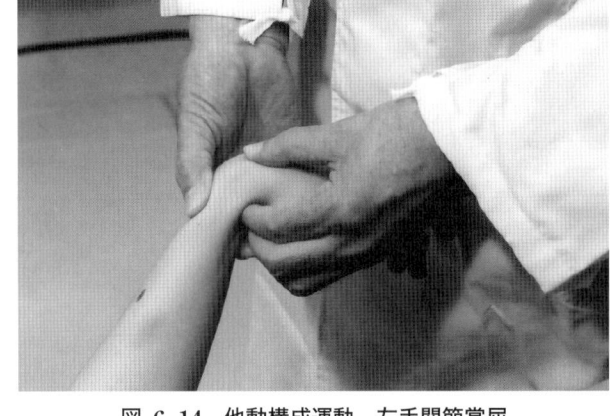

図 6-14　他動構成運動　左手関節掌屈
左手で月状骨を操作

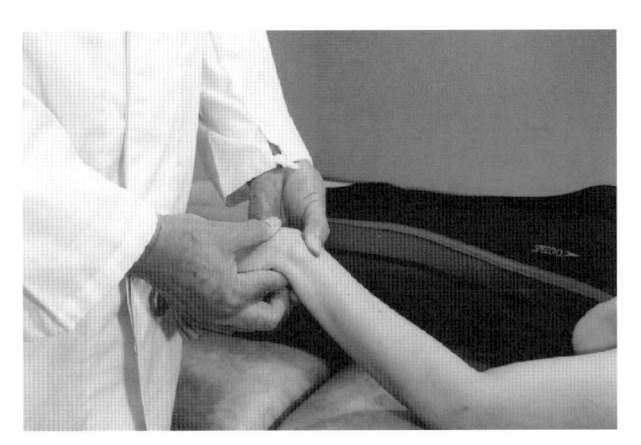

図 6-13　他動構成運動　左手関節掌屈
右手で月状骨を操作

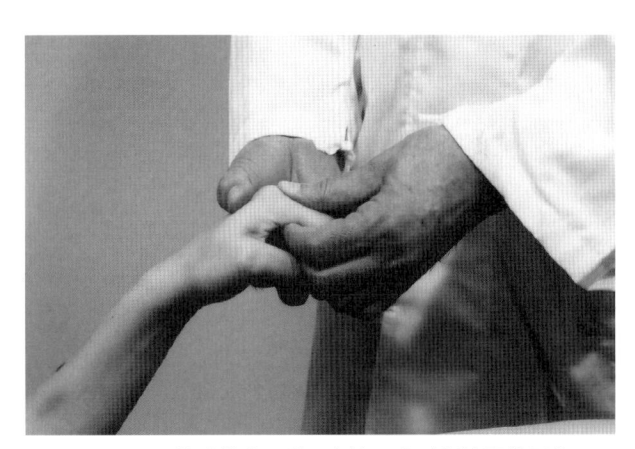

図 6-15　他動構成運動　左第 2 中手指節関節屈曲

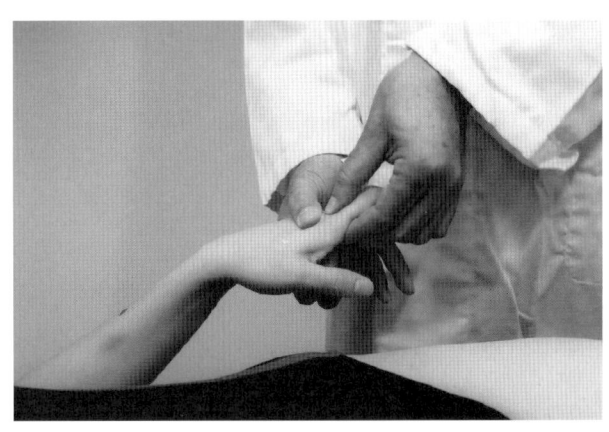

図 6-16　他動構成運動　左第 2 中手指節関節伸展

骨を操作する（図 6-14）．

e．左(右)手指

[患者の肢位]　背臥位．

[術者]　左(右)手に向かって尾側に立つ．

（1）第 2 中手指節(MCP)関節：右(左)母指を背側に，示指または中指を掌側に置き第 2 中手骨遠位部を持つ．左(右)母指を背側に，左(右)示指を掌側で骨にほぼ垂直にして基節骨近位部を持つ．

屈曲（図 6-15）：左(右)母指で基節骨基部を掌側に押しながら MCP 関節を屈曲し，右(左)示指または中指で中手骨の動きを止める．

伸展（図 6-16）：左(右)示指で基節骨基部を背側に押しながら MCP 関節を伸展し，右(左)母指で中手骨の動きを止める．

（2）第 2 近位指節(PIP)関節：右(左)母指を背側に，示指または中指を掌側に置き第 2 基節骨遠位部を持つ．左(右)母指を背側に，左(右)示指を掌側に置き中節骨近位部を持つ．

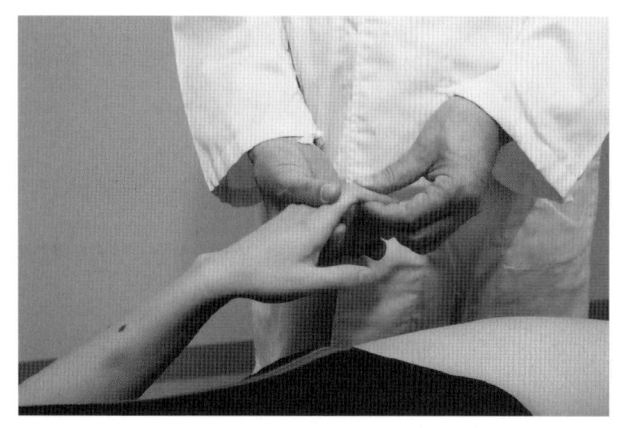

図 6-17　他動構成運動　左第 2 近位指節関節屈曲

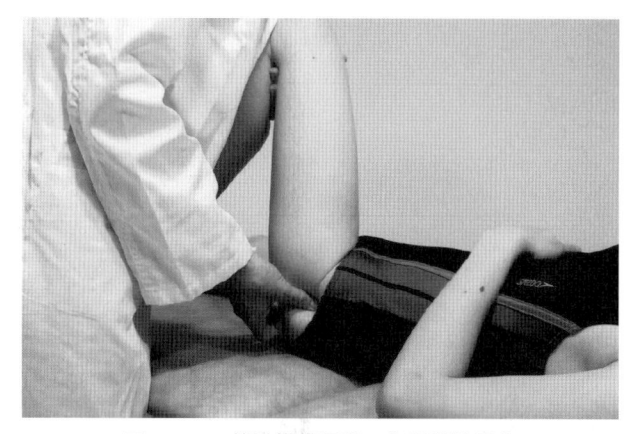

図 6-19　他動構成運動　左股関節屈曲

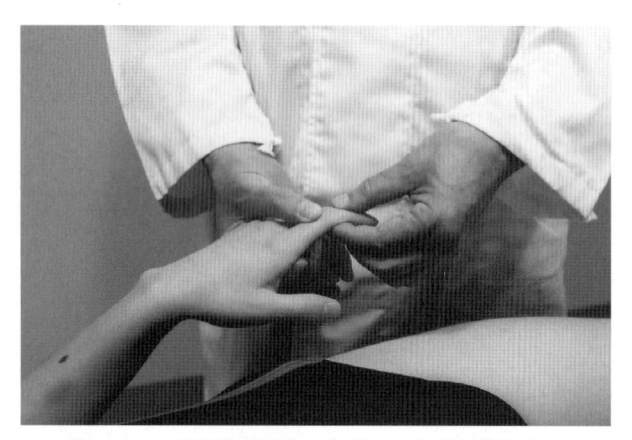

図 6-18　他動構成運動　左第 2 近位指節関節伸展

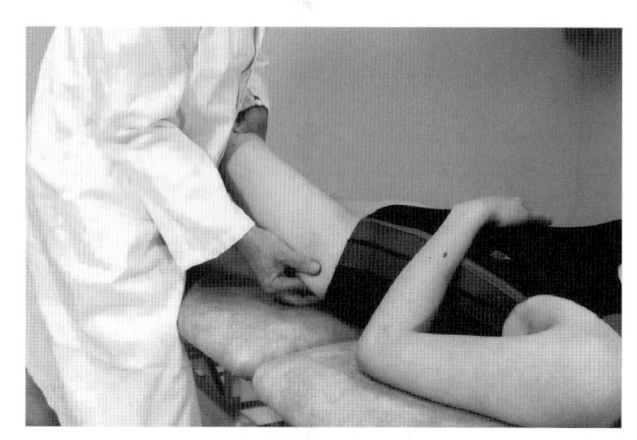

図 6-20　他動構成運動　左股関節伸展

屈曲（図 6-17）：左（右）母指で中節骨基部を掌側に押しながら PIP 関節を屈曲し，右（左）示指または中指で基節骨の動きを止める．

伸展（図 6-18）：左（右）示指で中節骨基部を背側に押しながら PIP 関節を伸展し，右（左）母指で基節骨の動きを止める．

他の指関節の他動構成運動もこれと同様の手技を用いる．

なお，術者が右利きの場合には，手指の他動構成運動はすべて近位の骨を左手で持ち，遠位の骨を右手で操作してもよい．左利きでは右利きと逆になる．

2　下肢の関節
a．左（右）股関節
[患者の肢位]　背臥位．
[術者]　治療側に立つ．

屈曲―伸展：右（左）足を頭側にして両足をベッドにほぼ平行に開き，股関節の完全屈曲―伸展を行える位置をとる．両大腿はベッドに触れる．

屈曲（図 6-19）：左（右）示指を膝窩部にかけ，示指〜小指の 4 指で下腿近位部を持ち，母指は膝内側に置く．右（左）母指を大転子前上部に置く．左（右）手で股関節を屈曲しながら，右（左）母指で大転子を後方に押す．

伸展（図 6-20）：左（右）母指を大腿遠位部前方に，他の 4 指を後方に置く．右（左）示指を大転子後上部に置く．左（右）手で股関節を伸展しながら，右（左）示指で大転子を前方に押す．

外転―内転：右（左）足を大転子の横でベッドに近く，左（右）足をベッドから離して斜めに立つ．左（右）手で下腿遠位部を持ち，右（左）示指と中指を大転子部に置く．

外転（図 6-21）：腰を左（右）に回旋させるか左（右）足を後ろに引き，左（右）手で股関節を外転させながら，右

2　各関節の技術　　115

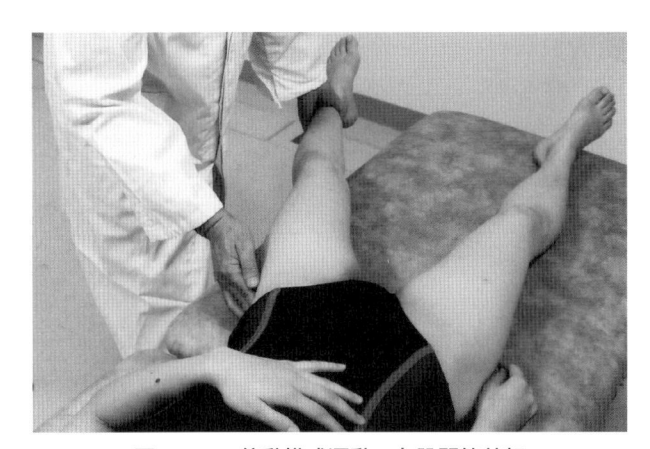

図 6-21　他動構成運動　左股関節外転

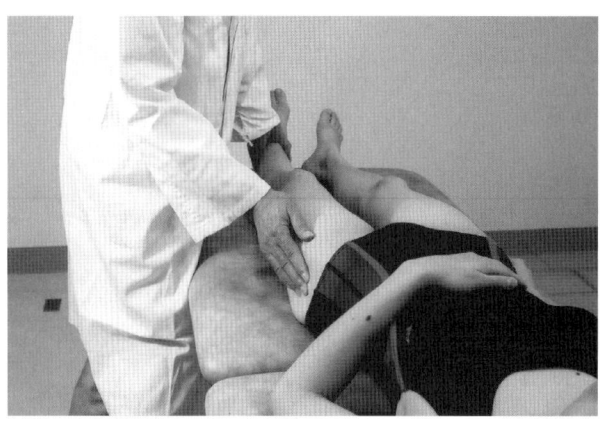

図 6-22　他動構成運動　左股関節内転

(左)示指で大転子を大腿骨長軸近位に向かって押す．

　内転（図 6-22）：腰を右(左)に回旋させるか左(右)足をベッドに近づけ，左(右)手で股関節を内転させながら，右(左)示指で大転子を大腿骨長軸遠位に向かって引く．

　外旋―内旋：屈曲と同様に両足をベッドに平行に開く．左(右)手で下腿近位部を持ち，手と前腕で下腿を持ち上げて股関節を屈曲する．右(左)母指を大転子前部に，示指を後部に置く．

　内旋（図 6-23）：左(右)手と前腕で股関節を内旋しながら，右(左)示指で大転子を前方に押す．

　外旋（図 6-24）：左(右)手と前腕で股関節を外旋しながら，右(左)母指で大転子を後方に押す．

b．左(右)膝関節

[患者の肢位]　背臥位．

[術者]　ベッドの横で膝の尾側に立つ．

　屈曲（図 6-25）：右(左)手で下腿遠位部をゆるく持つ．左(右)手の母指と示指の間を下腿近位部にあてる．右(左)手で膝関節を屈曲しながら，左(右)手で脛骨をその長軸に対し垂直方向に後方へ押す．

　伸展位で拘縮があり，屈曲できない場合の伸張を伴った屈曲では，右(左)5指を内側から大腿遠位部にかけ，左(右)手の母指と示指の間を下腿近位部前方に置く．左(右)手で脛骨をその長軸に対し垂直に後方へ押し，右(左)手で大腿骨の動きを止める（図 6-26）．

　伸展（図 6-27）：左(右)手で下腿遠位部をゆるく持つ．右(左)母指を下腿近位部前方に，他の4指を近位部後方に置く．左(右)手で膝関節を伸展しながら，右示指

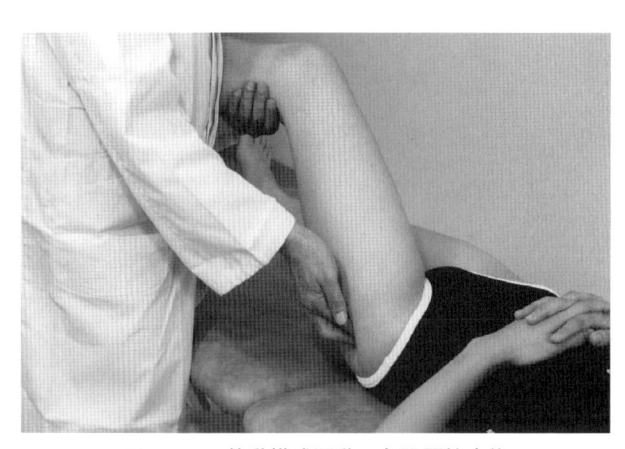

図 6-23　他動構成運動　左股関節内旋

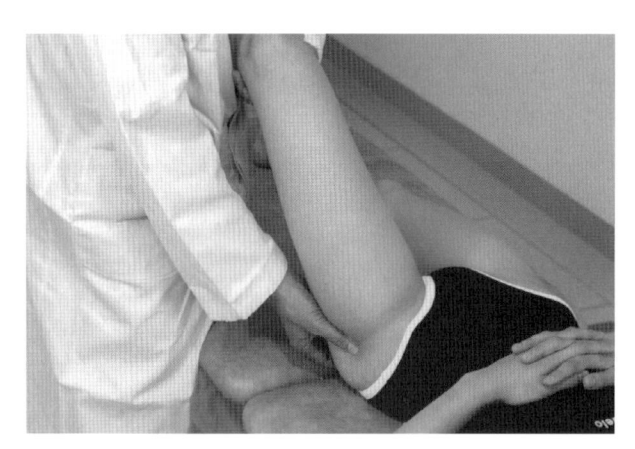

図 6-24　他動構成運動　左股関節外旋

で脛骨をその長軸に対し垂直方向に前方へ押す．

　軽度屈曲位で拘縮があり，伸展できない場合の伸張を伴った伸展では，左(右)5指を内側から下腿近位部にかけ，右(左)手の母指と示指の間を大腿遠位部前方に置く．

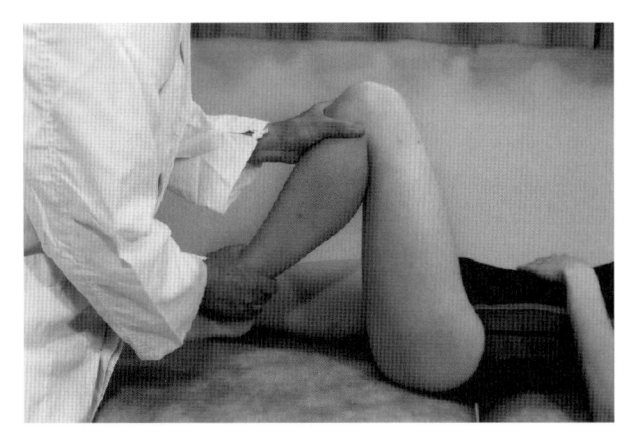

図 6-25　他動構成運動　左膝関節屈曲

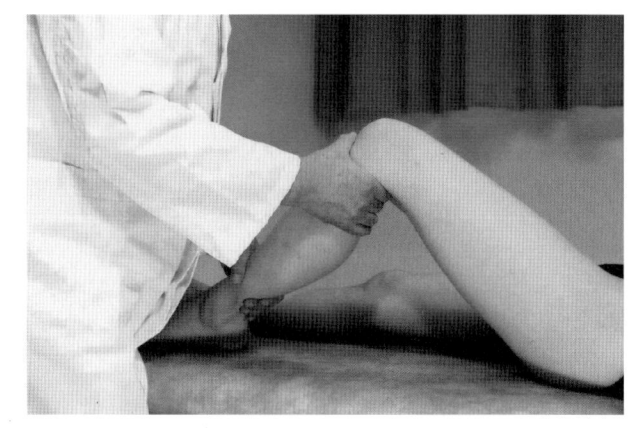

図 6-27　他動構成運動　左膝関節伸展

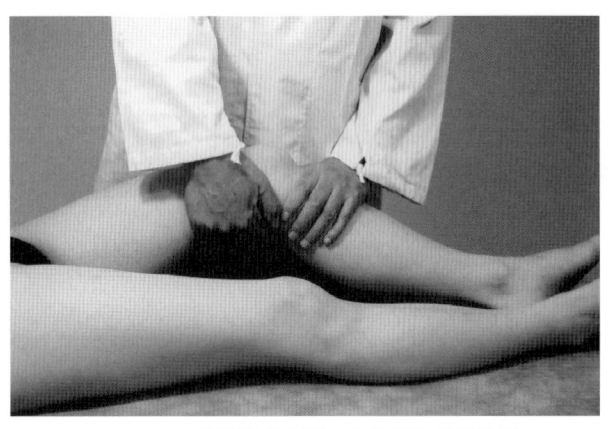

図 6-26　他動構成運動　左膝関節伸展拘縮
屈曲—伸張

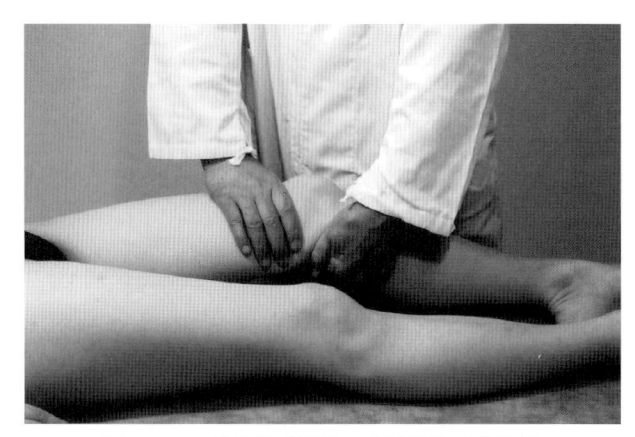

図 6-28　他動構成運動　左膝関節屈曲拘縮
伸展—伸張

左(右)手で脛骨をその長軸に対し垂直に前方へ引き上げ，右(左)手で大腿骨の動きを止める（図 6-28）．

c．左(右)足関節

[患者の肢位]　背臥位で足部をベッドの外に出す．
[術者]　足底に向かって立つ．

背屈（図 6-29）：左右の母指先を重ね，足関節裂隙で距骨の前方に置き，両手の他の4指を足底にあてる．足底にあてた指と大腿前面で足関節を背屈させながら，母指で距骨を後方に押す．

底屈（図 6-30）：右または左手の母指と示指の間を足背近位部に置き，左または右母指を足関節前方に，示指をアキレス腱付着部近くに，中指，環指を踵骨後部に置く．右または左手で足関節を底屈させながら，左または右手指で距骨と踵骨を前方に押す．

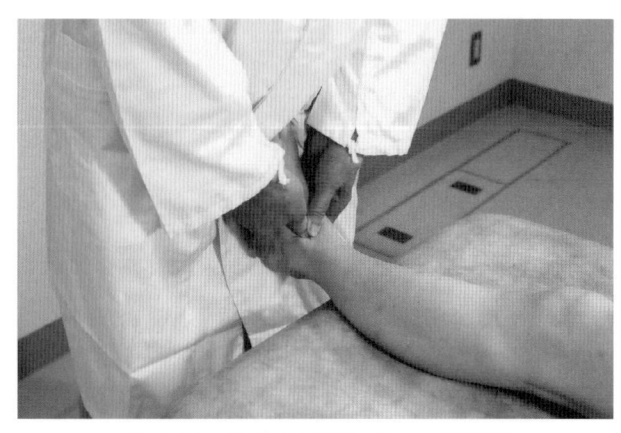

図 6-29　他動構成運動　左足関節背屈

d．左右足指の関節

[患者の肢位]　背臥位で，足はベッドの端に出すか，ベッドの上に置く．
[術者]　足底に向かって立つ．術者が右利きの場合につ

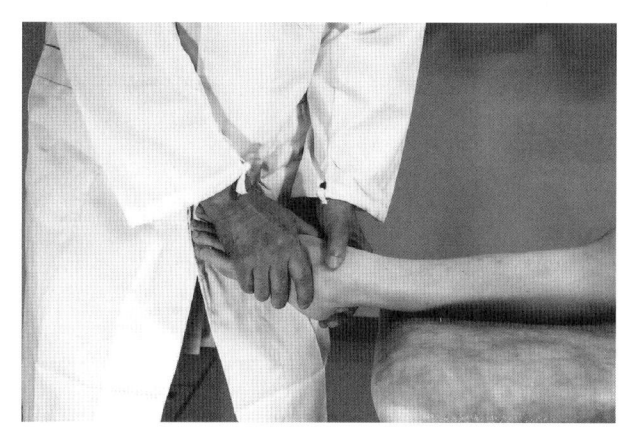

図 6-30　他動構成運動　左足関節底屈

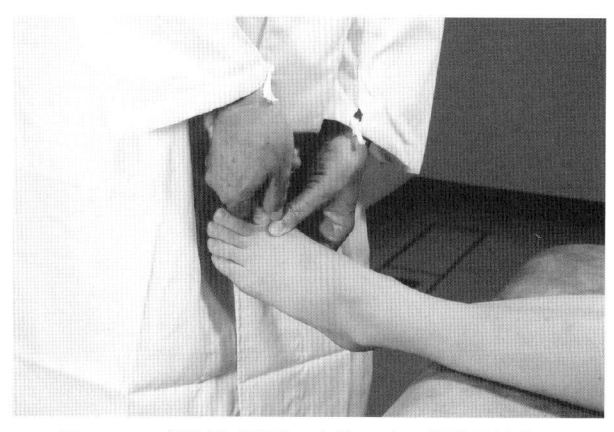

図 6-32　他動構成運動　左第 1 中足指節関節伸展

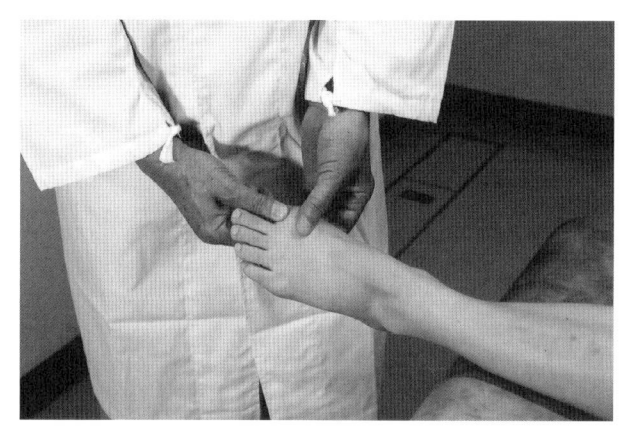

図 6-31　他動構成運動　左第 1 中足指節関節屈曲

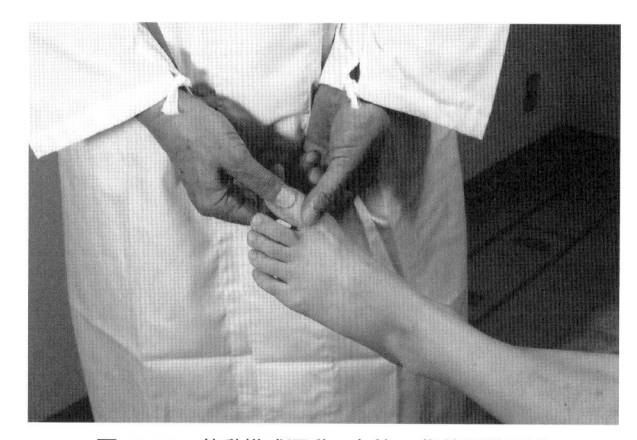

図 6-33　他動構成運動　左第 1 指節関節屈曲

いて述べる．左利きの場合は左右の手を逆にしてよい．
（1）第 1 中足指節(MTP)関節：左母指を中足骨遠位部背側に置き，示指を底側に置く．右母指を基節骨近位部背側にあて，示指を底側にあてる．

屈曲（図 6-31）：右手指で MTP 関節を屈曲しながら，母指で基節骨近位部を底側に押し，左手指で中足骨の動きを止める．

伸展（図 6-32）：右手指で MTP 関節を伸展しながら，示指で基節骨近位部を背側に押し，左手指で中足骨の動きを止める．

（2）第 1 指節(IP)関節：左母指を基節骨遠位部背側に置き，示指を底側に置く．右母指を末節骨近位部背側にあて，示指を底側にあてる．

屈曲（図 6-33）：右手指で IP 関節を屈曲しながら，母指で末節骨近位部を底側に押し，左手指で基節骨の動きを止める．

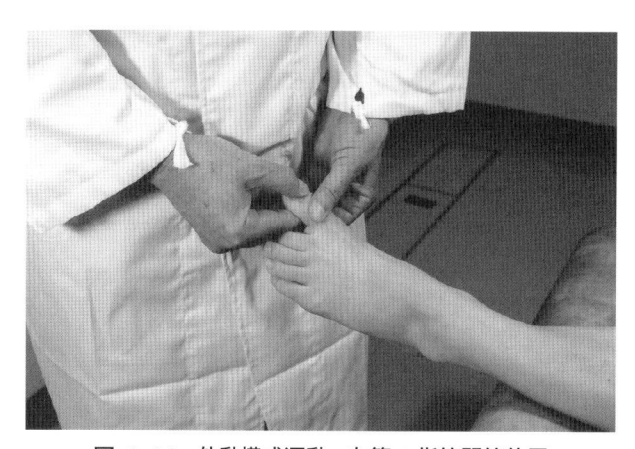

図 6-34　他動構成運動　左第 1 指節関節伸展

伸展（図 6-34）：右手指で IP 関節を伸展しながら，示指で末節骨近位部を背側に押し，左手指で基節骨の動きを止める．

他の足指関節の他動構成運動もこれと同様の手技を用いる．

2）抵抗構成運動

すでに述べたように，抵抗構成運動には骨運動介助と骨運動抵抗の2つの技術がある．ここでは骨運動は自動運動として述べるので，実際の治療では，これを介助するか抵抗を加えるかは必要に応じて選択する．

1　上肢の関節

a．左(右)肩関節

[患者の肢位]　背臥位．
[術者]　治療側に立つ．

屈曲─伸展：両足をベッドにほぼ平行に開き，右(左)足は治療する肩関節のやや尾側に置き，つま先を軽度ベッド方向に向ける．

左手で前腕遠位部を軽く握り，肘関節を軽度～中等度屈曲する．

屈曲（**図 6-35**）：右(左)示指を大結節の後部に置く．肩関節を屈曲するように指示し，示指で大結節の後方への動きに抵抗を加える．

伸展（**図 6-36**）：右(左)母指を大結節の前部に置く．肩関節を伸展するように指示し，母指で大結節の前方への動きに抵抗を加える．

外転─内転：肩関節の横で右(左)足をベッド側にして両足を斜めに開く．身体を尾側に向け，患者の肘を伸展し，左(右)手で上から前腕遠位部を持ち，右(左)示指に中指をそえ大結節部に置く．

外転（**図 6-37**）：肩関節を外転するように指示し，示指で大結節を上腕骨長軸遠位方向に引く．同時に腰を左(右)に回旋させるか，左(右)足を後ろに引き外転しやすくする．

内転（**図 6-38**）：肩関節を内転するように指示し，示指で大結節を上腕骨長軸近位方向に押す．同時に腰を右(左)に回旋させるか，左(右)足をベッドに近づけ内転しやすくする．

外旋─内旋：術者は屈曲と同様に両足をベッドに平行に開く．左(右)手で前腕遠位部を持ち，肘関節を約90°屈曲する．右(左)母指を大結節の前方に，示指を後方に置く．

外旋（**図 6-39**）：肩関節を外旋するように指示し，示

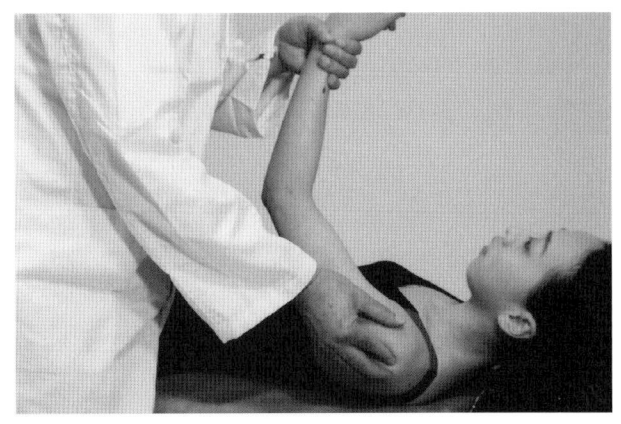

図 6-35　抵抗構成運動　左肩関節屈曲

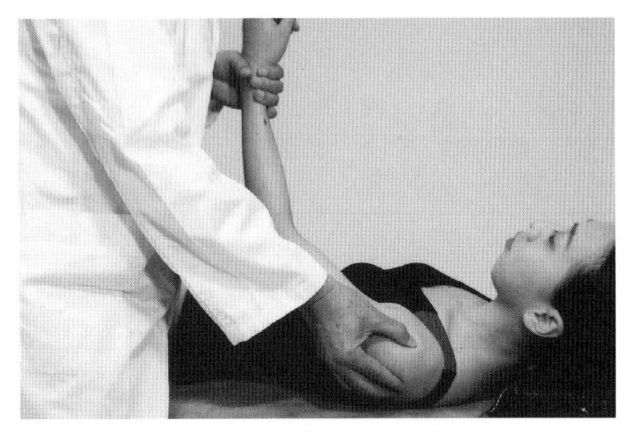

図 6-36　抵抗構成運動　左肩関節伸展

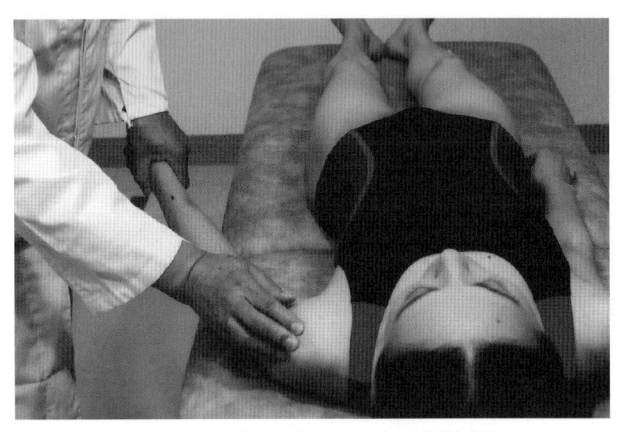

図 6-37　抵抗構成運動　左肩関節外転

指で大結節の後方への動きに抵抗を加える．

内旋（**図 6-40**）：肩関節を内旋するように指示し，母指で大結節の前方への動きに抵抗を加える．

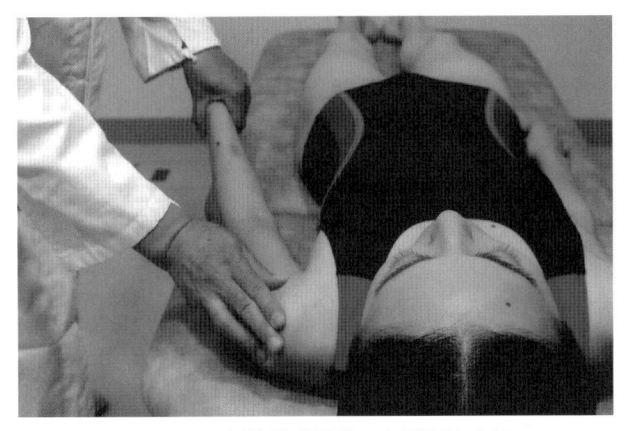

図 6-38　抵抗構成運動　左肩関節内転

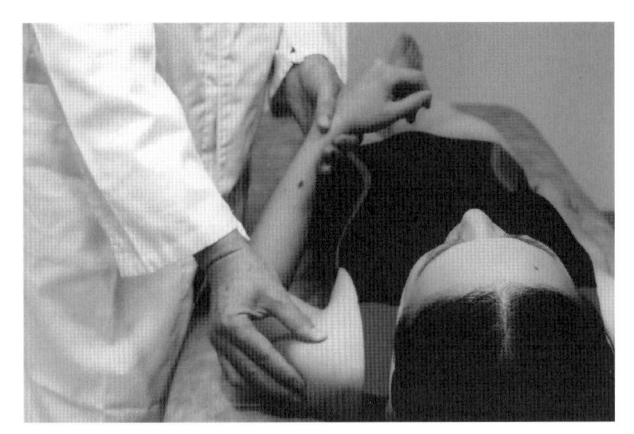

図 6-40　抵抗構成運動　左肩関節内旋

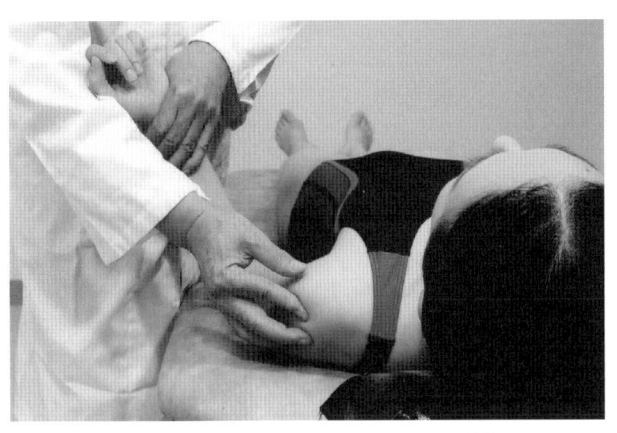

図 6-39　抵抗構成運動　左肩関節外旋

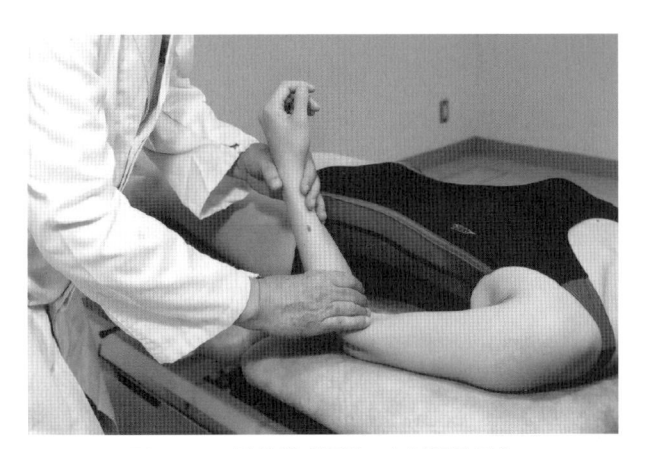

図 6-41　抵抗構成運動　左肘関節屈曲

b．左(右)肘関節

[患者の肢位]　背臥位．

[術者]　治療側で肘関節のやや尾側に立ち，右(左)足を前にして両足をベッドとほぼ平行に開く．左(右)手で前腕遠位部を持つ．

屈曲（図 6-41）：右(左)示指，中指，環指を肘関節近くで前腕屈側に置く．肘関節を屈曲するように指示し，右(左)示・中・環指で尺骨の動きに抵抗を加える．

伸展（図 6-42）：右(左)母指基部を肘関節近くで前腕伸側にあてる．肘関節を伸展するように指示し，右(左)母指で尺骨の動きに抵抗を加える．

c．左(右)手関節

[患者の肢位]　背臥位．

[術者]　左(右)手関節に向かって尾側に立つ．

背屈（図 6-43）：左(右)母指を背側に，他の4指を掌側に置き，橈骨遠位部および手掌橈側を持つ．右(左)示

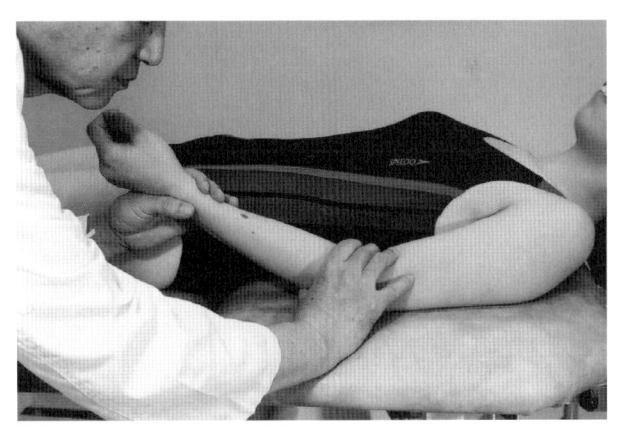

図 6-42　抵抗構成運動　左肘関節伸展

指を舟状骨掌側に置き，母指を手関節背側に置く．手関節を背屈するように指示し，右(左)示指で舟状骨の掌側への動きに抵抗を加える．

掌屈（図 6-44）：術者が右利きの場合について述べる．左母指を背側に，他の4指を掌側に置き，橈骨遠位

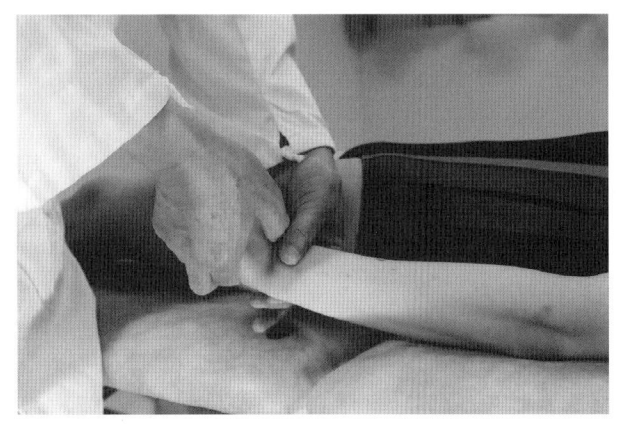

図 6-43　抵抗構成運動　左手関節背屈

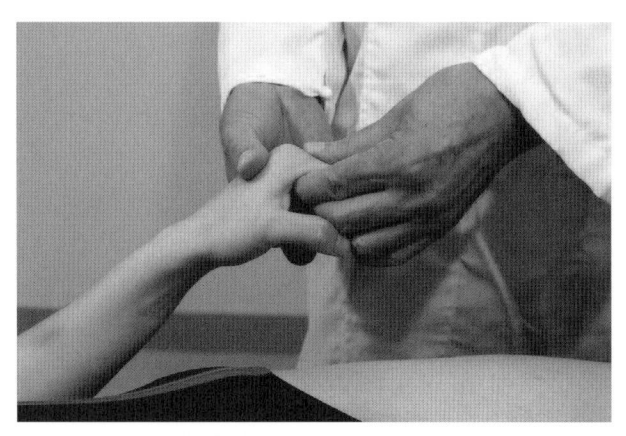

図 6-45　抵抗構成運動　左第 2 中手指節関節屈曲

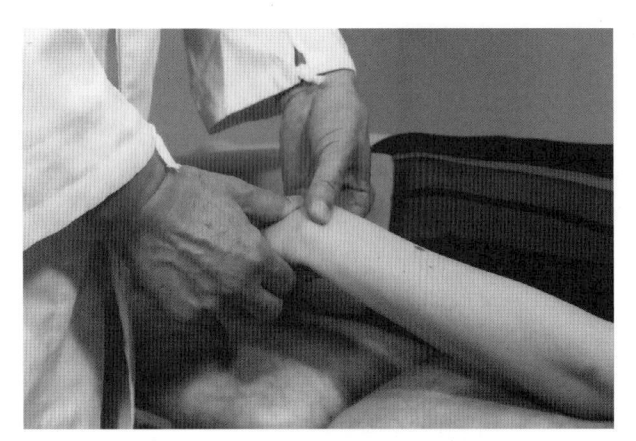

図 6-44　抵抗構成運動　左手関節掌屈

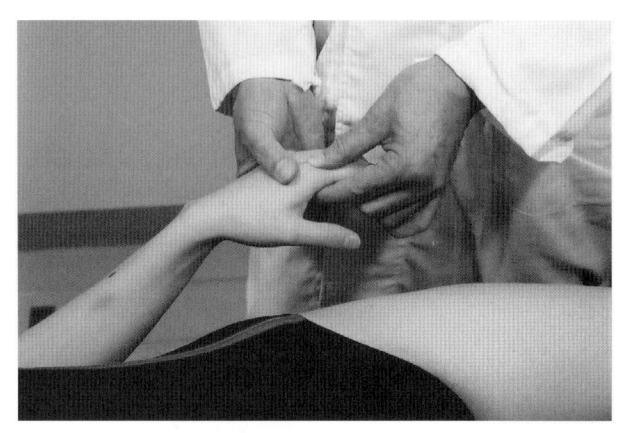

図 6-46　抵抗構成運動　左第 2 中手指節関節伸展

部および手掌を持つ．右母指を月状骨背側に，示指を掌側に，他の 3 指を手掌に置く．手関節を掌屈するように指示し，右母指で月状骨の背側への動きに抵抗を加える．

術者が左利きの場合は左右の手を逆にする．

d．左(右)手指

[患者の肢位]　背臥位．
[術者]　左(右)手に向かって尾側に立つ．

（1）第 2 中手指節(MCP)関節：右(左)母指を背側に，示指または中指を掌側に置き第 2 中手骨遠位部を持つ．左(右)母指を背側に，左(右)示指を掌側で骨にほぼ垂直にして基節骨近位部を持つ．

屈曲（図 6-45）：MCP 関節を屈曲するように指示し，左(右)示指で基節骨の動きに抵抗を加え，右(左)手指で中手骨の動きを止める．

伸展（図 6-46）：MCP 関節を伸展するように指示し，左(右)母指で基節骨の動きに抵抗を加え，右(左)手指で中手骨の動きを止める．

（2）第 2 近位指節(PIP)関節：右(左)母指を背側に，示指または中指を掌側に置き第 2 基節骨遠位部を持つ．左(右)母指を背側に，左(右)示指を掌側に置き中節骨近位部を持つ．

屈曲（図 6-47）：PIP 関節を屈曲するように指示し，左(右)示指で中節骨の動きに抵抗を加え，右(左)手指で基節骨の動きを止める．

伸展（図 6-48）：PIP 関節を伸展するように指示し，左(右)母指で中節骨の動きに抵抗を加え，右(左)手指で基節骨の動きを止める．

他の指関節の抵抗構成運動もこれと同様の手技を用いる．

なお，術者が右利きの場合には，手指の抵抗構成運動はすべて近位の骨を左手で持ち，遠位の骨を右手で操作してもよい．左利きでは右利きと逆になる．

2　各関節の技術　121

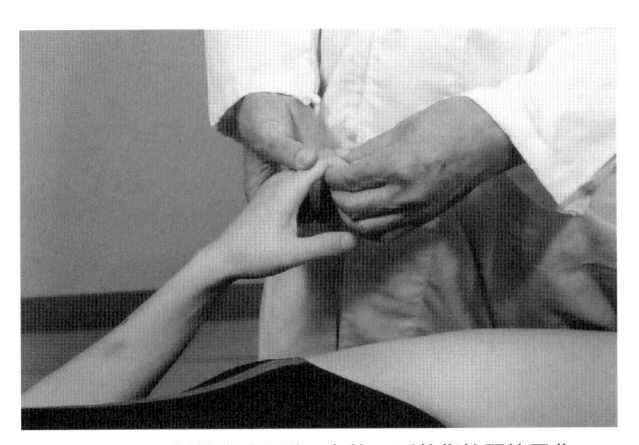

図 6-47　抵抗構成運動　左第2近位指節関節屈曲

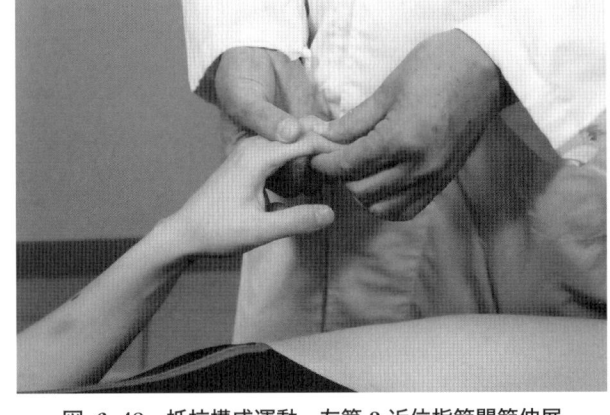

図 6-48　抵抗構成運動　左第2近位指節関節伸展

2　下肢の関節
a．左(右)股関節
[患者の肢位]　背臥位．
[術者]　治療側に立つ．

屈曲―伸展：右(左)足を頭側にして両足をベッドにほぼ平行に開き，股関節の完全屈曲―伸展を行える位置をとる．両大腿はベッドに触れる．

屈曲（図6-49）：左(右)示指～小指の4指で大腿遠位部を持ち，母指は大腿内側に置く．右(左)示指を大転子後上部に置く．股関節を屈曲するように指示し，右(左)示指で大転子の後方移動に抵抗を加える．

伸展（図6-50）：左(右)示指～小指の4指で大腿遠位部を持ち，母指は大腿前内側に置く．右(左)母指を大転子前上部に置く．股関節を伸展するように指示し，右(左)母指で大転子の前方移動に抵抗を加える．

外転―内転：右(左)足を大転子の横でベッドに近く，左(右)足をベッドからやや離して斜めに立つ．左(右)手で下腿遠位部を持ち，右(左)示指と中指を大転子部に置く．

外転（図6-51）：左(右)足を後ろに引き腰を左(右)に回旋させ，股関節を外転するように指示し，右(左)示指で大転子を大腿骨長軸遠位に向かって引き，大転子の動きに抵抗を加える．

内転（図6-52）：腰を右(左)に回旋させ，股関節を内転するように指示し，右(左)示指で大転子を大腿骨長軸近位に向かって押し，大転子の動きに抵抗を加える．

外旋―内旋（図6-53）：屈曲と同様に両足をベッドに

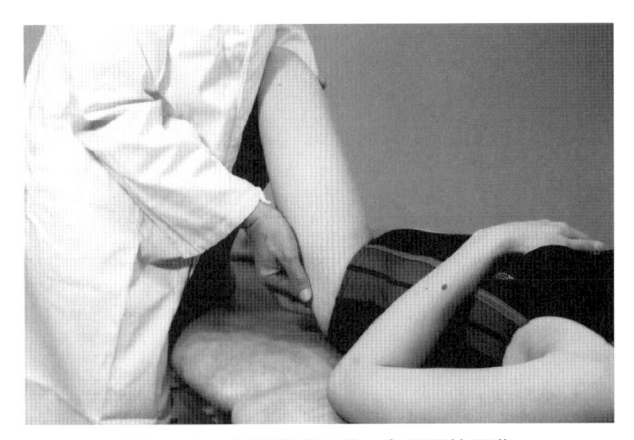

図 6-49　抵抗構成運動　左股関節屈曲

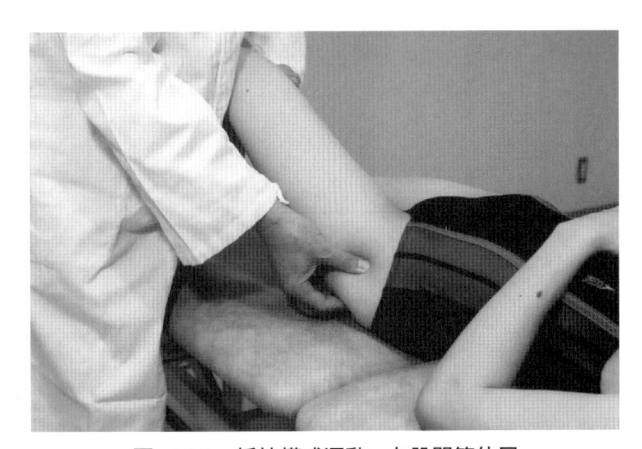

図 6-50　抵抗構成運動　左股関節伸展

平行に開く．左(右)手で下腿近位部を持ち，手と前腕で下腿を持ち上げて股関節を屈曲する．右(左)母指を大転子前部に，示指を後部に置く．

内旋：股関節を内旋するように指示し，母指で大転子

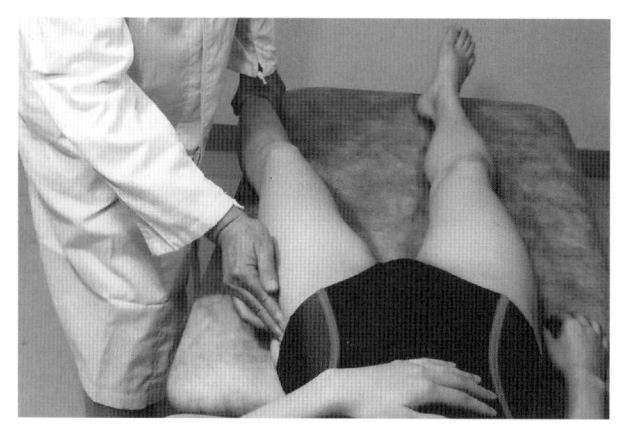

図 6-51 抵抗構成運動　左股関節外転

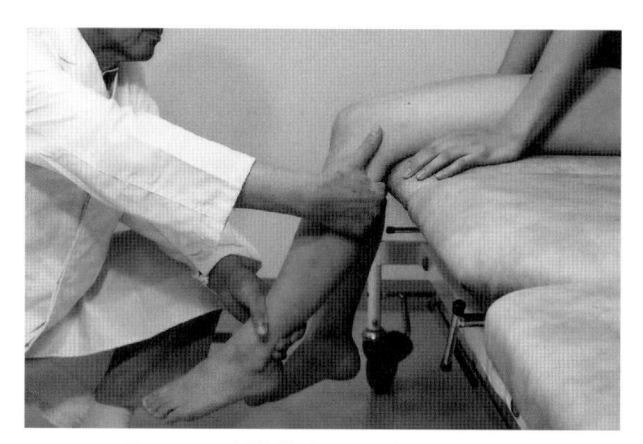

図 6-54 抵抗構成運動　左膝関節屈曲

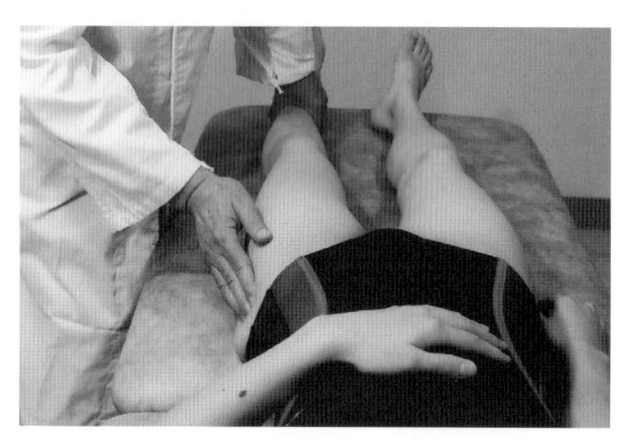

図 6-52 抵抗構成運動　左股関節内転

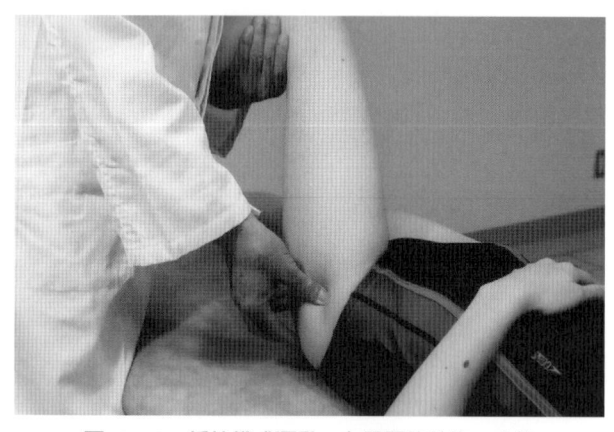

図 6-53 抵抗構成運動　左股関節外旋―内旋

に前方から抵抗を加える．

　外旋：股関節を外旋するように指示し，示指で大転子に後方から抵抗を加える．

b．左(右)膝関節

[患者の肢位]　ベッドの端で座位をとる．

[術者]　術者が右利きの場合について述べる．左(右)膝の右前方に位置し，蹲踞の姿勢をとる．左手で下腿遠位部をゆるく持つ．

　屈曲（図 6-54）：右示指～小指の4指を下腿近位部屈側にあてる．膝関節を屈曲するように指示し，右手で脛骨の後方移動に抵抗を加える．

　伸展（図 6-55）：右手の母指と示指の間を下腿近位部前方にあてる．膝関節を伸展するように指示し，右手で脛骨の前方移動に抵抗を加える．

c．左(右)足関節

[患者の肢位]　ベッドの端で座位をとる．

[術者]　治療する足の右（または左）前方で蹲踞の姿勢をとる．右（または左）手の母指と示指を開き足背に，中指，環指，小指を足底にあてる．左（または右）母指を踵骨後上部に示指を後下部にあてる．

　背屈（図 6-56）：足を背屈するように指示し，示指で踵骨後部の下方への動きに抵抗を加える．

　底屈（図 6-57）：足を底屈するように指示し，母指で踵骨後部の上方への動きに抵抗を加える．

d．左右足指の関節

[患者の肢位]　背臥位で，足はベッドの端に出すか，ベッドの上に置く．

[術者]　足底に向かって立つ．術者が右利きの場合について述べる．左利きの場合は左右の手を逆にしてよい．

　第1中足指節(MTP)関節：左母指を中足骨遠位部背

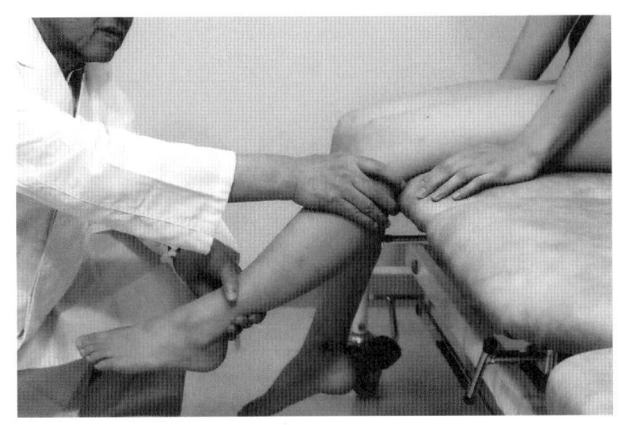

図 6-55　抵抗構成運動　左膝関節伸展

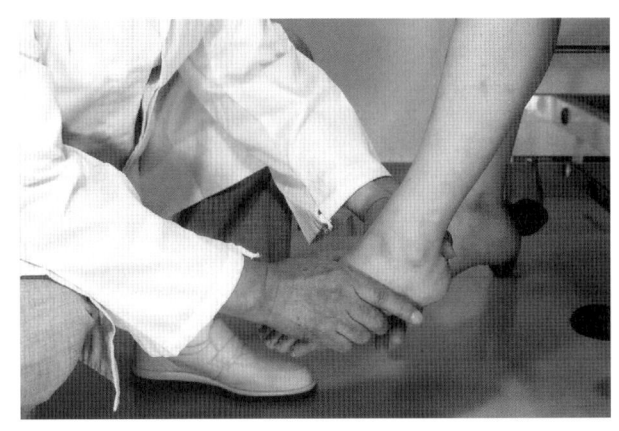

図 6-57　抵抗構成運動　左足関節底屈

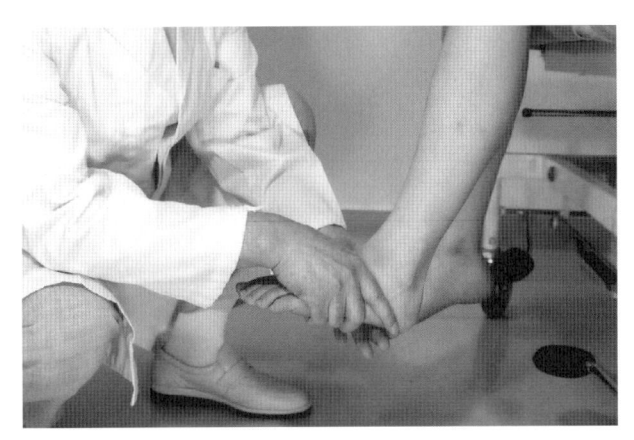

図 6-56　抵抗構成運動　左足関節背屈

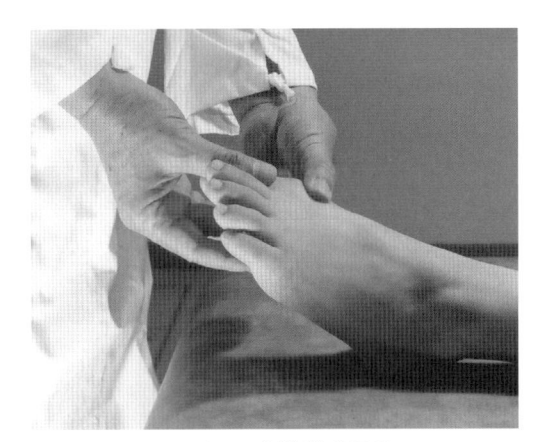

図 6-58　抵抗構成運動
左第 1 中足指節関節屈曲

側に置き，示指を底側に置く．右母指を基節骨近位部背側にあて，示指を底側にあてる．

屈曲（図 6-58）：MTP 関節を屈曲するように指示し，示指で基節骨近位部を背側に押し，基節骨の動きに抵抗を加える．

伸展（図 6-59）：MTP 関節を伸展するように指示し，母指で基節骨近位部を底側に押し，基節骨の動きに抵抗を加える．

他の足指の関節の抵抗構成運動も同様の手技を用いる．

● 文　献
1) 博田節夫（編）：関節運動学的アプローチ（AKA）．医歯薬出版，1990．
2) Wyke, B.：The neurology of joints：a review of general principles. *Clinics in Rheumatic Diseases*, **7**：223-239, 1981.

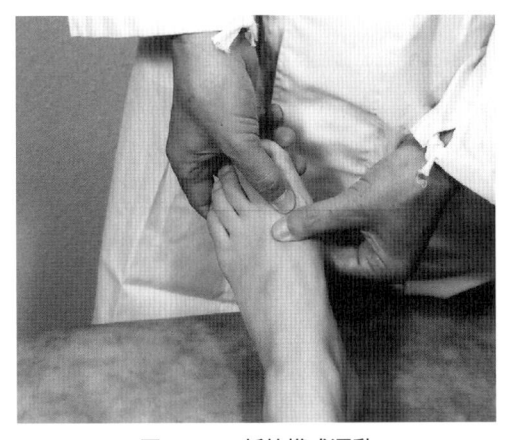

図 6-59　抵抗構成運動
左第 1 中足指節関節伸展

第7章

関節神経学的治療法

　関節神経学的治療法（articular neurological therapy：ANT）は体幹あるいは四肢の関節に滑り，圧迫および離開を単独に，または組み合わせて加えることにより，関節受容器を介して運動機能および神経系機能を改善する方法である．この方法は新しく開発された脳卒中の機能訓練法[1]と関節運動学的アプローチ（AKA）-博田法（以下 AKA と略す）に関連して開発された関節圧迫法[2]を関節神経学に基づき体系づけたものである．関節圧迫法は当初，関節面に対し垂直方向に力を加えていたが，よりよい反応を求めて力の方向を修正し，現在の方法に至っている．現時点では，関節にかかる力は滑り，圧迫および離開の単独または組み合わせによるもので，関節包・靱帯に伸張力が働くことにより，関節受容器が反応すると考えられる．それゆえ，関節圧迫法ではなく関節軟部組織の伸張による関節受容器刺激法というべきであろう．臨床的には，AKA-博田法によってもなお不足する伝統的運動療法（traditional therapeutic exercise）の欠陥を補い，とくに伸張運動，協調性訓練，神経筋再教育における筋収縮の誘発と増強などに著しい効果を示す．なお，運動機能にとどまらず，感覚，高次脳機能など神経系機能の改善にも効果が認められている．

　ANT と AKA とは互いに補足し合う関係にあり，ANT は AKA の副作用としてまれにみられる脱力を改善し，AKA は関節受容器の感受性を正常化して，ANT を有効ならしめることができる．

1　関節神経学

　関節には type I～IV の4つの感覚受容器がある．B. Wyke[3]によれば，type I は関節包表層に存在する機械受容器（mechanoreceptor）で，反応は速いが順応は遅い．四肢では近位部に多く，遠位部に少なく，椎間関節では頸椎に多く腰椎に少ない．各関節では，力のかかる部位に多い．type II は関節包深層と関節脂肪組織に位置する機械受容器で，反応が早く順応も速い．四肢では type I と違って近位部に少なく遠位部に多く，椎間関節では type I と同様で，頸椎に多く腰椎に少ない．type III は関節靱帯に位置し，閾値が高く順応が遅い機械受容器である．type IV は侵害受容器（nociceptive receptor）で2つあり，IVa は関節包，脂肪組織，関節血管外層に存在し，三次元の叢をなす．IVb は遊離終末で，関節靱帯に存在する（**表 7-1**）．

　機械受容器の重要な機能として，関節静的反射（arthrostatic reflex）と関節運動反射（arthrokinetic reflex）があ

表 7-1　関節感覚受容器

type I：Ruffini 様 　　　　関節包表層に存在 　　　　反応速く，順応が遅い 　　　　関節静的反射と関節運動反射に関与
type II：Pacini 様 　　　　関節包深層と関節脂肪組織に存在 　　　　反応速く，順応が速い 　　　　関節運動反射に関与
type III：Golgi 様 　　　　関節靱帯に存在 　　　　閾値が高く，順応が遅い 　　　　関節反射を抑制
type IV：侵害刺激に反応 　　（a）立体的叢形成 　　　　関節包，脂肪組織，関節血管外層に存在 　　（b）自由終末 　　　　関節靱帯に存在

表 7-2 関節受容器反射の臨床的意義

```
1．関節静的反射
    亢進：軟部組織緊張増大，筋緊張増大
          関節の遊びの減少，痙縮増強
          関節軟部組織過緊張連鎖
    減弱：軟部組織緊張低下，筋緊張低下
          関節の遊びの増大
          関節軟部組織低緊張連鎖
2．関節運動反射
    亢進：筋攣縮
    減弱：筋収縮力低下，脱力
          反射性筋収縮欠如
```

る[3]．関節運動反射は関節受容器 type I および II の機能で，動いている関節に関係する運動単位 (motor unit) の活動を促進または抑制し，その作用は広範囲で反対側にまで及ぶ．typeIIIはこの筋反射を抑制するが，その範囲は局所にとどまる．typeIVは広く筋反射に影響を与えると記載されている．関節静的反射に関しては type I の機能と記載されているが，研究に乏しく，臨床でみられる現象を説明できない．筆者は AKA と ANT における臨床から，関節静的反射は主として軟部組織の緊張状態を調節すると考えるに至った．この反射は広く同側に及び，関節軟部組織に広範な緊張の変化をもたらすが，反対側への影響は直接にはほとんどないように思われる．筆者はこれを関節軟部組織過緊張連鎖 (arthrostatic hyper-reflex chain) または関節軟部組織低緊張連鎖 (arthrostatic hypo-reflex chain) と名づけている (**表 7-2**)．関節軟部組織過緊張連鎖では，一側の関節が硬く，外力を加えてもほとんど動かなくなり，関節外の軟部組織も緊張し動きに抵抗を感じるようになる．関節軟部組織低緊張連鎖では，一側の関節内外において軟部組織の緊張が低下し，他動的に動かすと対側よりも過剰な動きを示す．

2 技 術

ANT は上述のように，関節に滑り，圧迫，離開を加え関節受容器を反応させる方法である．この方法は主として体幹の関節を対象とし，四肢では現在，胸鎖関節と肩関節にのみ用いられている．

従来，関節に圧を加える方法には固有受容器性神経筋促通法（proprioceptive neuromuscular facilitation：PNF）の joint approximation があるが[4]，この圧迫は四肢の関節に使用されるため，当該関節の運動を起こさせることはできなかった．ここに述べる ANT は上下肢の関節は固定されないので，自由に運動させることができるのが大きな特徴である．

1）一般原則

ANT を有効にするためには，力を加える関節の骨と術者の骨を密着させることが重要である．これは AKA-博田法と同様である．力の方向は関節面に対して垂直ではなくやや斜めになる．このとき指先に力が入りすぎると痛みを起こすので，足の位置を定め腰で押すのが原則である．力は関節面に対して斜めに加わるので，関節包・靱帯には伸張力がかかっている可能性がある．

関節にかかる力の強さは障害の程度と目的により異なる．高度の障害および関節拘縮に対しては強くする．すなわち"強"を用いる．中等度の障害では"中"の力で，軽度の障害に対しては"弱"の力で押す．神経障害では重度の麻痺，重度の感覚障害，重度の失調症では"強"が必要となる．軽度の失調症では"弱"で著しく改善する．

2）体幹の関節

体幹では椎間関節，仙腸関節，胸肋関節と胸鎖関節に用いられる．胸鎖関節は解剖学的には四肢に属すが，技術的および機能的には胸肋関節と同じであるので，ここで述べる．

1 椎間関節（intervertebral joint）

椎間関節の技術は C7/T1 から L5/S1 まですべての関節に使用できるので，代表的な関節について述べる．図は左の関節を示す．

a．左(右)C7/T1 椎間関節
[患者の肢位] 座位または背臥位．
[術者] 座位では患者の背側に位置する．右(左)母指

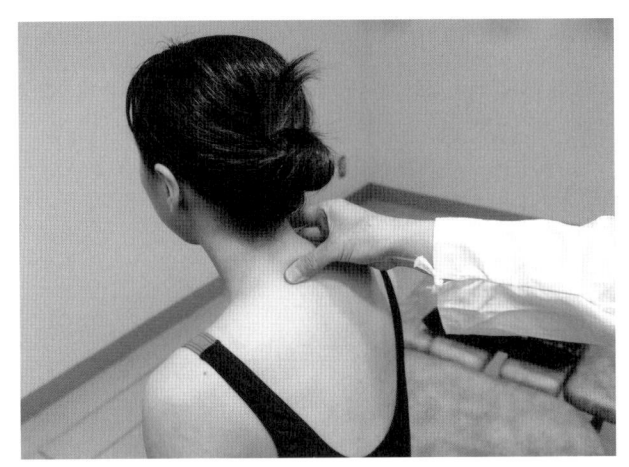

図 7-1　左 C7/T1 椎間関節 ANT

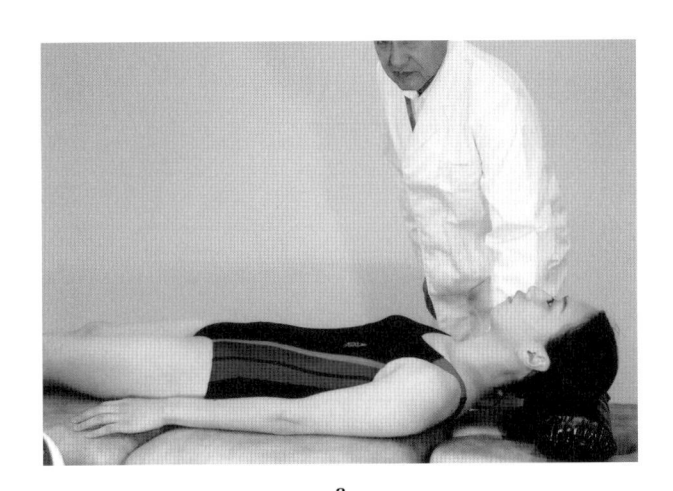

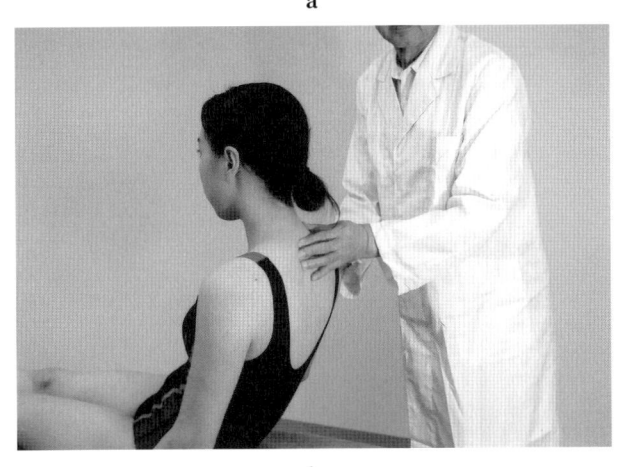

図 7-2　左 C7/T1 椎間関節 ANT による起き上がり介助

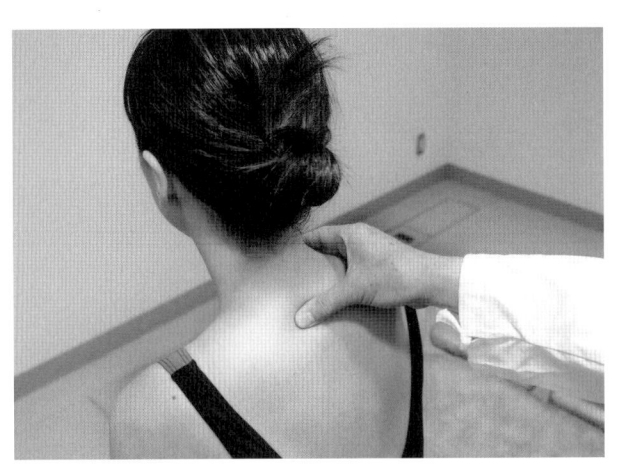

図 7-3　座位で左 T1/2 椎間関節 ANT

こし、C7 棘突起を右(左)斜め前方に向かって押す(図 7-1)．

背臥位では術者は治療関節の反対側に位置する．左(右)示指と中指をそろえ，示指末節を C7 棘突起の左(右)寄りに当てる．患者に起き上がるように指示し，同時に示指で C7 棘突起を押しながら引き上げ，起き上がりを介助する．脳卒中の起き上がり介助などに用いる(図 7-2)．

b．左(右)T1/2 椎間関節

[患者の肢位]　座位，背臥位，または治療側上の側臥位．

[術者]　座位では患者の背側に位置する．右(左)母指を水平にし，末節を T1 棘突起の左(右)寄りに当て，他の 4 指を患者の右(左)背部に置く．母指で T1 棘突起を右(左)斜め前方に向かって押す(図 7-3)．

背臥位では左(右)すなわち治療側に立つ．右(左)示指と中指をそろえ示指末節を T1 棘突起の左(右)寄りに当て，反対側斜め前方に向かって押しながら，左(右)手で患者の左(右)上肢の治療を行う(図 7-4)．

側臥位では術者は患者の腹側に位置する．左(右)母指を T1 棘突起の左(右)寄りに当て，他の 4 指を屈曲して背部に置く．母指で T1 棘突起を右(左)斜め前方に押す．

c．左(右)T2/3～T11/12 椎間関節

T1/2 椎間関節と同様に上位の棘突起を斜め前方に押す(図 7-5)．

d．左(右)L1/2 椎間関節

[患者の肢位]　座位または治療側上の側臥位．

を水平にし，末節を C7 棘突起の左(右)寄りに当て，他の 4 指をそろえ首の右(左)側に垂直に置く．小指を肩甲上部に固定したまま，母指を小指に向かって対立運動を起

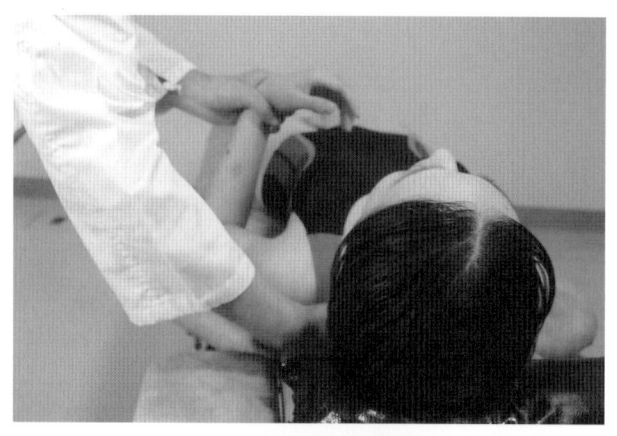

a．肘関節屈曲伸張運動

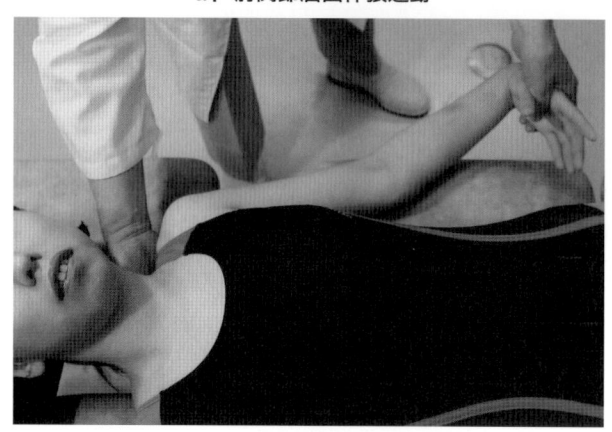

b．手関節掌屈伸張運動
図 7-4　背臥位での左 T1/2 椎間関節 ANT

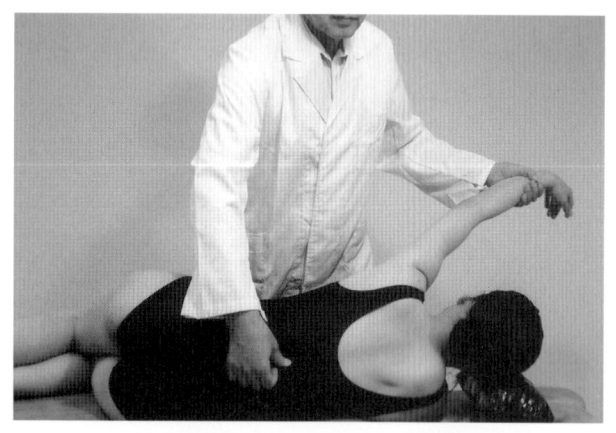

図 7-5　側臥位での左 T10/11 椎間関節 ANT
肩関節挙上により広背筋の伸張

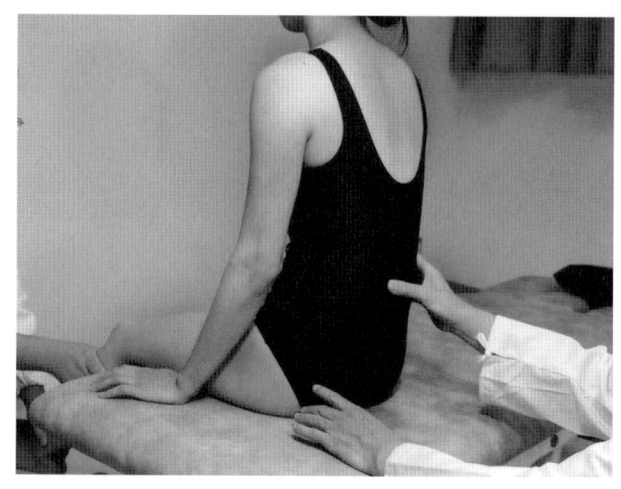

図 7-6　座位での左 L1/2 椎間関節 ANT
膝関節伸筋の抵抗構成運動

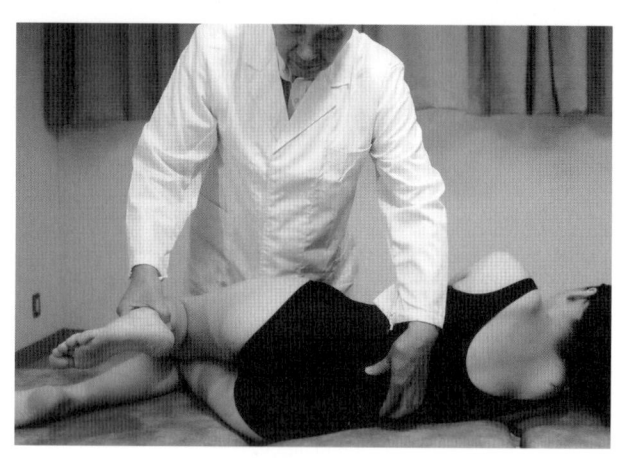

図 7-7　側臥位での左 L1/2 椎間関節 ANT
膝関節屈曲伸張運動

[術者]　座位では患者の背側に位置し，側臥位では腹側に位置する．方法は T1/2 椎間関節と同じであるが，L2 の棘突起を押す（**図 7-6，7**）．すなわち，胸椎では上位の棘突起を押すのに対して，腰椎では下位の棘突起を押す．

e．左（右）L5/S1 椎間関節

L1/2 椎間関節と同様で，下位の棘突起を押す（**図 7-8，9**）．

2　左（右）仙腸関節（sacroiliac joint）

[患者の肢位]　治療側上の側臥位．
[術者]　患者の腹側または背側に位置する．

　腹側に立つときは，AKA-博田法の下部離開に類似した方法を用い，左（右）手の母指と示指の間を大きく開き，母指を上前腸骨棘部に置き，他の 4 指を腸骨後部に置く．手根部は腸骨稜の上に置く．左（右）手全体で，大腿骨長軸の延長線上頭側に腸骨を引っ張りながらベッドに

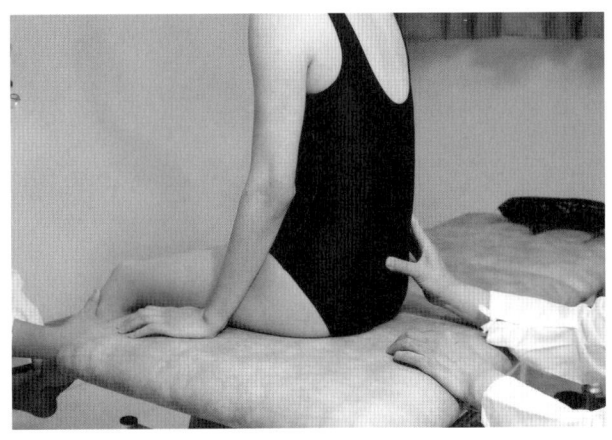

図 7-8　座位での左 L5/S1 椎間関節 ANT
膝関節屈筋の抵抗構成運動

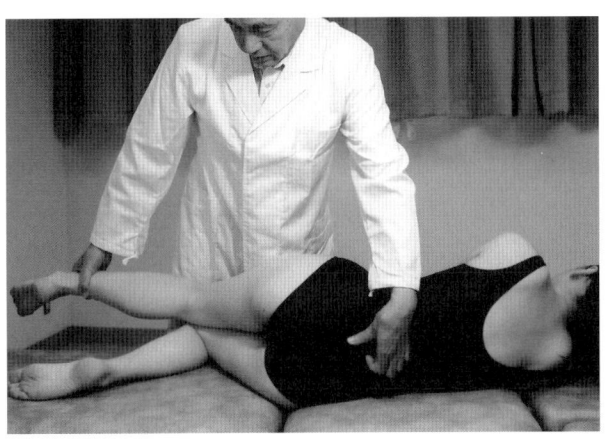

図 7-9　側臥位での左 L5/S1 椎間関節 ANT
膝関節伸展伸張運動

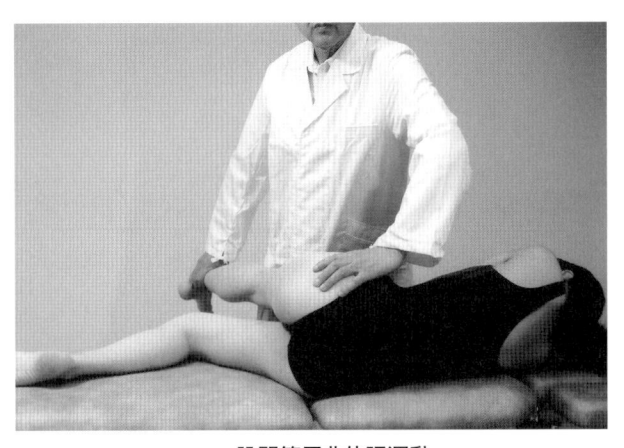

a．股関節屈曲伸張運動

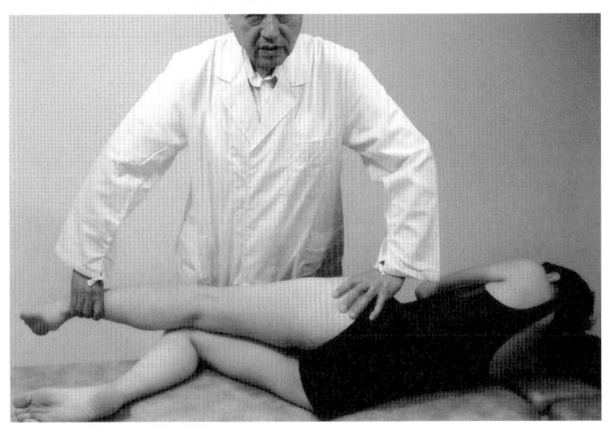

b．膝関節伸展伸張運動

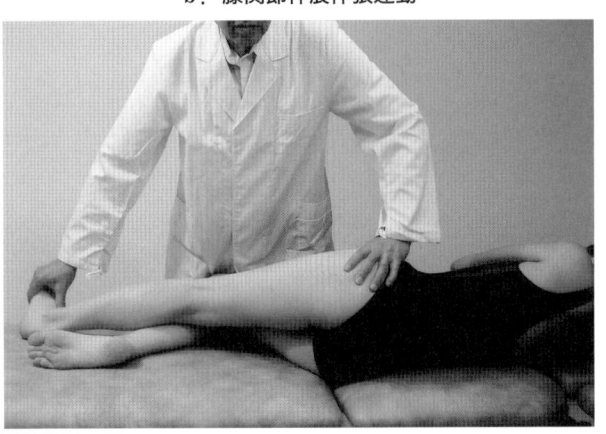

c．足関節背屈伸張運動
図 7-10　腹側からの左仙腸関節 ANT

向かって圧迫する（図 7-10）．

　背側に立つときは，右(左)手の母指と示指を大きく開き，殿部の上に置き，腸骨を上記と同様に圧迫する(図 7-11)．

③　左(右)胸鎖関節（sternoclavicular joint）

[患者の肢位]　背臥位または座位．
[術者]　背臥位では治療側または反対側に立つ．

　治療側に立つときは，右(左)示指と中指をそろえ，左(右)鎖骨の胸骨端に置く．示指と中指で鎖骨端を背側に押した後，胸骨関節面に向かって押す．左(右)手は上肢の治療を行う（図 7-12）．患者の肩関節を 90°以上に挙上するときには，左(右)示指と中指で押し，右手で治療する．

　反対側に立つときは，右(左)示指と中指をそろえ，左(右)鎖骨の胸骨端に置く．前手技同様に，示指と中指で鎖骨端を背側に押した後，胸骨関節面に向かって押す．上肢の治療は他の治療者が行う．

　座位では治療側と反対側に立つ．背臥位の反対側から

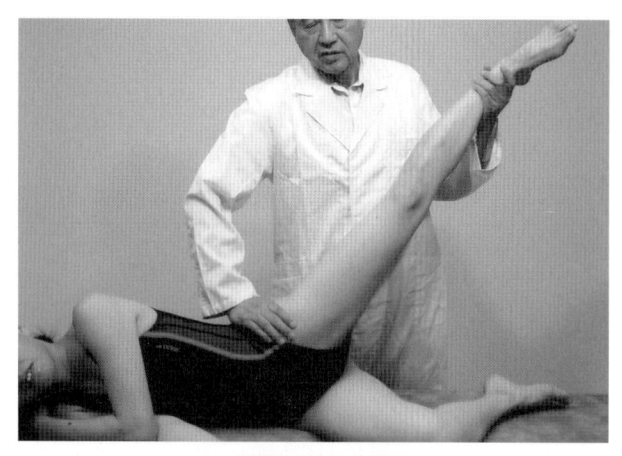

a. 股関節外転伸張運動

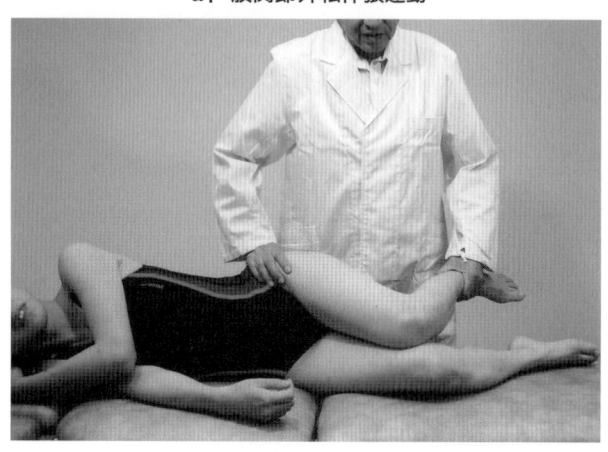

b. 膝関節屈曲伸張運動
図 7-11 背側からの左仙腸関節 ANT

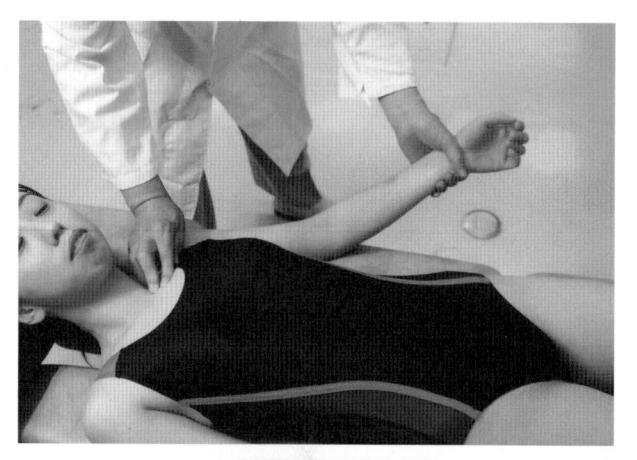

a. 肘関節伸展伸張運動

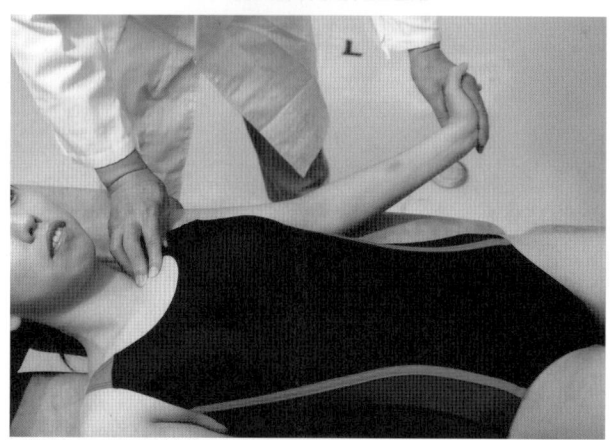

b. 手関節背屈伸張運動

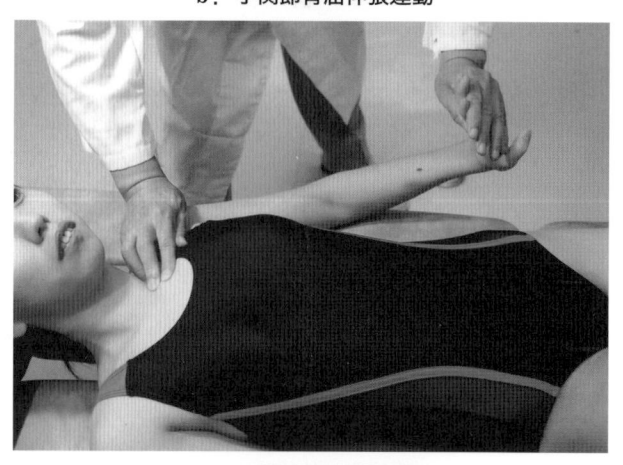

c. 手指伸展伸張運動
図 7-12 治療側からの左胸鎖関節 ANT

の手技と同様の方法で右(左)手で押すが，左(右)手を患者の背部に置き転倒を防ぐ．上肢の治療は他の治療者が行う（図 7-13）．

4 左(右)第 2〜5 胸肋関節（sternocostal joint）

[患者の肢位] 主として背臥位であるが，座位でも行うことができる．

[術者] 臥位では治療側に位置し，座位では反対側に位置する．技術は胸鎖関節と同様である（図 7-14）．

5 胸郭圧迫（thoracic compression）

この方法は上肢の治療および歩行訓練に用いる．

[患者の肢位] 座位または立位．

[術者] 座位および立位ともに患者の背側に立つ．両手の示指，中指，環指，小指を伸展して指間をやや開き，腋窩のすぐ下で胸郭を両側から挟む．母指は患者の背側に置く．手掌は胸郭から離す．座位では両手指で胸郭を挟みつけるように圧迫し（図 7-15），他の治療者が上肢の伸張運動，神経筋再教育などを行う．立位では，

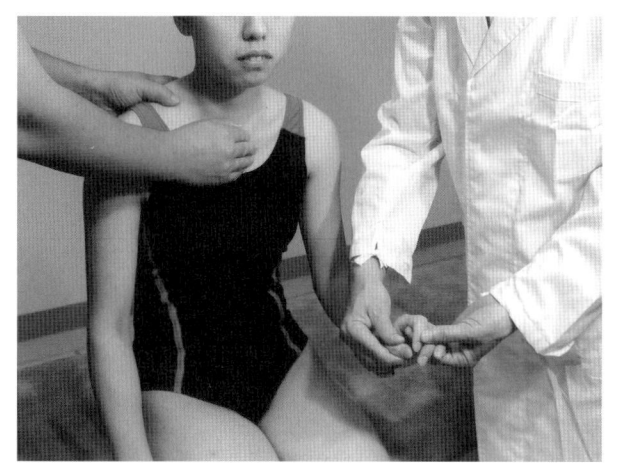

図 7-13 座位での左胸鎖関節 ANT
手指のつまみ動作の再教育

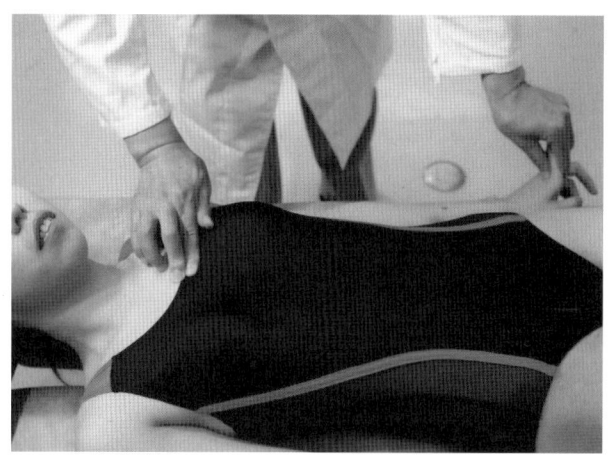

図 7-14 左第 2 胸肋関節 ANT
示指背屈伸張運動

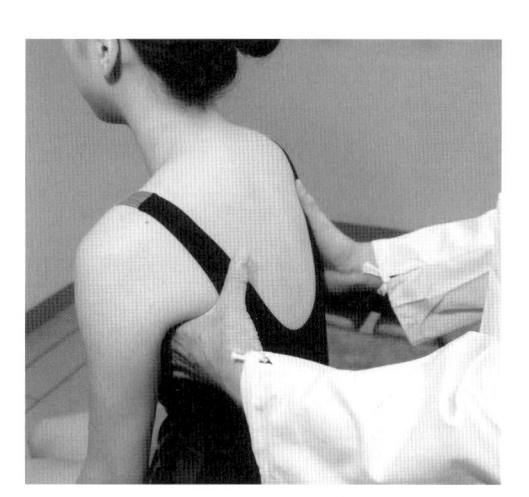

図 7-15 座位での胸郭圧迫

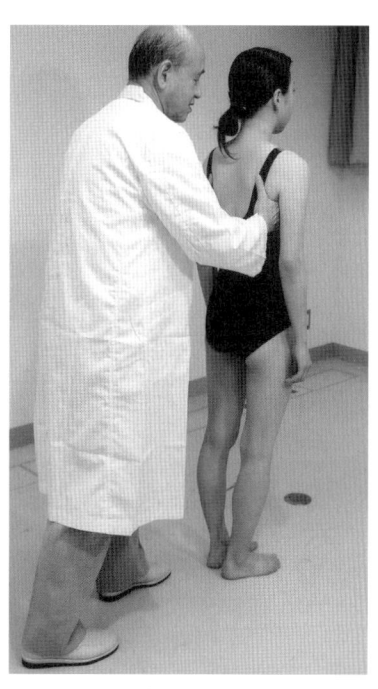

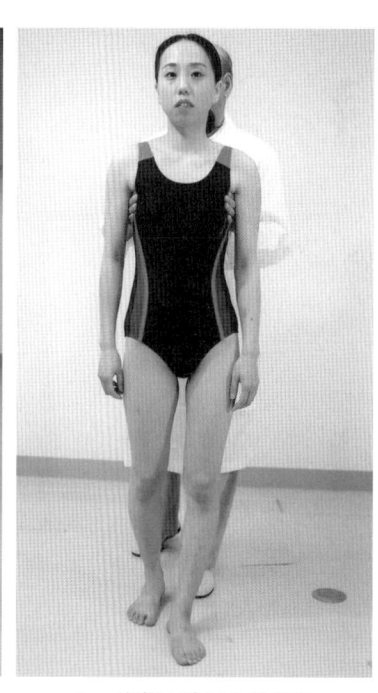

a．立位での胸郭圧迫　　b．胸郭圧迫による歩行
図 7-16

歩行しながら患側立脚中期に座位と同様に，両手指で挟むようにして胸郭を圧迫する．両側立脚中期に圧迫してもよい（**図 7-16**）．この技術は複数の肋椎関節および胸肋関節を同時に反応させる方法である．

6　骨盤圧迫（pelvic compression）

この方法は歩行訓練に用いる．
[患者の肢位]　立位．

[術者]　患者の背側に立つ．両手を側方から挟むように骨盤に置き，指を伸展し，両示指を腸骨稜の上（頭側）に置く．両中指を上前腸骨棘に置き，両母指を腰部に置く．歩行しながら，患側立脚中期に両手指で挟むようにして骨盤を圧迫する．両側立脚中期に圧迫してもよい．この技術においては力が腸骨の前部に加わるので，仙腸関節前部に圧迫が加わり，仙腸関節後部を離開する可能性がある（**図 7-17**）．

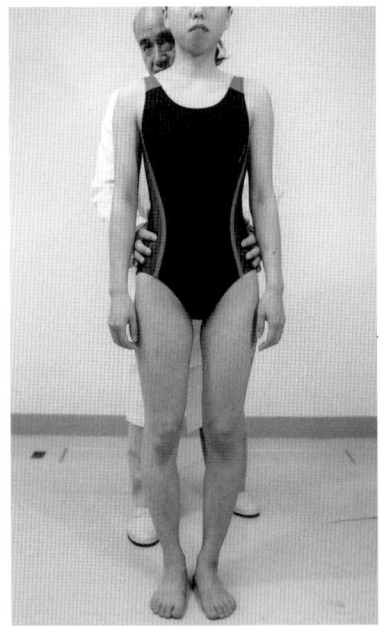

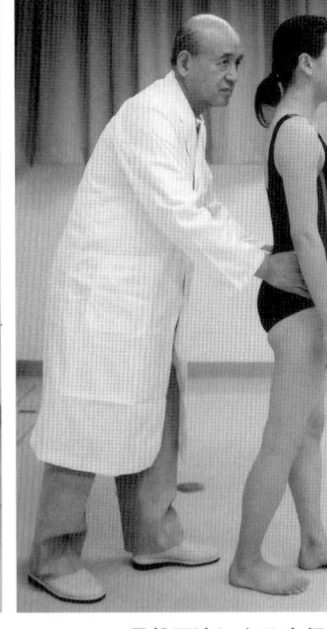

a．骨盤圧迫　　　　　　　b．骨盤圧迫による歩行
図 7-17

図 7-19　立位での右肩関節側方牽引

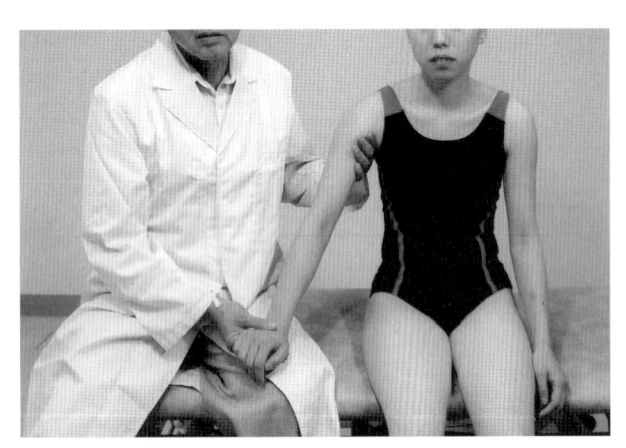

図 7-18　座位での右肩関節側方牽引

3）四肢関節

四肢の関節では，胸鎖関節以外には肩関節の側方牽引と下方牽引とが用いられ，脳卒中片麻痺の座位訓練，立位訓練，および神経，筋，関節疾患などにおける歩行訓練に利用される．

1　肩関節側方牽引

この方法は片麻痺患者の座位および立位訓練に用いられる．

[患者の肢位]　座位または立位．

[術者]　座位では片麻痺患者の健側に座る．この方法を必要とする患者は左片麻痺が多く，左（右）片麻痺では患者の右（左）に座る．左（右）手の示指と母指を開き，示指，中指，環指，小指をそろえ腋窩に入れる．患者の右（左）手を術者の右（左）手の上にのせ，患者の上腕骨上端に示指橈側を密着させ，示指で上腕骨を外方に引っ張る（図7-18）．

立位では患者の健側に立ち，座位での操作と同様の方法で上腕骨上端を外方に引っ張る（図 7-19）．

2　肩関節下方牽引

この方法は主として片麻痺の歩行訓練に用いるが，他の疾患の歩行訓練にも利用できる．

[患者の肢位]　立位．

[術者]　左（右）片麻痺では患者の右（左）に立つ．患者の右（左）手掌を下に向け，術者は右（左）手掌を患者の手掌に合わせ，右（左）母指を患者の母指と示指の間に入れる．術者の左（右）前腕遠位部を患者の右（左）腋窩に入れる．母指以外の4指で患者の第1中手骨を背側から押さえ，患者の上肢を下方に引き下げ，同時に左（右）前腕を

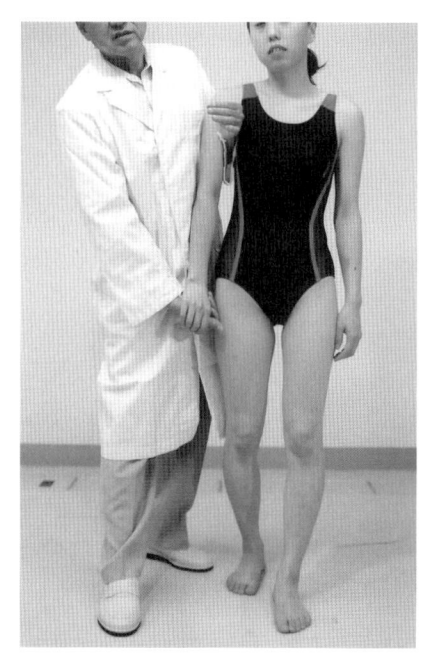

図 7-20 右肩関節下方牽引による歩行

引き上げる．歩行は 2 人 3 脚の方法で足を出し，患側立脚中期に，術者は右(左)膝を意識的に伸展し，患者の右(左)上肢を下方に牽引すると同時に，前腕で腋窩を引き上げる（図 7-20）．

3 臨床的意義

伝統的運動療法は欠陥が大きく，神経，筋，骨関節などの運動に直接関与する器官の病的状態に対しては，ほとんど無効で特殊な技術とはいえない．換言すれば，専門職不要の技術である．AKA はこの欠陥を補う技術として開発されたが，なお不十分で，ANT はさらにその不足を補う技術として開発された．ただし，AKA と ANT は互いに補足しあう関係にある．すなわち，ANT は無菌性関節炎，関節機能異常などがあると効果に乏しく，AKA で治療して関節受容器の反応を正常化することにより，はじめて効果的となる．逆に，神経疾患や関節疾患においては AKA 直後に脱力をきたすことがある．これは関節運動反射が低下した状態と考えられ，ANT により即座に改善する．

表 7-3 関節神経学的治療法の効果

1．協調性の改善
2．筋収縮力の増大
3．軟部組織の弛緩，痛みの抑制
4．ダイアスキシス，高次脳機能の改善

ANT の臨床的効果としては，協調性の改善，筋収縮力の増大，軟部組織の弛緩，痛みの抑制，脳疾患におけるダイアスキシス（diaschisis）の改善，および高次脳機能の改善があげられる[5]（表 7-3）．

1）協調性の改善

協調性の改善にはとくに次の関節が重要となる．

1 C7/T1 椎間関節（図 7-1）

この関節の ANT では頸部，顔面および頭部の機能が改善する．口腔・顔面筋が即座に反応し，表情，構音障害，発声障害，嚥下障害などが改善することがある．

2 胸郭圧迫

胸郭圧迫はとくに体幹および上肢の機能改善に有効で，協調性と同時に筋収縮を促進するので，上肢の神経筋再教育に利用できる（図 7-15）．上肢の治療は他の治療者が行う．歩行時に圧迫を加えると（図 7-16b），下肢機能にも働き，歩行機能が改善する．軽度ないし中等度の失調症では歩行はただちに安定し，正常歩行の訓練が可能となる．圧迫なしの正常歩行ができるようになるか否かは神経系の回復に依存する．失調症が重度になれば効果は期待できない．

3 骨盤圧迫

この方法は下肢の支持力が十分で歩行が不安定なとき，歩行訓練に利用される（図 7-17b）．歩行の立脚中期に骨盤を両側から挟みつけることにより，歩容は著明に改善する．失調症および麻痺が軽度のときに利用できる．

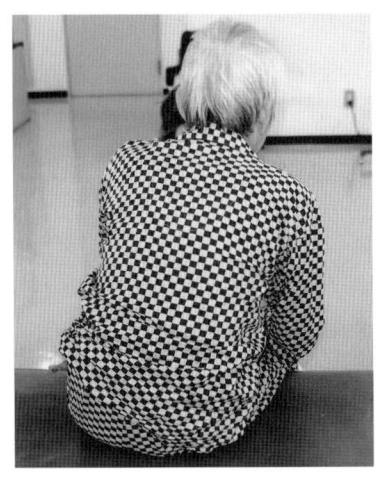

a．pusher症状
左手を突っ張り右麻痺側に転倒する．

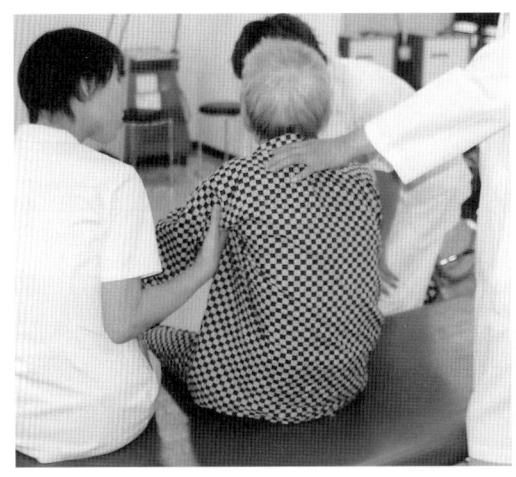

b．左肩関節側方牽引と右C7/T1椎間関節ANT

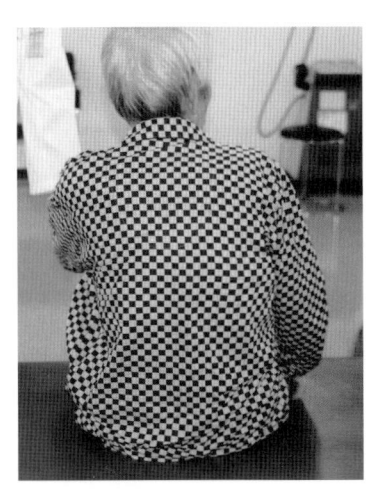

c
左肩関節側方牽引と右C7/T1椎間関節ANTにより約5分後に座位可能となる．

図7-21　pusher症候群

④ 肩関節側方牽引

この方法は片麻痺患者の座位訓練および立位訓練に用いられる（図7-18，19）．いわゆるpusher症候群といわれる状態では，患者は健側上肢でベッドあるいは平行棒で体重を支持させると，手を突っ張って反対側すなわち患側に転倒する．肩関節側方牽引はこの突っ張りを防ぎ，座位または立位を安定させるのに有効である（図7-21）．

ANTによる協調性の改善は関節運動反射の促進によるものと考えられる．C7/T1椎間関節のANTはそれに加え高次脳機能に影響を与え，機能が改善する現象がみられる．

⑤ 肩関節下方牽引（図7-20）

この方法は片側の筋力低下または失調において歩行訓練に用いられる．筋力低下と小脳よりも上位の障害による失調では，健側の肩関節を牽引する．小脳および小脳より下位の障害による失調では，患側の肩関節を牽引する．患者と術者は2人3脚様に足を出して歩き，患側の膝折れがみられるときには，立脚中期に治療者が下肢を突っ張ることにより，腋窩が持ち上がり患肢の膝を伸展するように力が加わる．

2）筋収縮力の増大

体幹の関節にANTを行うと，四肢の筋収縮力が増大する．体幹各関節のANTには，AKA-博田法において発見された関連痛の領域（第9章参照）の筋が反応する．この技術は伝統的運動療法の他動運動，抵抗運動，およびAKAの他動構成運動，抵抗構成運動と組み合わせて用いられる．神経筋再教育における麻痺筋の筋収縮誘発には最良の方法といえる．主要な関節は次のとおりである．

① T1/2椎間関節

この関節のANTは上肢伸側のすべての筋に作用し，筋収縮力を増大する．この領域は従来考えられていたAKAの関連痛領域よりもやや広範囲である．母指伸筋の収縮力はこの関節のANTで増大する（図7-22）．

② T2/3〜T5/6椎間関節

T2/3椎間関節のANTは示指伸筋の筋収縮力を増大する（図7-23）．T3/4，T4/5，T5/6はそれぞれ中指，環指，小指伸筋の筋収縮力を増大する．

③ 胸鎖関節

この関節のANTは上肢のすべての屈筋に作用し，筋

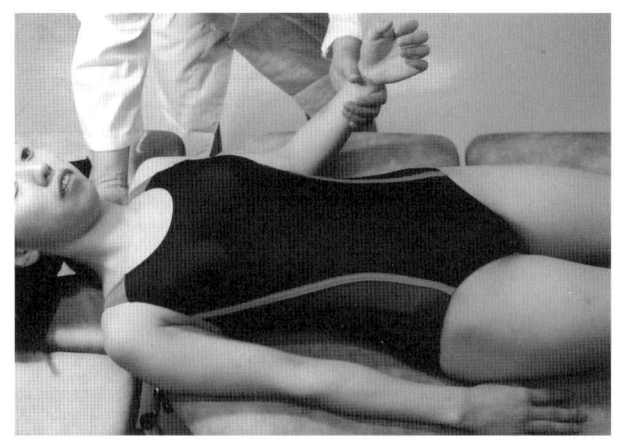

a．肘関節伸展抵抗運動

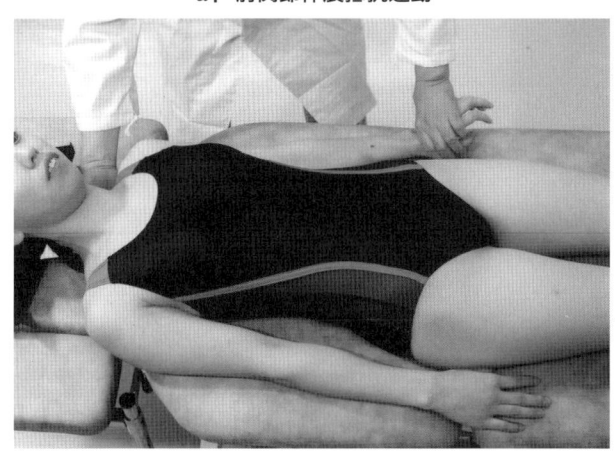

b．手関節背屈抵抗運動

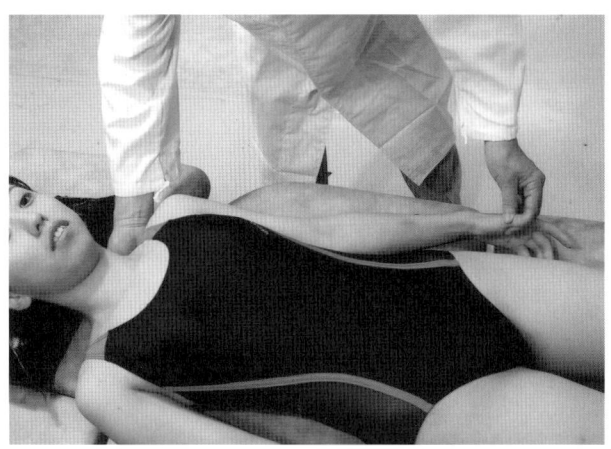

c．母指伸展抵抗運動
図 7-22　左 T1/2 椎間関節 ANT

収縮力を増す．この領域も T1/2 同様，従来考えられていた AKA の関連痛領域よりもやや広範囲である．母指屈筋の収縮力増強はこの関節の ANT が有効である（図 7-24）．

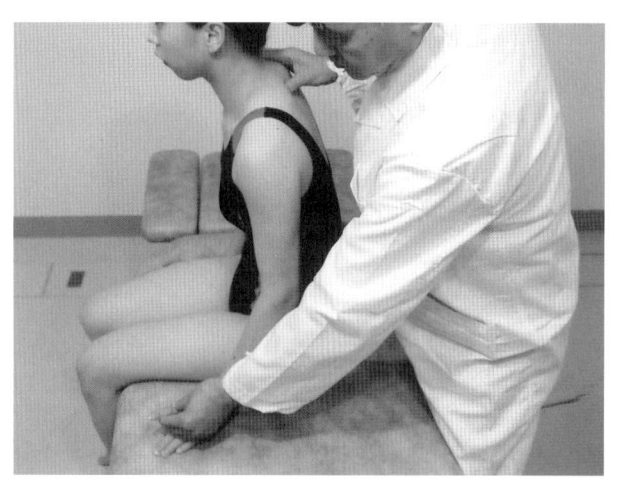

図 7-23　左 T2/3 椎間関節 ANT
示指伸展抵抗運動

4　第 2～5 胸肋関節

第 2，第 3，第 4，第 5 胸肋関節の ANT はそれぞれ示指，中指，環指，小指の屈筋の収縮力を増強する（図 7-25）．

5　L1/2 椎間関節

L1/2 椎間関節の ANT は下肢伸側全体の筋収縮力を増強する．一般に座位で行い，抵抗運動は他の治療者が実施する（図 7-6）．

6　L5/S1 椎間関節

この関節の ANT は下肢屈側全体の筋収縮力を増強する．この方法も座位で行い，抵抗運動は他の治療者が担当する（図 7-8）．

7　仙腸関節

この関節の ANT は下肢全体の筋が反応し収縮力が増強するが，仙腸関節の ANT は側臥位で行うので，十分な抵抗運動は実施できないため，筋力増強に使用されることはほとんどない．

この筋収縮力の増大は，関節機械受容器 type I および II が刺激され，関節運動反射が促進されることによると考えられる．

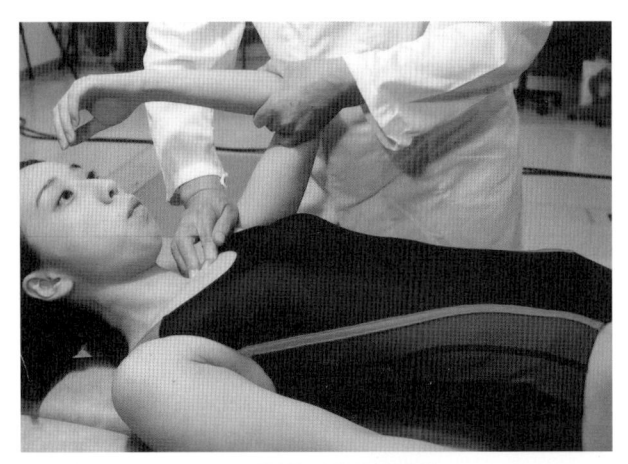

a．肩関節屈曲抵抗運動

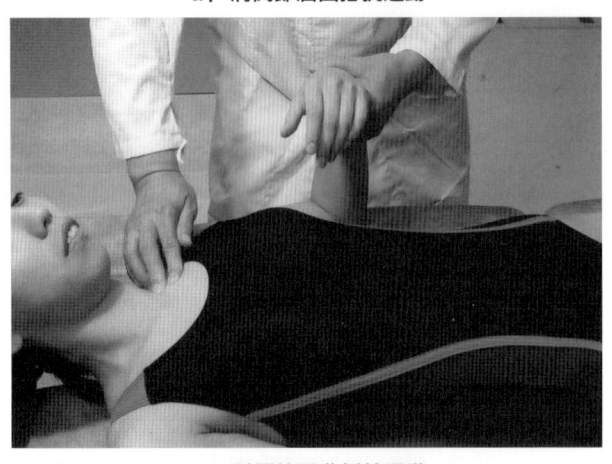

b．肘関節屈曲抵抗運動

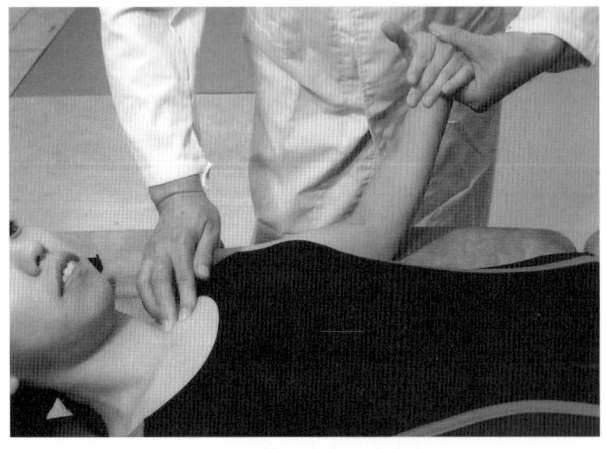

c．手関節屈曲抵抗運動

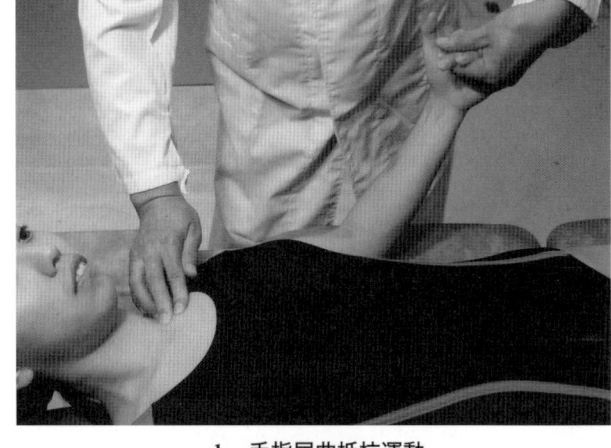

d．手指屈曲抵抗運動

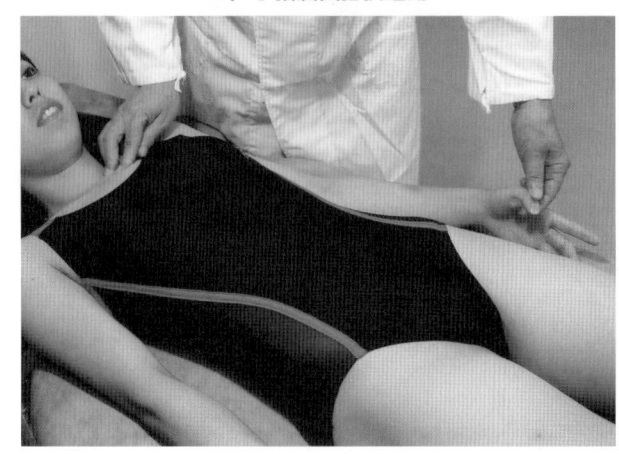

e．母指屈曲抵抗運動

図 7-24　左胸鎖関節 ANT

3）軟部組織の弛緩

　軟部組織の弛緩は筋収縮力増大と同じ領域に認められる．すなわち，上肢では伸側は胸椎椎間関節，屈側は胸鎖関節と胸肋関節が関係し，下肢では腰椎椎間関節および仙腸関節が関係する．この技術は伝統的運動療法の伸張運動または伸張を伴った他動構成運動と組み合わせ，関節拘縮の治療に用いられる．

3 L1/2 および L5/S1 椎間関節

L1/2 椎間関節の ANT は下肢伸側全体の軟部組織の緊張を低下させる. L5/S1 の ANT は下肢屈側の軟部組織の緊張を低下させる（図 7-7, 9）.

4 仙腸関節

仙腸関節の ANT は下肢全体の軟部組織を弛緩させる（図 7-10, 11, 26）.

この軟部組織の弛緩は関節静的反射が抑制されることによると推測される. 伝統的な伸張運動は一般には痛みを伴うが, ANT と組み合わせるとまったく痛みを起こすことはないので, 関節受容器 type IV が抑制されると考えられる.

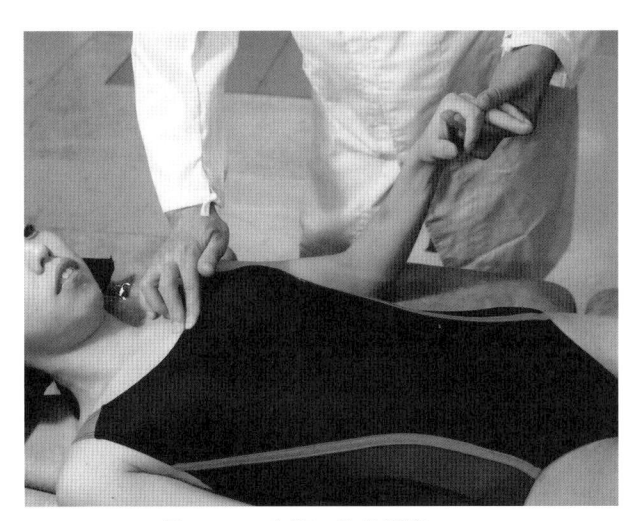

図 7-25 左第 2 胸肋関節 ANT
示指屈曲抵抗運動

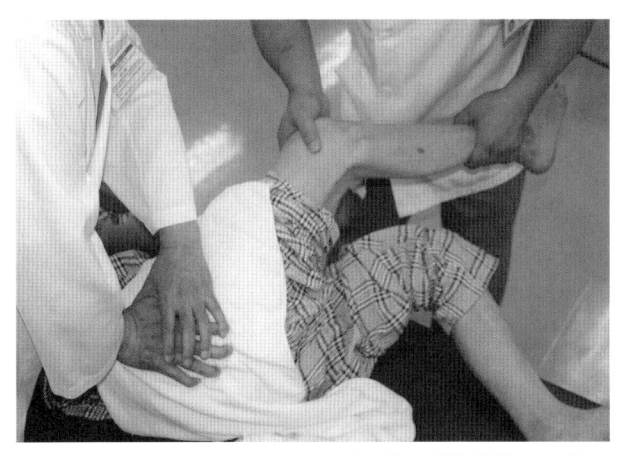

図 7-26 右仙腸関節 ANT と膝関節屈曲拘縮伸張運動

4）ダイアスキシスおよび高次脳機能の改善

脳梗塞, 脳出血など脳障害の初期には, 病巣部以外の広範な脳機能が障害される. この現象はダイアスキシスといわれ, 脳におけるシナプス伝達が抑制されているとして, アセチルコリン分解酵素（cholinesterase）阻害剤を用いて脱抑制（de-inhibition）が行われることがある[6].

脳卒中初期には大脳皮質性の意識障害がみられる. 意

1 T1/2〜T5/6 椎間関節

T1/2 椎間関節の ANT では上肢伸側全体の軟部組織が弛緩する. T2/3 は示指伸側の, T3/4 は中指伸側の, T4/5 は環指伸側の, T5/6 は小指伸側の軟部組織がそれぞれ弛緩する（図 7-4）.

2 胸鎖関節, 胸肋関節

胸鎖関節の ANT は上肢屈側全体の軟部組織を弛緩させる（図 7-12）. 胸肋関節ではそれぞれ第 2 は示指屈側の（図 7-14）, 第 3 は中指屈側の, 第 4 は環指屈側の, 第 5 は小指屈側の軟部組織が弛緩する.

表 7-4 脳卒中急性期の意識の内容障害[1]

1．反応
無反応または遅延
2．知能障害
記銘力障害, 学習障害
3．精神障害
4．失語
5．両側性障害
両側性痛覚障害
健側の使用障害（両側性失行, 両側性失認）
寝返り不能, 起き上がり不能
座位不能, 立位不能
6．口部顔面失行, 失認
嚥下障害（嚥下失行, 嚥下失認）
発声障害（anarthria）
構音障害
7．排泄障害
排泄失行, 排泄失認
8．注意力障害
9．易疲労性

138　第7章　関節神経学的治療法

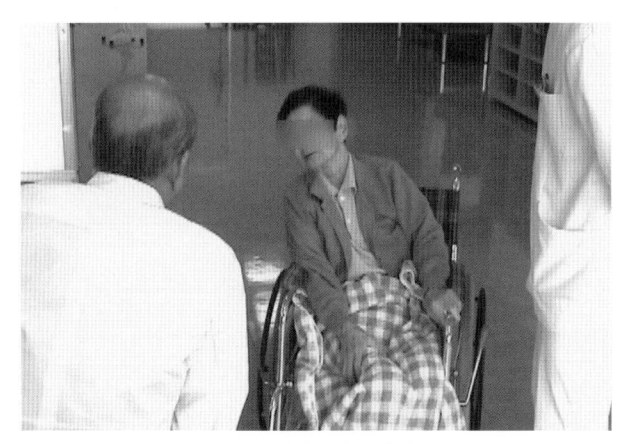

a．脳卒中左半側無視

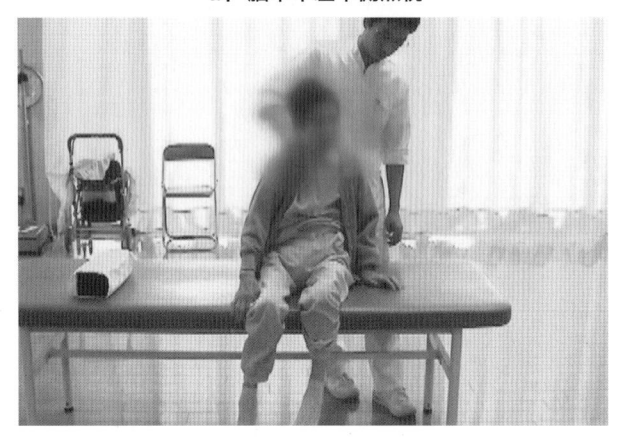

b
脳卒中左 C7/T1 ANT により左半側無視が改善
図 7-27

識障害には2種類あり[7]，1つは覚醒状態（state of wakefulness）または意識の状態（state of consciousness）の障害で，脳幹網様体が障害されたときに起こる．他は意識の内容（content of consciousness）の障害で，大脳皮質の障害による．脳卒中急性期における意識の内容障害では，両側性の観念運動失行，身体失認，口部顔面失行・失認と考えられる嚥下障害，発声障害（anarthria），構音障害などが出現し（**表 7-4**）[1]，この状態はダイアスキシスといえる．麻痺側からのC7/T1のANTはこの意識の内容障害に効果があり，とくに障害が軽度または中等度のものには著効を示す．陳旧性の脳卒中における高次脳機能障害でも有効であるが，急性期と違って，効果は一時的である．**図 7-27**は陳旧性左半側無視に対する左C7/T1 ANTで，約3分で左に頭部を回旋できるようになった症例である．このようにC7/T1椎間関節の刺激が有効なものでは一般に3分以内に反応が現れるが，そのメカニズムは不明である．

● 文　献

1) 博田節夫：脳卒中に対する運動療法．大井淑雄，博田節夫（編）：運動療法，3版，3刷，pp.195-220，医歯薬出版，2002.
2) 博田節夫：関節運動学的アプローチ（AKA）関連技術―関節圧迫の理論と臨床応用―．日本AKA研究会誌，4：3-10，2002.
3) Wyke, B.：The neurology of joints：a review of general principles. *Clinics in Rheumatic Diseases*, **7**：223-239, 1981.
4) Voss, D. E., Ionta, M. K. and Myers, B. J.：Proprioceptive Neuromuscular Facilitation. 3rd ed., Herper & Row Pub., Philadelphia, 1985.
5) 博田節夫：関節運動学的アプローチ（AKA）-博田法と関節神経学的治療法（ANT）の脳卒中への応用．関節運動学的アプローチ医学会誌，6：5-10, 2005.
6) Luria, A. R., Naydin, V. L., Tsvetkova, L. S. and Vinarskaya, E. N.：Restoration of higher cortical function following local brain damage. In Vinken, P. J. & Bruyn, G. (eds.)：Handbook of Neurology. Vol. 3. pp.368-433, North-Holland Pub., Co., New York, 1969.
7) Frederiks, J. A. M.：Consciousness. In Vinken, P. J. & Bruyn, G. (eds.)：Handbook of Neurology. Vol. 3. pp.48-61, North-Holland Pub., Co., New York, 1969.

第8章

運動療法の修正

運動療法は疾病または障害を治療あるいは予防するために処方された運動[1]であるということができる．その目的は関節可動域の維持・増大，筋力増強，持久力増大，協調性改善，全身・局所の調整，リラクセーションおよび神経筋再教育である（第4章参照）．

運動が運動機能に直接関係のない疾病や障害の予防に利用される場合には，特殊な技術は必要なく，運動量の調節が主となる．これに反して直接運動機能に異常をきたす神経，筋，骨関節の障害（以下運動系とよぶ）では，運動療法は高度な専門技術を必要とする．しかし，伝統的運動療法（traditional therapeutic exercise）では，臨床的に専門職と非専門職の治療結果にほとんど差がみられなく，運動療法そのものが専門的な治療技術とはいえない．関節運動学的アプローチ（AKA）-博田法（以下 AKAと略す）と関節神経学的治療法（ANT）はこの伝統的運動療法の欠点を補い，運動療法を効果的な専門職の技術として再生させたといえる．

1 伝統的運動療法の欠点

伝統的運動療法（以下運動療法と略す）は運動を用いて上述の目的を遂行するための治療技術であるが，運動に直接関与する臓器あるいは器官すなわち運動系の障害に対して用いるには欠陥が多すぎる．臨床的には，伸張運動は痛みの発生により伸張がほぼ不可能であり，筋力増強運動と筋持久力運動は廃用障害にのみ有効で，神経筋再教育における筋収縮の誘発には無効であり，協調性訓練には有効な手段はない．したがって，総合的にみて神経，筋，骨関節など運動系の障害に対しては無効といえる（表8-1）．

技術的問題点としては，運動療法は kinematics すなわち関節運動学（arthrokinematics）および骨運動学（osteokinematics）を無視した技術であるといえる．関節神経学的には関節受容器の反応を無視するので，運動に無理が生じる．さらに技術を軽視する傾向があり，専門職と素人の治療技術にほとんど差がみられない（表8-2）．

表 8-1　伝統的運動療法の臨床的問題点

1. 伸張運動
   痛みのため伸張困難
   Prolonged stretching（Kottke, et al., 1966）
2. 筋力増強運動：disuse に有効
   （DeLome, 1948, Müller, et al., 1963 など）
3. 筋持久力運動：disuse に有効
4. 神経筋再教育：筋収縮の誘発にほぼ無効
5. 協調性訓練：無効
6. 失行・失認の運動障害：無効
7. 運動系の病的状態には無効

表 8-2　伝統的運動療法の技術的問題点

1. 関節運動学
   関節包内運動を考慮しない
2. 骨運動学
   conjunct rotation を考慮しない
3. 関節神経学
   関節受容器の機能を考慮しない
4. 高次脳機能
   失行・失認と運動機能の関係を考慮しない
5. 非シナプス性拡散性神経伝達（NDN）を考慮しない
6. 技術的には素人が行っても結果はほとんど同じ
   専門職の技術とはいえない
7. 技術を軽視する傾向がある
   過用（量の過剰），誤用（質の誤り）
8. kinetics のみを考慮する

これは医療界に運動療法は誰でも行いうる技術であるべきとの誤解があり，むずかしい技術を排除するからにほかならない．

このような欠陥の大きい運動療法に対して，1950年代から1960年代にかけて開発されたPNF[2,3]，Roodテクニック[4]，Bobathテクニック[4〜6]などの，いわゆる神経生理学的アプローチ（neurophysiological approach：NPA）とよばれる技術も，伝統的運動療法に比してほとんど差がみられていない[7〜11]．

2 伝統的運動療法の修正

運動療法のこのような欠点を，AKAとANTを用いていかに修正するかについて目的別に述べる．

1）関節可動域の維持

関節可動域の維持は，麻痺や意識障害など自力で関節を動かしにくい場合に行われ，関節可動域運動（range of motion exercise：ROM exercise）といわれ，他動運動または自動介助運動を利用する．この運動は愛護的に行えば問題ないが，粗雑な動かし方をすれば付随回旋（conjunct rotation）を阻害するので，関節痛の原因となりうる．これに対してAKAの他動構成運動を用いれば関節を傷つけることはない．ただし，AKAは技術的にむずかしいので，初心者は指導者のもとで行うべきである．

2）関節可動域増大

関節可動域増大のための運動は伸張運動（stretching exercise）といわれる．伸張運動では拘縮のある関節の近位の骨を固定し，遠位の骨を強く動かして伸張力を加えるが，痛みが強く伸張不能となる．長時間伸張法（prolonged stretching exercise）[12]は伸張力を弱くして伸張時間を長くすることにより，痛みの発生を防ごうとしたが，完全に無痛にすることはできなかった．

伸張運動においてなぜ痛みが発生するかはAKAにより容易に証明できる．すなわち，凹凸の法則に従って関節面の滑りを誘導すると，強い力を加えて伸張しても痛みは発生しないことから，伸張運動における痛みは，関節包内運動の障害が原因であることが明らかである．

AKAによる伸張運動には2つの方法が用いられる．1つは関節包内軟部組織を伸張するもので，副運動技術を"強"で行う．他は関節包外軟部組織を伸張するもので，伸張を伴った他動構成運動（以下他動構成運動−伸張とよぶ）を用いる．

ANTは軟部組織の弛緩と痛みの抑制を同時にもたらすので（第7章参照），一般の伸張運動と組み合わせて用いることができるが，他動構成運動−伸張と組み合わせればさらに有効である．この組み合わせは関節包内，包外いずれの軟部組織の伸張にも利用することができる．関節拘縮の伸張方法に関しては後述する．

3）筋力増強

筋力増強運動（muscle strengthening exercise）は単に廃用障害（disuse）のみの場合にはなんら問題はない．しかし，麻痺などで筋力低下があれば効果は著しく劣る．麻痺における筋力増強には，AKAでは抵抗構成運動が用いられるが，ANTとAKAまたは一般の筋力増強運動と組み合わせるとさらに有効である．

4）筋持久力増大

筋持久力運動（muscle endurance exercise）も筋力増強運動と同様で，廃用障害においては問題なく，麻痺などにおける筋持久力低下では，ANTとAKAまたは筋持久力運動と組み合わせて行う．

5）協調性の改善

小脳系の障害による失調症や大脳性の協調障害（失認タイプ[13]またはkinesthetic apraxia[14]），すなわち神経原性の協調障害では運動療法は無効である．AKAの構成運動もまったく効果はない．これに対しANTは有効で，とくに中等度ないし軽度の協調性障害に対しては著しい効果を示す（第7章参照）．これとは逆に関節原性の協

調性障害には ANT は無効で AKA が著効を示す．

6）神経筋再教育

神経筋再教育は麻痺筋の収縮を誘発し，筋力増強，協調性改善，持久力増大を行う方法であるが，とくに筋収縮の誘発が難題である．これには現在 ANT と他動構成運動の組み合わせが最適である．詳細については後述する．

3　AKA の特徴と欠点

AKA は上述のように運動療法を修正するには十分な方法とはいえない．このことは関節運動学を考慮するだけでは，運動療法の欠陥を完全には補いえないことを意味する．AKA は関節可動域運動および伸張運動においては現在，最良の方法といえる（**表 8-3**）．筋力増強および筋持久力増大においては，運動療法よりは効果的であるが，十分とはいえない．その理由としては，関節機械受容器に対する刺激が弱く，関節運動反射（arthrokinetic reflex）による筋収縮力の増大が不十分であることが考えられる．同様の理由で神経筋再教育においても筋収縮の誘発刺激としては弱すぎる．

AKA は失調症などの神経原性の協調性障害に対しては無効である．しかしながら，高齢者において神経学的に説明できない不安定歩行が，仙腸関節の AKA により改善する例がときに認められる．これは仙腸関節機能障害により関節受容器反射（関節運動反射）が障害され，筋収縮のタイミングを調節できなくなるためと考えられる．

この関節原性の協調性障害は仙腸関節以外の関節でも認められ，上肢の協調性障害の原因となることがある．この場合には，ANT を用いて関節受容器を刺激しても反応は悪く，AKA を行って関節受容器の反応を正常化すれば協調性が改善する．神経原性の協調性障害に対しては AKA は効果がなく，ANT を必要とする．ただし，神経系障害に関節機能障害を合併している場合には反応が悪いので，ANT を行う前に AKA により関節受容器機能を改善する必要がある．

4　ANT の利用

ANT は関節受容器を刺激して運動機能を改善する技術である．その効果は軟部組織の弛緩，筋収縮力の増大，協調性の改善として現れる．この技術は AKA を用いてもなお不足する運動療法の欠陥を補うもので，AKA と ANT の 2 つの方法を用いることにより，運動系障害における運動療法の効果は著しく改善する．ANT は静的状態において関節受容器を刺激する方法であり，運動を伴わないので，AKA の構成運動，運動療法，および動作訓練と組み合わせて用いることにより有効となる（第 7 章参照）．

5　関節拘縮の治療

関節拘縮は関節包内，包外の軟部組織および筋の癒着，短縮，緊張などが原因となる．そのなかで運動療法の対象となるのは短縮と緊張で，臨床経験からすれば癒着は反応しないと考えてよい．関節拘縮に対する運動療法は伸張運動であるが，すでに述べたように伸張運動は強い痛みを伴い，無効であるばかりではなく有害である．AKA と ANT を用いた関節拘縮の治療は単純ではないが，正しく行えば著しい効果を示す．

表 8-3　運動療法における AKA-博田法の利点と欠点

1．関節可動域の維持，増大 　　最良の方法の 1 つ
2．筋力増強，筋持久力増大 　　刺激としてはやや弱すぎる
3．協調性改善 　　a．神経原性障害には無効 　　b．関節原性障害には著効
4．神経筋再教育の筋収縮誘発 　　刺激が弱すぎる

1）一般原則

関節拘縮の伸張はAKA単独かANTと構成運動または伸張運動を組み合わせて行う．

1 AKA単独

AKAによる伸張は，関節包内に原因がある場合と関節包外に原因がある場合とで技術が異なる．関節包内軟部組織の伸張には副運動技術の"強"を利用し，関節包外軟部組織の伸張には他動構成運動-伸張を用いる．

各関節のAKAでは，まずその関節に関連痛を起こす体幹，手根骨，足根骨などの副運動技術を行う．これはその関節への関連痛だけではなく，関節包内外の軟部組織の過緊張を取り除くことに有効である．

次に拘縮のある関節に対し，関節包内軟部組織には副運動技術"強"ついで"弱"を，関節包外の軟部組織には他動構成運動-伸張を行う．最後は副運動技術の"弱"で終わる．1つの関節に複数の副運動技術がある場合には，"強"に有効な手技は1つで，最後の"弱"は"強"を用いなかった手技を行う．この"弱"を省略すると，関節包内運動が円滑にならないことが多い．

2 ANT

ANTを用いた伸張は関節包内および包外軟部組織のいずれに対しても有効である．もちろん痛みを伴うことはない．ANTと伸張運動の組み合わせは，1人では治療困難な関節もあり，この場合は，1人がANTを行い他の治療者が伸張運動を行う必要がある．ANTと他動構成運動-伸張の組み合わせは必ず2人の治療者が必要となる．治療効果としては，ANTと他動構成運動-伸張が最良で，ついでAKA単独で，ANTと伸張運動の組み合わせはこれらにやや劣る．それゆえ，各関節の治療法ではAKA単独の方法を示すが，ANTとAKAの組み合わせでは，AKA単独の方法の他動構成運動-伸張にANTを加えればよい．どの関節のANTを加えるかは第7章を参照されたい．

2）各関節の治療

関節拘縮に対するAKAを，すべての関節について述べることは膨大すぎるので，一部の関節は除外する．各関節の最初に治療技術の順序を示す．拘縮のある関節の副運動"強"の伸張時間は1～2秒，回数は1～2回で，他動構成運動-伸張は最大伸張を1～2回行う．治療頻度は月1～2回でも十分であるが，毎日実施してもよい．いずれの場合も，炎症症状が発生すれば治療を中止し，炎症が消退すれば再開する．

1 肩関節（肩甲上腕関節）

① 副運動技術：仙腸関節—第1肋椎関節，胸鎖関節—第2～5肋椎関節，第2～5胸肋関節—T1/2～T5/6椎間関節—（肩鎖関節）
　　肩甲上腕関節下方滑り"強"—（離開"強"）
② 構成運動技術：他動構成運動-伸張（各方向）（＋ANT）
③ 副運動技術：肩甲上腕関節前後滑り"弱"

関節拘縮の治療においても，仙腸関節のAKAから始めるのは，この関節の機能障害が軟部組織の過緊張連鎖（arthrostatic hyper-reflex chain）により広範囲に関節機能障害をもたらすからである．肩関節拘縮ではこのほかに広背筋の過緊張を取り除くことにも有効である．第2～5肋椎関節，第2～5胸肋関節，肩鎖関節および胸椎椎間関節は，副運動2型（遊び）が障害されている部位のみを治療する．肩関節の関節包内軟部組織の伸張には下方滑りが最良で，ごくまれに離開が有効のことがある．

2 肘関節

① 副運動技術：仙腸関節—第1肋椎関節，胸鎖関節—第2～5肋椎関節，第2～5胸肋関節—T1/2～T5/6椎間関節
　　腕尺関節滑り"強"，"弱"—腕橈関節滑り"強"，"弱"—近位橈尺関節滑り"強"，"弱"
② 構成運動技術：腕尺関節他動構成運動-伸張（＋ANT）
③ 副運動技術：腕尺関節離開"弱"—（腕橈関節滑り"弱"）

肘関節拘縮では腕尺, 腕橈, 橈尺の3つの関節を個別に治療する. 第2〜5肋椎関節, 第2〜5胸肋関節, および胸椎椎間関節は副運動2型が障害されている部位のみAKAを行う. 最後の腕尺関節離開"弱"の後, なお肘関節屈伸の抵抗が高いときには, 腕橈関節滑り"弱"を加えるとよい.

3 手関節

① 副運動技術：仙腸関節―第1肋椎関節, 胸鎖関節―第2〜5肋椎関節, 第2〜5胸肋関節―T1/2―T5/6椎間関節

橈舟関節"強", "弱"―橈月関節"強", "弱"―その他の手根骨関節"強", "弱"

② 構成運動技術：手関節背屈他動構成運動-伸張（橈舟関節）または手関節掌屈他動構成運動-伸張（橈月関節）（＋ANT）

③ 副運動技術：橈舟関節"弱"および橈月関節"弱"

手関節拘縮のAKAでは各手根骨の関節を個別に治療する. とくに拘縮を起こしやすい部位は橈舟関節と橈月関節である. その他の関節では橈側が尺側よりも罹患しやすい. 他動構成運動-伸張は手関節背屈では橈舟関節で, 掌屈では橈月関節で行う.

4 第1中手指節（MCP）関節

① 副運動技術：仙腸関節―第1肋椎関節, 胸鎖関節
橈舟関節―舟大菱形関節―第1手根中手（CM）関節
第1 MCP関節軸回旋"強", "弱"

② 構成運動技術：第1 MCP関節他動構成運動-伸張（＋ANT）

③ 副運動技術：第1 MCP関節滑り"弱"

手指関節拘縮の治療はその関節に関連痛を起こす関節すべてにAKAを行った後, 拘縮のある関節の軸回旋を"強"で行う. 指節間関節も同様である.

5 第2中手指節（MCP）関節

① 副運動技術：仙腸関節―第1肋椎関節, 胸鎖関節―第2肋椎関節, 第2胸肋関節―T2/3椎間関節
舟小菱形関節―第2 CM関節

第2 MCP関節軸回旋"強", "弱"

② 構成運動技術：第2 MCP関節他動構成運動-伸張（＋ANT）

③ 副運動技術：第2 MCP関節滑り"弱"

他の指の関節も同様に治療する. ただし, その関節に関連痛を起こす体幹および手根骨の関節が異なるのはもちろんである.

6 股関節

① 副運動技術：仙腸関節―（L1/2〜L5/S1椎間関節）

股関節離開"強", "弱"

② 構成運動技術：他動構成運動-伸張（各方向）（＋ANT）

③ 副運動技術：股関節離開"弱"または前後滑り"弱"

股関節の前後滑りは関節が深部にあるため技術的にむずかしいので, 離開の"弱"で終わるが, ほとんど支障をきたすことはない.

7 膝関節

① 副運動技術：仙腸関節―（L1/2〜L5/S1椎間関節）

距骨下関節―距舟関節
膝関節軸回旋"強", "弱"

② 構成運動技術：他動構成運動-伸張（＋ANT）

③ 副運動技術：膝関節前後滑り"弱"

膝関節内側および前部の軟部組織の緊張をとるには, 仙腸関節についで距舟関節のAKAを, 外側および後部の緊張をとるには距骨下関節のAKAを行う. 膝関節軟部組織（関節包・靱帯）の伸張には軸回旋が最適である.

8 足関節（距腿関節）

① 副運動技術：仙腸関節―（L1/2〜L5/S1椎間関節）

距骨下関節―距舟関節

② 構成運動技術：距腿関節他動構成運動-伸張（＋ANT）

③ 副運動技術：距腿関節前後滑り"弱"

距腿関節の副運動技術には前後滑りと離開があるが,

いずれも関節軟部組織の伸張に有効とはいえない．

9 第1中足指節（MTP）関節

① 副運動技術：仙腸関節—（L1/2～L5/S1 椎間関節）

距舟関節—第1 TM 関節

第1 MTP 関節軸回旋 "強", "弱"

② 構成運動技術：第1 MTP 関節他動構成運動−伸張（＋ANT）

③ 副運動技術：第1 MTP 関節滑り "弱"

10 第2中足指節（MTP）関節

① 副運動技術：仙腸関節—（L1/2～L5/S1 椎間関節）

距舟関節—第2 TM 関節

第2 MTP 関節軸回旋 "強", "弱"

② 構成運動技術：第2 MTP 関節他動構成運動−伸張（＋ANT）

③ 副運動技術：第2 MTP 関節滑り "弱"

他の足指の関節も同様に治療する．第4, 5 足指では距舟関節の代わりに踵立方関節の AKA を行う．各足指に関連痛をもたらす足根骨の関節が異なるのはもちろんである．

3）治療結果

関節拘縮の AKA では，治療後の反応により仮性拘縮と真性拘縮に分けられる．

1 仮性拘縮

関節拘縮のなかで，AKA 直後に関節可動域が正常化するものがあり，これを仮性拘縮と名づけた．このタイプには関節可動域制限に痛みを伴っているものが多く，当該関節の治療なしに，仙腸関節，椎間関節，胸鎖関節，肋骨の関節など体幹の関節の AKA のみで治癒する．

2 真性拘縮

仮性拘縮以外が真性拘縮であるが，真性拘縮には2種類ある．1つは治療を継続すると徐々に関節可動域が改善するもので，他はまったく変化のないものである．両者ともに AKA 直後には可動域の改善をみるので，治療効果の判定は翌日以後に行うべきである．一般的には，AKA 直後に 10°以下の改善があっても一時的なもので，測定誤差が 5°であるので，20°以上の改善が真の改善といえる．AKA 直後の可動域改善は，おそらく一過性の関節静的反射（arthrostatic reflex）の減弱によるものであろう．

関節可動域が改善するものでは，改善が持続する限り治療を続ける．3カ月以上改善しないときには，治療の限界と考えてよい．

関節可動域が最初からまったく増大しないものは，反射性交感神経性ジストロフィー（RSD）と考えられる．RSD でも AKA による治療では痛みを伴うことはなく，伸張は可能であるが，炎症を起こしやすいので注意を要する．

6 麻痺の治療

麻痺筋に対する運動療法は筋再教育（muscle reeducation）または神経筋再教育（neuromuscular reeducation）といわれる．現在では後者が好んで用いられるが，内容は同じである．筋再教育は骨格筋の随意運動の発達または回復を目的とした運動療法である（R. L. Bennett）[15]と定義される．この定義に示すように筋再教育は先天的運動障害，後天的運動障害，痙性麻痺，弛緩性麻痺を問わず，すべての運動麻痺を治療対象とする．

1）治療原則

神経筋再教育は一般的には完全麻痺の状態において，筋の随意収縮を誘発し，筋収縮を認知させることから出発し，筋力増強，協調性改善，筋持久力増大，運動速度の改善へと進む[15]（**表 8-4**）．この方法は脊髄，神経根，神経叢，末梢神経など脊髄以下の障害による麻痺には適するが，脳卒中片麻痺に代表される脳原性の運動障害には適さない．その理由は，脳の障害においては運動障害に高次脳機能障害が関与するからである．

表 8-4 神経筋再教育の順序

1. 筋随意収縮の誘発
2. 筋力増強
3. 協調性改善
4. 筋持久力増大
5. 運動速度改善

表 8-5 筋随意収縮の誘発方法

1. 他動運動
2. 筋の伸張反射
3. 電気刺激
4. 筋電図フィードバック
5. バイオフィードバック
6. NPA（PNF, Rood 法, Bobath 法など）
7. 他動構成運動（AKA-博田法）
8. ANT と他動構成運動（または他動運動）

表 8-6 過用，誤用，廃用と運動系

1. 過用，誤用
   痛み：無菌性仙腸関節炎，仙腸関節機能異常
   筋攣縮
   関節液貯留，関節拘縮
   筋力低下，脱力，筋萎縮
   麻痺の回復遅延，回復停止
   痙縮の増大（まれに減弱）
2. 廃用
   全身の生理的機能の低下（deconditioning）
   痛み：仙腸関節機能異常，無菌性仙腸関節炎
   筋持久力低下，筋萎縮
   関節拘縮（痛みがあるとき）
   麻痺の回復遅延
   観念運動失行（老人）

1 脊髄以下の麻痺

神経筋再教育は完全麻痺の状態から筋収縮の誘発を始める．完全麻痺の筋がない場合には最も筋力の弱い筋から治療する．筋力の強い筋から治療すると，弱い筋に対して過剰の負荷がかかり，筋線維が崩壊し回復の遅延または停止をきたす．運動は自動介助で行い，完全麻痺では他動運動に軽く随意収縮努力をさせる．介助が過剰になれば回復が遅れるが，過剰努力よりも結果は良好である．

筋随意収縮の誘発には多くの方法が用いられてきた（**表 8-5**）．従来の方法では筋収縮の誘発はほぼ不可能であった．AKA では他動構成運動を用いるが，この方法でも誘発の刺激としては弱すぎ，満足すべき結果は得られない．これに対し，ANT は関節機械受容器に十分な刺激を加えられるので，最も有効な方法といえる．ANT は AKA の他動構成運動と組み合わせれば最良で，単なる他動運動との組み合わせに勝るが，1 人では治療できないという欠点がある．

麻痺筋は容易に疲労する．とくに徒手筋力テストで 1 の筋は 2〜3 回の収縮で疲労し，筋収縮が消失する．疲労がみられたらただちに中止し，回復を待って再開する．これを 2〜3 回繰り返す．

筋収縮が起これば筋力増強運動を行う．この場合も筋力の最も弱い筋から治療するという原則に従う．筋力増強運動の負荷が大きすぎると過用（overwork, overuse）となり回復しなくなる（**表 8-6**）[1]．

下位運動ニューロンおよび大多数の脊髄の障害では，筋力が回復すれば協調性も改善する．しかし，一部の脊髄障害に起因する麻痺では，筋力が 3 以上に回復しても座位，歩行などの動作が不安定のことがある．この状態は脳卒中における失認タイプと同様で，C7/T1 椎間関節の ANT が著効を示す．

筋力が徒手筋力テストで 4〜5 に回復すれば筋持久力運動と運動速度の改善に進む．持久力運動は ANT と抵抗構成運動か単純な抵抗運動を組み合わせて行う．筋力と筋持久力が改善すれば動作の反復により速度は速くなる．

2 脳卒中

脳卒中などの脳障害においては麻痺だけではなく，失行タイプと失認タイプの運動障害を示す[13,16]（**表 8-7**）．これらはそれぞれ A. R. Luria のいう運動性失行症（kinetic apraxia）および運動感覚性失行症（kinesthetic apraxia）[14]に相当する．脳卒中は一般にこの両障害を合併しており，治療において努力を強いれば共同運動（pattern movement）が発生する．共同運動は NPA（PNF, Rood 法，Bobath 法など）を用いても起こり，いったん発現すれば改善しないので，従来の神経筋再教育の方法はすべて禁忌である．

失行タイプの運動障害は観念運動失行の特徴を示す．

表 8-7 脳卒中の運動および動作

1. 失行タイプの特徴
    観念運動失行
    意識すれば運動，動作が不能
    動作開始が困難
    病前の習慣動作は比較的容易
2. 失認タイプの特徴
    身体深部覚失認
    運動，動作のコントロール困難
3. 脳卒中一般
    失行，失認両タイプの障害を合併
    努力すれば共同運動（pattern movement）発生
    従来の神経筋再教育法（含 NPA）は禁忌
    ADL 訓練は現場で実施
    一連の動作の分析は不可

すなわち，麻痺が軽度でも意識すれば運動および動作が困難となる．運動の開始は意識する必要があるのでもちろん困難である．したがって，動作そのものを意識させないよう動作の目的を指示する．たとえば，立ち上がりを指示しても立てないが，ベッドに寝るように指示すれば移乗が可能となる．いったん動作を始めると持続することができるので，歩行や日常の身の回り動作は比較的容易に行える．麻痺が重度になれば観念運動失行の存否は著しく判断しにくくなる．

失認タイプの運動障害は深部覚失認の運動感覚認知障害の特徴を示し，運動のコントロールが困難となる．これも麻痺が重度になれば存否を判断しにくいのは，失行タイプにおけると同様である．

脳卒中片麻痺の神経筋再教育もまず筋収縮の誘発から始めるが，失行，失認という高次脳機能障害を伴うので，この障害に有効な C7/T1 椎間関節の ANT が不可欠となる．脳卒中は高齢者が多いので，ほとんどの患者が仙腸関節機能障害をもっており，関節受容器の反応をよくするために，ANT の前に仙腸関節の AKA が必要である．筋収縮の誘発は C7/T1 椎間関節 ANT について，目的とする筋の収縮力を強化する体幹関節の ANT と他動構成運動または他動運動を，軽度の関節運動努力をさせながら行う．ANT と同時に行えば，軽度の筋収縮努力では共同運動は発生しない．

筋収縮が起これば筋力増強，協調性改善，持久力増大を同時に進行させる．各筋に対しては，ANT と他動構成運動または抵抗構成運動あるいは自動介助運動を筋力に応じて行うが，一般的には ANT と動作訓練の組み合わせが最良である．動作としては理学療法では立ち上がり，歩行などの基本的動作を用い，作業療法では日常生活動作を利用する．上肢の協調性改善は ANT と運動性作業療法の組み合わせも有効である（第 7 章参照）．ANT を用いても運動あるいは動作に努力を強いると共同運動が発生するので，できない運動，動作は介助する．この場合，介助が過剰になれば回復が遅れるので，最小限の介助にとどめることが重要である．ANT による失調症の治療については第 7 章に記載したとおりである．

伝統的運動療法は AKA と ANT を加えることにより，運動系の病的状態にも有効な治療手段となったが，なお改善の余地がある．それには AKA および ANT の改良も必要かもしれないが，他にも未知の手段が存在する可能性も否定できない．いずれにしてもこれらの新しい方法は，伝統的運動療法に比して数十倍のむずかしさがあるので，技術の習得には絶えざる努力が要求される．

● 文　献

1) 博田節夫：運動療法の基本．大井淑雄，博田節夫（編）：運動療法，第3版，pp.127-163，医歯薬出版，1999．
2) Kabat, H.：Proprioceptive facilitation in therapeutic exercises. In Licht, S.（ed）：Therapeutic Exercises. 2nd ed., pp.327-343, E. Licht Pub., New Haven, Connecticut, 1965.
3) Voss, D. E., Ionta, M. K. and Myers, B. J.：Proprioceptive neuromuscular facilitation, patterns and techniques. 3rd ed., Herper and Row, Pub., Philadelphia, 1985.
4) Northwestern University Special Therapeutic Exercise Project：An exploratory and analytical survey of therapeutic exercise. *Am J Phys Med*, 46：1911, 1967.
5) Bobath, B.：Observation on adult hemiplegia and suggestions for treatment. *Physiotherapy*, 45：279-289, 1959.
6) Bobath, B.：Adult hemiplegia：evaluation and treatment, 2nd ed., Williams Heinemann Medical Books Ltd., London, 1978.
7) Stern, P. H., McDowell, F., Miller, J. M. and Robinson, M.：Effect of facilitation exercise techniques in stroke rehabilitation. *Arch Phys Med Rehabil*, 51：526-531, 1970.
8) Quin, C. E.：Observation on the effect of proprioceptive neuromuscular facilitation techniques in the treatment of hemiplegia. *Rheum Phys Med*, 11：186-192, 1971.
9) Logigian, M. K., Samuels, M. A., Falconer, J. and Zagar,

R. : Clinical exercise trial for stroke patients. *Arch Phys Med Rehabil*, **64**：364-367, 1983.
10) Lord, J. P. and Hall, K. : Neuromuscular reeducation versus traditional programs for stroke rehabilitation. *Arch Phys Med Rehabil*, **67**：88-91, 1986.
11) Dickstein, R., Hocherman, S., Pillar, T. and Shaham, R. : Stroke rehabilitation, three exercise therapy approaches. *Phys Therapy*, **66**：1233-1238, 1986.
12) Kottke, F. J., Pauley, D. L. and Ptak, R. A. : The rationale for prolonged stretching for correction of connective tissue. *Arch Phys Med Rehabil*, **47**：345-352, 1966.
13) 博田節夫：脳卒中に対する運動療法．大井淑雄，博田節夫（編）：運動療法．第3版，3刷，pp.195-220，医歯薬出版，2002．
14) Luria, A. R., Naydin, V. L., Tsvetkova, L. S. and Vinarskaya, E. N. : Restoration of higher cortical function following local brain damage. In Vinken, P. J. and Bruyn, G. (ed.)：Handbook of Neurology. Vol. 3, pp.368-433, North-Holland Pub. Co., New York, 1969.
15) Bennett, R. L. : Principles of therapeutic exercise. In Licht, S. (ed.)：Therapeutic Exercise. 2nd ed., pp.472-485, E. Licht Pub., New Haven, Connecticut, 1965.
16) 博田節夫：関節運動学的アプローチ（AKA）-博田法と関節神経学的治療法（ANT）の脳卒中への応用．日本AKA医学会誌，**6**：5-10, 2005．

第9章

関節機能の障害と痛み

　関節包内運動の障害のなかで，新しい概念として関節機能異常を導入し，Mennell[1,2]に従って関節包内に器質的病変のない機能のみの障害と定義した．関節機能異常は痛みを主症状とし，関節包内運動の治療技術である関節運動学的アプローチ（AKA）-博田法（以下AKAと略す）によく反応し，ただちに痛みは消失または著しく減少する．従来，治療効果のあがらなかった痛みは，たとえ器質的な変化が存在しても，AKAによく反応することが多い．それゆえ当初は，関節機能異常のAKAにより，関節に原因のある痛みはすべて完治しうるものと思われた．しかし，AKA技術の改良を加えながら治療経過を観察していくと，AKAに反応する関節原性の痛みは大きく3種類に分類でき，そのほとんどは仙腸関節に一次的な障害があることがわかってきた．それらは仙腸関節機能異常，単純性仙腸関節炎，および仙腸関節炎特殊型であり，その全体像にはなお未知の部分が残されているので，現在までに明らかになった事実に基づいて述べる．

1　AKA-博田法による分類

　上述のようにAKAの治療対象となる関節原性の痛みは関節機能異常，単純性関節炎，関節炎特殊型の3つに分類できる．

1）関節機能異常

　J. McM. Mennellによれば，関節機能異常（joint dysfunction）は剖検によっても関節内になんら異常が見いだせない関節の痛みをいう[1,2]が，本章で述べる関節機能異常とMennellのいうそれとが同一かどうかは不明である．たとえば，膝関節の痛みにおいて，関節自体に異常がなければ，定義からすれば膝関節機能異常となる．しかし，筆者のAKAによる治療経験では，この痛みはほとんどすべての症例において仙腸関節からの関連痛である．それゆえ関連痛の原因関節である仙腸関節に機能異常があれば，仙腸関節機能異常であり，炎症があれば仙腸関節炎となり，必ずしも膝関節機能異常とはならない．すでに述べたように，関節機能異常には関節包内にも包外にも器質的病変のない一次性と，関節包外にのみ器質的病変あるいは異常のある二次性とがある（第3章参照）．

1　一次性関節機能異常

　関節包の内外になんら病変がなく痛みが起こっているか否かは，臨床的には解明することは不可能であるので，後述するように，1ないし2回のAKAで3週間以内に治癒する痛みを関節機能異常としている．このような条件を満たす状態には3つの可能性が考えられる．関節機能異常は仙腸関節，肋椎関節，胸鎖関節，上位胸椎椎間関節など可動性の少ない関節に発生しやすい．

a．外傷性

　外傷性の関節機能異常はぎっくり腰，足関節部捻挫などで起こる．ぎっくり腰は仙腸関節の捻れで，足関節部捻挫は主として距骨下関節の捻れである．

　ぎっくり腰における仙腸関節機能異常の発生はその構造も関与すると考えられる．骨盤は骨が輪状に連結した構造で，左右の骨は前方では恥骨結合でつながっている．恥骨結合は軟骨結合であり，滑膜関節ではないので真の可動性はない．後方では腸骨と仙骨が仙腸関節で連結する．仙腸関節は滑膜関節であるから可動性を有するが，

強力な靱帯によって固定されるため，可動性は著しく小さい．この骨盤輪に外力が加わり捻れが生じると，仙腸関節にずれが起こる．関節の最大ゆるみの位置（LPP）において，捻れが遊びの範囲を越えた瞬間にしまりの位置（CPP）になり靱帯が緊張すれば，関節は捻れた状態で引っ掛かることがありうる．これがぎっくり腰の発生機序と考えられる．ぎっくり腰ではAKAにより激痛は除去されるが，治癒するには1週間を要する．仙腸関節機能異常は靱帯のゆるんだ位置で起こるので，重量物を持ち上げるときには腰部を伸展し，仙腸関節のしまりの位置（CPP）を維持する必要がある．

足関節部の捻挫では，ほとんどの症例で距骨下関節のずれが起こり引っ掛かった状態で，少数例で踵立方関節の引っ掛かりがみられている．これらの関節のAKAを行えば痛みは即座にほぼ消失し荷重可能となる．なお腫脹が消失するには数週間を要する．

外傷性関節機能異常はこのように関節の遊びを越えて引っ掛かった状態と考えられ，上記の関節以外では胸肋関節にもよく起こり，まれに尾骨の関節に起こることがある．小児の肘内障は橈尺関節の機能異常と考えられる．

b．関節包・靱帯の過緊張

関節機能異常には上記のような外傷歴のないものが多い．関節機能異常は1～2回のAKAで容易に治癒し，なんらの異常も残さないものである．したがって，非外傷性関節機能異常の可能性としては，関節包・靱帯の過緊張が起こり，関節面の動きを制限することが考えられる．関節包・靱帯の過緊張はおそらく，無菌性関節炎が消退した後に残存したもので，AKAにより関節の動きを改善すれば消失すると推測される．このような一次性関節機能異常はほとんど仙腸関節にのみみられるが，それは仙腸関節が無菌性関節炎の好発部位であることによると考えられる．

関節包・靱帯の過緊張が急性無菌性関節炎を伴って現れることがある．その発生の仕方には2つある．1つはいわゆる"寝ちがえ"で，ほかは運動後の筋肉痛である．寝ちがえは関節可動域の限界において，長時間にわたって極端な体位を維持することによって，炎症と同時に関節包・靱帯の過緊張を発生すると考えられる．運動後の筋肉痛は関節に日常生活におけるよりも過剰なストレスが反復してかかることにより，炎症と関節軟部組織の過緊張をもたらすと考えられる．これらの痛みは放置しても3～7日で消失するが，強い痛みは2～3日間は持続する．AKAを行えばこの痛みは即座に著しく減少し，動作に支障をきたさなくなる．ただし痛みが完全に消失する日数はほとんど変わらない．これらの状態は炎症ではなく関節機能異常と考える理由は次のとおりである．すなわち，炎症が主であればAKAにより痛みが著減することはないが，AKA直後に痛みが著しく減少し，1回の治療により1週間で治癒することは関節機能異常の定義を満たしているからである．寝ちがえでは，無菌性慢性仙腸関節炎が潜在的，または顕在的に存在することが多い．したがって，AKAによる治療は仙腸関節から始める必要がある．仙腸関節炎特殊型では，AKAを行っても寝ちがえの痛みが消失するのに2～8週間を要することもある．

長期臥床患者やギプス固定の関節では，不動のために関節液の性状に変化をきたし，動きを再開したときに関節の滑りが障害され痛みが発生するという説がある[1]．しかし，このような長期不動後の関節では，関節液の変化を考えるよりも，靱帯など関節軟部組織の伸縮性が減少し，関節面の滑らかな滑りが阻害されると考えるほうが理解しやすい．

2 二次性関節機能異常

二次性関節機能異常は関節包内には器質的障害はないが，関節包外の器質的または機能的変化により起こり，その原因は骨，関節，筋，腱，および神経系の異常に求めることができる．二次性関節機能異常の詳細については第3章で述べたが，関節機能は相互に関係し，1つの関節の機能が障害されるとほかの関節にも機能障害が起こることが，関節神経学的治療法（ANT）およびAKAにより明らかになった．第7章で述べたように体幹の関節を牽引あるいは圧迫すると四肢の関節が弛緩し，伸張運動が容易になる．このとき四肢の関節を先に伸張すると，体幹の関節は押しても動かなくなる．関節の伸張運動でなくても単に末梢の骨を圧迫するだけで体幹関節の運動は阻害される．たとえば，手の月状骨を強くつまむと胸鎖関節の遊び（副運動2型）は消失する．下肢でも

足関節を背屈伸張すると腰椎椎間関節の遊びは減少する．このような現象はすべての関節にみられ，関節受容器の機能的連鎖の存在が窺われる．これはおそらく関節静的反射（arthrostatic reflex）[3]の連鎖により関節包・靱帯が緊張することによると推測される．

AKA治療時にも同様の現象が認められている．とくに仙腸関節機能異常および仙腸関節炎では椎間関節，肋椎関節，胸鎖関節など遠隔部の関節の動きが制限され，遊びが減少していることがある．これに対して仙腸関節のAKAを行い仙腸関節の動きが回復すれば，遠隔部の関節も遊びが回復する．このような現象は主として仙腸関節を中心に起こるが，第1肋椎関節のAKAにより仙腸関節の遊びが回復し，下肢伸展挙上（straight leg raising：SLR）が改善し，腰痛その他の下部の痛みが改善することもある．

同様の現象が下肢の疾患においても起こりうる．変形性股関節症の人工関節全置換術後に仙腸関節原性の痛みが減少するが，これは術側の関節運動反射（arthrokinetic reflex）[3,4]が消失し，関節への負荷が減少することによるとも考えられるが，むしろ股関節受容器の影響が去って関節静的反射の連鎖が消失し，仙腸関節の遊びが改善することによると考えるべきであろう．

2）単純性関節炎

関節原性の痛みはAKA開発初期には文献からもすべて関節機能異常と考えていた．しかし，技術開発が進みかなりの治療効果が得られるようになって，難治性の関節痛が明らかになった．それらの症例に対しAKAによる治療を続けると，完治するものと，しないものがあることがわかってきた．完治するものを単純性関節炎（simple arthritis），完治しないものを関節炎特殊型（complex arthritis）として分類した[5,6]．後者はAKAに対して特殊な反応を示すことから関節炎特殊型と命名された．この両者はいずれも仙腸関節に原発するものがほとんどである．

単純性仙腸関節炎（simple sacroiliac arthritis）には急性発症のものと慢性発症のものがある．急性単純性仙腸関節炎は激痛をもって発症し，全身症状はほとんどない．激痛は一般に約3日で去り，日常生活は可能になるが，2～3ヵ月を経て痛みが完全に消失するものと，消失しないものに分かれる．痛みが完全に消失しないものでは，月1回AKAを行えば，2～3ヵ月で治癒する．

慢性単純性仙腸関節炎は急性関節炎から移行するものと，はじめから激痛を発することなく慢性の経過をとるものとがある．いずれも月1回のAKAにより2～3ヵ月で治癒する．

単純性仙腸関節炎の発症機序は明らかでないが，過労や風邪が誘因になることがあり，一部はウイルス感染の可能性も否定できない．急性関節炎は左右の仙腸関節に1回ずつ起こることがあるが，同一関節に2回以上起こった症例は現在まで経験していない．

3）関節炎特殊型

関節炎特殊型も単純性関節炎同様に仙腸関節に原発するものがほとんどである．仙腸関節炎特殊型（complex sacroiliac arthritis）も急性発症のものと，慢性発症のものがあるが，単純性関節炎に比して強い痛みがより長期間持続することが多く，少数例では軽度の発熱を示すことがある．痛みは一般に広範囲に現れ，関連痛の領域に圧痛があり，自律神経症状を示すものも少なくない．この関節炎は月1回AKAを行うと，2～3ヵ月で痛みはかなり軽減し，治療直後には痛みがほぼ消失するようになるが，再発を繰り返し治癒することはない．誘発因子としては打撲やぎっくり腰などの外傷，過労，ウイルス感染などが考えられる．AKAにまったく反応しないものは，他の関節炎誘発因子が存在するか，まったく他の疾患であると考えるべきで，仙腸関節炎特殊型とはいえない．ただし，AKA技術が未熟な場合もAKAに反応しないことを忘れてはならない．

なお，4ヵ月以上かかって治癒する単純性仙腸関節炎と，仙腸関節炎特殊型との中間の性質を有する例もある．

2　関節機能障害の症状

関節機能異常は痛みを主症状とし，これに関節可動域

表 9-1 関節機能障害の症状

1. 痛み
   運動痛，圧痛，関連痛
2. 運動制限
3. 感覚障害
   感覚異常（しびれ），冷感，鈍麻
4. 筋・軟部組織の過緊張，低緊張，凝り
5. 筋力低下，筋萎縮
6. 腫れ，発赤
7. 皮膚の硬化
8. その他
   目のかすみ，耳鳴り

制限，感覚障害，筋・軟部組織の過緊張，凝りなどが頻発し，腫脹，発赤，筋力低下などを伴うこともある（表9-1）．これらの症状はAKAにより即座に消失または著しく減少することから，関節原性であることが確認される．単純性関節炎および関節炎特殊型による関節機能の障害も同様の症状を示すので，ここに述べる症状はこれらに共通する関節機能障害の症状である．

1）痛み

痛みは関節機能異常など関節機能障害の最も重要な症状の1つである．痛みにはその関節の運動痛と，その関節から離れた部位に起こる関連痛があり，関連痛領域の骨，筋などに圧痛を認めることがある．

1 運動痛

関節機能障害が存在する関節を自動的または他動的に動かすと，運動痛が発生する．運動痛は軽度のものから重度のものまで種々で，ぎっくり腰のような急性発症のものは初期に痛みが強く，治療しなくても日時の経過とともに自然に減弱していく．これは関節の捻挫による痛みで，受傷直後は炎症が強く，関節包内運動が著しく制限されているが，炎症が消退するにつれ関節面の運動が回復し痛みが減少すると推測される．一般に最初の3日間は激痛があり，罹患関節を動かすことは困難で，4日目から急速に痛みが減少し，1週間でほぼ無痛になるものと，軽度の痛みを残すものとがある．完治しないものでは関節機能異常が潜在し，AKAにより機能異常を解消するまで痛みは増減を繰り返す．

関節機能異常における発痛のメカニズムは不明である．しかし，関節面の滑りが障害されると痛みが発生することは次の事実から容易に理解できる．すなわち，関節拘縮の伸張運動（stretching exercise）を行う場合，可動域の限界においてさらに伸張力を加えると痛みを生じる．このとき，骨を牽引して関節面を離開しながら伸張するか，凹凸の法則に従って関節面を滑らせる力を加えると痛みは発生しない．従来，伸張運動時の痛みは筋，腱，靱帯などの軟部組織の伸張痛と考えられていたが，上述のように，これらの軟部組織を伸張しても，関節面を離開すれば痛みが出現しないことから，軟部組織の伸張痛でないことは明白である．関節神経学によれば[3]，関節における痛みの神経終末は関節包・靱帯には存在するが，軟骨および滑膜には発見されていない．それゆえ，関節面の滑りの障害が痛みの関節受容器を刺激するメカニズムは不明である．

2 関連痛

関連痛（referred pain）とはその発生源から離れた場所に起こる痛み[7]である．関節機能障害の痛みは障害関節周辺にとどまらず，遠隔部の痛みすなわち関連痛を起こすことが多い[5,6,8]．四肢の関節における機能障害では，関連痛は比較的狭い範囲にみられる．これに対し，体幹の関節すなわち仙腸関節，椎間関節，肋椎関節，胸肋関節からは，四肢遠位端にまで達する関連痛があり，各関節からの関連痛にはほぼ一定の領域が認められる．尾骨部の関節からの関連痛は現在まで確認されたものはなく，局所の痛みにとどまっている（図9-1〜4）．

以下にAKAによって消失する関連痛の領域と関節との関係を示す．関連痛はこの図の領域の全体にわたる場合と，その一部に限局する場合とがある．

a. 四肢の関節

四肢の関節で機能異常が認められる関節は，上肢では胸鎖関節，肩鎖関節，手根骨の関節で，下肢では足根骨間関節，足根中足関節である．これらの関節と関連痛の関係は次のとおりである．

胸鎖関節：肩前面から上肢屈側全体，とくに上肢屈側橈側から母指に至る領域．

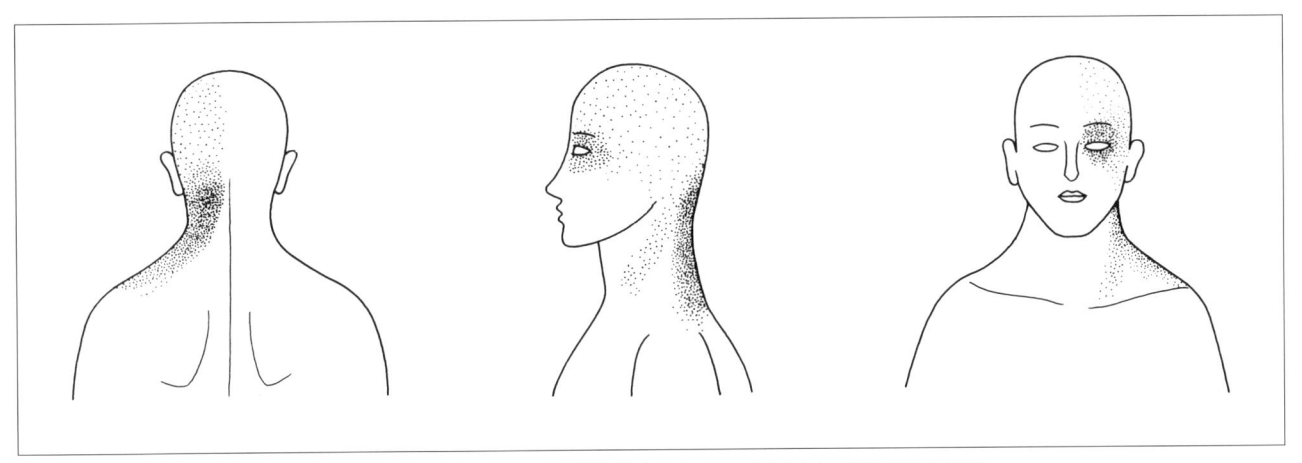

図 9-1　C7/T1 椎間関節機能障害における関連痛と感覚異常の領域

　肩鎖関節：三角筋部.
　橈月関節：母指，示指，中指の屈側.
　手根中手関節：各指の痛み.
　距骨下関節：下腿後面膝窩部から踵まで，下腿外側，および足底部.
　距舟関節：膝および下腿前面，内側および足背内側第1足指まで.
　足根中足関節：各足指の痛み.
　これらの関節の機能異常のうち胸鎖関節，距骨下関節および距舟関節からの痛みは比較的多く，日常臨床で常に遭遇する．とくに胸鎖関節は第1肋椎関節と対になり首から上肢にかけての痛みの主要な部分を占めていて，AKA からみれば体幹の関節とみなしうる．四肢の関節からの関連痛の領域はもちろん体幹の関節からの関連痛と重なっている．それゆえ，AKA はまず体幹の関節に行い，痛みが残ったときに四肢の関節を治療する.

b．体幹の関節

　体幹の関節は四肢の関節に比して機能障害の発生率は著しく高く，関連痛は罹患側の四肢末端に及ぶものが多い．逆にいえば，四肢各部の痛みのほとんどは，体幹の関節機能の障害が原因であることが多い．各関節に特有な関連痛の領域を以下に示すが，関連痛には一定の幅があり，隣接する領域の重なりがみられる.

　(1) 頸椎椎間関節

　頸椎の椎間関節機能異常は C7/T1 に多く，他の関節には特殊な状態でのみ起こる．比較的よくみられるのは，関節リウマチにおいて C1/2 の亜脱臼がある場合に C2/3 に機能異常が起こりやすい.

　C2/3 椎間関節：頸椎傍脊椎部から後頭部，頭部，顔面にかけて関連痛がみられるが，ほとんど二次性で仙腸関節および C7/T1 椎間関節の AKA により改善する.

　C7/T1 椎間関節：後頸部，頭部，顔面全体にかけて現れ，目のかすみ，耳鳴りを伴うこともある．耳鳴りの直接の原因になることよりも，既存の耳鳴りを増強することが多い．顎関節の痛みおよび開口障害もこの関節の機能障害によって起こることが多い（図9-1）.

　(2) 胸椎椎間関節

　胸椎椎間関節機能異常は T1/2 から T5/6 にかけて比較的多く，それ以下の関節に起こることはごくまれである（図9-2）.

　T1/2 椎間関節：T1 棘突起部から背上部を通り，上腕および前腕の伸側橈側を経て母指および母指と示指の指間部背側に至る領域．第1肋骨に沿った領域であるが，上肢伸側全体に及ぶこともある.

　T2/3 椎間関節：T2 棘突起部から T1/2 の領域に接しそのやや尺側を通り，示・中指の背側に至る領域．第2・3肋骨に沿った領域.

　T3/4，T4/5 椎間関節：T2/3 領域の尺側を上肢伸側，手指背側に至る領域．第3・4肋骨に沿った領域.

　T5/6 椎間関節：T5 棘突起部から背部，大胸筋部，上腕尺側，前腕尺側から小指にかけての領域．第5肋骨に沿った領域.

　T9/10 椎間関節：T9 棘突起部から広背筋沿いに腋窩部へ至る領域．第9肋骨に沿った領域.

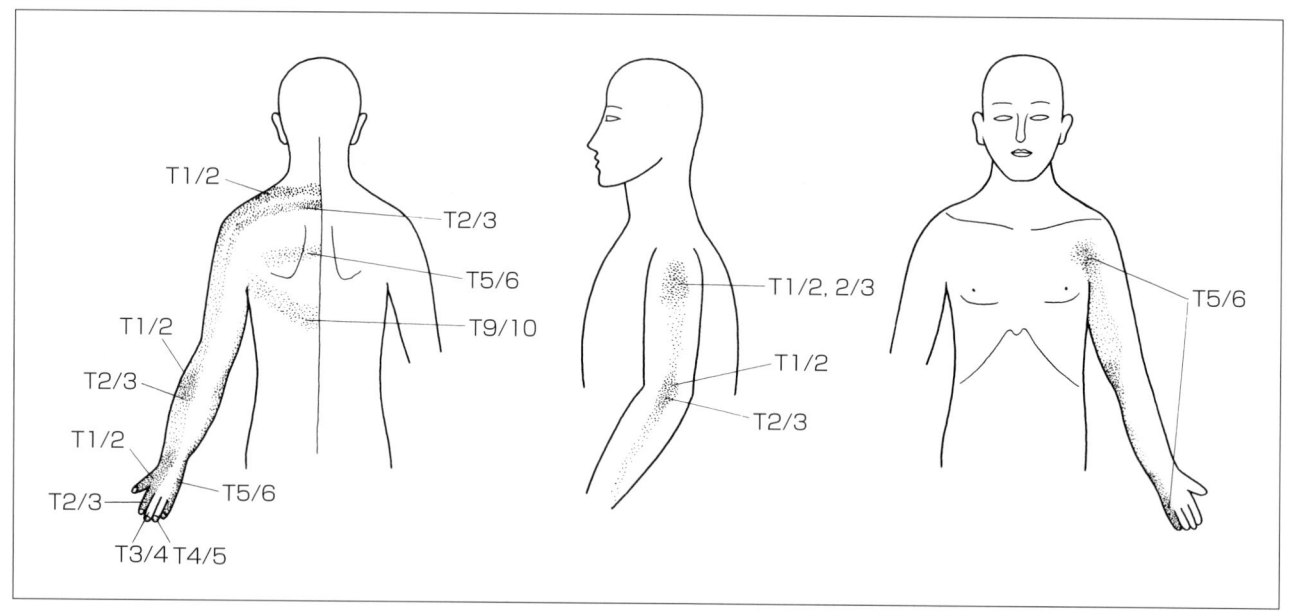

図 9-2 胸椎椎間関節機能障害における関連痛と感覚異常の領域

T11/12：心窩部，剣状突起部．
T12/L1：季肋部．
　これらほとんどすべての胸椎椎間関節の機能異常は，仙腸関節機能障害からの二次的機能異常で，仙腸関節のAKAで消失することが多い．
　(3) 腰椎椎間関節
　腰椎椎間関節の機能異常は仙腸関節機能障害による二次性のものが主である．まれに胸腰椎移行部の骨折治癒後，腰椎分離こり症，腰椎術後などに起こる（図9-4）．
　L1/2椎間関節：鼠径部内側から大腿前内側，下腿前内側を通り第1足指に至る領域．
　L2/3椎間関節：側腹部から鼠径部を経て，下肢においてはL1/2の関連痛のやや外側を通り第2足指に至る領域．
　L3/4椎間関節：鼠径部外側から大転子部，大腿外側，下腿外側から第3足指に至る領域．
　L4/5椎間関節：殿部外側から大腿後外側，下腿後外側を通り第4足指に至る領域．
　L5/S1椎間関節：殿部内側から大腿後内側，下腿後内側を通り第5足指に至る領域．
　(4) 肋椎関節
　肋椎関節の機能異常はほとんどが仙腸関節機能障害による二次性のもので，第1肋椎関節に最も多く，ついで第2，第3肋椎関節に比較的多い．仙腸関節炎特殊型では，これらの肋椎関節機能異常は仙腸関節のAKA後に残存し，各関節のAKAを必要とすることも多い．他の肋椎関節の機能異常はほとんど仙腸関節のAKAにより消失する．関連痛の領域は第1肋椎関節とT1/2椎間関節のように同レベルの胸椎椎間関節の領域と一致する（図9-3）．
　(5) 胸肋関節
　胸肋関節の機能異常は一般に仙腸関節機能障害による二次性のものであるが，仙腸関節のAKA後に残ることもまれではない．関連痛は前胸壁から上肢屈側を手指に至る領域に現れる（図9-3）．
　第2胸肋関節：第2胸肋関節部から大胸筋上部，上腕屈側，前腕屈側の橈側を示指掌側に至る領域．
　第3胸肋関節：第3胸肋関節部から胸部を経て，上肢屈側を前者のやや尺側を中指掌側に至る領域．
　第4胸肋関節：第4胸肋関節部から胸部を経て，上肢では前者よりさらに尺側を環指掌側に至る領域．
　第5胸肋関節：第5胸肋関節部から胸部を経て，上肢では前者よりさらに尺側を小指掌側に至る領域．
　(6) 仙腸関節
　仙腸関節機能の障害は同側の半身に一次性および二次性の関連痛を起こす．一次性の関連痛は腰部および下肢

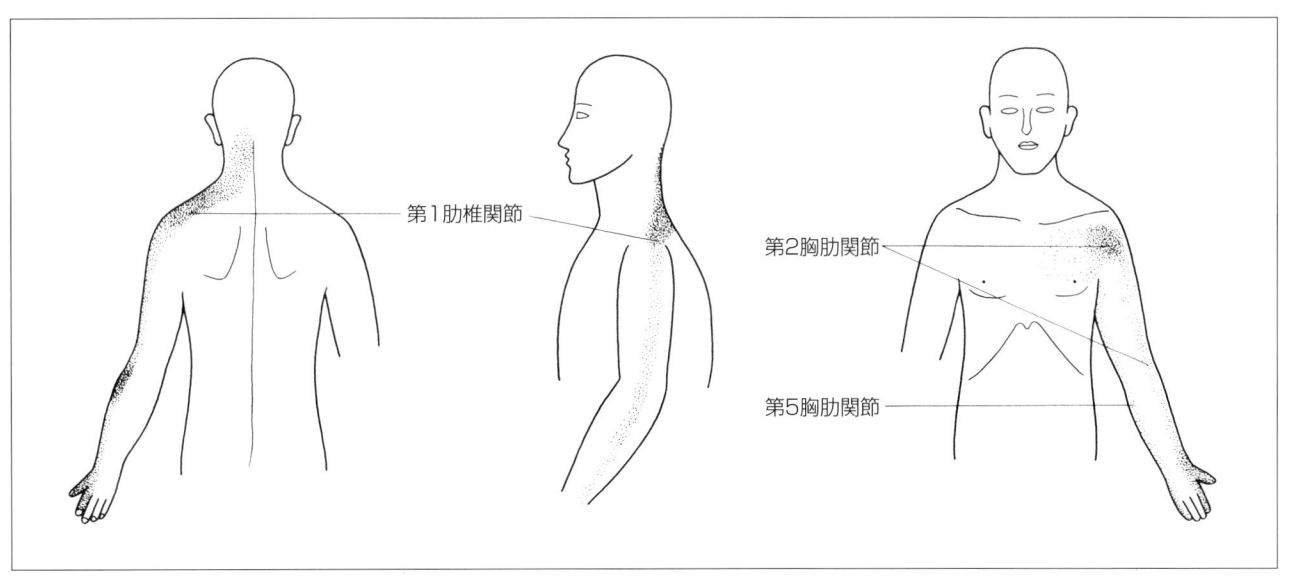

図 9-3 肋椎関節および胸肋関節機能障害における関連痛と感覚異常の領域

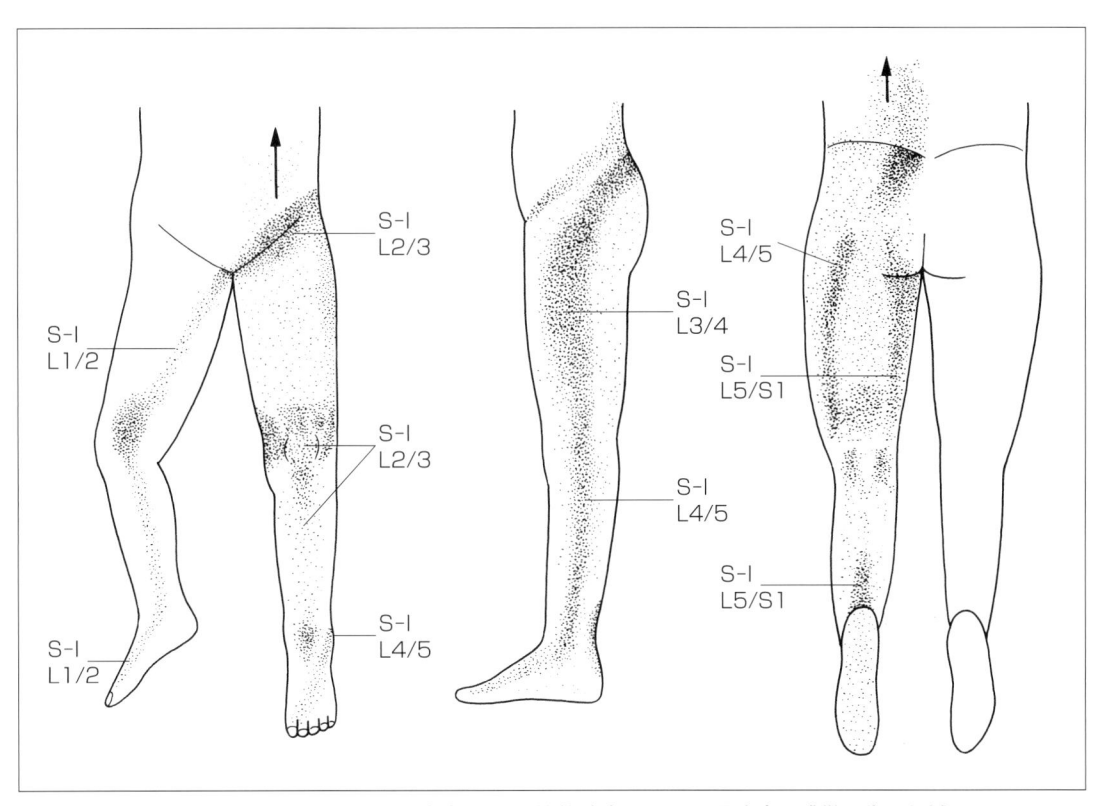

図 9-4 仙腸関節および腰椎椎間関節機能障害における関連痛と感覚異常の領域
↑：上方への関連痛，S-Ⅰ：仙腸関節，L：腰椎椎間関節，S：仙骨

の全領域に及ぶ．すなわち腰・下肢の痛みのほとんどは仙腸関節の AKA により消失するが，仙腸関節炎特殊型においては，腰椎椎間関節または足根骨関節の機能異常が残り，それらの関節の AKA を必要とすることがある（図 9-4）．

中背部の痛みは仙腸関節からの関連痛か，二次性の胸

椎椎間関節または肋椎関節の機能異常によるが，仙腸関節のAKAによりほとんどすべて消失する．上背部の痛みもほとんどは仙腸関節からの関連痛である．関節炎特殊型では仙腸関節のAKAのみでは消失しないことがある．

頭部および顔面の痛みは仙腸関節からの関連痛のこともあるが，ほとんどはC7/T1椎間関節の機能異常を介したもので，椎間関節のAKAを必要とすることも多い．

上肢の痛みは直接仙腸関節からの関連痛のこともあるが，胸椎椎間関節，肋椎関節，胸鎖関節，および胸肋関節を介するものが一般的で，これら上部の関節のAKAを必要とすることが多い．

関節機能障害の発生と関連痛の発現には時間的なずれが認められる．早いものでは，関節機能障害が起こってから数週間で関連痛が現れるが，遅いものでは，何年も経過して現れる．仙腸関節機能の障害では，ある身体部分の関連痛が消失したあと，他の部分に痛みが出現することがあるが，このような現象は仙腸関節炎特殊型に認められる．

関連痛の領域は皮膚感覚の脊髄節支配（dermatome）および末梢神経支配とは異なり，骨の脊髄節支配に類似するが，これとも完全には一致しない．B. Feinsteinらによれば，深部体性組織に発生する痛みおよびその関連痛は末梢神経の麻酔により痛覚脱失を起こさせても変化せず，交感神経節ブロックにも影響されない[9]．関節機能異常にみられる痛みは，深部組織に発生するので，これと同様の性質を有すると解してよい．実験的な関連痛の領域と臨床でみられる関連痛の領域との違いは，時間的な長短が関係すると考えられ，深部痛の原因が長期間存続すれば，二次性の関節機能異常を起こす関節が増加し，痛みの領域が拡大すると考えられる．臨床でみられる関連痛の特徴をあげれば次のとおりである．

① 頚髄完全損傷における感覚脱失部位の痛みがAKAで消失する．このことは痛みの脊髄外伝達経路の存在を示唆する．
② 脳卒中片麻痺痛覚脱失部の痛みはAKAに反応して消失または減弱する．
③ 幻肢痛はAKAにより消失または減弱する．
④ 古傷の部位に出現しやすい．
⑤ 関節原性の痛みは硬膜外麻酔が無効のことが多い．
⑥ AKA後，痛みが消失または減弱するまで時間の遅れがある．

これらの現象から考えて，関節に発する痛みは，脊髄を介することなく視床あるいは頭頂葉の痛覚中枢に伝達される経路も存在すると考えてよい．これは痛みのある関節において遊離した神経伝達物質が，血行[10]または脳脊髄液を介して脳に到達し，脳内ではnonsynaptic diffusion neurotransmission (NDN)[11]またはvolume transmissionにより拡散し，痛覚中枢に到達すると考えられる．神経伝達物質が到達する中枢部位が身体のどの部位の中枢かによって痛みの部位が決まり，古傷の痛みが出やすいことからみて，その部位は感受性が高いと考えられる．このように考えると，幻肢痛を含め上記の現象が矛盾なく説明できる．

3 圧　痛

圧痛は機能障害を起こしている関節周囲の骨，靱帯，筋などに認められることもまれにはあるが，一般的には関連痛の領域にみられる．圧痛は関連痛領域の骨，筋，腱，靱帯などに存在する．筋の圧痛があれば，いわゆる圧痛点（trigger area）といわれるものになる．関節炎特殊型においては，圧痛が非常に強く，触れただけでも激痛を訴えるものもいる．これは反射性交感神経性ジストロフィー（reflex sympathetic dystrophy：RSD）にみられる異痛症（allodynia）と考えられ，このような痛みを示すものを仙腸関節炎特殊型RSDタイプとよぶことがある[5]．allodynia以外の圧痛は一次性の関節機能障害すなわち仙腸関節のAKAにより著しく減少し，その部位のAKAが容易になる．

2）運動制限

運動制限は関節機能障害により直接起こるものと，軟部組織の緊張によって起こる間接的なものがある．いずれの場合も有痛性の可動域制限のことが多いが，痛みが出現する前に反射的に動きを止めるときには，無痛性の運動制限となる．仙腸関節の機能障害では，SLRテスト

の制限がみられ，その他の下肢の関節にも軽度の可動域制限が起こることもある．胸椎椎間関節，肋椎関節，胸肋関節などの機能異常では，上肢の関節に運動制限がみられることもある．このような関節の可動域制限は，関節包・関節靱帯の緊張と筋および関節外の軟部組織の緊張によって起こる．1つの関節の機能障害は，関連痛領域の他の関節の軟部組織を相方向性に緊張させ，可動域に制限をきたすことは，触診により容易に確認できる．

3）感覚異常

　感覚異常はいわゆる"しびれ"といわれるものであるが，関節機能障害の主症状の1つで，関連痛と同一部位に認められる．時間的な経過をみれば，しびれは関節機能の障害が発生してから数週間，何カ月あるいは何年も遅れて出現する．一般的にいって，しびれは神経症状よりも関節原性の症状のことが多い．すなわち，しびれを訴える領域の表在感覚テストはほとんどの場合正常である．感覚異常が重度になれば"スリッパが脱げる"，"ボタンが掛けられない"などの深部感覚異常を訴える．しかしながら，しびれは感覚障害の強い sensory neuropathy，テストで感覚障害のない motor neuron disease などの神経疾患にも出現するので，鑑別診断には AKA が有効となる．神経疾患に起こるしびれには AKA はもちろん無効であるが，神経疾患がない場合のしびれでも，AKA に反応するものとしないものがある．AKA に反応の悪いものは，しびれの発生後長期間経過した例が多く，関節感覚受容器の変性の可能性が推測される．

　感覚異常の1つに四肢の冷感がある．冷感は必ずしも関節原性とはいえないが，AKA によりただちに消失するものがある．このタイプの感覚異常は再発しやすい．

　痛みが激しいときには関連痛の領域の一部に感覚鈍麻が現れることがある．神経脱落症状 (neurological deficit) としての感覚鈍麻との違いは，関節原性の感覚鈍麻は，脊髄節および末梢神経支配域に部分的には一致しても完全には一致することはなく，AKA で関節機能障害が改善すればただちに改善することである．したがって，感覚鈍麻を神経症状と判定するためには，神経支配域と完全に一致し，AKA によっても改善しないことを確認する必要がある．

4）筋・軟部組織の過緊張，低緊張，凝り

　筋および軟部組織の過緊張は関連痛の領域に出現し，触れると硬い感触がある．ただし，筋が硬く触れるときには筋の拘縮あるいは短縮のこともあり，さらに筋のみならず軟部組織全体の緊張が増大している．過緊張を起こしている筋には圧痛があり，"こむらがえり"など有痛性の筋攣縮を頻発することもある．これに反し，筋および軟部組織の緊張が低下するものがある．これは仙腸関節炎特殊型にみられることがあり，過緊張に比してごく少数である．

　いわゆる"凝り"といわれるものは軽度の筋・軟部組織の過緊張と考えられる．"凝り"という表現は肩や首において使われるが，他の部位にも存在し，筋の張りとして訴える者が多い．筋・軟部組織の過緊張と凝りはAKA に非常によく反応し即座に消失する．低緊張はこれに比して反応が悪く，改善しても再発する例もある．

5）筋力低下，筋萎縮

　痛みが激しいときには，その領域の筋に筋力低下がみられることがある．この筋力低下も感覚鈍麻と同様に，筋の脊髄節支配 (myotome) や末梢神経支配に完全に一致することがなく，AKA により関節機能障害を治療すればただちに改善するものが多いが，反応がかなり遅れ，何カ月もかけて徐々に改善するものも少数認められる．このような筋力低下は神経原性の麻痺ではなく，筋脱力というべきもので，関節機械受容器の機能障害による関節運動反射 (arthrokinetic reflex)[3] の減弱が原因と考えられる．

　関節機能障害が長期間存続すると，関連痛の領域に筋萎縮が現れることがある．この筋萎縮も膝関節炎における大腿四頭筋萎縮と同様に，神経脱落症状ではなく，RSD の軽度のものと解される．このような筋脱力および筋萎縮は一般に，関節炎特殊型にみられる．

6）腫脹，発赤

関連痛の領域には腫脹が現れることがあり，膝関節では少量の関節液貯留さえ認められることがある．関節周囲の痛みが持続すれば，ガングリオンや骨膜増殖と思われる骨膨隆が出現することがある．AKA により原因となっている関節機能障害が改善すれば，軟部組織の腫脹は分時単位で，関節液は日単位で消失していく．なお，骨膨隆は月単位で消えていくものもある．

発赤も関連痛の領域の一部，とくに痛みの激しい部位に現れることがある．これも AKA により消失する．このような発赤，軟部組織の腫脹，関節液の貯留は関節から遊離した神経伝達物質が血流に入り，血管拡張を起こす[10]ことによると推測される．

7）皮膚変色，皮膚硬化，爪の変色

関連痛の領域には皮膚の変色および硬化が現れることがある．皮膚は暗赤色あるいは暗褐色となり，つまむと硬く感じ，浮腫を伴うこともある．皮膚の表面には感覚異常が起こることもある．関連痛の領域ではまた，爪が蒼白あるいは暗褐色になることもあり，ときには変形を起こすこともある．これらの皮膚および爪の変化は関節炎特殊型にみられ，RSD と考えられる．

8）その他

かすみ目，耳鳴り，およびめまいも関節機能の障害によって起こることがある．これらは関節炎特殊型にみられ，C7/T1 椎間関節，胸鎖関節または第1肋椎関節のAKA が有効である．このほかに，仙腸関節の AKA により痛みとともに便秘および不整脈が改善した例や，降圧剤が有効になった高血圧患者が認められている．

3 診断，評価

関節機能障害による痛みにおいては，症状，身体所見，神経学的所見など一般的な診断手法を用いることはもちろんであるが，痛みが関節由来のものか否かの最終診断は，AKA に反応して痛みが消失あるいは減弱することによる．一般に痛みの原因診断は，原因と思われるものを除去することによって確定する治療的診断法であり，関節原性の痛みもその例外ではない．しかし，痛みは自覚症状であり，このような方法でのみ診断すれば，患者が虚偽の申告をしたときには判定が困難となる．したがって，できる限り他覚的に評価する技術を養うことが重要となる．

1）部位診断

機能が障害された関節の診断は次のようにして行う．
① 関連痛，感覚異常，凝りなど自覚症状の存在する領域を詳細に聞く．
② 運動痛，筋の伸張痛，関節可動域制限を調べる．
③ 骨折，骨髄炎，化膿性関節炎その他の化膿性炎症，腫瘍とくに悪性腫瘍のないことを確認する．
④ 外傷などとくに誘因あるいは原因が存在しない場合には，どの部位に症状があっても，仙腸関節原性の可能性が大であるので，まず仙腸関節の AKA から始める．
⑤ 診断は予測した関節の AKA により，症状がただちに消失または減弱することで確定するが，減弱しても容易に再発し，次回の AKA に反応しないときには，他の疾患の可能性がある．
⑥ 仙腸関節炎特殊型では，初回の AKA にほとんど反応しないことがあり，他の疾患が考えられない場合には，AKA を続けると約2カ月で反応するようになる．

仙腸関節炎特殊型では複数の関節に機能障害を起こしていることが多く，多数の関節に AKA を順次行う必要がある．この場合，最も基礎となる仙腸関節の AKA が完全に行われていることが前提となる．

痛みの領域には広がりがある．したがって，同一領域と思われる痛みでも，複数関節の機能障害が関与していることがある．また，1つの関節の機能障害が AKA により改善し，その関節の可動性が回復すると，潜在していた近隣関節の機能障害が顕在化し，痛みの部位が移動し

たようにみえることがある．これら二次性の関節機能異常をすべて治療すれば痛みは消失または著減する．

AKAはこのように痛みにおいては治療的診断技術であるから，その技術に習熟するまで関節機能障害の部位診断が困難である．痛み以外でも感覚障害，凝り，筋力低下なども神経症状との鑑別は，AKA技術が完全であってはじめて可能となる．

2) 仙腸関節原性の痛みの診断

AKAの治療対象となる関節原性の痛みは仙腸関節の機能障害を基礎とするものがほとんどで，他の関節に一次性機能障害が発生することは少ない．仙腸関節機能障害による痛み，感覚異常などの症状は，二次性のものを含めると，頭部から足尖まで全身にわたるので，身体のどの部分に痛みを訴えても仙腸関節の評価が出発点となる．

1 問　診

問診においては次のことに留意する．
① 程度，種類に関係なく腰痛が存在するかどうか，腰痛の既往歴があるかどうかが重要で，もしあれば，仙腸関節機能障害が存在する可能性は100％近い．
② 痛みを起こす直接の原因あるいは誘引がないときは，痛みの部位に関係なく仙腸関節原性の可能性が大きい．
③ 次のような痛みは仙腸関節性を疑う．㋐ぎっくり腰の痛み，㋑妊娠中および分娩後の痛み，㋒手術部位に関係なく，術後臥床中または立位開始後に発生した痛み，㋓なんら誘因なく下肢に出現した痛み，㋔下肢の外傷後，治癒期間が過ぎても持続する痛み．

2 検　査

以上のように問診により仙腸関節原性の痛みが疑われたなら，次の順序で検査を行う（**表9-2**）．

(1) 体幹前屈（屈曲），後屈（伸展），側屈により可動域終末の抵抗，痛み，および可動域制限をみる（**図9-5～7**）．体幹前屈は指尖床間距離（finger-floor distance：FFD）を計ると便利である．なお，これに体幹回旋を加

表 9-2　仙腸関節機能障害の検査

1．体幹の前屈，後屈，側屈
2．SLR（straight leg raising）
3．Fadirf
4．Fabere

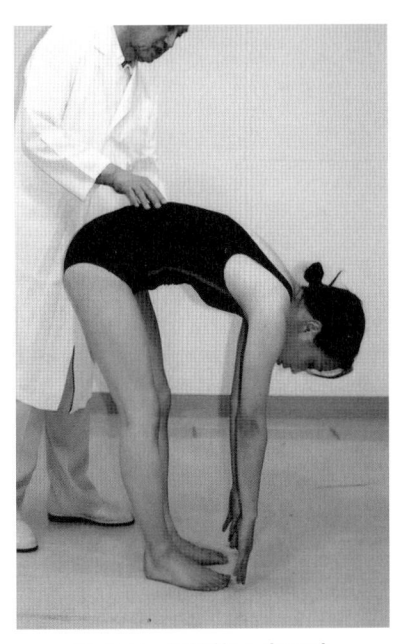

図 9-5　体幹前屈（FFD）

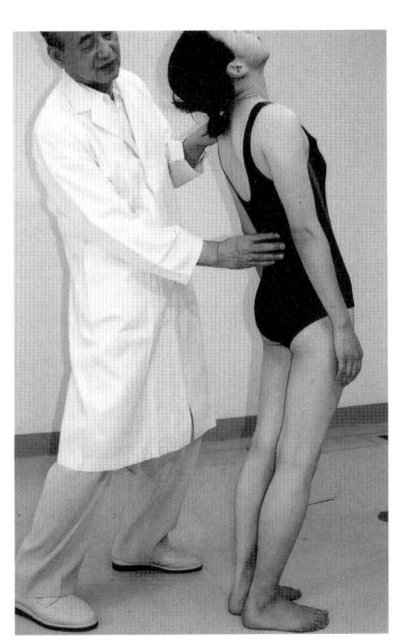

図 9-6　体幹後屈

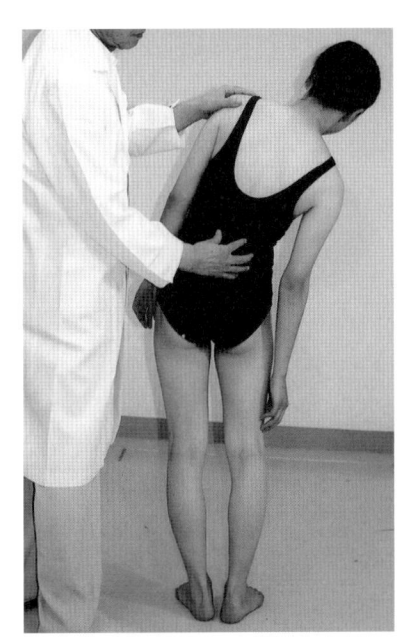

図 9-7　体幹側屈

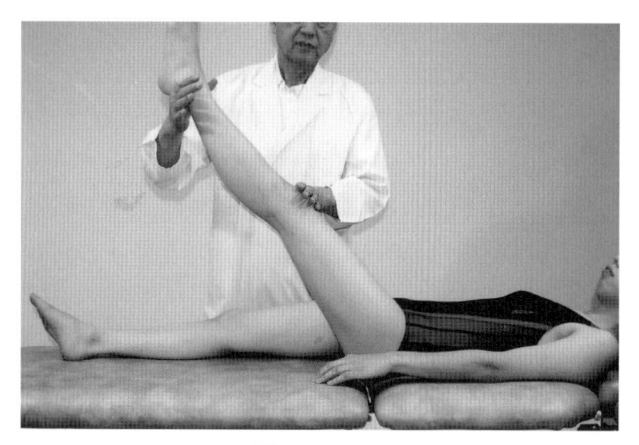

160　第9章　関節機能の障害と痛み

図9-8　SLR

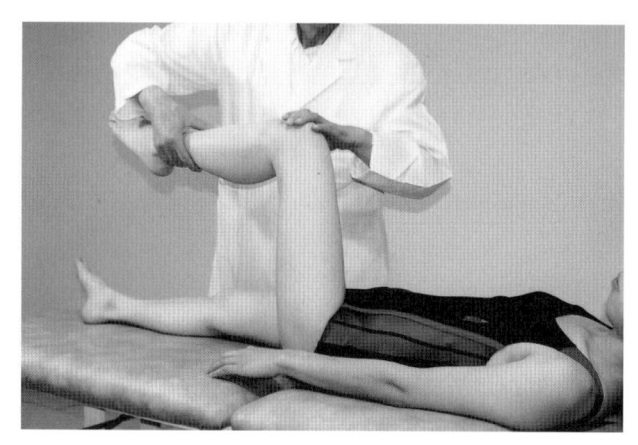

図9-9　Fadirf, Fabere で股関節と膝関節を90°屈曲した位置

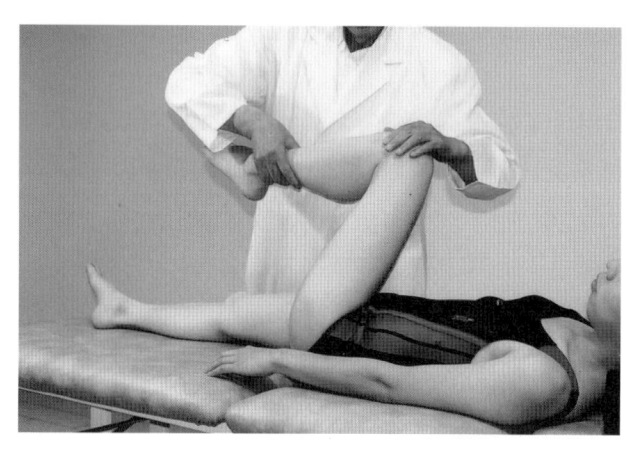

図9-10　Fadirf

えることもあるが，必ずしも必要ではない．痛みは患側に出現することが多いが，両側あるいは非罹患側に出ることもある．可動域終末の抵抗については後述する．

（2）SLR テストにより可動域終末の抵抗，痛みの部位，および制限角度を調べる．SLR は膝伸展位で下肢を挙上する方法で（図9-8），一般には腰神経根の伸張テストとして椎間板ヘルニアの診断に用いられている．しかし，このテストで伸張されるのは神経根以外に大腿後面の組織とくに筋・筋膜がある．仙腸関節機能障害に起因する SLR の制限は，この大腿後部筋群の過緊張と仙腸関節自体の可動域制限に基づくもので，約20°と高度なものからごく軽度のものまで差は大きい．関節機能異常においては比較的軽度の制限にとどまる．SLR に伴った仙腸関節の動きは約20°挙上位で始まるので，仙腸関節炎では高度の制限が現れることがある．SLR はまた先天的素因が関係し，生来45～60°の制限を有するものも少なくはない．これとは逆に先天的に可動域が大きく，SLR が100°以上になってはじめて痛みを訴える者もある．なお，この可動域制限に関しては正常値がない[12]ので，評価は健側と比較して決めるのであるが，両側が罹患している場合には，AKA 治療後の角度から制限の有無を推測する．可動域終末の抵抗については後述する．

（3）Fadirf

Fadirf とは股関節の flexion-adduction-internal rotation-flexion の頭文字を f-ad-i-r-f と並べたもので，膝関節を約90°屈曲した状態で股関節を90°屈曲し（図9-9），その位置から内転，内旋を加えつつ鼠径靱帯を軸に屈曲させる．このとき仙腸関節では仙骨の前屈（nutation）が起こる（図9-10）．

（4）Fabere

Fabere は股関節の flexion-abduction-external rotation-extension を短縮したもので，一般の Fabere すなわち Patrick テストとして知られているものに類似する．これは股関節を Fadirf 同様の90°屈曲位から外転，外旋，伸展させるもので，股関節に異常がないときには仙腸関節のテストとなる．Fabere もまた仙骨の前屈を引き起こす．なお，股関節に用いられる一般の Fabere では，最後の外旋-伸展時には踵を非テスト側の膝上に置くが，AKA のテストでは膝の横に置く（図9-11）．

仙腸関節機能障害においては，これらのテストで腰部および下肢に痛みを誘発できることもある．SLR, Fadirf, Fabere のいずれも仙骨の前屈を起こすテストである．し

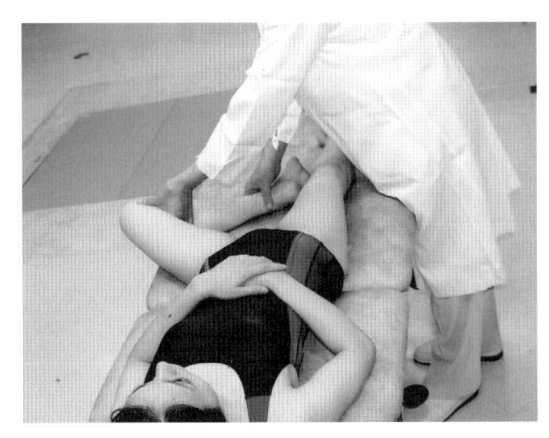

図 9-11 Fabere

したがって，これらでは仙骨の後屈（counter-nutation）の障害をテストできないので，立位における体幹の後屈が必要となる．

Fadirf および Fabere による検査は，痛みよりも可動域終末の抵抗および可動性制限に留意する．この場合，動きの左右差をみるのが一般的な方法であるが，両側性の制限があれば AKA の治療前後の状態を比較せざるをえない．AKA が有効なときには，Fadirf, Fabere, および SLR もただちに改善する．これらの検査結果が改善しないときは，AKA の技術が未熟であるか，炎症または拘縮があるか，あるいは先天的に仙腸関節の可動性が小さいと考えられる．可動域終末の抵抗については次に述べる．

(5) 関節包内運動の評価

AKA は関節包内運動の治療であるから，検査においても関節包内運動を評価することが最も重要である．関節包内運動にはすでに述べたように副運動 1 型（accessory movement 1st type），副運動 2 型（accessory movement 2nd type），および構成運動（component movement）がある．これらの障害の程度に関しては，可動域のような客観的表示法がないので，他の人に伝達することが困難である．しかし，臨床的には最も重要で，関節包内運動を評価できるか否かが，治療の成否を決定するといっても過言ではない．

　i．副運動 1 型

Gray の解剖学書[13]によれば，副運動 1 型は自動運動に抵抗が加わったときに起こる余分の動きである．この動きは関節包・靱帯の余裕によるものであるから，他動運動においては，可動域終末での抵抗の大小をみることによって評価できる．この抵抗は end-feel が軟部組織のときに検査できる．end feel とは可動域終末の感触で，軟部組織または骨と表現される．たとえば，膝関節屈曲では感触は軟部組織であり，伸展では骨である．仙腸関節の検査では，SLR, Fadirf, Fabere, 体幹前屈，後屈，側屈の各動きにおいて抵抗をみることが重要となる．

仙腸関節の関節包内運動が障害された状態では，仙腸関節の関節包・靱帯は過緊張またはごくまれには低緊張状態になる．この緊張の変化は同側の多関節と他側の仙腸関節に波及する．筆者はこれを関節軟部組織過緊張連鎖（arthrostatic hyper-reflex chain）および関節軟部組織低緊張連鎖（arthrostatic hypo-reflex chain）と名づけている．実際には，関節軟部組織を含むすべての軟部組織の緊張状態が変化する．SLR, Fadirf, Fabere では，これを股関節の抵抗の変化としてとらえることができる．体幹前屈，後屈，側屈では複数の関節，とくに椎間関節の動きの抵抗をみることにより知ることができる．

　ii．副運動 2 型

副運動 2 型は関節のゆるみの位置で，他動的に起こしうる関節面の滑りおよび離開で，LPP において最大となる．これは AKA 実施時に手に感じる動きの範囲である．したがって，AKA 治療中はこの動きに注意を集中することが不可欠である．

　iii．構成運動

構成運動は骨運動時の全可動域にわたる抵抗でみることができる．構成運動が障害されると SLR では挙上する下肢が重くなり，各関節の動きでは抵抗が大きくなる．

③ 診断基準

仙腸関節原性の痛みで AKA 治療の対象となるものは 3 種類に分類される．それらはすでに述べたように仙腸関節機能異常，単純性仙腸関節炎，および仙腸関節炎特殊型である．これらの診断基準は症状，所見，AKA に対する反応などから臨床的に定められた[5,6]．

a．仙腸関節機能異常

定義によれば，仙腸関節機能異常は仙腸関節内になんら病理的変化がなく痛みを起こす状態である．慢性仙腸関節機能異常の診断基準を表 9-3 に示す．関節原性の痛

表 9-3 慢性仙腸関節機能異常の診断基準

1. 神経脱落症状（neurological deficit）なし
2. 痛み，感覚異常（しびれ），筋力低下が神経支配領域に一致しない
3. 初診時①〜⑤のうち2つ以上
   ①SLR制限が軽度（健側と比較）
   ②体幹運動制限が軽度（指尖床間距離FFDなど）
   ③体幹運動痛（とくに伸展時，側屈時の伸側痛）
   ④Fadirf，Fabereの痛み（同側または対側）
   ⑤SLRの痛み（同側または対側）
4. 仙腸関節の副運動の減少
5. 初診時AKAにより症状は消失または著減し，1〜2回の治療で3週以内に治癒する

表 9-4 慢性単純性仙腸関節炎の診断基準

1. 神経脱落症状（neurological deficit）なし
2. 痛み，感覚異常（しびれ），筋力低下が神経支配領域に一致しない
3. 初診時①〜⑤の2つ以上
   ①SLR制限が軽度（健側と比較）
   ②体幹運動制限が軽度（指尖床間距離FFDなど）
   ③体幹運動痛（とくに伸展時，側屈時の伸側痛）
   ④Fadirf，Fabereの痛み（同側または対側）
   ⑤SLRの痛み（同側または対側）
4. 初診時AKAによる部分的改善：①〜⑤の2つ以上
   ①SLR 10°以上の改善
   ②FFD，伸展，側屈，Fadirf，Fabereの可動性または痛みの改善
   ③痛み，しびれの減少
   ④筋力の改善
   ⑤動作が容易
5. 仙腸関節の副運動の減少
6. 2カ月以内にAKAに対する反応が良好となり，3カ月以内に治癒する

みではもちろん，神経脱落症状（neurological deficit）がないことは，最も基本的な条件となる．関節性の痛み，感覚異常（しびれ）および筋力低下は神経根あるいは末梢神経の支配域に一致しない．

関節機能異常は関節包内運動の障害であるから，骨運動も障害されることは当然である．したがって，骨運動である関節可動域の計測により，間接的に関節包内運動の障害を推測することができる．可動域制限の有無は健側と比較し，両側が罹患している場合にはAKA治療後の改善から判断する．SLR，体幹屈曲，伸展，側屈の制限は比較的軽度で，痛みを伴うことが多い．体幹側屈時の痛みは伸側に出れば仙腸関節性の可能性が高いが，屈側に出れば仙腸関節性以外も考慮する必要がある．FabereおよびFadirfの痛みも同側に限らず対側に出ることもある．SLRの痛みは対側に出れば仙腸関節性といえるが，同側に出れば仙腸関節性とは限らない．関節包内運動は副運動1型，2型の減少をみる．この減少はAKAにより即座に改善する．

AKAに対する反応は良好で，初回の治療で痛みは即座に消失または著しく減少し，ほとんどのものは1週間で治癒するが，まれに2回の治療を要することがある．この場合は，治療間隔が2週間であり観察期間が1週間あるので，治癒判定は3週後になる．

急性の仙腸関節機能異常であるぎっくり腰ではこの診断基準は適応しない．ぎっくり腰では動作時の痛みは強く，体幹の可動域制限が著しいことが多く，副運動2型は減少している．初回のAKAに対する反応は不完全であるが動作時の痛みは著しく減少し，治療後1週間で治癒するものがほとんどである．一部の症例では1週後に再度治療を要することがあるが，初診から3週以内に治癒することから，関節機能異常とすることができる．

b．単純性仙腸関節炎

単純性仙腸関節炎には慢性と急性があるが，慢性のものが圧倒的に多い．慢性単純性仙腸関節炎の診断基準は**表9-4**に示すように，神経原性の異常がないことは前者と同様である．

可動域制限とそれに伴った痛みの判定も関節機能異常と同様であるが，初診時のAKAに対する反応は不完全で，屈曲，伸展，Fadirf，Fabereなどの可動性の改善はあるが，不十分である．SLRの改善も十分でなく，10°以上の改善を有効と認める．痛み，しびれ，筋力の改善も不十分であるが，動作は容易になる．副運動1型，2型は減少しているが，AKAの"強"で軟部組織を伸張すると遊び（副運動2型）は拡大する．月1回のAKAを行うと，2カ月以内に反応は良好となり，3カ月以内に治癒し，副運動は正常となる．

急性単純性仙腸関節炎は激痛をもって発症する．AKAによる治療なしに放置しても，2〜3カ月経てば自然治癒するものと，慢性化するものに分かれる．急性期にはぎっ

くり腰同様に可動性の制限が著しく，寝返り，起き上がりなどの動作は困難であるが，神経脱落症状はない．初診時のAKAでは，関節の遊びの著しい減少が触知できる．この遊びの減少は，仙腸関節上部離開および下部離開の"強"によりかなり改善し，可動域は増大し，寝返り，起き上がりなどの動作は容易になる．その後は月1回のAKAを行うことにより2～3カ月で関節の遊びは改善し治癒する．

c．仙腸関節炎特殊型

仙腸関節炎特殊型にも急性関節炎と慢性関節炎がある．急性仙腸関節炎特殊型はもちろん激痛をもって発症し，動作時の痛みは強く，可動性の制限も著しい．2～3カ月あるいはそれ以上経つと炎症は軽減するが，単純性関節炎に比して可動域制限は大きく，痛みも強いものが多い．慢性仙腸関節炎特殊型は急性関節炎から移行するものと，はじめから激痛を発生することなく慢性の経過をとるものとがある．いずれの場合も痛みの訴えは強いことが多く，かなりの痛みが長期持続し，痛みの範囲は広く全身に及ぶことすらある．しびれの訴えも単純性関節炎に比して強く，感覚鈍麻や脱力を示すこともある．圧痛は関連痛の領域に現れ，棘突起，肋椎関節，腸骨，仙骨などに認められるが，まれにRSDにみられるallodyniaのように触れただけで激痛を訴えることもある（表9-5）．

自律神経症状もこの関節炎に多い．頻度が高いのは下半身の冷感を伴った上半身の多汗，爪の変色や変形，下肢の浮腫，かすみ目，めまいなどで，筋萎縮も比較的よくみられる所見である．筋萎縮はAKAによって痛みがほぼ消失すると改善するが，完全に回復することはない．めまいは治癒しやすいが，かすみ目は再発を繰り返し，爪の変化と下肢の浮腫はほとんど改善しない．

可動域制限は一般的に単純性関節炎に比して大きい．可動域制限には痛みを伴う場合と伴わない場合がある．体幹前屈，後屈およびFadirfの制限は著しく大きいことがしばしばある．Fabereの制限はこのタイプに起こりやすく，その程度が大きいものはこの関節炎にのみみられる．この関節炎に特徴的な可動域制限の1つはFFDとSLRの解離である．すなわち，SLRが80°以上あるにもかかわらず体幹前屈制限が大きく，FFDが30 cm以上の

表9-5 慢性仙腸関節炎特殊型の診断基準

1．痛みおよび圧痛
　①安静時の痛み：運動により増強または減弱
　②1カ月以上持続する強い痛み
　③1カ月以上持続する寝返り時の痛み
　④発作的な激痛
　⑤痛みの強弱が変動
　⑥広範囲の痛み
　⑦強い動作開始時の痛み
　⑧強い感覚異常（しびれ）
　⑨感覚鈍麻
　⑩体幹の多発性圧痛：棘突起，肋骨，筋など
　⑪胸部絞扼感
　⑫脱力
2．自律神経症状
　①多汗または部分的無汗
　②冷感，熱感（自覚，他覚）
　③軽度の四肢の浮腫
　④軽度の関節液貯留
　⑤筋萎縮
　⑥骨萎縮
　⑦爪の変化
　⑧皮膚の変色
　⑨嘔気，嘔吐
　⑩目のかすみ，めまい
　⑪耳鳴り
3．可動性の制限：有痛性または無痛性
　①体幹屈曲（FFD），伸展の制限大
　②FFDとSLRの解離
　③SLRの制限大
　④Fadirf，Fabere制限大
　⑤腰椎側彎，後彎
　⑥頸部の可動性制限
4．AKAに対する反応
　①AKA時の圧痛が強い
　②AKAが強いと痛みは増強
　③AKAの回数が多いと痛みは増強
　④AKAにより痛み，しびれの部位は変化するが消失しない
　⑤多関節のAKAが必要
　⑥AKA直後の変化を自覚できない
　⑦痛み，しびれが1カ月以内に再発
　⑧可動性は改善しても1カ月以内に再発
5．診断基準
　Ⅰ．神経脱落症状（neurological deficit）がない
　Ⅱ．痛み，しびれ，感覚鈍麻，筋力低下，筋萎縮が神経支配に一致しない
　Ⅲ．1～3の症状，所見のうち3つ以上
　Ⅳ．4のAKAに対する反応のうち1つ以上
　Ⅴ．仙腸関節の副運動の減少
　Ⅵ．月1～2回のAKAで改善はするが，3カ月以上経過しても再発を繰り返し治癒しない

ことがある．これは股関節の可動性はよいが腰椎の可動性が制限された場合に起こる現象で，関節機能異常や単純性関節炎には起こらない．腰椎側彎および後彎が起こることもあるが，これらがみられる場合は，椎間板ヘルニアなど他の疾患との鑑別が重要となる．

AKA に対する反応は，加える力が強いと痛みが起こり，2週以内の間隔で頻回に治療すれば痛みが増強する可能性がある．AKA 実施時に骨の圧痛を強く訴えることがある．AKA で仙腸関節についである部位の痛みあるいはしびれを治療すれば，他の部位に痛みやしびれが現れることがある．このときは仙腸関節の治療が不完全であるが，完全な仙腸関節の AKA が困難なこともまれにある．二次性機能異常を示す関節が多く，痛みやしびれが広範囲に現れ，多関節の AKA を必要とすることが多い．関節機能異常および単純性関節炎と違って，自覚的に症状が改善するのに時間がかかり，AKA 治療直後にはたとえ他覚的変化があってもわからないものが比較的多い．痛み，しびれ，および可動性は AKA により改善しても1ヵ月以内に再発する．

慢性仙腸関節炎特殊型の診断基準（**表 9-5**）はもちろん神経脱落症状（neurological deficit）がないことが前提となる．痛み，しびれ，感覚鈍麻，筋力低下，筋萎縮などがあっても神経支配域に一致しないことが重要である．仙腸関節の副運動1型，2型はもちろん減少している．月1～2回の AKA で2～3ヵ月経てば症状は改善し，ほとんどは治療直後には症状は著しく改善するが，1ヵ月以内に再発し完全に治癒することはない．症状は改善しても副運動は正常とはならない．

3）鑑別診断

関節機能の障害は痛み，感覚障害，筋力低下など神経系の異常と類似の症状を示すので，神経障害との鑑別はとくに重要となる（**表 9-6**）．

1 神経障害

神経障害との鑑別には，一般的な神経学的診断を行うことはもちろんであるが，詳細に調べなければ，関節原性か神経原性の症状および所見かの差異を発見できない

表 9-6 鑑別診断

1. 神経障害 　　痛み，感覚障害，筋力低下，筋萎縮
2. 神経障害と関節機能障害の合併
3. 動脈閉塞
4. 骨折
5. 骨腫瘍（病的骨折）
6. 骨髄炎

可能性がある．関節機能の障害においては，痛みおよび感覚障害は神経根または末梢神経支配域に一致することなく，筋力低下や筋萎縮も神経支配とは無関係に起こることからわかる．たとえば，母指および示指の掌側のしびれ感は関節障害において比較的多いが，正中神経領域に一致せず，感覚鈍麻になることはない．小指のしびれも多いものの1つであるが，これも環指の尺側に感覚障害がなく，尺骨神経領域とは異なる．このしびれは感覚異常であって，感覚鈍麻または感覚脱失でないことは感覚検査をすれば容易に発見できる．下肢においては，大腿外側から下腿外側にかけての痛みやしびれが多いが，これは第5腰神経根支配域とは異なる．しかしながら，詳細に神経学的検査をしても鑑別が困難なこともあり，最終的な判定には，AKA に反応して症状あるいは所見が改善するか否かが重要となる．中枢神経障害における感覚障害も関節機能障害の症状と区別しにくいことがある．しかし，この場合には脳あるいは脊髄の他の症状が存在するので鑑別は可能である．

神経系の障害と関節機能障害が合併することもまれではない．脳卒中，脊髄損傷，脊髄炎，椎間板ヘルニア術後などでは，単純性関節炎，関節炎特殊型など関節機能障害による痛み，感覚障害，筋力低下などが合併しやすい．この場合には，AKA を行えば関節原性の症状のみ減少し，神経症状は変化しない．

2 動脈閉塞

動脈硬化性閉塞症，Bürger 病などの動脈閉塞による虚血性の痛みやしびれも関節機能障害の症状に類似する．動脈閉塞では末梢の脈拍を触知できず，チアノーゼ，栄養障害など他の動脈閉塞の症状があるので鑑別は容易である．

下肢の動脈閉塞症には仙腸関節機能障害を合併していることがある．AKAを行えば関節原性の症状のみが消失し，血管原性の症状は残る．

3 骨折，脊椎炎

脊椎の圧迫骨折，病的骨折，脊椎炎も深部組織に発生する痛みを起こすから，椎間関節，仙腸関節の機能障害と同じ領域に痛みを起こす．これらはX線診断が可能であるので，腰背痛を訴える場合にはX線撮影は不可欠となる．骨折の新鮮例や悪性腫瘍の骨転移でX線像に現れない場合でも，棘突起圧痛が両側性に認められ，椎間関節や仙腸関節のAKAに反応しないことからその存在を予知できる．

4）関節機能障害の好発部位

AKA治療の対象となる関節機能障害は関節機能異常，単純性関節炎，および関節炎特殊型であるが，これらはすべての関節に起こるものではなく，発生する関節は限られている．単純性関節炎および関節炎特殊型はほとんどすべて仙腸関節に起こる．これに対し，関節機能異常は骨の動きが肉眼で見えない関節に好発する．それゆえ，四肢よりも体幹の関節に機能異常が多い（表9-7）．機能異常の発生頻度の高い関節は次のとおりである．

1 体幹の関節

体幹の関節はほとんどその動きを肉眼で見ることはできないが，そのなかでも関節機能異常が発生しやすい部位と，しにくい部位とがあることは，本章の冒頭で述べたとおりである．

関節機能異常が最も多発するのは仙腸関節である．四肢，体幹の体性組織の痛み（somatic pain）にはほとんどの場合仙腸関節が関係している．仙腸関節についで多いのは第1肋椎関節およびC7/T1椎間関節である．ついでT5/6以上の胸椎椎間関節，上位の肋椎関節，胸肋関節に機能異常が多く，他の胸椎椎間関節および腰椎椎間関節には少ない．これらの関節の機能異常はほとんど仙腸関節炎に合併して起こる二次性関節機能異常である．頸椎の関節機能異常は非常にまれで，関節リウマチでC2/3椎間関節機能異常がみられる程度である．

2 四肢の関節

四肢の関節の機能異常も肉眼で動きを見ることができない関節に発生しやすい．機能異常は胸鎖関節に最も多く，ついで距骨下関節，距舟関節，橈舟関節，橈月関節に起こりやすい．他の足根骨間関節，手根骨間関節および足根中足関節，手根中手関節，肩鎖関節などにも機能異常が起こることもある．これらの四肢に起こる関節機能異常はほとんど仙腸関節炎に合併した二次性関節機能異常である．

5）X線像と痛み

運動器系の痛みの診断において，X線診断が非常に大きな比重を占めている．しかしながら，従来，X線上にみられる異常が，必ずしも痛みの程度に比例せず，痛みの原因と考えられるX線異常を治療しても症状が改善しないことは，臨床において誰しも経験していることである．AKAによる関節機能障害の治療は，この疑問に対し回答を与えてきた．現在までに明らかになったX線像とAKAに反応する痛みとの関係を示すと，表9-8のようになる．

運動器系の痛みの原因として最も多い関節機能異常は形態あるいは構造の変化ではないので，X線像には現れない．単純性関節炎および関節炎特殊型も単純X線では診断できない．関節包内運動の1つである関節の遊び（副運動2型）を画像でとらえることは，四肢の一部の

表9-7 関節機能異常の好発部位

1．体幹の関節
  1）仙腸関節
  2）第1肋椎関節
  3）C7/T1/2/3/4/5/6椎間関節
  4）第2,3肋椎関節，第2,3胸肋関節
  5）その他の肋椎関節，胸肋関節，椎間関節
2．四肢の関節
  1）胸鎖関節
  2）足根骨間関節
  3）手根骨間関節
  4）肩鎖関節
  5）足根中足関節，手根中手関節

表 9-8　単純X線像と痛みの関係

```
1. X線像に現れないもの
     関節機能異常
     単純性仙腸関節炎
     仙腸関節炎特殊型
2. ほとんど関係ないもの
     陳旧性脊椎圧迫骨折
     変形性脊椎症
     椎間板狭小
     腰椎分離症, すべり症
     頸肋など
3. 関係が少ないもの
     椎間孔狭小
     脊椎後縦靱帯骨化症
4. 間接的に関係すると考えられるもの
     変形性関節症
5. 関係が一定しないもの
     関節リウマチ
6. 痛みの原因となるもの
     骨折, 骨腫瘍, 骨髄炎など
```

関節では可能であるが，関節包内運動の障害を起こしやすい体幹の関節や，動きの小さい四肢の関節では成功していない．

従来，痛みとの関係が不明であった脊椎圧迫骨折治癒後，変形性脊椎症，椎間板狭小，頸肋などはほとんど痛みの原因とはならないことがわかった．腰椎分離症，すべり症は痛みの原因として手術が施行されることもあるが，これらが慢性の痛みを起こす例はみられなく，AKAを行った数百例の症例において，すべて仙腸関節機能異常か仙腸関節炎が痛みの原因であった．腰椎分離症において，AKAに反応しない急性腰痛の1例は骨折と判定された．

椎間孔の狭小は神経根を刺激し，痛みを起こすと考えられているが，変形性頸椎症にみられる椎間孔狭小化は，かなり高度になっても痛みまたはしびれの原因になっていない．これは，変形の高度な運動節は可動性が減少するためと考えられ，痛みがあればそれはほとんど他の部位からの関連痛である．

脊椎後縦靱帯骨化症も一般に痛みや感覚異常の原因とされる．しかし，これもすべてのものが神経症状を現すとは限らない．慢性期においては，痛みは骨化症とは関係なく，他の部位の関節機能障害によるものと考えてま

ず間違いない．感覚障害に関しては詳細に調べる必要がある．感覚障害には神経疾患に合併するもの以外にも，関節原性のものや血管性のものもあり，診断には注意を要する．関節原性のものはAKAに反応して感覚異常（しびれ）は減少する．感覚鈍麻あるいは脱失は脊髄節支配に一致しているか否かを調べることが重要で，これも関節原性のものはAKAで改善する．このほかに最も重要なことは他の脊髄症状および所見から総合的に診断することである．

変形性関節症は一般に痛みの原因と考えられて，疑うものはほとんどいない．しかし，この疾患のX線像と痛みの関係をみると，変形が高度のものが必ずしも痛みが強いとは限らず，同じ関節でも痛みに変動があり，ほとんど無痛のときから激しい痛みのときまであって一定しない．下肢の変形性関節症の痛みはそのほとんどが仙腸関節炎の関連痛が関係し，AKAを行えば痛みは即座に著減する．しかし，この痛みは再発を繰り返し，全人工股関節置換術後は仙腸関節炎の痛みも減少することが多いので，仙腸関節と股関節が互いに影響しあっていると考えられる．これは前に述べた関節受容器によるarthrostatic hyper-reflexの連鎖ともいうべき現象により説明できる．AKAを1カ月あるいは数カ月間隔で定期的に行い，関節周囲の痛みが消失すれば，関節変形は進行しない傾向が認められている．

関節リウマチと痛みの関係も，単純ではない．急性関節炎ではもちろんリウマチの関節炎による痛みがあるが，この場合でも仙腸関節，椎間関節その他の体幹の関節のAKAにより痛みが減少し，2〜4週間隔でAKAを行うと，関節炎が著しく消退することもまれではない．これは体幹の関節機能障害の関連痛が併存することを示唆している．慢性期になると，リウマチの関節炎による痛みは強くはなく，体幹関節のAKAにより痛みはただちに減少するが，再発を繰り返す．これは体幹の関節の機能障害がリウマチに罹患した関節に関連痛を起こし，リウマチにより破壊された四肢の関節が，arthrostatic hyper-reflex連鎖と考えられる体幹関節の機能障害を起こすという，相互関係によると推測される．

このようなX線像にみられる異常が必ずしも痛みの原因にならないことは，部分的には知られている．しか

しながら，一方では画像診断と内視鏡による視覚に依存した診断技術がますます発達し，痛みの原因を器質的変化にのみ求める傾向が強くなっている．そこにはあたかも痛みが直接目に見えるような錯覚が存在する．AKAは即効性があり，X線，MRIなどにおける変化が痛みと関係ないことを容易に証明できるので，痛みの原因診断には不可欠である．

4 治 療

関節機能の障害は痛みの原因として最も多く，その唯一の治療手段であるAKAは，臨床における痛みの治療に大きな変革をもたらした．ここで重要なことは，AKAの治療対象は痛みそのものではなく，障害された関節包内運動であり，関節包内運動が回復する結果，症状である痛みが消失するということである．

1）一般原則

痛みの原因には関節機能の障害以外のものもあり，AKAによりすべての痛みが消失するわけではない．治療に先立ってAKAの禁忌疾患が存在しないことを確認する．神経系疾患には無効であるが禁忌ではないのでAKAを試みてよい．

関節機能障害は必ずしも1つの関節にのみ起こっているとは限らない．複数の関節に機能障害が存在する場合には順序があり，その順序を誤れば圧痛が強く，AKAが困難となることがある．一般には仙腸関節の機能障害が一次性であり，仙腸関節の治療が不完全な状態で，第2，第3の関節機能障害を治療すると，数時間後には痛みが増悪することがある．

仙腸関節のように1つの関節に複数の技術がある場合には，関節軟部組織の伸張技術すなわち"強"はそのうちの一部の技術が適する．仙腸関節では上部離開と下部離開が伸張に用いられる．すべての技術は"弱"で終わらなければならないが，"強"と同じ手技の"弱"を行っただけで終わると，関節包内運動が円滑にならないことがしばしばみられる．これは別の手技で"弱"を行うことにより改善する．仙腸関節では上方滑りと下方滑りが適する．

治療技術が拙劣で，力が強すぎたり，AKAの回数が多すぎたりすると痛みは増強する．この場合には，そのまま放置しても約1週間で痛みは軽減することが多いが，仙腸関節炎特殊型では数週間あるいは1カ月以上も消退しないことがあるので，AKAは必ず"弱"で終わるという原則を忘れてはならない．過剰治療または拙劣な治療の後でも，2時間以内に正しい技術で治療し直すことにより，ある程度症状の悪化を防ぐことができる．したがって，初心者は治療が過剰にならないように留意するか，熟練者のもとで治療するのが安全である．

2）急性期治療

急性期の関節原性痛は関節機能異常と急性関節炎に大別することができる．

1 関節機能異常

急性発症の関節機能異常はぎっくり腰，足関節部の捻挫などの関節捻挫である．急性期における激しい痛みは，障害された関節包内運動を回復させればただちに減少する．ぎっくり腰では仙腸関節のAKAが著効を示し激痛はただちに消失し，ほとんどは1週間で治癒する．しかし，仙腸関節炎特殊型の存在下に起こったものでは，痛みは減少しても治癒することはなく再発する．足関節部の捻挫では主として距骨下関節，まれに他の足根骨関節のAKAによりただちに痛みは消失するが，これに先立って仙腸関節のAKAを必要とすることもある．むちうち損傷も頸椎，上部胸椎，肋椎関節などの捻挫であるが，第3者行為によるものに対しては，急性期にはAKAを行っていない．いずれの場合でも，捻挫である限り1ないし数週間で治癒するものも多く，痛みが残存した場合には，急性期を過ぎてもAKAで治療すれば容易に治癒する．

むちうち損傷で治癒しないものでは仙腸関節炎を合併しているが，AKAにまったく反応しない症例もある．全体的にみて，むちうち損傷は一般の仙腸関節炎特殊型に比して反応は悪く，関節原性痛以外の要素を含んでいる

と思われる．

　ぎっくり腰の急性期においては仙腸関節の遊びは減少しており，AKAはまず"強"で行い遊びを改善したあと"弱"を行う．

　寝ちがえもC7/T1椎間関節を含む上位胸椎椎間関節および肋骨の関節の捻挫と考えられ，放置しても1週間以内に治癒するのが一般的である．ただし，そのほとんどすべてにおいて仙腸関節炎が存在するが，頸背部痛が強い場合には腰痛を訴えないことが多い．治療には，仙腸関節と椎間関節，肋椎関節など複数の関節のAKAを必要とする．仙腸関節炎特殊型に合併する場合には，AKAを行っても治癒するまでに数週間ないし数カ月を要することもある．

　急性期の痛みでは，骨折，脱臼などの器質的損傷のないことを確認するのはもちろんである．とくに，病的骨折，老人における脊椎圧迫骨折は注意を要する．

2　急性関節炎

　急性関節炎による腰痛にはすでに述べた無菌性の仙腸関節炎がある．急性仙腸関節炎は明らかな外傷歴もなく激痛をもって始まり，放置しても約3日で沈静するが，1週間はかなり強い痛みがある．この時期には仙腸関節の遊び（副運動2型）は著しく制限されており，AKAの"強"によって遊びを改善すれば激痛は消退する．その後の経過では，ほとんどは2～3カ月で治癒する単純性仙腸関節炎であるが，一部仙腸関節炎特殊型に移行するものがある．

　上背部痛および頸肩腕痛の急性期は前述の寝ちがえと同様に激痛を示し，発症は過度の上肢の使用が誘因となるものが多い．ほとんどすべてに慢性仙腸関節炎が存在する．治療は仙腸関節，C7/T1を含む上位胸椎椎間関節，肋椎関節などのAKAを行えば一般に激痛は消退するが，治癒するまでには2週ないし2カ月を要する．仙腸関節炎特殊型に合併するものでも再発率は低い．

3）慢性期治療

　慢性期の痛みを発症後の期間で定義することは困難である．たとえば，ぎっくり腰は遅くとも3週間で治癒するものが多いので，3週間以上経過した状態を慢性ということができる．仙腸関節炎では2～3カ月で自然治癒するものも多いので，3カ月以上経過したものを慢性とよべるであろう．本章ではこのように自然治癒期間を過ぎても残存する痛みを慢性とよぶこととする．AKAの治療対象としての慢性期の痛みも，急性期同様に関節機能異常と関節炎からなる．

1　関節機能異常

　関節機能異常には一次性と二次性があることはすでに述べたとおりである．

a．一次性関節機能異常

　一次性関節機能異常は仙腸関節に最も多く，その他足根骨関節，胸肋関節などにも起こるが，仙腸関節以外は慢性化するのは非常にまれである．

　仙腸関節の慢性機能異常はぎっくり腰の治癒しないものと仙腸関節炎の炎症が消退した後の関節包内運動の障害が考えられる．そのいずれにおいても治療は同様で，AKAにより約1週間で治癒するものがほとんどで，一部は2回のAKAで治癒する．

b．二次性関節機能異常

　二次性関節機能異常はその原因が関節包外に存在するため，AKAにより症状が改善しても，再発する可能性がある．それゆえ関節包外の異常も同時に治療する必要がある．骨アライメントの異常は手術適応となることもある．保存的治療が可能なのは神経系疾患，筋疾患，筋・腱の短縮，筋の過緊張，骨・関節疾患などによる二次性機能異常があるが，最も多いのは仙腸関節炎とくに仙腸関節炎特殊型におけるarthrostatic hyper-reflex連鎖によると思われる機能異常である．この機能異常は椎間関節，肋椎関節，胸鎖関節，胸肋関節，足根骨関節など機能異常の好発部位のどこにでも現れる．治療はまず仙腸関節のAKAを行った後，残存する二次性関節機能異常のAKAを行うが再発しやすい．神経疾患，筋疾患，骨・関節疾患などにおいては，直接起こるのはほとんど仙腸関節炎特殊型で，関節機能異常は仙腸関節炎による二次性のものである．

2 慢性関節炎

慢性無菌性関節炎はほとんどが仙腸関節にみられ，単純性と特殊型の関節炎があることはすでに述べたとおりである．二次性の仙腸関節炎は上述のように種々の運動器疾患に合併して起こり，AKA に反応して改善するが，原疾患が治癒しない限り再発を繰り返すので，仙腸関節炎特殊型に分類される．

症状安定後十数年を経て，痛み，しびれ，筋力低下などを発生するポリオ後症候群（post-polio syndrome）はこの例と考えられ，AKA で治療すれば，痛みは消失または著しく減少するが再発を繰り返す．しびれおよび新たに低下した筋力は AKA に反応しにくい．このような症状は他の神経系疾患にもみられ，とくに脳性麻痺（cerebral palsy）に起こりやすい．脳性麻痺で壮年に達して発生するこれらの症状は，AKA に比較的よく反応するが再発する．

4）多関節治療

関節機能異常および無菌性関節炎が多関節に存在する場合には，AKA を行う順序を考慮しなければならない．一般には仙腸関節の機能障害が体幹あるいは四肢の関節の機能に影響するので，まず仙腸関節の AKA を行う．ついで体幹の関節を治療し，四肢の関節が最後になるが，胸鎖関節は AKA 治療においては胸肋関節と同様に扱う．体幹では椎間関節と肋骨の関節はどちらを優先してもよい．肋椎関節では第 1 肋椎関節を優先するが他の関節はどの順序でもよい．胸鎖関節と胸肋関節では胸鎖関節を最優先し，他はどの順序でもよい．四肢の関節では近位から遠位に向かって治療をすすめる．

体幹の関節からの関連痛は同一体節（segment）からは同一部位に起こる．たとえば，T1/2 椎間関節と第 1 肋椎関節は体幹と上肢の背側で同じ部位に関連痛を起こす．第 1 肋椎関節と胸鎖関節，第 2 肋椎関節と第 2 胸肋関節は互いに影響しあうので，背側および腹側ともに同一部位に関連痛を起こしうる．ただし，一般的には椎間関節と肋椎関節は背側の，胸鎖関節と胸肋関節は腹側の関連痛を惹起する．

5）禁　忌

AKA の禁忌疾患は新鮮骨折，病的骨折，骨髄炎，および化膿性関節炎である．これらの疾患では AKA により痛みが増大する可能性がある．骨腫瘍では骨折を起こすことがあるので注意を要するが，悪性腫瘍が必ずしも痛みの原因になっているとは限らず，AKA により痛みが消失することがある．これは腫瘍と関節機能異常が並存しているためで，痛みは関節機能異常に起因することによる．痛みの原因が腫瘍の場合には，AKA が無効であることはもちろんである．椎間板ヘルニアで激痛があっても AKA を行ってよいが無効である．

関節捻挫の急性期は AKA の適応である．ぎっくり腰すなわち仙腸関節の捻挫は AKA によく反応する．足関節部の捻挫で靱帯損傷があっても AKA は著効を示す．腰椎椎間板ヘルニアで麻痺が起これば激痛は消失する．その直後から仙腸関節の AKA を月 1～2 回実施すると，麻痺の回復は比較的良好となるので，これもおそらく仙腸関節炎を合併していると考えてよい．

AKA の治療対象である関節機能異常，単純性関節炎，関節炎特殊型では牽引，運動などは痛みを増強するので禁忌である．仙腸関節炎特殊型による二次性の頸肩腕痛に頸椎牽引を行えば，痛みを増悪するばかりでなく吐き気やめまいを起こすことがある．

●文　献

1) Mennell, J. McM.: Back Pain, Diagnosis and Treatment Using Manipulative Techniques. Little Brown & Co., Boston, 1960.
2) Mennell, J. McM.: Joint Pain, Diagnosis and Treatment Using Manipulative Techniques. Little Brown & Co., Boston, 1964.
3) Wyke, B. D.: The neurology of joints: a review of general principles. *Clinics in Rheumatic Diseases*, **7**: 223-239, 1981.
4) Wyke, B. D.: Articular neurology —a review. *Physiotherapy*, **58**: 94-99, 1972.
5) 博田節夫：関節運動学的アプローチ，AKA の最近の進歩―診断と治療．平成 6 年度 AKA 研究会報告書（平成 6 年度厚生省厚生科学研究費研究報告書），pp. 3-12, 1994.
6) Hakata, S.: Arthrokinematic approach (AKA) —Principles, clinical application, and recent advances. Reports on arthrokinematic approach in 1995（平成 7 年度厚生省厚生

科学研究費研究報告書), pp. 3-26, 1995.
7) Dorland's Illustrated Medical Dictionary. 30th ed., W. B. Saunders & Co., Philadelphia, 2003.
8) 博田節夫：関節運動学的アプローチ (AKA)-博田法, 痛みにおける治療関節の選択. 日本 AKA 研究会：関節運動学的アプローチ最新の技術, pp. 17-23, 2003.
9) Feinstein, B., Langton, N. K., Jameson, R. M. and Shiller, F. : Experiments on pain referred from deep somatic tissues. *J Bone Joint Surg*, **36**-A : 981-997, 1954.
10) Michaelis, M., Häbler, H-J. and Jänig, W. : Silent afferents : a separate class of primary afferents? *Clinical and Experimental Pharmacology and Physiology*, **23** : 99-105, 1996.
11) Bachy-y-Rita, P. : Nonsynaptic diffusion neurotransmission and some other emerging concepts. *Proc West Pharmacol Soc*, **41** : 211-218, 1998.
12) American Academy of Orthopedic Surgeons : Joint Motion, Method of Measuring and Recording. Churchill Livingstone, Edinburgh and London, 1965.
13) Williams, P. L. and Warwick, R. : Gray's Anatomy. 37th ed., Churchill Livingston, London, Melbourne, New York, 1985.

第10章

痛みの部位と治療関節

痛みは主訴として最も多いものの1つである．腰痛をはじめ頸部，背部および四肢の痛みは非常に多いが，その原因は明確でないものが大多数を占め，対症療法が行われてきた．このような痛みに対しては従来の保存的治療はほとんど効果がなく，近年徒手医学が注目されている．

すでに1960年代に関節に病的変化が認められない痛みの存在を指摘し，関節包内運動の障害によるとして関節機能異常（joint dysfunction）とよび，筋骨格系の痛みの原因として最も多いとする記載がある[1,2]．しかし，治療手段としてマニプレーションを用いているので満足すべき結果は得られていない．関節運動学的アプローチ（AKA）-博田法（以下AKAと略す）は体幹および四肢の関節を1つずつ個別に治療することにより，関節包内運動障害に起因する痛みとその関連痛領域を解明するに至った．

AKAを用いて治療するさいに重要なことは，従来の疾患分類にとらわれないことであり，また痛みを訴える部位に必ずしも原因が存在しないということである．すなわち，痛みはその原因が遠隔部にある関連痛が最も多いので，その部位に関連痛をもたらす関節機能障害の部位を知ることが不可欠となる．同一部位に関連痛を起こす関節は複数が認められており，ときには2関節以上の治療を要することもある．

本章では痛みの部位から関連痛の図を用いて障害関節を知る方法を述べる．この方法は技術の進歩に伴って初版[3]から2度にわたり修正したものに[4,5]，さらに新たな知見を加えたものである．

1　治療原則

関節に起因する痛みの治療を行うには，原因となる関節機能障害の部位診断が必要である．それにはAKAを用いて，個々の関節を1つずつ治療することによって得られた関連痛の図を利用する．関節原性の痛みは一次性の障害のほとんどが仙腸関節に発生し，他の関節は二次性であることが多い．これは多数の症例を治療することによって得られた結論であり，治療技術に熟練すればするほど，仙腸関節以外の関節を治療する頻度が減少する．したがって，仙腸関節の治療技術に習熟することが最も重要である．

関節原性の痛みの治療には副運動利用のAKA技術が利用されるが，1関節に複数の技術があるので，それらの技術をいかに組み合わせるかを知る必要がある．それに加えて，第4章に述べた"強，弱"の強さの使用方法も重要となる．"強"は関節軟部組織を伸張する強さであるから，関節の副運動2型が減少しているときに必要で，副運動が減少していなければ"弱"で治療可能なものが多くなる．

1）仙腸関節技術

仙腸関節は関節に起因する痛みの治療において，最初に選択すべき関節である．仙腸関節技術は4つあり，治療にはそれらを組み合わせて用いる（第5章参照）．

　組み合わせA：ug—sd—id—ugまたはdg
　組み合わせB：ug—SD—ID—sd—id—ugまたはdg
　　（ug：上方滑り，sd：上部離開，id：下部離開，dg：

下方滑り，大文字：強，小文字：弱）

治療は患側から始めるが，両側が罹患しているときには，患者がとりやすい側臥位で開始する．

1 急性腰痛および急性腰・下肢痛

急性の腰痛および腰・下肢痛には，ぎっくり腰と急性仙腸関節炎がある．いずれにおいても AKA は患側 B―健側 A または B―患側 A の順に行う．

2 慢性腰痛および慢性腰・下肢痛

慢性の腰痛および腰・下肢痛には，慢性の仙腸関節機能異常，単純性仙腸関節炎，仙腸関節炎特殊型の 3 つがある．いずれも患側 A―健側 A―患側 A の順で治療できるものもあるが，多くは患側の副運動 2 型（遊び）が減少しているため，急性腰痛と同様の組み合わせが必要になる．

病歴，所見，関節包内運動の減少などから慢性仙腸関節炎特殊型が疑われる場合には，初回に"強"を用いると治療後 1 日以内に痛みが増強するものがある．最初の約 3 カ月間は"弱"だけで治療することによってこれを避けることができるが，熟練者は最初から"強"の組み合わせを用いてよい．ただしこの場合は，一時的に痛みが増強する可能性があることを患者に告げるのを忘れてはならない．

3 頭，顔面，頸部，背部および上肢の痛み

頭部，頸部，体幹上部および上肢の痛みに対する仙腸関節の技術は急性腰痛に準ずる．これに上位の椎間関節，肋椎関節，胸鎖関節，胸肋関節などの AKA を加えることが多い．仙腸関節の治療が不完全で上位の関節の AKA を行えば，痛みが強くなることがあるので注意すべきである．

2) 上肢の治療

上肢の治療においては痛みの部位に関係なく，仙腸関節についで屈側では胸鎖関節が，伸側では第 1 肋椎関節が重要で，この 2 関節が第 2 選択となる．

体幹上部から上肢にかけての痛みでは，同一部位に複数の関節が関係することがある．これらの関節は痛みにおける同一体節（segment）と考えられる．各肋椎関節と胸肋関節は同一体節で，これに同じ番号の胸椎椎間関節が加わる．すなわち，第 2 肋椎関節，第 2 胸肋関節，および T2/3 椎間関節は同じ体節に属する．ただし，第 1 胸肋関節は存在しないので，第 1 肋椎関節，胸鎖関節，T1/2 椎間関節が同一体節となる．

3) 治療効果の判定

治療効果の判定は AKA 後 1 週間で行う．その理由は，治療後 1 週間はおそらく炎症と思われる AKA の直接の影響が残るためである．判定方法は関節包内運動すなわち，副運動 2 型，副運動 1 型，構成運動を用いることが最重要である．仙腸関節では SLR, Fadirf, Fabere の角度をみるが，角度はあくまでも補助的であることを忘れてはならない（第 9 章参照）．

2 各部位の痛み

AKA を用いて痛みを治療する場合の注意点は，第 1 に各関節の AKA が完全であること，第 2 に複数の関節を治療するときの順序である．考慮すべき基本は次のとおりである．

① 痛みを訴える部位に原因があるとは限らない．四肢ではほとんどが体幹からの関連痛である．
② 圧痛が強い場合には関連痛によると考えてよい．ただし，技術が拙劣であれば，触れている骨に痛みを起こすことがある．
③ ほとんどの場合，仙腸関節の機能異常または無菌性関節炎が一次障害であるので，仙腸関節が選択順位の第 1 位になる．仙腸関節の技術が完全になれば，他の関節の治療頻度は著しく減少する．
④ 同じ体節（segment）は同一部位に関連痛を起こす．
⑤ 仙腸関節は左右のバランスが重要である．
⑥ 関節原性のしびれも痛みと同じ部位に出る．

各部位の冒頭に示すのは，痛みに対する治療関節の選

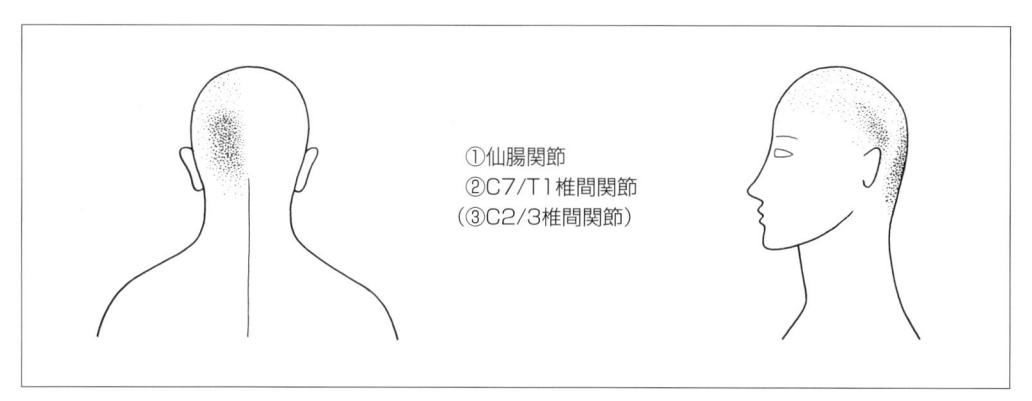

図 10-1 頭部痛の原因となる関節機能障害の発生順位

択順位である．椎間関節，肋椎関節，胸鎖関節および胸肋関節は適当に順序を変えてもよい．

1) 頭部（図 10-1）

仙腸関節―C7/T1 椎間関節―（C2/3 椎間関節）

頭部の痛みは直接には C7/T1 椎間関節からの関連痛である．C2/3 椎間関節の機能障害は仙腸関節および C7/T1 椎間関節の AKA で消失するが，関節リウマチで C1/2 亜脱臼があれば，C2/3 椎間関節機能障害が残ることもある．このときには，C2/3 椎間関節の AKA を行うが，仙腸関節および C7/T1 椎間関節の AKA が不十分であれば，痛みが悪化する危険性があるので熟練者にのみ許される．

頭痛の原因となる関節機能の障害は仙腸関節が最も多く，C7/T1 椎間関節の障害はほとんど二次性である．C7/T1 椎間関節の副運動 2 型が減少しているか，C7/T1 に圧痛があるときには，ほとんどすべて仙腸関節の副運動 2 型が制限されているので，仙腸関節の AKA を試みる必要がある．頭痛のなかでは後頭部痛が比較的多く，大後頭神経痛といわれることもある．この痛みは AKA により容易に消失する．

2) 顔面（図 10-2）

仙腸関節―C7/T1 椎間関節―（C2/3 椎間関節）

頭部と同様である．眼の周囲の痛みに伴って，あるいは痛みなしにでも"かすみ目"が起こることがある．こ

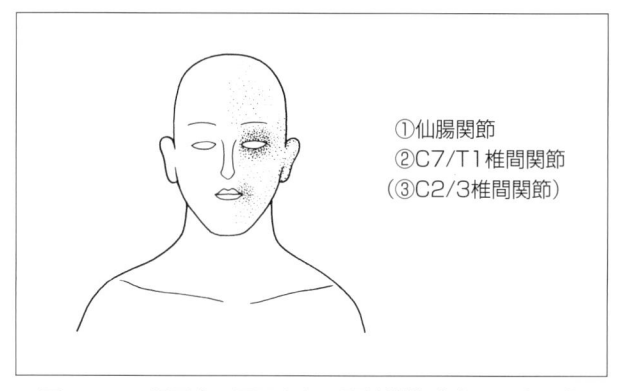

図 10-2 顔面痛の原因となる関節機能障害の発生順位

れも C7/T1 椎間関節の AKA で消失する．顎関節部の痛みは胸鎖関節機能異常によることもある．この部は胸鎖乳突筋の延長線上にあることが関係すると思われる．

3) 頸部（図 10-3）

後部：仙腸関節―第 1 肋椎関節―胸鎖関節―C7/T1 椎間関節

前部：仙腸関節―胸鎖関節―第 1 肋椎関節

肩甲上部：仙腸関節―第 1 肋椎関節―胸鎖関節―T1/2 椎間関節―（C7/T1 椎間関節）

頸部では後頭部から肩にかけての痛みが多く，前頸部の痛みは少ない．すなわち，僧帽筋上部と頸椎胸椎移行部の痛みが中心となる．これに頭部，顔面，上背部の痛みを伴うこともある．前部では胸鎖乳突筋に沿った領域，鎖骨部，まれに咽喉の痛みがある．

頸部痛の原因として最も多いのは仙腸関節機能障害で

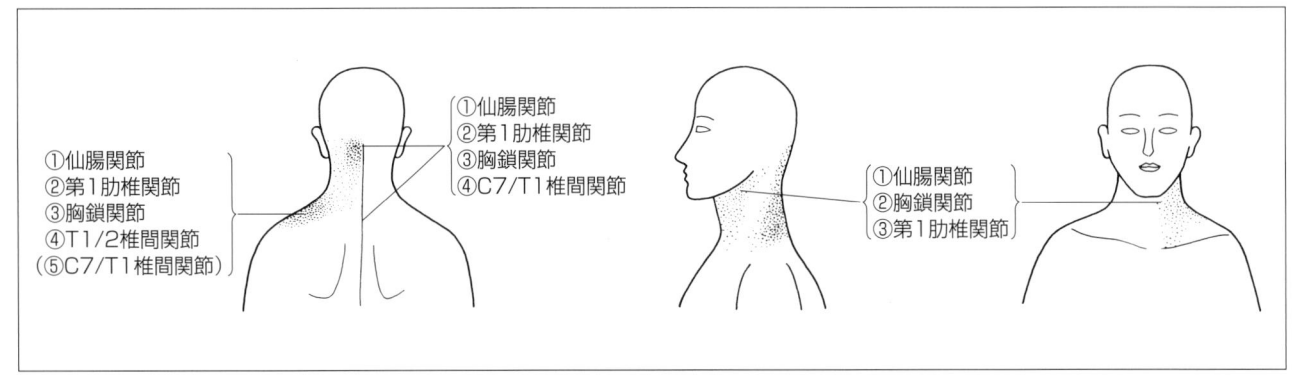

図 10-3　頸部痛の部位と原因となる関節機能障害の発生順位

ある．仙腸関節機能の評価（体幹前屈，後屈，側屈，SLR，Fadirf，Fabere）を行えばその異常を発見できる．仙腸関節についで後頸部では第1肋椎関節が多いが，この部位に圧痛があるか，この関節の副運動2型（遊び）が減少しているときは，仙腸関節機能が改善していないか，まれに胸鎖関節機能が障害されていることがある．頸椎胸椎移行部の痛みは主として二次性のC7/T1椎間関節機能異常による．

前頸部痛では仙腸関節についで胸鎖関節，第1肋椎関節の機能障害が多い．胸鎖関節に圧痛があるか副運動2型が減少しているときは，仙腸関節機能が改善していないことが多く，ごくまれに第1肋椎関節機能が障害されていることがある．

頸部痛の評価は頸部の前屈，後屈，側屈，左右の回旋を行うが，ときに左右斜め方向への後屈を加えることもある．これらの動きの制限または運動痛があれば関節機能の障害を疑う．前屈での痛みまたは突っ張り感は仙腸関節機能障害が主であり，後屈制限または後屈痛は，仙腸関節とC7/T1椎間関節の機能障害によることが多い．回旋時の痛みは主として仙腸関節機能障害によるが，斜め後ろへの後屈時の痛みは仙腸関節と第1肋椎関節の機能障害によることが最も多い．

治療としてはまず仙腸関節のAKAを行い，症状または可動性制限が残れば上位の関節（第1肋椎関節，胸鎖関節，C7/T1椎間関節）を治療する．上位の関節に圧痛があるか，副運動2型が減少していれば，仙腸関節の機能が改善していないことを意味する．胸鎖乳突筋部の痛みが残るときには胸鎖関節の機能障害が存在する．

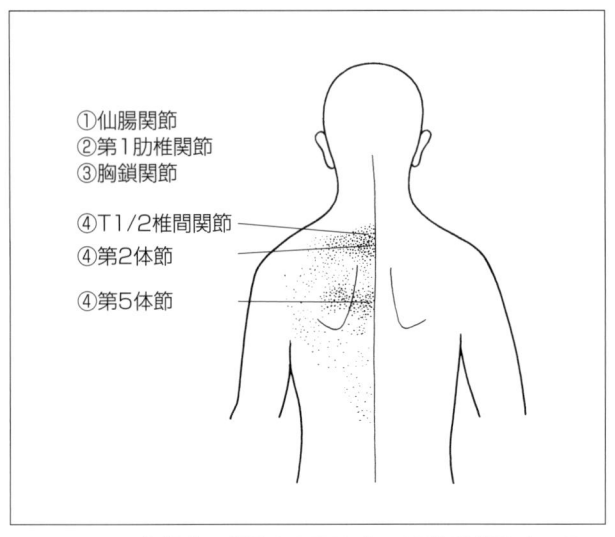

図 10-4　背部痛の部位と原因となる関節機能障害の発生順位

4）背部（図 10-4）

仙腸関節─肋椎関節─胸鎖関節─胸椎椎間関節─胸肋関節

背部の痛みは上肢の痛みあるいはしびれを伴うことが少なくない．多くは仙腸関節機能障害が一次性で，痛みと同一体節（segment）の椎間関節，肋椎関節，胸鎖関節または胸肋関節（上肢の項参照）の機能障害を合併している．痛みの部位は傍脊柱部，肩甲骨部，後腋窩部などが多い．棘突起，肋椎関節部，傍脊柱筋などの圧痛が強いときは，仙腸関節の機能障害が改善されていないことを示唆している．椎間関節ではT1/2～T5/6が，肋椎関節では1～5が，胸肋関節では2～3が好発部位である．

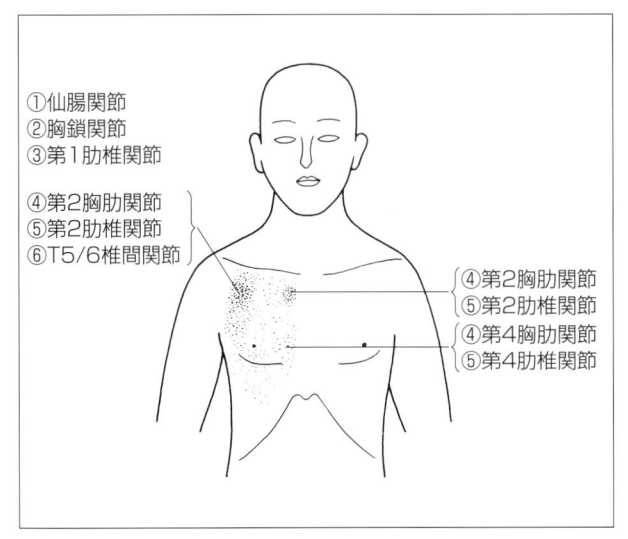

図 10-5 前胸部痛の部位と原因となる関節機能障害の発生順位

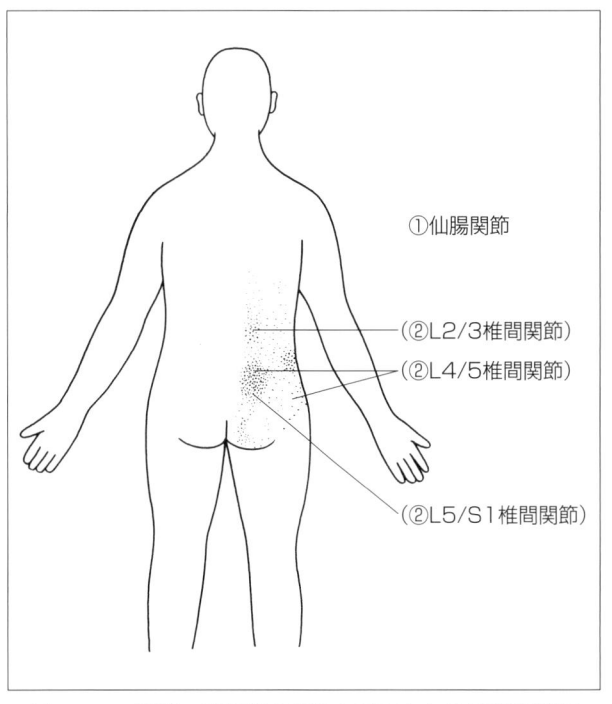

図 10-6 腰部，殿部痛の部位と原因となる関節機能障害の発生順位

5）前胸部（図 10-5）

仙腸関節—胸鎖関節—胸肋関節—肋椎関節

前胸壁の痛みは胸部内臓からの痛み，とくに狭心症，胸膜炎など心肺からの痛みとの鑑別が必要である．心電図や X 線で異常がなく，心臓神経症といわれるもののなかには関節原性の痛みがある．胸壁の骨あるいは筋に圧痛があれば，関節機能障害の可能性が大である．

前胸壁の痛みも仙腸関節機能障害によるものが多い．仙腸関節の AKA 後に痛みが残れば，胸椎椎間関節，胸肋関節，肋椎関節および胸鎖関節機能異常の可能性がある．大胸筋部に痛みが残ればまず胸鎖関節の AKA を行い，なお痛みが残るときは第 2 胸肋関節，第 2 肋椎関節，T5/6 椎間関節の順に AKA を行う．胸鎖関節は全胸壁に関係するので，仙腸関節に次いで第 2 位の選択順位となる．一般に，胸肋関節はその肋骨に沿って痛みが放散するので，痛みおよび圧痛の部位から，機能異常のある胸肋関節を推定できる．T5/6 以外の椎間関節が前胸壁の痛みを起こすことはまずないと考えてよい．

6）腰部（図 10-6）

仙腸関節—L1/2〜L5/S1 椎間関節—（第 7〜10 肋椎関節）

腰部の痛みはほとんどすべて仙腸関節機能障害によるもので，ごくまれに二次性の腰椎椎間関節機能異常を伴うものがある．神経根の刺激症状，腫瘍および骨折などとの鑑別が必要であることはいうまでもない．二次性の腰椎椎間関節機能異常は圧迫骨折後および腰椎術後に起こることが多く，腰椎の AKA が必要になる．腰椎分離症ではまれにその部の AKA を必要とすることがある．

殿部の痛みは仙腸関節が原因となるが，まれに下部の腰椎椎間関節の AKA を要することがある．殿部内側は L5/S1 椎間関節，外側は L4/5 椎間関節機能異常が関係するが，これらは二次性であり，仙腸関節の AKA が完全であれば残ることはほとんどない．これも神経根症状との鑑別を要することはいうまでもない．いずれにしても仙腸関節の AKA を行えばただちに結論が出るので，AKA を診断の手段として利用する．仙腸関節の機能障害が必ずしも殿部痛を起こすとは限らないことも銘記すべきである．

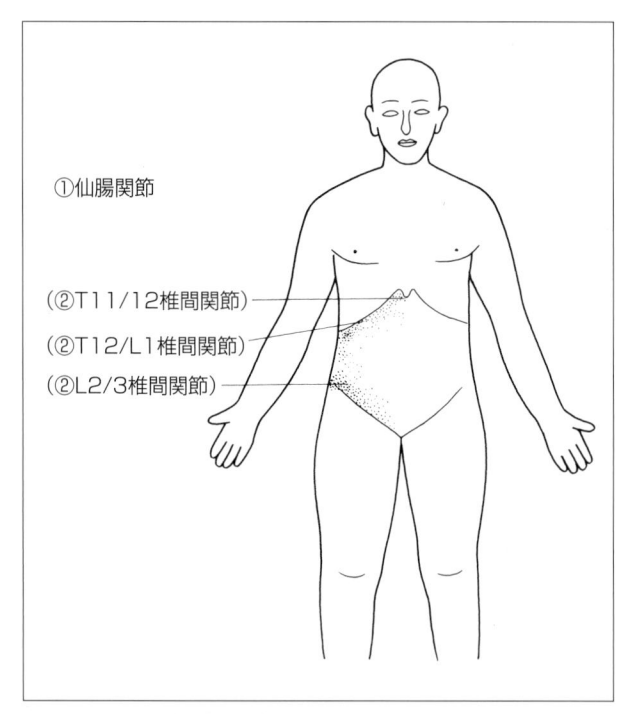

図 10-7 腹部痛の部位と原因となる関節機能障害の発生順位

7）腹部（図 10-7）

仙腸関節―T11/12 椎間関節（心窩部），第 7 胸肋関節（肋骨弓），L1/2 椎間関節（側腹部），L2/3 椎間関節（下腹部，鼠径部）

腹部の痛みは心窩部，季肋部，下腹部，鼠径部にみられ，とくに限局しないこともある．腹部内臓の検査によっても原因が明らかでない腹部痛は，仙腸関節機能障害が原因のことが多い．仙腸関節からの痛みは主として腹壁痛で，腹壁に圧痛があれば仙腸関節原性の可能性が大である．仙腸関節機能障害の診断は，最終的には AKA により症状が改善することにより確定する．

腹壁痛が椎間関節機能異常により起こることはほとんどない．まれに剣状突起部の痛みが T11/12 椎間関節に，肋骨弓下縁の痛みが T12/L1 椎間関節に起因することがある．しかし，これらは一次性のものではなく，仙腸関節機能障害から二次的に起こったものと考えてよい．

8）上　肢

仙腸関節―胸鎖関節，第 1 肋椎関節―2～5 胸肋関節，2～5 肋椎関節―T1/2～T5/6 椎間関節

関節原性の上肢の痛みおよびしびれは，障害のある関節により一定の領域に現れるが，その領域全体にわたる場合と，一部に限局する場合とがある．すなわち，肩から指尖にかけて連続して認められる痛みと，上腕の一部，肘，手関節などごく一部に限局する痛みとがある．いずれの場合においても，仙腸関節機能障害を基礎とするもので，上位の肋椎関節，胸肋関節，胸椎椎間関節，胸鎖関節などの機能異常は二次性であるのが一般的である．

1 上肢全長

肩から指にかけて上肢の全長あるいはほぼ全長にわたり，痛みやしびれが現れることはまれではない．痛みは橈側または尺側に出ることが多いが，他の部位にみられることもある．この痛みあるいはしびれを克明にたどると，関節原性であれば，橈骨神経，尺骨神経，正中神経などの末梢神経領域に完全には一致せず，脊髄髄節支配域にも一致しない．しかし，部分的には一致しているので，全体にわたって正確に調べる必要がある．上肢の痛みおよびしびれは，どの領域にあっても仙腸関節の AKA だけで消失するものと，上位の関節の AKA を必要とするものとがある．

a．背側（図 10-8）

仙腸関節―第 1～5 肋椎関節―胸鎖関節，第 2～5 胸肋関節―T1/2～T5/6 椎間関節

① 母指の延長線上最橈側：仙腸関節―第 1 肋椎関節―胸鎖関節―T1/2 椎間関節
② 示指の延長線上①の尺側：仙腸関節―第 1 肋椎関節―胸鎖関節―第 2 肋椎関節―第 2 胸肋関節―T2/3 椎間関節
③ 中指の延長線上②の尺側：仙腸関節―第 1 肋椎関節―胸鎖関節―第 3 肋椎関節―第 3 胸肋関節―T3/4 椎間関節
④ 環指の延長線上③の尺側：仙腸関節―第 1 肋椎関節―胸鎖関節―第 4 肋椎関節―第 4 胸肋関節―T4/5 椎間関節

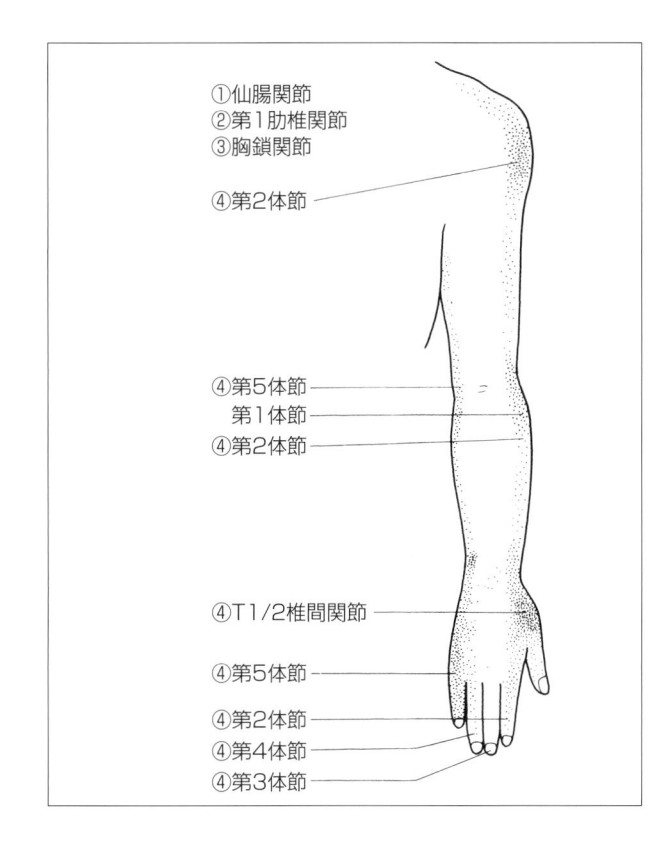

①仙腸関節
②第1肋椎関節
③胸鎖関節
④第2体節
④第5体節
第1体節
④第2体節
④T1/2椎間関節
④第5体節
④第2体節
④第4体節
④第3体節

図 10-8　上肢背側の痛みの部位と原因となる関節機能障害の発生順位

⑤　小指の延長線上最尺側：仙腸関節─第1肋椎関節─胸鎖関節─第5肋椎関節─第5胸肋関節─T5/6椎間関節

背側の痛みおよびしびれは，仙腸関節に次いで肋椎関節，胸鎖関節，胸肋関節および胸椎椎間関節の機能障害が原因となる．第1肋椎関節，胸鎖関節およびT1/2椎間関節（第1体節），第2肋椎関節，第2胸肋関節およびT2/3椎間関節（第2体節），第3肋椎関節，第3胸肋関節およびT3/4椎間関節（第3体節），第4肋椎関節，第4胸肋関節およびT4/5椎間関節（第4体節），第5肋椎関節，第5胸肋関節およびT5/6椎間関節（第5体節）はそれぞれほぼ同じ領域に関連痛を起こす．関連痛の領域は上位の関節から下位の関節へ下がるにつれ，順次橈側から尺側に向かって配列する．すなわち，最も橈側の痛みは第1肋椎関節，胸鎖関節またはT1/2椎間関節のAKAで消失し，最も尺側の痛みは第5肋椎関節，第5胸肋関節またはT5/6椎間関節のAKAで消失する．そ

の間のものは一定の幅と重なり合いをもって順序よく配列している．ただし，第1肋椎関節と胸鎖関節は上肢の全領域に影響するので，第2～第5体節の痛みまたはしびれにおいても，この2つの関節のAKAが有効のことがある．とくに頻度の高い痛みあるいはしびれの領域は次のとおりである．

（1）橈側

上腕背側橈側を下行し，前腕では橈側手根伸筋に沿って母指背側ときには示指背側にまで広がる痛みは，第1肋椎関節のAKAが著効を示す．この部位は橈骨神経の障害と誤解されやすいので注意を要す．関節機能障害の関連痛は橈骨神経支配筋の麻痺がないので，鑑別は容易である．ただし痛みのため握力が低下することはある．疑わしいときにはAKAを行えば，関節原性の痛みはただちに消失することから診断できる．この領域の痛みが椎間関節のAKAに反応することはまれである．

（2）尺側

上肢尺側を下行し，小指に至る関連痛も非常に多い．この部位の痛みあるいはしびれは環指にまで広がることもあるが，仙腸関節のAKAについで第1肋椎関節，胸鎖関節，T5/6椎間関節，第5肋椎関節の順に治療すればよい．この領域は尺骨神経の障害と誤解される可能性がある．この場合も尺骨神経障害との鑑別は，橈側の場合と同様に神経診断にAKAを加えれば容易である．

b．掌側（図10-9）

仙腸関節─胸鎖関節，第1肋椎関節─第2～5胸肋関節，第2～5肋椎関節─（T5/6椎間関節）

①　母指の延長線上最橈側：仙腸関節─胸鎖関節─第1肋椎関節

②　示指の延長線上①の尺側：仙腸関節─胸鎖関節─第1肋椎関節─第2胸肋関節─第2肋椎関節

③　中指の延長線上②の尺側：仙腸関節─胸鎖関節─第1肋椎関節─第3胸肋関節─第3肋椎関節

④　環指の延長線上③の尺側：仙腸関節─胸鎖関節─第1肋椎関節─第4胸肋関節─第4肋椎関節

⑤　小指の延長線上最尺側：仙腸関節─胸鎖関節─第1肋椎関節─第5胸肋関節─第5肋椎関節─（T5/6椎間関節）

仙腸関節のAKA後に残る痛みおよびしびれは，胸鎖

関節，胸肋関節，肋椎関節，胸椎椎間関節とくにT5/6椎間関節の機能障害が原因となる．T5/6以外の椎間関節は非常にまれである．関連痛領域は掌側橈側から尺側へ向かって配列し，胸鎖関節，第2～5胸肋関節およびこれと同じ体節に属する関節の機能異常が対応する．胸鎖関節―第1肋椎関節（第1体節），第2胸肋関節―第2肋椎関節（第2体節），第3胸肋関節―第3肋椎関節（第3体節），第4胸肋関節―第4肋椎関節（第4体節），第5胸肋関節―第5肋椎関節―T5/6椎間関節（第5体節）はそれぞれ同じ領域に関連痛を起こす．

橈側を上腕から母指球，母指掌側に至る痛みは主として胸鎖関節の領域であるが，同じ体節である第1肋椎関節のAKAで消失することもある．これは第1肋骨と鎖骨が前方で靱帯を介して連結するため，第1肋椎関節機能異常が二次的に胸鎖関節機能異常を起こすことによると考えられる．

掌側の痛みはすべての領域において仙腸関節についで胸鎖関節機能異常が関係し，これと同一体節の第1肋椎関節機能異常が原因となることもある．尺側の痛みも胸鎖関節，第1肋椎関節のAKAをまず行い，消失しなければ第5胸肋関節，第5肋椎関節のAKAを追加し，なお痛みが残る場合にはT5/6椎間関節のAKAを試みるとよい．

2 上肢各部

上肢各部に限局する痛みおよびしびれは，前述の全長にわたる痛みおよびしびれの一部のみが出現したものである．したがって，対応する関節の部位は全長の痛みを参照すればよい．

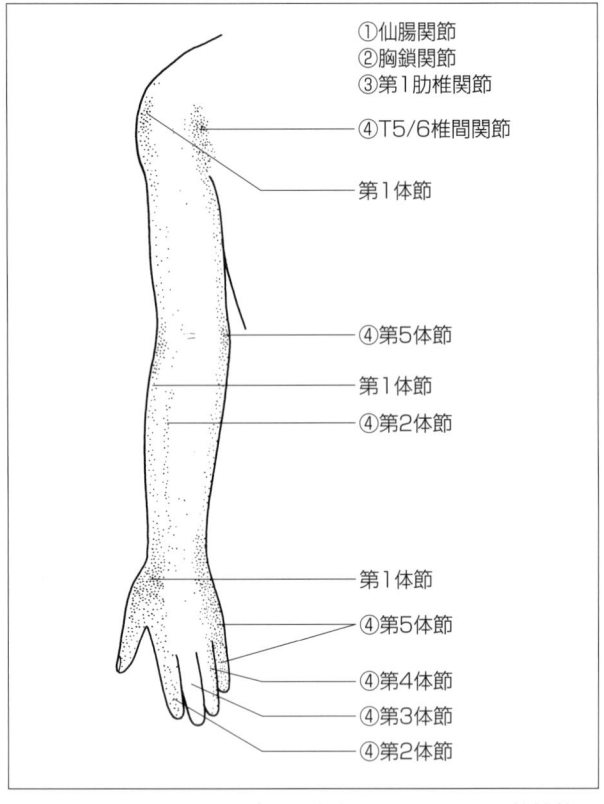

図 10-9 上肢掌側の痛みの部位と原因となる関節機能障害の発生順位

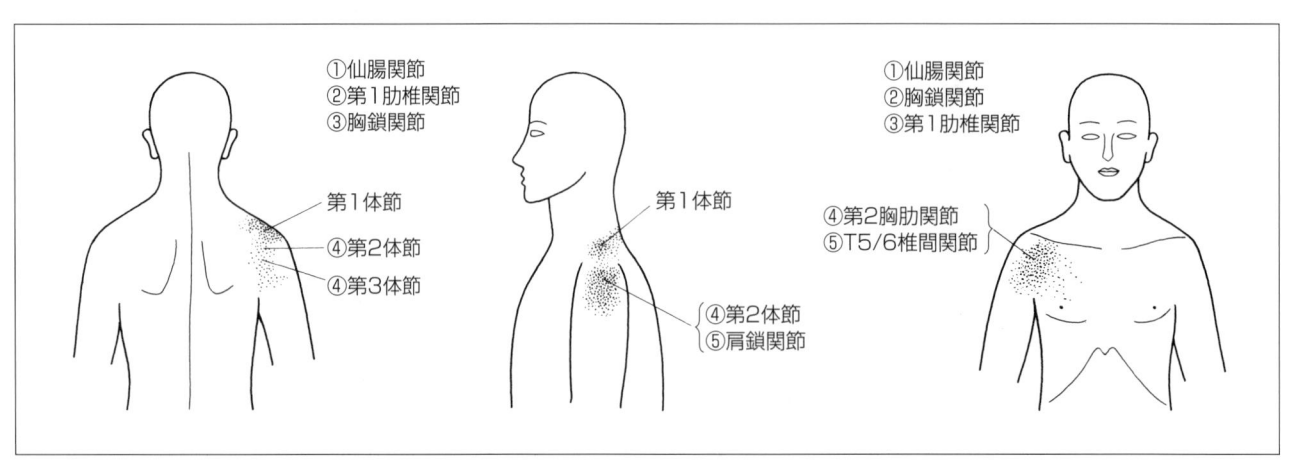

図 10-10 肩の痛みの部位と原因となる関節機能障害の発生順位

a．肩（図 10-10）

肩の痛みも多くは仙腸関節機能の障害が原因となるが，仙腸関節の AKA で消失しない痛みも少なくはない．仙腸関節の AKA 後に残る痛みのうち，頻度の高いものをあげれば次のとおりである．

(1) 前面

大胸筋部，上腕二頭筋腱部など肩前面の痛みは，主として胸鎖関節または第 2 胸肋関節の AKA により消失する．この 2 つの関節の AKA が無効か，部分的に有効で痛みが残存する場合は，第 1 肋椎関節または T5/6 椎間関節の AKA が有効のことがある．

(2) 後面

仙腸関節の AKA 後に残存する肩後面の痛みでは，上部は第 1 肋椎関節の AKA が最も有効である．ついで，胸鎖関節，T1/2 または T2/3 椎間関節の AKA が有効となる．第 2 肋椎関節機能異常が原因となることもまれにみられる．

(3) 側面

仙腸関節の AKA 後に残る肩側面の痛みで多いのは，第 1 肋椎関節，胸鎖関節，第 2 肋椎関節，T1/2 および T2/3 椎間関節機能異常で，まれに第 2 胸肋関節または肩鎖関節が関係する．肩鎖関節およびその周辺の痛みは主として胸鎖関節または第 1 肋椎関節の AKA が有効となる．

b．上腕（図 10-11）

仙腸関節の AKA 後に残る上腕屈側の痛みには，まず胸鎖関節または第 1 肋椎関節の AKA を行うとよい．これでもなお痛みが残る場合には，橈側から示指の延長線上は第 2 胸肋関節または第 2 肋椎関節，中指の延長線上は第 3 胸肋関節または第 3 肋椎関節，環指の延長線上は第 4 胸肋関節または第 4 肋椎関節，小指の延長線上は第 5 胸肋関節または第 5 肋椎関節の AKA を試みるとよい．

上腕伸側の痛みで仙腸関節の AKA 後に残る痛みには，まず第 1 肋椎関節および胸鎖関節の AKA を行う．なお残る痛みには，橈側から母指の延長線上は T1/2 椎間関節，示指の延長線上は第 2 肋椎関節，T2/3 椎間関節または第 2 胸肋関節，中指の延長線上は第 3 肋椎関節，T3/4 椎間関節または第 3 胸肋関節，環指の延長線上は第 4 肋椎関節，T4/5 椎間関節または第 4 胸肋関節，小指の延長線上は第 5 肋椎関節，T5/6 椎間関節または

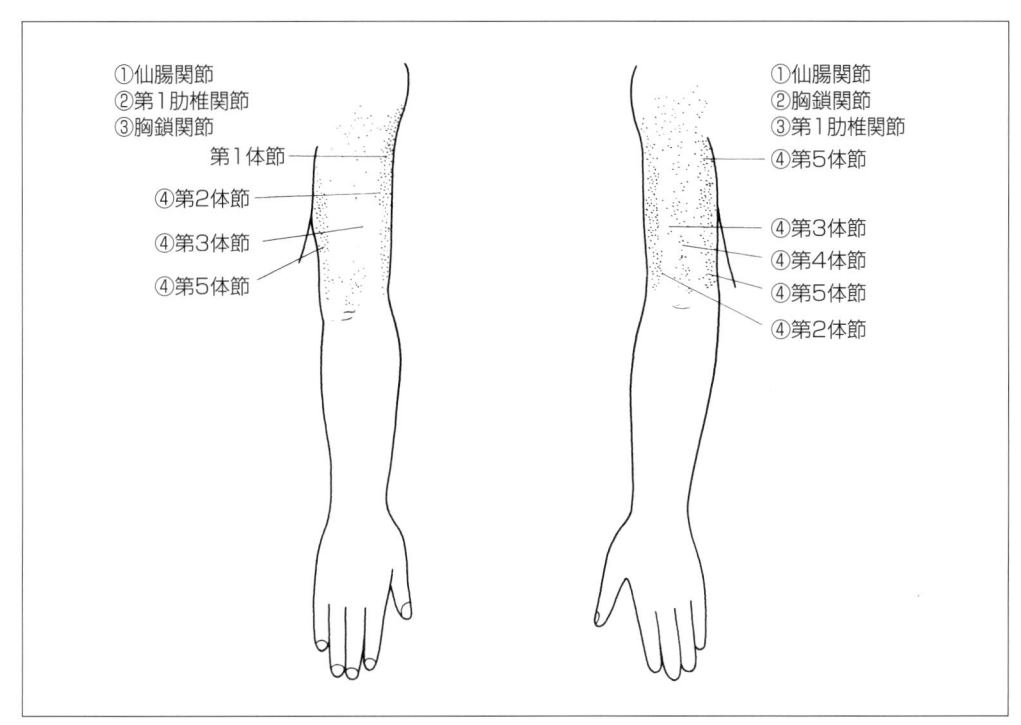

図 10-11　上腕の痛みの部位と原因となる関節機能障害の発生順位

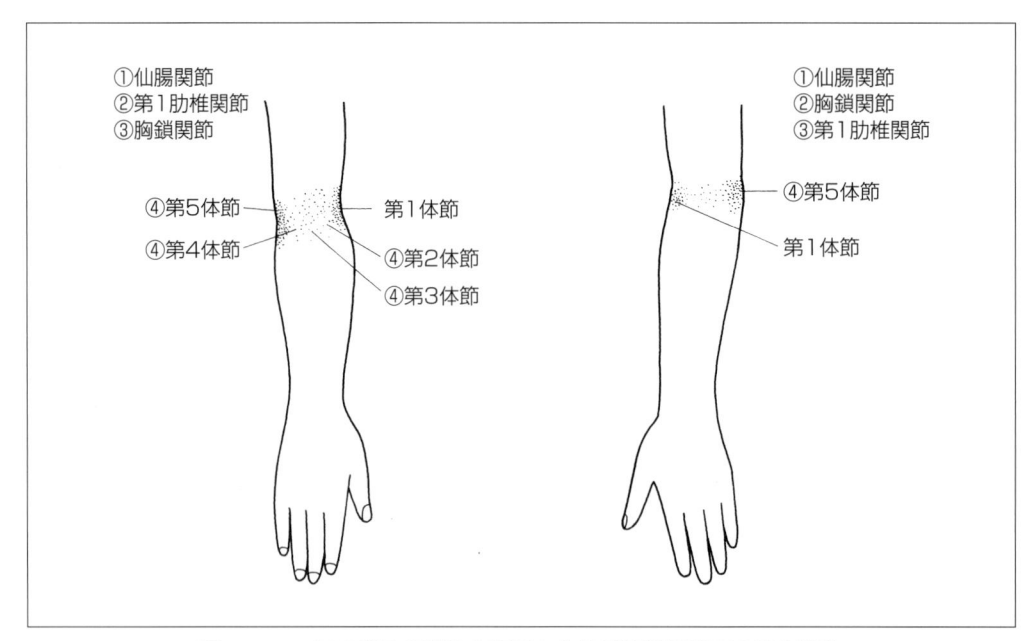

図 10-12 肘の痛みの部位と原因となる関節機能障害の発生順位

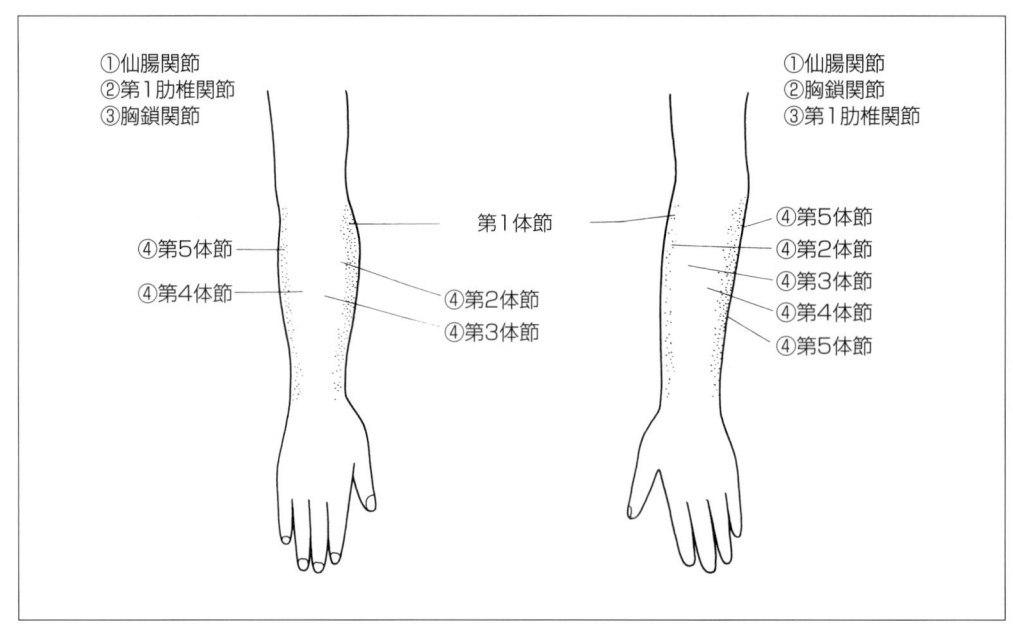

図 10-13 前腕の痛みの部位と原因となる関節機能障害の発生順位

第5胸肋関節の AKA を試みるとよい．

c．肘（図 10-12）

肘で多いのは橈側および尺側の痛みおよびしびれで，外顆炎および内顆炎といわれるものである．仙腸関節の AKA 後に残る痛みは，屈側では胸鎖関節ついで第1肋椎関節の AKA を行う．さらに痛みが残るときには，上腕におけると同様に，示指の延長線上は第2胸肋関節または第2肋椎関節，中指の延長線上は第3胸肋関節または第3肋椎関節，環指の延長線上は第4胸肋関節または第4肋椎関節，小指の延長線上は第5胸肋関節または第5肋椎関節の AKA を試みるとよい．

肘伸側で仙腸関節の AKA 後に残る痛みには，第1肋椎関節ついで胸鎖関節の AKA を行う．さらに痛みが残れば，上腕におけると同様に AKA を行うとよい．すな

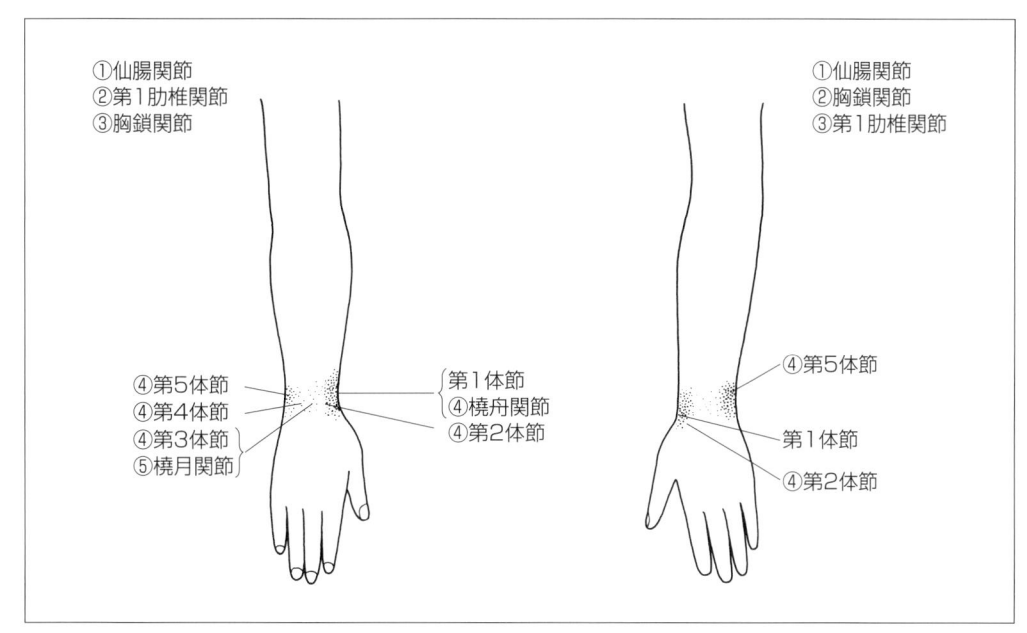

図 10-14 手関節部の痛みの部位と原因となる関節機能障害の発生順位

わち，橈側から母指の延長線上は T1/2 椎間関節，示指の延長線上は第 2 肋椎関節，T2/3 椎間関節または第 2 胸肋関節，中指の延長線上は第 3 肋椎関節，T3/4 椎間関節または第 3 胸肋関節，環指の延長線上は第 4 肋椎関節，T4/5 椎間関節または第 4 胸肋関節，小指の延長線上は第 5 肋椎関節，T5/6 椎間関節または第 5 胸肋関節の AKA を試みるとよい．

d．前腕（図 10-13）

前腕の痛みおよびしびれも肘関節部と同様で，橈側と尺側に多い．対応する関節機能の障害も肘関節と同様に，橈側から尺側にかけて上位の関節から下位の関節へと配列する．

e．手関節部（図 10-14）

手関節部の痛みおよびしびれも比較的多く，一般に腱鞘炎として治療される傾向がある．手関節部の痛みは橈側と尺側に多いが，他の部位に現れることもまれではない．仙腸関節の AKA 後に残る関連痛は，肘におけると同様に関節機能障害が配列し，最橈側は第 1 体節が，最尺側は第 5 体節が関係するが，そのほかに，手根骨の機能異常が加わることがある．すなわち，橈側の痛みは橈舟関節の関節包内運動の障害のことがあり，この場合には手関節の背屈制限を伴う．手関節中央部の痛みは橈月関節の機能障害のことがあり，このときには手関節の掌屈制限を認める．なお，手関節可動域は健側と比較し，両側が罹患しているときには AKA 後の改善により判定できる．

f．手（図 10-15）

[背側]

母指の延長線上：仙腸関節－第 1 肋椎関節－胸鎖関節－T1/2 椎間関節－橈舟関節

示指の延長線上：仙腸関節－第 1 肋椎関節－胸鎖関節－T2/3 椎間関節－舟小菱形関節－第 2 CM 関節

[掌側]

母指の延長線上：仙腸関節－胸鎖関節－第 1 肋椎関節

示指の延長線上：仙腸関節－胸鎖関節－第 1 肋椎関節－第 2 胸肋関節－第 2 肋椎関節－舟小菱形関節－第 2 CM 関節

手掌，手背および手指の痛み，しびれあるいは手指のこわばり感は，仙腸関節の AKA だけでは消失しないものも多い．仙腸関節の AKA 後に残る症状では，母指から示指にかけての痛みおよびしびれが最も多い．とくに母指と示指の背側に広がる痛みの頻度は高く，この部位の痛みは第 1 肋椎関節の AKA が有効である．なお痛み

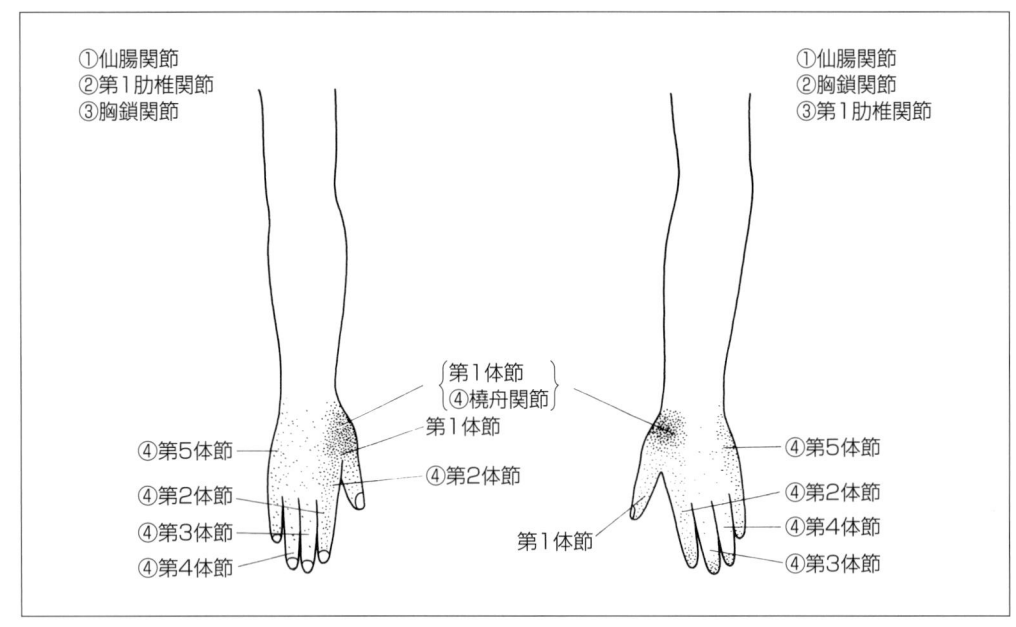

図 10-15　手および手指の痛みの部位と原因となる関節機能障害の発生順位

が残るときには胸鎖関節のAKAを試みるとよい．さらに頻度は低いが，母指背側はT1/2椎間関節または橈舟関節が，示指背側はT2/3椎間関節，舟小菱形関節，第2CM関節が関与することがある．掌側では母指球および示指の痛みやしびれが多い．母指球，母指および示指掌側の痛みが仙腸関節のAKAに反応しない場合には，胸鎖関節ついで第1肋椎関節のAKAを行う．示指掌側の痛み，しびれがなお残るときには，第2胸肋関節，第2肋椎関節，舟小菱形関節，第2CM関節の順にAKAを試みる．母指および示指のこのような症状は手根管症候群（carpal tunnel syndrome）との鑑別を要するが，関節機能障害によるものが圧倒的に多い．

他の指の症状は母指，示指に比して少ないが，小指側の痛みやしびれがこれについで多い．手の尺側から小指にかけての痛みは前腕などと同じく胸鎖関節，第1肋椎関節，第5胸肋関節，T5/6椎間関節の順にAKAを行う．その他背側では第1肋椎関節，胸鎖関節のAKA後，中指の痛みに第3肋椎関節，T3/4椎間関節または第3胸肋関節，環指の痛みに第4肋椎関節，T4/5椎間関節または第4胸肋関節のAKAを試みる．掌側では胸鎖関節，第1肋椎関節のAKAで消失しない場合は，中指の痛みに第3胸肋関節または第3肋椎関節，環指の痛みに第4胸

肋関節または第4肋椎関節のAKAを試みる．

全指のしびれやこわばり感は一般に仙腸関節機能障害が原因となることが多い．仙腸関節のAKAで症状が残る場合には，胸鎖関節，第1肋椎関節のAKAが有効のことがある．各指にしびれが残るときには，その指の痛みにおけると同じ関節を治療する．手および手指の一部に現れる痛みやしびれも仙腸関節が主原因のことが多い．

9）下　肢

下肢の痛みあるいはしびれも上肢と同様その全長にわたるものと，一部に限局するものとがある．しかし，下肢では上肢と違って，痛みおよびしびれがどの部位に現れても，一部を除いてほとんどは仙腸関節機能障害が原因となる．

1　下肢全長（図10-16）

仙腸関節—L1/2～L5/S1椎間関節

下肢のほぼ全長にわたる痛みやしびれ（感覚異常）は下肢の一部に限局するものに比して比較的少ない．大腿後面から下腿および足部に至る痛みは一般に，坐骨神経

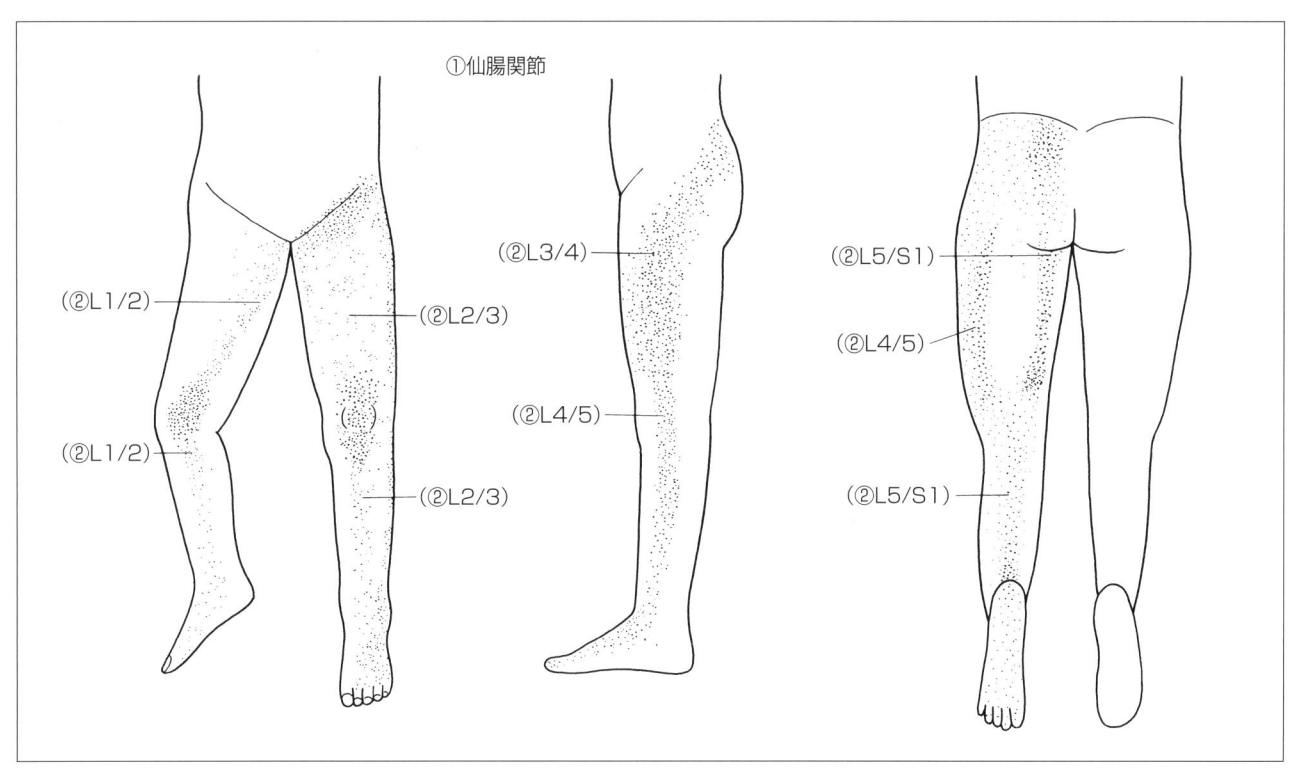

図 10-16　下肢全長にわたる痛みの部位と原因となる関節機能障害の発生順位

痛といわれているが，真の坐骨神経痛は非常にまれで，そのほとんどは仙腸関節機能障害の関連痛である．痛みあるいはしびれは下肢のどの部分にも現れるが，多いのは次の4つの領域である．すなわち，殿部から大腿後面，下腿後面さらに足底に至るもの，殿部から大腿後面あるいは外側，下腿外側を経て，足外側または足背に至るもの，鼠径部から大腿前面，下腿前面，さらに足背に至るもの，鼠径部内側，大腿内側，下腿内側を通り足内側に至るものである．これらの痛みは足関節部で終わり足部に及ばないことが多いが，足部痛の有無にかかわらず治療法は同じで，主として仙腸関節のAKAにより消失する．

下肢後面の痛みがあれば，SLRで内側または外側ハムストリングスの緊張を認めるが，その程度は種々である．内側ハムストリングスの緊張があるときには，L5/S1椎間関節に二次性の関節機能異常を伴い，外側ハムストリングスの緊張を認めるときにはL4/5椎間関節に二次性の関節機能異常を伴う．下肢外側の痛みおよびしびれでは，二次性のL3/4椎間関節機能異常を伴う．下肢前面の痛みおよびしびれでは，内側はL1/2，中央および前外側はL2/3椎間関節機能異常を伴う．これら二次性の腰椎椎間関節機能異常のほとんどは，仙腸関節のAKAで消失し，椎間関節の副運動2型は正常化する．ごくまれに椎間関節機能異常が残ることがあり，この場合には，椎間関節のAKAを要することとなる．

下腿および足部の痛みおよびしびれでは，仙腸関節および腰椎椎間関節のAKAでは消失しないことがある．このときは後述する各部の痛み，しびれの治療を行う．

2　下肢各部

下肢各部にみられる痛みやしびれは，前述の下肢全長にわたる症状の一部が現れたものである．したがって，治療関節の選択は全長の痛みの部位から判断して行う．

a．股関節部（図10-17）

股関節部の痛みは殿部，大転子部，鼠径部に大別することができる．いずれも仙腸関節のAKAが著効を示す．殿部痛については腰痛の項ですでに述べたので参照されたい．

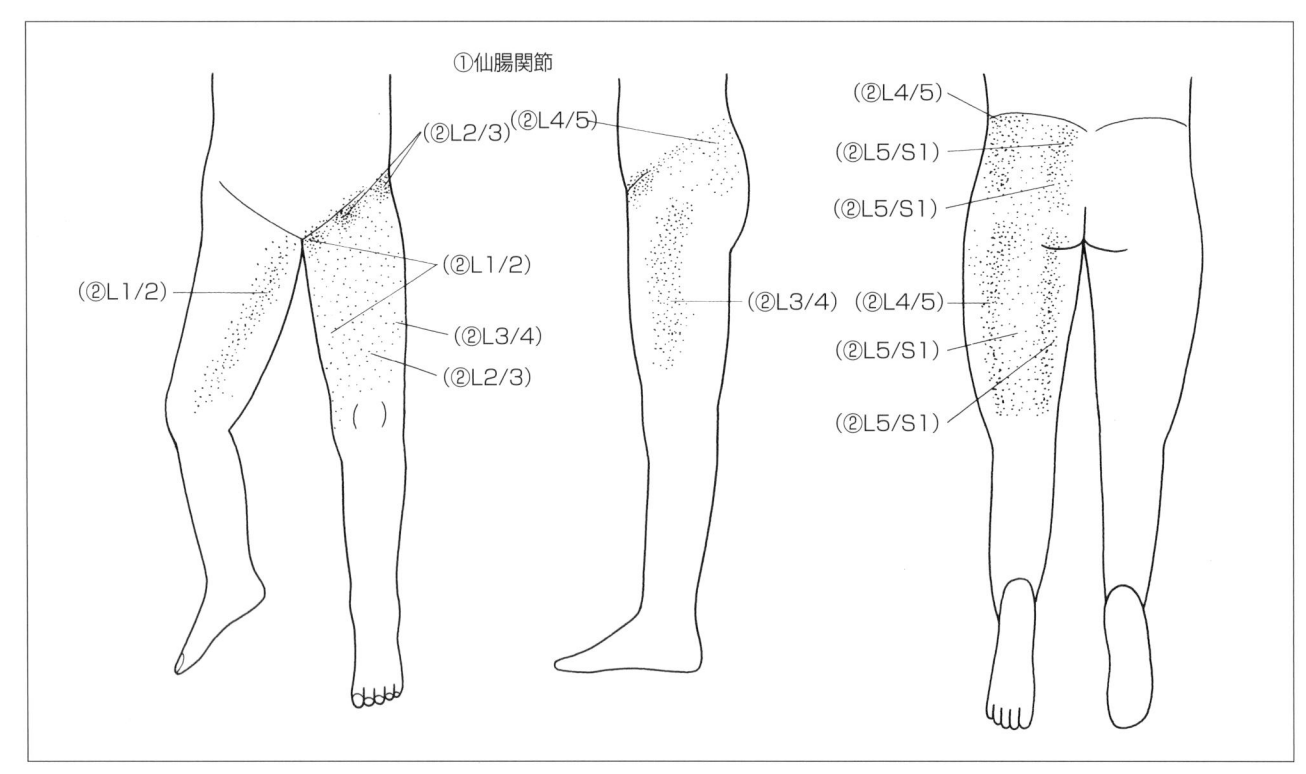

図 10-17　股関節周囲および大腿の痛みの部位と原因となる関節機能障害の発生順位

大転子部の痛みは仙腸関節の AKA 後に残ることは無に等しいが，もし残れば仙腸関節の治療が不完全である．このときは L3/4 に二次性の関節機能異常が存在するので，L3/4 椎間関節の副運動 2 型を確認しながら仙腸関節の AKA を試みるとよい．

鼠径部の痛みでは，外側および中央の痛みが仙腸関節の AKA 後に残れば，L2/3 椎間関節の副運動が改善するように仙腸関節の AKA を行う．鼠径部内側の痛みは，L1/2 椎間関節の副運動 2 型が改善するように仙腸関節の AKA を行う．

b．大腿（図 10-17）

大腿部の痛みおよびしびれは内側，前面，外側，後面の各部に同程度に現れる．仙腸関節の AKA 後に痛みが残れば，技術が不完全であるので，股関節部と同様に仙腸関節の AKA を試みるとよい．前内側は L1/2 椎間関節に，前面は L2/3 に，外側は L3/4 に，後外側（外側ハムストリングス部）は L4/5 に，後内側（内側ハムストリングス部）は L5/S1 に二次性の椎間関節機能異常があるので，これらの関節の副運動 2 型の改善を確認するとよい．

c．膝（図 10-18）

内側：仙腸関節—距舟関節—（L1/2 椎間関節）
前面：仙腸関節—距舟関節—（L2/3 椎間関節）
外側，後外側：仙腸関節—距骨下関節—（L4/5 椎間関節）
後面，後内側：仙腸関節—距骨下関節—（L5/S1 椎間関節）

膝関節およびそれより遠位の痛みおよびしびれは，仙腸関節，腰椎椎間関節のほかに足根骨の関節機能障害が関係するので，大腿部よりもやや複雑になる．

膝の痛みのうち最も多いのは内側の痛みで，ついで後面と前面にみられ，外側が最も少ない．膝関節周辺に痛みがあれば，靱帯や半月板損傷と診断されやすいが，これらのほとんどは仙腸関節機能障害の関連痛である．それゆえ仙腸関節のテストをすれば関節包内運動の異常を発見できる．

膝内側の痛みでは，内側関節裂隙または股関節内転筋下部に圧痛を認めることが多い．仙腸関節の AKA 後に

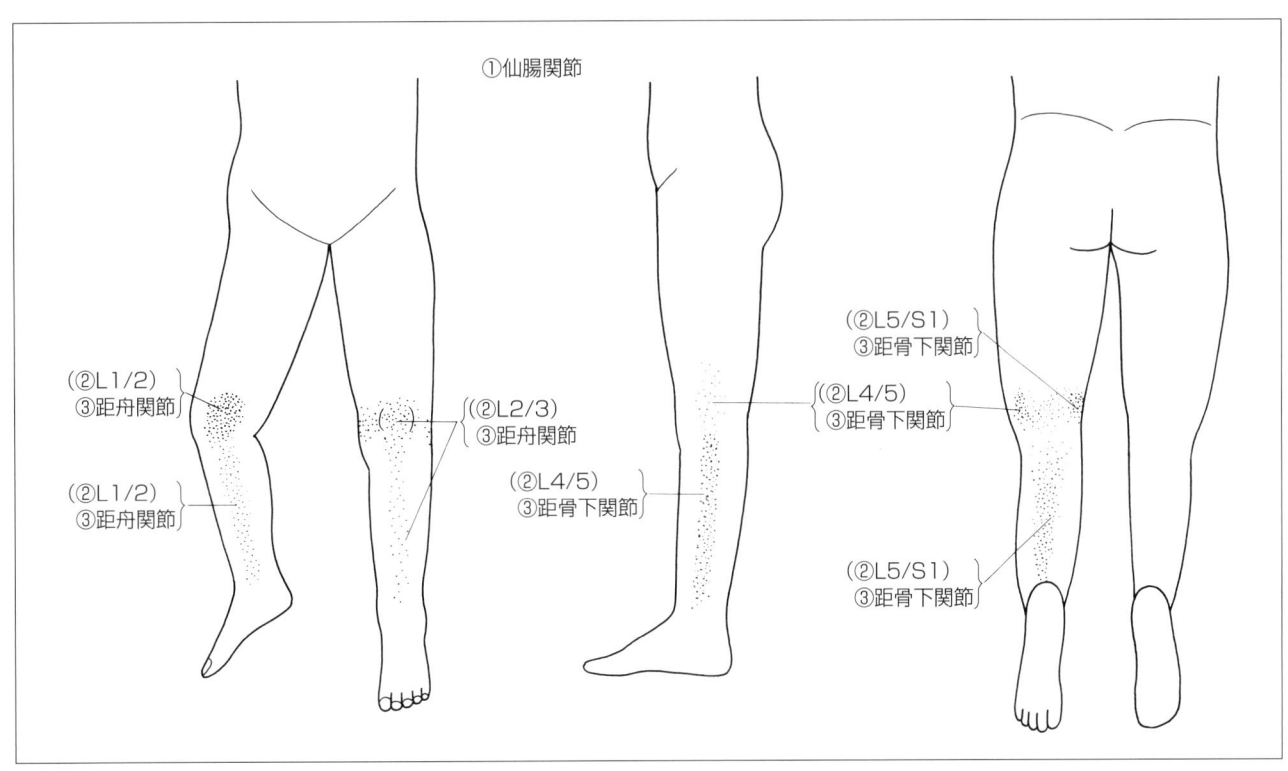

図 10-18 膝関節および下腿の痛みの部位と原因となる関節機能障害の発生順位

痛みが残れば，仙腸関節治療が不完全のことが多い．したがって，大腿部におけると同様に L1/2 椎間関節の副運動 2 型が改善するように，仙腸関節の治療を試みる．なお痛みが消えないときは，距舟関節の機能異常が残っていることがある．膝前面の痛みは L2/3 椎間関節の副運動 2 型をみながら仙腸関節の AKA を完全に行う．痛みがなお残れば，距舟関節の AKA を試みるとよい．

膝後面の痛みは L5/S1 および L4/5 椎間関節の副運動 2 型をみながら，仙腸関節の AKA を完全に行う．痛みがなお残るときには，距骨下関節の AKA を行う．膝外側の痛みでは，L3/4 椎間関節の副運動 2 型をみながら，仙腸関節の AKA を完全に行う．痛みが残れば，距骨下関節の AKA を試みるとよい．

d．下腿（図 10-18）

内側：仙腸関節―距舟関節―（L1/2 椎間関節）
前面：仙腸関節―距舟関節―（L2/3 椎間関節）
外側：仙腸関節―距骨下関節―（L4/5 椎間関節）
後面：仙腸関節―距骨下関節―（L5/S1 椎間関節）

下腿の痛みは後面と外側に多く，前面と内側は比較的少ない．下腿後面の痛みでは下腿三頭筋に圧痛があり，頻回の筋攣縮を訴えることもある．

下腿内側の痛みは膝内側の痛みと同様で，L1/2 椎間関節の副運動 2 型をみながら仙腸関節の AKA を完全に行う．痛みが残れば距舟関節の AKA を行う．下腿前面および前内側の痛みは膝前面の痛みの延長線上で考えればよい．

下腿前外側は L3/4，外側は L4/5 椎間関節の副運動 2 型をみながら仙腸関節の AKA を行う．下腿後面の痛みは L5/S1 椎間関節をみながら仙腸関節の AKA を行う．痛みが残れば，距骨下関節の AKA を試みる．

e．足関節（図 10-19）

内側：仙腸関節―距舟関節―（L1/2 椎間関節）
前面：仙腸関節―距舟関節―（L2/3，L3/4 椎間関節）
外側：仙腸関節―距骨下関節―（L4/5 椎間関節）
後面：仙腸関節―距骨下関節―（L5/S1 椎間関節）

足関節の痛みおよびしびれは下腿の痛みの延長線上で考え，これと同様に AKA を行う．アキレス腱部の痛みは距骨下関節の機能障害を伴うことが比較的多い．それ

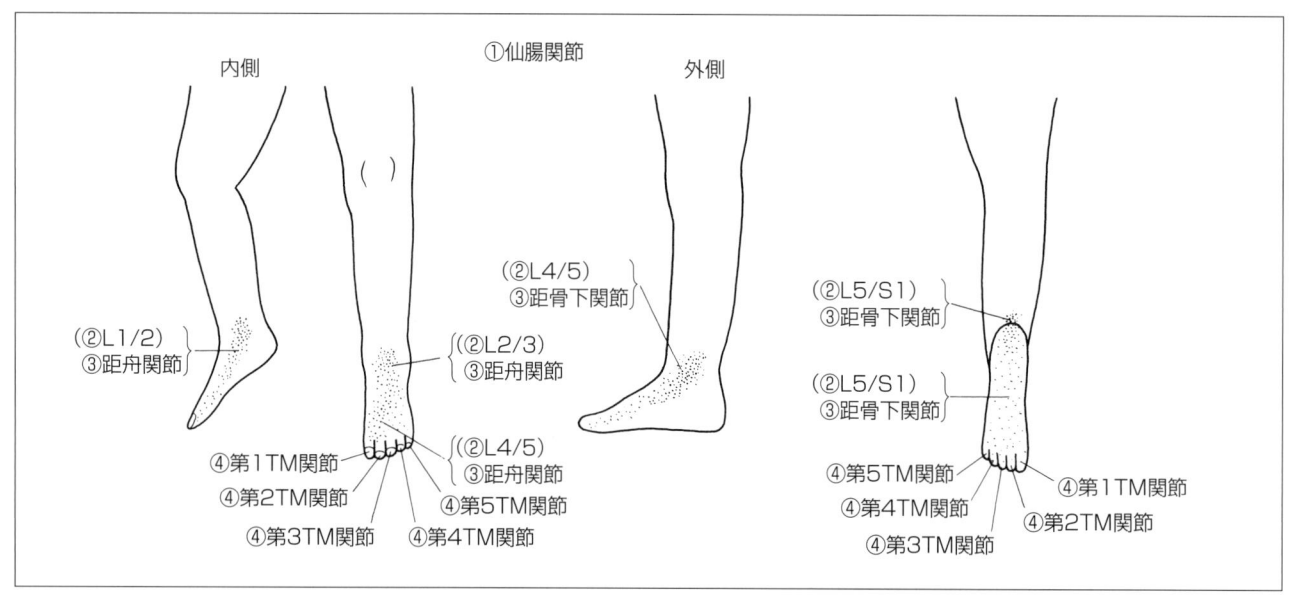

図 10-19 足関節および足部の痛みの部位と原因となる関節機能障害の発生順位

ゆえ，仙腸関節の AKA 後に痛みが残れば距骨下関節の AKA を行う．

f．足部（図 10-19）

内側，第1足指：仙腸関節—距舟関節—第1足根中足（TM）関節—（L1/2 椎間関節）

第2足指延長線上：仙腸関節—距舟関節—楔舟関節—第2TM 関節—（L2/3 椎間関節）

第3足指延長線上：仙腸関節—距骨下関節—第3TM 関節—（L3/4 椎間関節）

第4足指延長線上：仙腸関節—距骨下関節—第4TM 関節—（L4/5 椎間関節）

外側，第5足指：仙腸関節—距骨下関節—第5TM 関節—（L5/S1 椎間関節）

足部の痛みおよびしびれは足関節の痛みと同様に考え，これに TM 関節の治療を加える．最内側すなわち第1足指の延長線上では，L1/2 椎間関節の遊び（副運動2型）をみながら仙腸関節の AKA を行う．なお痛みが残れば距舟関節の AKA を行い，さらに遠位部の痛み，しびれには第1TM 関節の AKA を試みる．第2足指の延長線上では，L2/3 椎間関節をみながら仙腸関節の AKA を行う．痛みが残れば，距舟関節，楔舟関節，第2TM 関節の順に AKA を行う．第3足指の延長線上では L2/3 の代わりに L3/4 をみて仙腸関節の AKA を，第2TM の代わりに第3TM 関節の AKA を行う．第4足指の延長線上ではこれが L4/5，第4TM 関節となり，第5足指ではそれぞれ L5/S1，第5TM 関節となる．

踵の痛みでは，仙腸関節の AKA 後に残る痛みには距骨下関節の AKA が有効である．足底部全体の痛みやしびれも同様であるが，各足指の延長線上に残る症状には上述の足根骨関節および TM 関節の AKA を試みるとよい．

3　治療上の注意

以上述べた部位別治療は，痛みや感覚異常の存在する部位からのみ判断したものである．治療の前には必ず診断が必要であり，上記の部位にある症状がすべて AKA で治療できるとは限らない．しかしながら，非常に多くの痛みが関節原性であることも AKA-博田法の治療経験から明らかになった．さらにそのほとんどにおいて，仙腸関節機能の障害（仙腸関節機能異常，単純性仙腸関節炎，仙腸関節炎特殊型）が関与していることもわかった．

変形性関節症，脊椎分離症などの X 線異常があっても AKA を行ってよい．器質的変化を認める四肢の関節そのものに対する AKA は，必ず仙腸関節，椎間関節，肋骨

の関節などからの関連痛を取り除いた後に施行しなければならない．

　AKA を行って症状がまったく改善しない場合は，AKA 技術が不完全か，関節機能障害が存在しないかである．ただし，注意すべきは仙腸関節炎特殊型では，初回の AKA が症状に対しては無効のことがあり，患者の訴えのみに頼ることなく，関節包内運動の改善の有無により判定することを忘れてはならない．AKA により症状が改善しても数日で再発するときは，ほとんど技術が未熟と考えてよい．AKA 技術を習得するには，かなり長期にわたる訓練が必要で，技術が未熟であれば症状が悪化することもある．したがって，初心者は必ず熟練者の監督のもとに AKA を行わなければならない．なお，治療中に新たな症状が発生したり，痛みが悪化したときには，2 時間以内に正しい AKA を行えば重大な症状は残らないので，ただちに指導者に連絡することが必須である．

● 文　　献
1) Mennell, J. McM.：Back Pain, Diagnosis and Treatment Using Manipulative Techniques. Little Brown & Co., Boston, 1960.
2) Mennell, J. McM.：Joint Pain, Diagnosis and Treatment Using Manipulative Techniques. Little Brown & Co., Boston, 1964.
3) 博田節夫（編）：関節運動学的アプローチ．医歯薬出版，1990.
4) 博田節夫：関節運動学的アプローチ(AKA)―痛みにおける治療関節の選択．日本 AKA 研究会誌，2：3-9, 2000.
5) 博田節夫：関節運動学的アプローチ―博田法，痛みにおける治療関節の選択．日本 AKA 研究会：関節運動学的アプローチ　最新の技術, pp.17-23, 2003.

第 11 章

有痛性疾患の治療

　体幹および四肢の痛みの多くが関節に起因することは，すでに 1960 年代に知られていた[1,2]．しかし治療法が不完全であったため，その全貌を解明するに至らなかった．関節運動学的アプローチ（AKA）-博田法（以下 AKA と略す）の技術が進み，まだ完全とはいえないが，この関節原性の痛みの詳細が明らかになってきた．AKA の治療対象としてみると，有痛性疾患を 3 グループに分けることができる．①AKA により治癒するもの（関節機能異常，単純性関節炎），②治癒しないが保存的治療法として AKA が最良のもの（関節炎特殊型，変形性関節症，ポリオ後症候群など），③AKA が補助的治療手段となるもの（関節リウマチ，各種麻痺疾患に合併する痛みなど）である．

　従来，器質的疾患あるいは神経疾患によると考えられていた痛みが，AKA により消失するような例も多い．それゆえ，有痛性疾患においては疾患名にとらわれず，痛みのある部位に関連痛をもたらす原因関節を推定し，AKA を行って反応の有無をみることが重要となる．とくに頸部痛，腰痛など脊髄・神経根周辺の痛みも関節原性であることが多く，神経原性の痛みとの鑑別に AKA は不可欠である．治療すべき関節の選択法については，第 10 章を参照されたい．なお，どの部位の痛みもほとんど仙腸関節機能障害が関与するので，治療は仙腸関節から始める．仙腸関節技術の組み合わせに関しては第 5 章で述べた．本章では AKA の有効なもののうち，臨床において比較的多い疾患の治療について述べる．治療に先立って診断が必要なことはもちろんであるが，神経学的診断の詳細については省略する．

1　頭部，顔面の痛み

　頭部において最も多いのは後頭部の痛みで，頸部から続くものと後頭部のみの痛みがある．頭部ではこれ以外の痛みも少なくはない．顔面では目の奥または周囲，下顎部などの痛みが多く三叉神経痛と間違われやすい．その他の部位の痛みは比較的少ない．頭部，顔面の痛みは部位に関係なく，仙腸関節の AKA が有効で，その後に残るものはほとんど C7/T1 椎間関節の AKA で消失する．ごくまれに胸鎖関節または第 1 肋椎関節の AKA を要することがある．仙腸関節技術の組み合わせは頸肩腕痛におけると同様に"強"を必要とする．なお三叉神経痛で神経ブロックを数回行い，回を追うごとに効果がなくなった症例では AKA が著効を示した．

　歯に異常がないにもかかわらず，あるいは歯の治療をした後で歯痛を訴えることがある．この場合も関節からの関連痛で，仙腸関節，C7/T1 椎間関節，胸鎖関節および第 1 肋椎関節の AKA が著効を示す．

　いわゆる顎関節症といわれる痛みも AKA で改善する．治療関節は歯痛と同じである．

2　頸部痛，頸・上肢痛

　頸部痛および頸部痛と上肢の痛み，しびれを合併した疾患で多いのは，頸部捻挫，変形性頸椎症，頸・肩凝り，頸肩腕症候群などである．これに頭痛を伴うものもある．

　AKA は仙腸関節から始めるが頭，頸，背，上肢など上半身の痛みでは仙腸関節技術の"強"が必要となる．

頸部・上肢の痛みやしびれはほとんどが仙腸関節機能障害を伴っているので，必ず仙腸関節のテストを行う必要がある．頸部の関節機能障害では頸部の前屈，後屈，側屈，回旋などの可動性を検査する（第9章参照）．頸部の前屈時の痛みはほとんど仙腸関節原性である．後屈時の痛みはその部位により異なるが，C7/T1椎間関節が最も多く，ついでその他の肋椎関節，椎間関節が多く，胸鎖関節，胸肋関節がこれにつぐ．側屈時の痛みも部位により原因関節を判断する．

1）頸部捻挫

頸部捻挫のうち一般的なものはいわゆるむちうち損傷，スポーツその他の外傷性のものである．寝ちがえは捻挫ではないが発症機転が類似すると考えられる．

1 むちうち損傷

むちうち損傷（whiplash injury）では，脊髄および神経根の損傷を起こすことはまれで，主として頸部捻挫（acute strain）が痛みの原因と考えられる．神経の損傷がないにもかかわらず，上肢に痛みやしびれをきたすものもある．単純な頸部捻挫であれば，数週間で炎症が消退し治癒するが，症状が残るものでは関節機能の障害が存在する．AKAは受傷直後から行ってもよいが，捻挫の炎症が消退する期間の3週後から行うのが賢明である．

頸部および上肢の痛みの発生は受傷直後から起こるものもあるが，3〜7日後に起こることもある．7日を過ぎて発生する痛み，および3週間を経過しても痛みが残るものは仙腸関節炎を伴っている．

AKAは仙腸関節に加え主として第1〜3肋椎関節，胸鎖関節，第2〜3胸肋関節，C7/T1〜T5/6椎間関節に行うが，他の関節にも機能異常を起こすこともある．関節機能異常はほぼ1回のAKAで治癒し，単純性関節炎は月1回のAKAで3カ月以内に治癒する．仙腸関節炎特殊型ではAKAに反応して改善するが，再発を繰り返す．関節機能障害のないものはAKAに反応しないことはもちろんである．事故の被害者の場合には，自損と違って症状が単純ではないことも多い．一般にAKAに対する反応は関節の副運動（accessory movement）2型と1型で評価するが，副運動が改善しても自覚症状に変化がないこともあり，関節以外の原因も考慮すべきことが少なくない．

2 その他の頸部捻挫

頸部捻挫はスポーツ外傷，日常生活での衝突，転倒などの外傷でも起こりうる．この場合には，むちうち損傷と違って複雑な症状を示さないので，受傷直後からAKAを開始してよい．急性期の痛みもAKAに非常によく反応し，上肢の症状を伴っていてもただちに減少し，なかにはほぼ完全に消失するものもある．慢性期の痛みあるいはしびれは急性期よりも治癒に月日を要する．すなわち，急性期よりも単純性関節炎および関節炎特殊型の比率が高くなる．その理由は，関節機能異常では自然治癒するものが単純性関節炎よりも多く，関節炎特殊型は自然治癒が起こらないからである．仙腸関節同様，関節機能異常は1回のAKAにより1週間で治癒し，単純性関節炎は月1回のAKAにより2〜3カ月で治癒する．関節炎特殊型は再発を繰り返す．

[症例1]

28歳，女性．2年前，単車で転倒し頸部痛が続き，2週後にスキーで転倒し，痛みが悪化した．前医においてX線像では異常なく，頸椎牽引，電気治療などを受けていた．腰痛は訴えなかったが，SLRは右70°，左90°と左右差を認めた．仙腸関節，C7/T1/2椎間関節，および第1肋椎関節のAKAを行い痛みは即座に消失した．その後，再発していない（図11-1）．

3 寝ちがえ

いわゆる寝ちがえは，睡眠中に頸部が長時間不自然な位置を保つために起こる上位胸椎（C7/T1を含む）椎間関節，上位肋椎関節，および胸鎖関節の無菌性炎症で，捻挫（strain）の一種と考えられる．ほとんどすべての症例で，仙腸関節の機能障害を有し，頸背部の関節に二次性の関節機能異常を起こしやすい状態にある．寝ちがえの多くは放置しても数日で激痛は去るが，発症直後でもAKAを行えば即座に痛みが激減し，頸部の運動が容易になる．仙腸関節炎特殊型に合併するときには，AKAを行っても治癒に2〜3週間を要することがある．

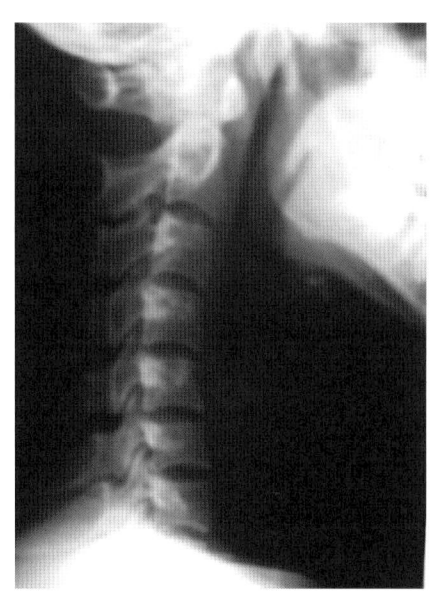

図 11-1 症例 1 頸部捻挫
頸椎異常なし．

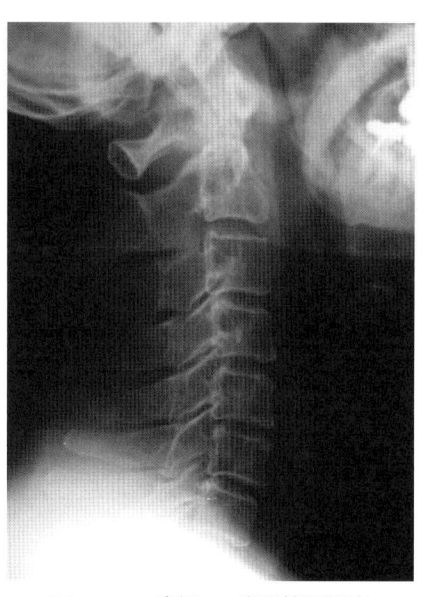

図 11-2 症例 2 変形性頸椎症
C5/6/7 に変性を認める．

2）変形性頸椎症

頸部および上肢に痛みやしびれがあり，X線上頸椎に変性（degenerative change）が認められると，この変形が痛み・しびれの原因であると考えられる傾向がある．椎間孔の狭小化があれば神経根の圧迫または刺激が疑われやすく，上肢の症状を伴うときは神経学的に完全に一致をみなくても，神経根の障害とされることも多い．CTやMRIの発達によりその傾向はさらに顕著になっている．しかし，これらの画像上の変化があっても無症状のものがあり，画像上の変化と症状の程度が比例しないのも周知の事実である．臨床的にみれば，かなり高度の椎間孔狭小化を認めても，痛みやしびれはこの変形と無関係のことがほとんどである．それゆえ，脊髄髄節および神経根の診断を正確に行うことが不可欠である．このような変形性頸椎症では，変形が高度になれば，その部分の運動節（motion segment）の動きが減少し，頸部の運動による神経系の圧迫が起こりにくくなると考えられる．

変形性頸椎症における痛みも，ほぼ全例において仙腸関節の機能障害を伴っている．AKAは痛みの部位から治療すべき関節を決定する．頸部の後屈による痛みはC7/T1椎間関節が多く，上肢に放散する痛みやしびれは体節（第10章参照）によって肋椎関節，胸鎖関節などを選択する．

［症例 2］

61歳，男性．6カ月前からなんら誘因なく，左前腕から母指，示指，中指背側へかけてのしびれがあり，3カ月前には左肩痛も発生した．MRIで変形性頸椎症と診断され，頸椎牽引，鎮痛剤，および左肩へ注射を受けたが変化がなかった．20年前から軽度の腰痛は続いていた．頸部後屈時に左頸部痛を認めたが，神経症状はなかった．AKAは仙腸関節，第1肋椎関節，胸鎖関節，C7/T1椎間関節に行ったが，反応は悪く仙腸関節炎特殊型と診断した．月1回のAKA治療を行い，2カ月後にはAKAが著効を示すようになり，4カ月後に治癒した（図11-2）．

この症例のように，痛みやしびれの領域が神経支配域に一致せず，運動障害のない例は非常に多い．これは神経系には異常がないことを意味し，ほとんどが関節原性の症状である．関節原性であるとの最終診断は，AKAに反応して症状が改善することにより確定する．

3）頸・肩凝り

　肩凝り，頸の凝りを訴える患者はとくに多く，凝りに加えて痛みを訴えるものもいる．凝りは筋を含む軟部組織の過緊張状態で，関節原性としては関節静的反射（arthrostatic reflex）の亢進によるものと考えられる．さらに関節への刺激が強くなると，関節運動反射（arthrokinetic reflex）の亢進によると考えられる有痛性の筋攣縮が起こる．肩および頸部の凝りは主として僧帽筋の領域に起こり，上方では後頭部痛を，下方では肩甲骨周辺の痛みや凝りを伴うことがある．

　肩凝り，頸部の凝りの原因としては関節機能障害が最も多く，ほとんどすべてにおいて仙腸関節機能障害（機能異常，単純性関節炎，関節炎特殊型）が関係している．

　治療はもちろん AKA で，ほとんどは仙腸関節の AKA のみで凝りが消失し，一部は仙腸関節に加え第1肋椎関節，胸鎖関節，C7/T1/2/3 椎間関節の AKA が必要となる．ごく少数例において第2, 3肋椎関節，第2, 3胸肋関節の機能異常を伴うことがある．仙腸関節炎特殊型に合併する場合には，再発を繰り返すことがある．

4）頸肩腕症候群

　頸および上肢に痛みや感覚異常（しびれ）を訴えるが，原因となる器質的病変がなく，神経症状も明らかでないものは非常に多い．このような原因不明の頸・上肢痛を頸肩腕症候群として一括して述べることとする．

　頸肩腕症候群は以前にはキーパンチャー，タイピスト，電話交換手の職業病として知られていたが，最近ではパソコン操作が関与するものもある．これらに共通するのは，長時間一定姿勢で手を使うことである．AKA はこれら原因不明であった痛み・しびれの治療を可能にした．

　頸肩腕症候群のほとんどすべてにおいて仙腸関節機能障害が基礎にあり，一定姿勢を保つことにより，上位の胸椎椎間関節（C7/T1 を含む），肋椎関節，胸鎖関節，胸肋関節に二次性の関節機能異常を起こし，症状が発現すると考えられる．

　治療はそれゆえ，仙腸関節の AKA を行い，ついで上位の二次性関節機能異常の AKA を行うとよい．頸肩腕

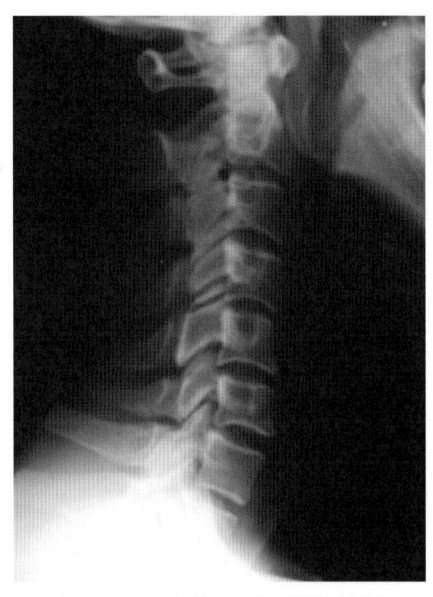

図 11-3　症例3　頸肩腕症候群
頸椎異常なし．

症候群の多くは仙腸関節特殊型を基礎にもつので再発しやすい．

[症例3]

　34歳，男性．右利き．約3週間前から右上肢の筋力低下と右母指先のしびれがあり受診した．握力は右 37 kg, 左 48 kg で，右母指先に痛覚鈍麻を認めたが，筋萎縮はなかった．頸部の後屈時に C7 棘突起部に痛みが出現した．右殿部にはだるさが約6カ月持続していた．X線像では頸椎に異常はない．AKA は仙腸関節，右 C7/T1～T5/6 椎間関節，第1, 2肋椎関節，右胸鎖関節および右第2胸肋関節に行い，直後に頸部運動痛と母指感覚障害は改善したが，握力は不変であった．1カ月後には握力は正常になっていたが，母指先のしびれが軽度に残っていた．これも AKA により消失し治癒した（図11-3）.

[症例4]

　53歳，女性．約2年前から誘因なく両手（右に強い）の示指，中指，環指のしびれが時々でるようになり，半年後には症状が持続的になった．整形外科で頸椎に X線像では異常なしといわれた．感覚検査では両示指，中指，環指に軽度の痛覚鈍麻があったが筋力低下も筋萎縮も認められなかった．頸部の可動域は正常であった．AKA は仙腸関節，C7/T1～T5/6 椎間関節，第1～5肋椎関節，胸鎖関節および第2～5胸肋関節に行ったが，治療直後

には症状の変化はみられなかった．遠距離のためその後受診しなかったが，症状は徐々に改善し，3カ月後には消失した．1年半後，膝痛で受診したが，これも1回のAKAで治癒した．

5）頸椎後縦靱帯骨化症

頸椎後縦靱帯骨化症の慢性期すなわち化骨が成熟した後に，明らかな脊髄圧迫症状や神経根圧迫症状のない頸・肩の痛みや凝り，上肢の痛み・しびれを訴えるものがある．このような例は化骨が部分的で小さなものに多いが，かなり広範囲の化骨でもみられることがあり，症状の原因は頸椎後縦靱帯骨化ではなく，関節機能障害とくに仙腸関節の機能障害が関与している．

治療は変形性頸椎症と同様である．

3 上肢の痛み，しびれ

上肢の痛みで多いのは肩関節，肘関節および手関節周辺の痛みで，しびれは手指に多い．

1）肩関節周囲炎

肩関節周辺の痛みには，拘縮を伴ったいわゆる五十肩と，拘縮を伴わないものとがある．五十肩は主として50歳代に発生し，急性期には激痛を訴えるものもある．60歳以上の肩痛と違って，中等度ないし高度の関節拘縮を起こす例が多い．

1 五十肩

いわゆる五十肩は関節拘縮を伴った肩痛のなかで最も多い．急性期には激痛を訴えるものも多く，AKAに対する反応は慢性期の痛みと異なる．五十肩の痛みは多くは仙腸関節機能障害を伴うが，仙腸関節機能に明らかな障害を認めないものもある．AKAは仙腸関節に加え，上位胸椎椎間関節，上位肋椎関節，胸鎖関節，胸肋関節などのうち副運動2型が障害されている関節に行う．

a．急性期の治療

五十肩の発症後2カ月間はAKAに対する反応が悪く，安静時痛および夜間痛を含む痛みは，治療直後には軽度の改善にとどまるか，まったく反応しないこともある．安静時痛が改善しないときには，アイス・マッサージなどの寒冷療法がよいが，冬には適さないので，局所の安静を保つ以外に方法はない．この時期には運動療法は禁忌である．

b．慢性期の治療

発症後2カ月を過ぎるとAKAによく反応するようになる．安静時痛および夜間痛は治療直後から消失し，多くは肩関節可動域も増大する．ただし，可動域制限が存在する間は運動時痛が残る．安静時痛がなければ以後の治療は不要で，放置しても可動域は1年以内に正常化するものがほとんどである．日常生活では，痛みが増強しない範囲で患肢を使用してよいが，痛みに耐えて運動すれば関節拘縮は悪化する．6カ月を過ぎて関節可動域が改善する兆候を示さないときには，上腕骨頭の下方滑りなど肩関節拘縮に対する治療を1～2回行うとよい．

2 他の肩関節周囲炎

五十肩以外でなんら原因の見いだされない肩関節周囲の痛みは，AKAに非常によく反応するものが多い．年齢を問わず肩関節周囲痛で，関節拘縮を伴わない場合は五十肩と異なり治療は容易である．拘縮がないにもかかわらず，痛みのために可動域が制限される例も少なくないが，AKAで痛みが消失すると，即座に可動域も正常となる．AKAによる治療関節の選択は五十肩におけると同様で，簡単に治癒し再発例は少ない．

60歳代以後の肩関節周囲痛は，ほとんどすべて仙腸関節炎を基礎として起こり，可動域制限を伴うこともある．可動域制限が軽度であれば，AKAに対する反応は良好で，高度になれば五十肩と同様，治癒するまでに3カ月以上を要する．仙腸関節炎特殊型に合併するときには，痛みが再発することもある．

3 肩関節石灰沈着症

肩関節周囲痛にX線像で石灰沈着を認める症例も少なくはない．従来，物理療法としては超音波が有効であっ

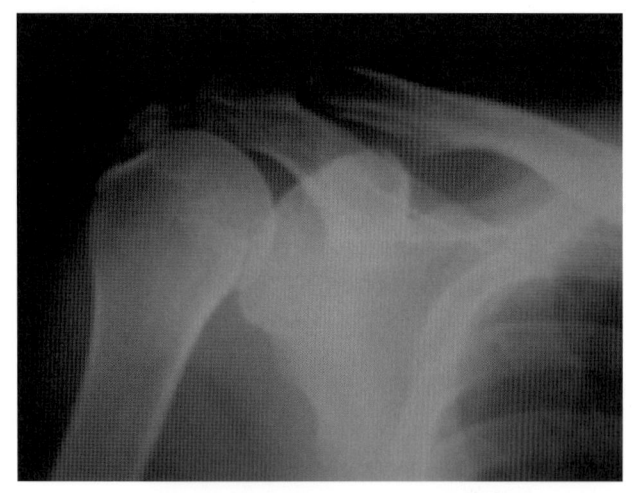

a．棘上筋付着部周囲に石灰沈着を認める． 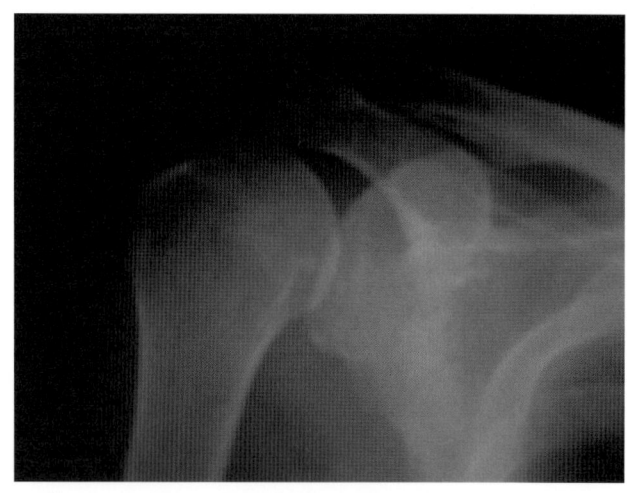　　　　　　　　b．3カ月後，石灰沈着ほぼ消失．

図 11-4　症例 5　肩関節石灰沈着症

たが，AKA はさらに効果が大である．AKA 治療は五十肩とまったく同じで，痛みと石灰沈着は容易に消失する．

[症例 5]

47歳，男性．2年前から右肩痛があり，数日前から悪化し右肩を動かせなくなった．以前から腰痛がでたり消えたりしていた．肩関節可動域は屈曲 30°，伸展 30°，外旋 10°，内旋 90°と制限され，X 線像で棘上筋付着部に石灰沈着を認めた．初診時，AKA は仙腸関節，第 1〜5 肋椎関節，胸鎖関節，第 2〜5 胸肋関節に行い，痛みは軽減したが消失しなかった．3 週後には肩関節屈曲は 50°にまで改善しており，AKA は仙腸関節，第 1〜3 肋椎関節，T1/2〜T5/6 に行い屈曲 90°，外旋 15°に増大した．3 カ月後には AKA 治療 4 回で石灰沈着はほぼ消失した．6 カ月後には痛みも消失したので，可動域は屈曲 90°，外旋 20°と制限されていたが，痛みがなければ自然に回復するので治療を終了した（図 11-4）．

4　腱板損傷

腱板損傷は急性期，慢性期を問わず，肩関節の脱臼または亜脱臼がなければ AKA の治療対象となる．

急性期には受傷直後から AKA を行ってよい．損傷された肩関節そのものの AKA は禁忌であるのはいうまでもない．治療は仙腸関節をはじめ，肩関節に関連痛をもたらす関節の AKA を行う．これにより痛みは著しく減少し治癒が促進される．

慢性期には損傷部の痛みは関連痛であるので，AKA が最良の治療法といえる．治療関節は，痛みの部位により選択する．関節拘縮がなければ 3 カ月以内に治癒し，仙腸関節炎特殊型に合併するものでは，再発することもある．関節拘縮があれば治療は五十肩に準ずる．

2）スポーツにおける肩痛

野球やテニスのように，90°以上挙上した位置で肩関節に急激な動きと強い力が加わるスポーツでは，肩周囲に痛みが発生しやすい．痛みが肩関節前面で結節間部に圧痛があれば，上腕二頭筋腱炎などとよばれることがある．スポーツ選手の肩痛も，その基礎には仙腸関節の機能障害，主として仙腸関節炎が存在することがほとんどで，肩痛に腰痛，膝痛など下肢の痛みを合併するか，その既往歴を有することが多い．

AKA は痛みの部位により，治療関節を選択する．肩の痛みに限らず一般的に中学生，高校生では，スポーツの練習や試合を継続しても約 2/3 は 2〜3 カ月で治癒し，残りは運動を中止するまで治癒しない[3]．

3）外傷性肩痛

肩関節の捻挫，挫傷などの外傷による痛みは，スポーツにおける肩痛と同様である．外傷直後から AKA によ

く反応し，軽症ないし中等症では，初回のAKAで痛みは消失または著しく減少する．年齢が高くなるほど治療期間が長くなり，老人ではとくに治癒しにくいが，これは仙腸関節炎特殊型が存在するためである．

4）スポーツにおける肘痛

スポーツにおける肘の痛みはテニス肘が代表的で，上腕骨外顆炎といわれるが，内側の痛みも多い．痛みは仙腸関節，肋椎関節などからの関連痛であり，痛みの部位により治療関節を選択する．急性期にはAKAに対して反応しにくいこともあるが，慢性期にはAKAが著効を示す．

5）上腕骨外顆炎

肘の痛みはスポーツ，外傷などなしにも起こりうる．外側に起これば外顆炎，内側に起これば内顆炎である．この痛みもAKAにより容易に消失する．

[症例6]

49歳，女性．2年前から左肘外側に痛みがあり，1カ月前に右肘にも同様の痛みが発生した．肩凝りを合併していたが他に痛みはなく，腰痛の既往歴はあった．肘の可動域は正常であった．仙腸関節と第1肋椎関節のAKAで肘痛は著減し，1カ月後に右肘痛が残っていたので，第2回のAKAを同様の関節に行い治癒した．

6）変形性肘関節症

変形性肘関節症の痛みは，直接変形が原因となることはまれで，ほとんどは関連痛である．この場合もAKAにおける治療関節の選択は痛みの部位から決定する．痛みは1回の治療で消失することもあるが，3カ月以上のAKA治療を要することもある．変形性肘関節症には尺骨神経麻痺を合併することもあり，これについては後述する．

変形性関節症の関節拘縮は他の関節におけると同様に完全には改善しない．体幹の関節からの関連痛を取り除いた後，腕尺関節，腕橈関節，橈尺関節の副運動AKA，他動構成運動-伸張によりいくらか改善をみることがあっても，治癒には至らない．

7）尺骨神経麻痺

肘における尺骨神経麻痺は変形性肘関節症，上腕骨顆上骨折変形治癒後などにみられるが，従来，保存的治療法はなかった．AKAはこの麻痺の治療に有効であり，麻痺としびれ（自発性感覚異常）が別の原因によることを明らかにした．症状および所見は尺骨神経麻痺のほかに前腕尺側から手の尺側にかけてのしびれ，肘関節の可動域制限，痛みである．

AKAの治療関節は症状の部位により選択することは，他の部位におけると同様である．まず，仙腸関節，胸鎖関節，第1肋椎関節，第5胸肋関節，第5肋椎関節のAKAを行う．痛みはこれにより消失することが多く，しびれはほとんどの症例で腕尺関節のAKAで改善する．すなわち，痛みとしびれは神経麻痺とは別で，関節原性であると断定できる．神経麻痺の回復は，神経の再生に依存することはもちろんである．麻痺のごく早期であれば，AKAにより容易に治癒するが，麻痺が進行したものでは治癒しない．

8）手関節部腱鞘炎

手関節部の痛みはスポーツでも起こるが，手を長時間使用したあと，力仕事ののち，転倒して手をついたあとなどに発生しやすく，一般には腱鞘炎と診断される傾向がある．しかし，局所所見に乏しく，明らかな腱鞘炎はまれである．誘因のいかんにかかわらず，AKAは急性期から有効である．

9）手根管症候群

手根管症候群は手関節部における正中神経麻痺であるが，その原因が明らかでないものが多く，治療結果は必ずしも良好とはいえない．AKAは肘における尺骨神経麻痺の治療以上の好結果をもたらす．

手根管症候群の症状および所見は，痛み，しびれ（自

発性感覚異常),手部における正中神経麻痺,軽度の手関節掌屈制限,月状骨の副運動2型の減少である.痛みは背部から手にかけて広範囲に起こることもある.ここでも尺骨神経麻痺同様に,痛みとしびれは関節原性であり,神経麻痺による症状ではない.

　AKAは月状骨周囲に関連痛をもたらす体幹の関節に行った後,橈月関節に行う.これにより痛みとしびれは即座に消失し,手関節の可動域は改善する.仙腸関節炎特殊型が存在するときには,痛みの再発を繰り返すこともある.正中神経麻痺の回復は神経の再生に依存し,neurapraxiaであれば容易に完治し,軸索変性があれば不完全回復となる.発症ごく初期に治療すれば,ほとんどすべて約1カ月で完治する.

　関節リウマチのように手関節炎と強い拘縮があれば,手根骨のAKAを行うことができないので,手根管症候群に対する治療効果は不十分である.

10) Colles 骨折

　橈骨遠位端骨折であるColles骨折は,痛みおよび反射性交感神経性ジストロフィー(RSD)を起こしやすい骨折である.骨癒合が起これば,AKAにより痛みおよびRSDの治療は容易である.手関節の可動域は完全には回復しない.

　AKAは舟状骨周囲に関連痛を起こす関節に行った後,橈舟関節に行うと,痛みは即座に著減する.可動域の改善には他の手根骨のAKAも必要となり,改善が停止するまで継続する.

11) Dupuytren 拘縮

　Dupuytren拘縮に対する保存的治療法は,従来効果的なものはなかった.これに対しAKAは急性期から著効を示す.慢性期では,手掌腱膜の肥厚と指の屈曲拘縮に対しても効果は著明で,初回のAKAで指の屈曲拘縮は著しく改善し,月1回の治療で数カ月経てば手の使用に支障をきたさなくなる.手掌腱膜の肥厚が消失するまでには数年を要する.AKAにより治療する関節は手掌腱膜肥厚部に関連痛を起こす関節である.

12) ばね指

　指の屈筋腱炎によるばね指はAKAによく反応する.選択する関節は,その指の掌側に関連痛を起こす関節である.AKAは月1回行い,約3カ月で治癒する例が多いが,4〜6カ月を要することもある.

13) Heberden 結節

　手のDIP関節に起こるHeberden結節は,他の変形性関節症同様に,それ自体が痛みの原因とはならない.初期には炎症症状を伴い痛みがあるが,AKAにより容易に消退する.DIP関節自体の関節包内運動障害に対しては,当該関節の副運動AKAを行う.

14) 肩手症候群

　外傷後や脳卒中など神経疾患に起こりやすい肩手症候群はRSDに属するが,これもAKAの治療対象となる.発症初期には,約2カ月間はAKAに対する反応は悪く,五十肩に類似する.2カ月を過ぎるとAKAに反応するようになる.肩から手にかけての痛み,運動痛,手の腫脹,肩および手の関節拘縮などが治療対象である.

　痛みに対しては,関連痛を起こす原関節のAKAを行う.関節拘縮に対しては当該関節のAKAも行うが,炎症が強い間は,痛みを完全には除去できないので,拘縮治療は不十分となる.AKAは炎症の消退を促進し,痛みは比較的早期に消失するので,数カ月で拘縮の治療も十分となる.AKA治療は関節拘縮が改善すれば終了する.治療中に痛みを誘発しないことは,関節拘縮治療の原則である.

4　胸,背,腹部痛

　胸,背部の痛みでは一般に,肋間神経痛,心臓神経症などといわれる痛みと,挫傷による胸背部痛がAKAの治療対象として多い.腹部では心窩部痛と下腹部痛が多い.

1）肋間神経痛

　胸壁の痛みが肋骨に沿って現れ，なんら器質的な原因が認められないときは，肋間神経痛として治療される．肋間神経痛といわれるものはほとんどすべて関節原性で，仙腸関節機能障害が関与している．AKA は仙腸関節，肋椎関節，胸鎖関節，胸肋関節，胸椎椎間関節に行うと，痛みは容易に消失する．

2）背筋痛

　背筋痛あるいは背部挫傷といわれる原因不明の背部痛も AKA により容易に消失する．治療関節は肋間神経痛と同様である．

3）胸壁挫傷

　転倒，衝突などで胸部を打ったあと，激痛を訴えるにもかかわらず，X 線で異常を認めないことはまれではない．挫傷後の激痛は，直接には胸肋関節の機能異常によるが，仙腸関節の機能障害を合併していることが多いので，AKA は仙腸関節から始める．胸肋関節の機能異常は下部とくに第 7 に多い．痛みは AKA によりただちに著減し，約 1 週間で治癒する．

4）心臓神経症

　左胸部痛を訴え心電図に異常を示さない場合，肋間神経痛のほかに心臓神経症といわれることがある．心臓神経症のなかにも関節原性の痛みがあり，AKA の治療対象となる．AKA は仙腸関節から始め，胸椎椎間関節，肋椎関節，胸肋関節などに行う．

　このほかに循環器系に関係した症例として，AKA により不整脈の消失，難治性高血圧の血圧低下などの例が認められている．これらは，関節機能障害に起因する交感神経系の反応が関与していると考えられる．

5）心臓ペースメーカー

　心疾患でペースメーカー埋没術後に胸部痛，胸部不快感，肩凝り，頸部〜上肢の痛み，しびれを訴えることがある．これらは異物反応による症状と考えられ，AKA に対する反応は不十分である．1 年くらい経過すると症状は減少するが，完全には消失しないこともある．

6）腹部痛

　心窩部，季肋部あるいは下腹部に痛みを訴える者で，腹部内臓に異常が認められない症例も少なくない．これらは主として仙腸関節機能の障害が原因で，下部胸椎椎間関節，腰椎椎間関節，下位肋椎関節の二次性機能異常が加わっている．AKA は仙腸関節のみで容易に改善する．

　これとは別に，腹部内臓機能の障害である便秘が，AKA により改善することもまれではない．これも自律神経系の反応が関与していることを示唆している．

7）月経痛

　月経に伴って下腹部痛や腰痛を強く訴える月経痛も，仙腸関節の AKA に反応し治癒する例がある．症例数が少ないので，すべてに良好な結果をもたらすか否かは不明である．

5　腰痛，腰・下肢痛

　腰痛および腰痛に下肢痛を伴ったものは，有痛性疾患のなかで最も多い．下肢後面の痛みは坐骨神経痛あるいは根性坐骨神経痛などといわれるが，神経症状と断定できる痛みは非常に少ない．一般的に腰痛の診断には X 線，MRI などの画像診断が重用され，画像での異常が診断名となる傾向が強い．すなわち，変形性腰椎症，骨粗鬆症，腰椎分離症，すべり症，椎間板ヘルニア，脊柱管狭窄症などである．しかしながら，画像にみられる変化が必ずしも痛みの原因とは限らず，症状および所見が優先

表 11-1 急性腰痛

1. 仙腸関節捻挫（ぎっくり腰）
2. 急性仙腸関節炎
   　単純性仙腸関節炎
   　仙腸関節炎特殊型
3. 脊椎圧迫骨折
4. 腰椎椎間板ヘルニア
5. その他

されるべきことは明白である．AKAの開発により，腰痛および腰・下肢痛は関節に起因するものが最多であることがわかり，AKAは関節原性の痛みを取り除くことができるので，治療のみならず診断においても不可欠の手段となった．ただし，このことが従来の腰痛・下肢痛の原因をすべて否定するものでないことも忘れてはならない．

AKAによる腰痛治療は急性腰痛と慢性腰痛とに分けて考えると理解しやすい．なお，腰痛治療に必須の仙腸関節AKA手技の組み合わせについては，第5章と第10章で述べた．

1）急性腰痛

急性腰痛には仙腸関節捻挫（ぎっくり腰），急性無菌性仙腸関節炎が最も多く，圧迫骨折，腰椎椎間板ヘルニアがこれにつぎ，その他のものはまれである（**表11-1**）．

1 仙腸関節捻挫

いわゆるぎっくり腰の大多数は仙腸関節の捻挫（strain）で，関節がねじれた位置で引っ掛かった状態と考えられる．ぎっくり腰には2つのタイプがある．1つは重量物を持ち上げたとき，急激に強く身体をひねったとき，くしゃみをしたときなどに起こるものである．この場合には腰椎椎間板ヘルニアおよび圧迫骨折も考慮しなければならない．他は身体のひねり，屈曲などわずかの姿勢変化により頻回にぎっくり腰を繰り返すものである．ここでは前者を大ぎっくり腰，後者を小ぎっくり腰として区別する．ぎっくり腰のほかに尻餅をついて転倒したときにも同様のことが起こる．

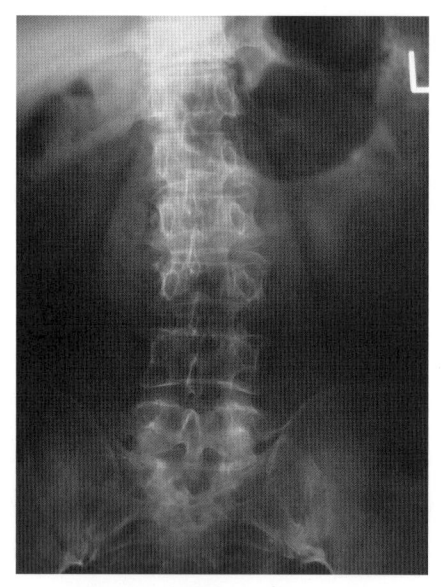

図 11-5 症例7 ぎっくり腰
骨粗鬆症を認める．

a．大ぎっくり腰

このタイプのぎっくり腰は発症後2時間ぐらい経過して腰痛が激しくなる．したがって，2時間以内にAKAを行えば，激痛の発生をある程度予防できる．放置しても約3日で激痛は去り，1週間で痛みは著しく減少するものもある．初期には仙腸関節の副運動2型（遊び）が減少し，関節の動きは著しく悪いので，AKAは仙腸関節離開の"強"を必要とする．痛みのため体位変換が困難であるので，最初から患側上の側臥位をとらせる．罹患側が不明のときには患者のとりやすい側臥位とし，必ず両側を治療する．AKAを行うと，初回の治療で激痛はとれ，動作が比較的容易になり，ほとんどの症例は1週間で治癒する．ごく一部で2回の治療を要することがあるが，3週以内に治癒する．したがって，定義からすれば仙腸関節機能異常に属する．椎間板ヘルニアおよび圧迫骨折では，AKAは無効である．

尻餅をついて転倒したときも同様の症状が起こる．この場合はとくに圧迫骨折の有無に注意する必要がある．圧迫骨折がなければAKAはぎっくり腰と同様である．

[症例7]

69歳，女性．新幹線で旅行した翌日，布団を持ち上げ左殿部痛が発生した．局所に注射を受けたが改善せず受診し，AKAにより即座に痛みはほぼ消失した（**図11-5**）．

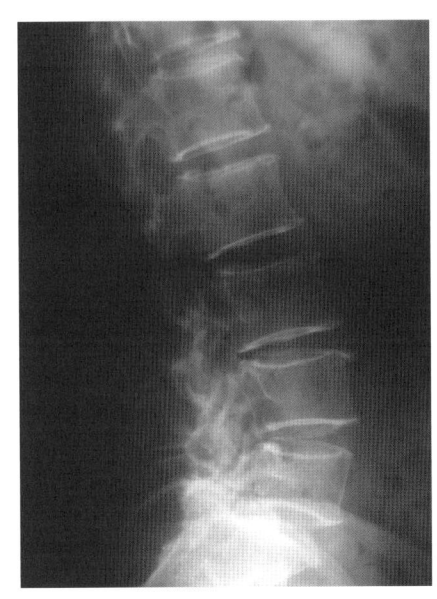

図 11-6 症例 8 ぎっくり腰
軽度の骨棘を認めるのみ.

b. 小ぎっくり腰

日常生活のわずかの動作でぎっくり腰を頻回に起こす場合は，仙腸関節炎が存在する．この場合も，AKA は有効であるが，初回は著しい改善を示さないこともある．AKA は月1～2回（月1回が最適）行えば，約2カ月で反応は良好となる．仙腸関節炎特殊型に合併するときには治療を継続することとなる．

[症例 8]

63歳，女性．約3カ月前，椅子から立ち上がったとき激しい腰痛が発生し，2週間入院して痛みは著しく減少したが，右下肢の突っ張り感が残った．2日前，ズボンをはくときにぎっくり腰を起こし受診した．腰痛が強く寝返りは困難であった．両側仙腸関節の AKA により寝返りは容易になり，痛みは著しく減少し治癒した（図 11-6）.

2 無菌性仙腸関節炎

外傷やぎっくり腰のような誘因なしに起こる激しい腰痛は50歳代に多いが，他の年齢層にも起こりうる．その誘因と考えられるのは疲労である．腰痛は発生後，数時間で激痛となり，ぎっくり腰同様に動作が困難となる．

仙腸関節炎は単純性がとくに多く，ぎっくり腰同様の組み合わせで AKA を月1回行えば，2～3カ月で治癒する．仙腸関節炎特殊型では約6カ月で治癒するものと，再発を繰り返すものがある．

3 尾骨痛

尾骨痛はまれな疾患で，この部に痛みを訴えるときはほとんど仙腸関節に原因がある．尾骨痛が発生するためには2つの条件がある．1つは尾骨に滑膜関節が存在することで，他はその部に直接外力が加わることである．尾骨ではまれに第1と第2尾椎の間に滑膜関節が存在することがあり[4]，この部を机の角で打ったときなどに激痛が起こり，殿部に体重をかけて座れなくなる．この痛みは AKA で治療すれば即座に消失する．

2) 慢性関節原性腰痛

関節原性の慢性腰痛は AKA により3種類に分類される．すなわち，慢性仙腸関節機能異常，慢性単純性仙腸関節炎および慢性仙腸関節炎特殊型がそれである．これらの診断基準については第9章で述べた．

1 慢性仙腸関節機能異常

慢性仙腸関節機能異常の原因として次の2つが考えられる．第1にぎっくり腰が治癒せずに残ったもの，第2に単純性仙腸関節炎の炎症消退後に関節包・靱帯の過緊張状態が持続し，関節包内運動が障害されるものである．いずれも AKA により即座に症状は消失するか著しく減少し，ほとんどは1週間で治癒し，ごく一部は2回の AKA で3週以内に治癒する．

仙腸関節機能異常が慢性となる時期はぎっくり腰と仙腸関節炎で異なる．AKA の観点から，ぎっくり腰は3週以内に治癒するので，それ以上痛みが残れば慢性であり，単純性仙腸関節炎は3カ月以内に治癒するので，3カ月以上症状が持続すれば慢性といえる．

2 慢性単純性仙腸関節炎

慢性単純性仙腸関節炎は急性仙腸関節炎から移行するものと，最初から激痛を起こすことなく慢性に経過するものとがある．いずれも3カ月以上症状が持続すれば慢性といえる．

仙腸関節は拘縮を起こし，副運動2型は減少している

ので，AKA は"強"を含む組み合わせを必要とする．月1回の AKA により，3カ月以内に副運動2型は正常となり治癒する．

③ 慢性仙腸関節炎特殊型

慢性仙腸関節炎特殊型も急性関節炎から移行するものと，はじめから激痛を起こすことなく慢性に経過するものがある．これも3カ月以上症状が持続すれば慢性といえる．

このタイプは仙腸関節の拘縮が強く，副運動2型は著しく減少しているが，初回の AKA で"強"を用いれば，痛みが増強することがあり注意を要する．AKA 後の悪化を防ぐためには最初の2カ月間は"強"を行わず，"弱"のみで治療し，3カ月目から"強"を試みるとよい．治療間隔は月1回が適する．回数が多くなれば症状が悪化するか，回復が遅延するので，多くても月2回にとどめる．治療開始後約2カ月を過ぎると AKA に対する反応は良好となり，3～6カ月で痛みが消失するものと，再発を繰り返すものに分かれる．仙腸関節の副運動2型は，改善はするが正常にはならない．

3）各種疾患と仙腸関節機能障害

従来の疾患名は，必ずしも腰痛の原因を示すものではないことは周知の事実である．各種の腰痛疾患において仙腸関節機能障害すなわち，仙腸関節機能異常，単純性仙腸関節炎および仙腸関節炎特殊型がいかにかかわっているかが，AKA により明らかになった．

① 坐骨神経痛

大腿後面から下腿および足部に至る痛みは，原因が明らかでなければ坐骨神経痛といわれる．AKA で治療すると，坐骨神経痛と診断された症例は仙腸関節機能異常，単純性仙腸関節炎，仙腸関節炎特殊型のいずれかであった[5]．

② 変形性腰椎症

X 線像でみられる腰椎の変性は変形性腰椎症といわれ，腰痛の原因と考えられていた．しかし，変形の程度と痛みの程度とは比例せず，変形が存在しても無痛のこともある．変形性腰椎症という診断名も痛みの原因は仙腸関節機能の障害である[5]．

③ 腰椎分離症，こり症

腰椎分離症と腰椎こり症は比較的多い X 線異常であるが，腰痛の原因はほとんど仙腸関節の機能障害である[5]．まれに腰椎分離部に椎間関節機能異常が残ることがあり，この場合には椎間関節の AKA が必要となる．分離症の新鮮骨折例では AKA は無効である．

④ 脊椎圧迫骨折後の腰痛

胸腰椎移行部の圧迫骨折治癒後に持続する腰痛も，比較的頻度が高い．この場合も痛みの原因は仙腸関節機能障害で，多くは仙腸関節の AKA で治癒する．少数例で骨折部上下に椎間関節機能異常を伴うこともある．なお，AKA が無効の症例もまれにある．

⑤ 骨粗鬆症

脊椎の骨粗鬆症も痛みの原因と考えられることがあるが，ほとんどすべてにおいて，仙腸関節機能障害が原因である．

⑥ 産前，産後の腰痛

妊娠中および分娩後の腰痛は非常に多い．いずれの場合も痛みの原因は仙腸関節機能障害である．

妊娠中の腰痛は腹部の重量が増すことにより，仙腸関節への負荷が大きくなり，仙腸関節に炎症を起こすものと考えられる．AKA で痛みが減少しても再発しやすいので，激痛が発生しない限り積極的に AKA を行うことはない．妊娠中まれに激痛を起こすことがあるが，これはぎっくり腰と同様で，AKA で激痛を取り除くとよい．AKA は妊娠初期にも行うことができるが，安全を期して初期の3カ月は避けるのが望ましい．

産後の腰痛は分娩直後から出るものと，分娩後時日をおいて発生するものがある．いずれも仙腸関節の炎症が痛みの原因で，AKA により月1回治療すれば3～6カ月で治癒するか，再発を繰り返すタイプがあり，仙腸関節炎特殊型に属する．AKA は仙腸関節のゆるみが回復する

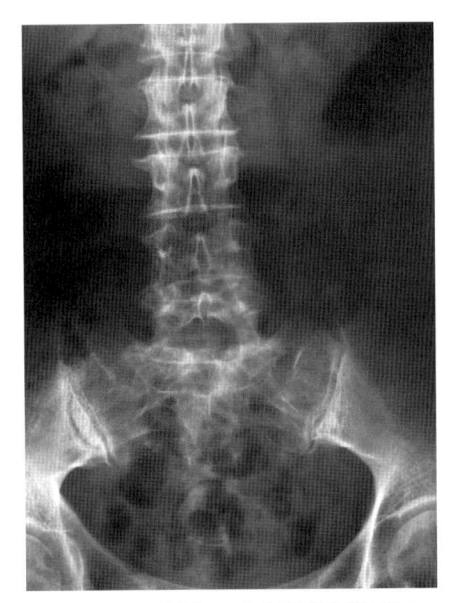

図 11-7 症例 9 仙腸関節炎特殊型
腰椎とくに L4/5 に変性を認める．

分娩後 6 週から開始するとよい．

産後には腰痛のほかに頸部痛，肩凝り，肩痛，上肢のしびれ，脱力などの症状を起こすことも多い．これは乳児を抱くために起こる胸鎖関節，胸肋関節，上位肋椎関節の炎症または機能異常が原因で，AKA に反応するが，上肢に負荷が加わる限り再発を繰り返す．

7 腰椎椎間板ヘルニア，脊柱管狭窄症

腰椎椎間板ヘルニアおよび脊柱管狭窄症は MRI の使用に比例して多くなった病名である．椎間板ヘルニアの診断名で受診した症例の多くは，仙腸関節機能障害が痛みの原因で，AKA により即座に改善する関節機能異常も少なくない[5,6]．

脊柱管狭窄症の診断のもとに受診した例も，多くは AKA に反応する仙腸関節機能障害である．この場合は仙腸関節炎特殊型が多い傾向がみられる．真の椎間板ヘルニアおよび脊柱管狭窄症は AKA に反応しない．

[症例 9]

61 歳，女性．約半年前から左殿部痛があり，左大腿後面から下腿後面にかけての痛みが出没していた．右足指のしびれも伴っていた．MRI を含む検査の結果，腰椎椎間板ヘルニアと診断され手術を勧められた．神経脱落症状（neurological deficit）はなく，SLR は両側 90° で痛みを発生した．AKA に対する反応は初回から良好で，月 1 回治療を行い，約 8 カ月で著しく改善した．肉体労働をするため再発を繰り返すので，3 カ月に 1 回 AKA を継続している．AKA による診断は仙腸関節炎特殊型である（図 11-7）．

6 下肢痛

下肢において痛みが発生しやすいのは股関節部，膝関節部および足部である．原因が疾患であれ外傷であれ，AKA の治療対象になるものは多い．

1）股関節痛

一般に股関節痛といわれるのは鼠径部の痛みで，これに大腿前面の痛みを伴うこともあるが，この痛みが股関節から発生しているか否かの判定は AKA がなければ簡単ではない．痛みの原因とされる関節疾患では，変形性関節症が最も多い．このほかに臼蓋形成不全が疑われることもある．

1 変形性股関節症

鼠径部痛，大腿前面痛，膝痛，殿部痛などがあって，X 線像で変形性股関節症または臼蓋形成不全が認められれば，これらの画像変化が痛みの原因とされるのが一般的である．

変形性股関節症は一次性であれ二次性であれ，その発症初期には股関節に炎症があり，それに伴って鼠径部を中心に痛みが現れ，患肢への荷重が困難となる．この時期には，仙腸関節の AKA は効果がなく，股関節の離開が一時的に痛みを緩和する程度である．この股関節炎が数週間後に AKA に反応するようになれば，変形を起こすことなく数カ月で治癒する．炎症消退後，股関節に軽度の関節拘縮を残すことが多い．AKA に反応が悪い状態が持続すると，数カ月後には変形が出現するが，この時期になると痛みは仙腸関節の AKA により減弱または消失するようになる．変形が現れると AKA を行っても痛みは再発を繰り返す．この場合は，痛みの原因は仙腸関

a．

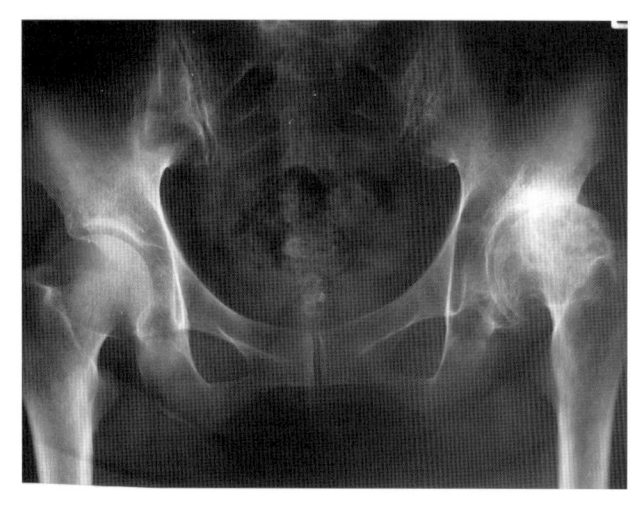

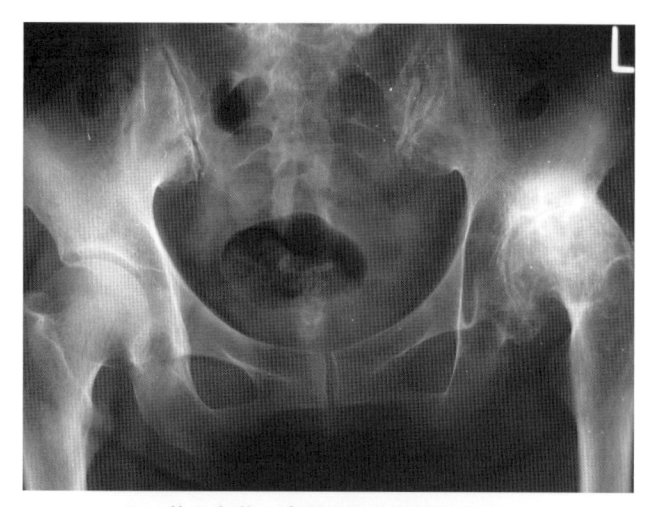

b．約3年後．変形はやや進行している．

図11-8 症例10 左変形性股関節症

節炎で，仙腸関節と股関節の関節包・靱帯の過緊張が互いに影響し合い，再発を繰り返すと考えられる．

変形性股関節症はAKAにより痛みが消失または著減するようになれば，月1回の治療で変形の進行を予防できることが多い．ただし，歩行，筋力増強運動などにより股関節への負荷が過剰になれば，変形は進行する．状態が安定すれば，AKAを3カ月に1回程度にまで減らすことも可能である．なお，股関節の可動域が改善することはない[7]．

[症例10]

62歳，女性．2年前から左殿部と鼠径部に痛みがあり，変形性股関節症と診断され，はり治療を受けてきた．左股関節の可動域制限は中等度で，屈曲80°，Fabereは約65°であった．初回のAKAで痛みは著しく減少した．AKAは最初の3カ月は月1回，3カ月後から2カ月に1回，6カ月後から3カ月に1回とした．股関節屈曲は約60°に減少し，X線像では変形がやや進行しているが，痛みは増強していない（図11-8）．

2 臼蓋形成不全

AKAによる治療経験からすれば，臼蓋形成不全が痛みの原因になることはない．股関節，殿部，大腿部などの痛みは仙腸関節のAKAにより治癒する．再発することもあるが，定期的にAKAを必要とすることはない．

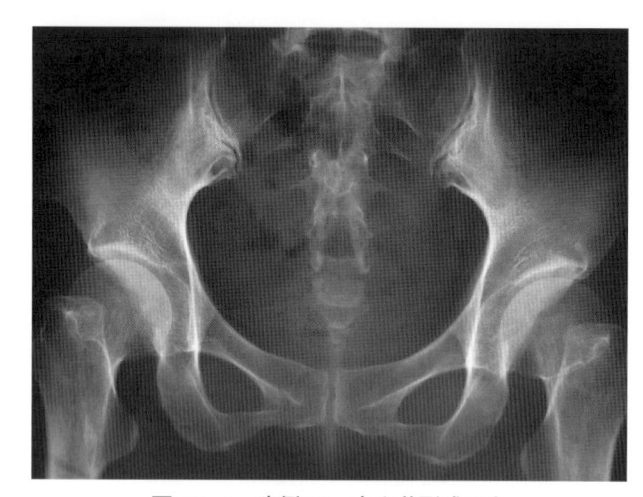

図11-9 症例11 左臼蓋形成不全

[症例11]

48歳，女性．3年前に歩きすぎて両側の鼠径部痛が出現した．鎮痛消炎剤を服用したが，歩行時の痛みは持続し，回転骨切り術を勧められた．運動療法は毎日行った．X線では軽度の左臼蓋形成不全を認めた．初回のAKA後痛みは3日で再発した．月1回のAKAで3カ月後に痛みは完全に消失した．AKAによる診断は単純性仙腸関節炎である（図11-9）．

3 股関節高度脱臼

先天性股関節高度脱臼で中高年になって痛みが出現することがある．この痛みは仙腸関節のAKAによく反応

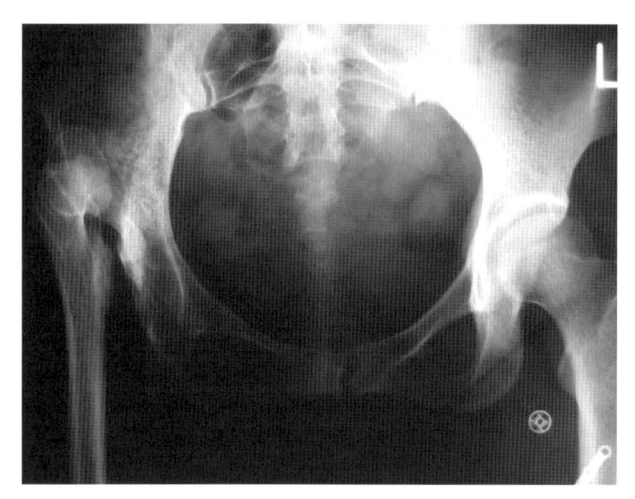

図 11-10　症例 12　右股関節脱臼

し治癒する．

[症例 12]

50歳，女性．0歳のとき先天性股関節脱臼で手術を受けた既往歴がある．10年前一度，右鼠径部痛があった．半年前から右鼠径部痛で歩行が困難となり，杖を使用するようになった．右股関節の可動域は中等度制限あり，脚長差は約5.5 cm であった．月1回 AKA を行い9回で治癒した（図 11-10）．

4　股関節術後の痛み

変形性股関節症，臼蓋形成不全，大腿骨頸部骨折などで手術を受けたあと痛みを訴えるものも少なくはない．これらに対しても AKA は適応となるが，効果は必ずしもよいとは限らない．Chiari 骨盤骨切り術，回転骨切り術，股関節全置換術および骨頭置換術について述べる．

a．Chiari 骨盤骨切り術，回転骨切り術

Chiari 骨盤骨切り術と回転骨切り術は仙腸関節にねじれが起こるので，仙腸関節炎を発生する可能性がある．この痛みは仙腸関節の AKA によく反応し著しく減少するが，再発を繰り返す．

b．股関節全置換術

股関節全置換術後には股関節の痛みを起こすことは少なく，術前にあった仙腸関節の痛みも減少する．その理由としては股関節の関節包・靱帯を切除するため，関節受容器はすべて欠如し，痛みとともに関節軟部組織過緊張（arthrostatic hyper-reflex）連鎖が消失することが考えられる．これにより仙腸関節軟部組織の過緊張状態が消滅し，仙腸関節に過大な負荷がかからなくなる．術後に痛みが発生しても仙腸関節の AKA が著効を示すものが多い．少数例において，術後に激しい痛みを起こしAKA に反応しないことがある．これはおそらく異物反応による炎症と考えられる．

術後にみられる異常歩行として代償性中殿筋歩行がある．この歩行は一般に，痛みを避ける歩行（antalgic gait）または股関節外転筋力低下が原因とされる．しかし，全置換術後には痛みも筋力低下もなしにこの異常歩行が起こるので，関節受容器切除による関節運動反射（arthrokinetic reflex）の欠如が原因と考えられる．したがって，AKA も ANT もこの異常歩行には無効である．

c．大腿骨頭置換術

大腿骨頸部骨折で骨頭置換術を受けた後，股関節部に痛みを訴えるものが少なくない．この痛みには AKA はほとんど無効で，効果があっても一時的であるが，1年くらい経つと自然に減弱することもある．それゆえ，この痛みも異物反応による炎症が原因と考えられる．

5　大腿骨頭無腐性壊死

大腿骨頭無腐性壊死の初期には股関節の炎症が強いためか，AKA は無効である．3～6カ月経つと仙腸関節のAKA に反応するようになり，治療直後には痛みは著しく減少する．この時期には荷重が可能となり，AKA を月1回行えば骨頭の変形が起こった例はない．1～2年を過ぎて股関節の痛みがなく，AKA 後に痛みが消失するようになれば，治療間隔を2～3カ月にすることが可能である．

2）運動後の下肢痛

急激に運動した後，下肢とくに大腿部と殿部に強い痛みを感じるのは誰もが経験することである．上肢にも痛みを生じることもある．この痛みは放置しても約3日で減弱するが，仙腸関節の AKA を行えば即座に減少し，階段昇降にも支障をきたさなくなる．痛みの原因として考えられるのは，運動により仙腸関節に急激な負荷がかかるため，仙腸関節炎を起こし，関節包・靱帯が過緊張

状態になり，関節包内運動が障害されることである．AKA は関節包・靱帯の過緊張状態を解消することにより，痛みが著しく減少すると説明される．

3）膝関節痛

膝関節部の痛みも AKA によく反応する症例が多い．捻挫，関節炎，変形性関節症，半月板損傷などについて述べる．

1 膝関節捻挫

捻挫は急性期から治療してよい．ただし，急性期には膝関節そのものの AKA は行ってはならない．

a．急性期の治療

膝関節捻挫の急性期に血腫または水腫があっても，その治療とは別に AKA を行ってよい．

治療関節は第 1 に仙腸関節で，距骨下関節および距舟関節の AKA が必要なこともある．まれに腰椎椎間関節の AKA を要することもある．これらの関節の AKA により痛みは著しく減少し，水腫の消退も促進される傾向がみられる．AKA により痛みが消失すれば，関節可動域は自然に回復する．もし可動域制限が残れば関節拘縮の治療を行う．

b．慢性期の治療

慢性期の痛みはほとんど仙腸関節機能障害の関連痛である．他に上記の足根骨の関節に機能異常を伴うこともある．AKA による治療は数カ月，あるいは 6 カ月以上を要する．

2 膝関節炎，変形性膝関節症

外傷性でない膝関節の痛みでは，膝関節炎および変形性関節症で受診するものが多い．AKA による治療関節は主として仙腸関節で，足根骨の関節の AKA を加えることもある．

a．膝関節炎

X 線像で変化がなく，軽度の腫脹を示す膝関節炎は仙腸関節の AKA によく反応し，痛みは著しく減少し，数カ月で治癒するか，著明に改善するものが多い．関節液も消失しやすいが，可動域が改善する例は少ない[8]．

b．変形性関節症

X 線像で変形性関節症を認める例でも，痛みは AKA によく反応する．しかし，変形のない関節炎に比して治癒率は低い．痛みは再発を繰り返し，仙腸関節炎特殊型の特徴を示す．関節水腫は消失しにくく，関節可動域は改善しない[8]．

3 半月板損傷

半月板損傷といわれ受診する例もあるが，一般に AKA に対する反応は良好で，比較的容易に治癒する．半月板には関節受容器 type IV は存在せず，損傷があっても locking によって関節包内運動が障害されない限り痛みは発生しない．locking が起これば AKA は無効である．

4）足関節部痛，足部痛

足関節および足部は痛みが発生しやすい部位である．とくに捻挫が起こりやすく，非外傷性の痛みも多い．

1 足関節捻挫

足関節捻挫は骨折がなければ受傷直後から AKA を行う．靱帯損傷は AKA の禁忌にはならない．治療すべき関節は距骨下関節が最も多く，踵立方関節が少数例で必要になる．これにより捻挫の痛みは，靱帯損傷があってもほぼ消失し，ただちに全体重負荷が可能となる．距骨下関節または踵立方関節の AKA が痛みのために不可能なときは，仙腸関節の AKA を行えば，足根骨の AKA が無痛になる．靱帯損傷を伴うときには，AKA 後に絆創膏などで固定するとよい．

ごく少数例で，捻挫後の発赤，腫脹，痛みが消退しないものがある．これは反射性交感神経性ジストロフィー（RSD）と考えられ，月 1 回 AKA を行えば，1〜2 年で治癒する．

2 アキレス腱炎

アキレス腱部の痛みも比較的多い．一般には炎症症状は少なく，仙腸関節および距骨下関節の AKA が著効を示し，容易に治癒する．発赤，腫脹が強い場合は数カ月を要する．慢性でアキレス腱の肥厚を伴うときには，月

1回のAKAで1年以上の治療が必要となる．

3　扁平足の痛み，中足骨痛

扁平足および中足骨の痛みは仙腸関節，距骨下関節，距舟関節，TM関節のAKAが著効を示し，1～2回の治療で治癒する．

4　外反母趾

外反母趾の痛みは仙腸関節と距舟関節のAKAにより，1～2回の治療で治癒する．炎症症状が強い場合には約1カ月を要することもある．再発すれば再度AKAを行うとよい．

7　その他の疾患の痛み

痛みは前述のような骨関節疾患にとどまらず，種々の神経系の疾患および外傷においても，切断肢においても，運動，動作の大きな阻害因子となる．それらの疾患のうち，いくつかの治療困難な痛みをとりあげる．

1）関節リウマチ

関節リウマチにおいて，痛みは主要な動作の阻害因子の1つである．AKAはこの痛みに対しても有効で，治療の補助手段として利用できる．

関節リウマチ発病初期の痛みはAKAに非常によく反応し，炎症症状がほぼ完全に消失するものがある．治療関節は仙腸関節，胸椎椎間関節，肋椎関節，胸鎖関節，胸肋関節の広範囲に及ぶ．月1回のAKAにより，痛みのみならず，発赤，腫脹，水腫までもが3～6カ月で消失するが，症例数が3例と少ないため，結論は出ていない．

慢性期になり関節の破壊が進んでも，痛みはAKAによく反応するが，再発を繰り返す．再発する理由は，四肢の関節に起こる関節軟部組織の過緊張が，体幹の関節軟部組織の過緊張連鎖をもたらし，関節包内運動が障害されることによると考えられる．

2）切断肢の痛み

切断肢の断端痛および幻肢痛（phantom limb pain）も治療が不可能な痛みであった．この両者もAKAに反応し著しく改善する．AKAにより治療する関節はその部に関連痛を起こす関節である．外傷性切断における痛みは容易に消失するが，動脈硬化など疾患による切断では再発しやすい．

3）脊髄損傷，脊髄炎

脊髄の障害における麻痺部の痛みも幻肢痛同様に謎の1つであったが，AKAはこれに対しても有効な手段であることがわかった．

外傷性横断性脊髄症（traumatic transverse myelopathy）では，骨傷治癒後にみられる痛みの原因に2つが考えられる．1つは骨折部近傍の椎間関節に起こる機能障害で，AKAにより容易に治癒する．他は麻痺部に現れる痛みで，損傷部位に関係なく起こる．麻痺部の痛みは仙腸関節の機能障害が基礎にあり，それに椎間関節，肋椎関節などの二次性機能異常が加わったものである．この痛みはAKAによく反応し消失または著しく減少するが，麻痺が存在する限り再発を繰り返す．

ウイルス性脊髄炎（viral myelitis）の痛みは趣を異にする．発症初期の痛みはとくに下肢に現れ，AKAには反応しないので，ウイルスが関与した仙腸関節炎と考えられる．3カ月を過ぎると，痛みは仙腸関節，その他の関節のAKAに反応するようになり，漸次AKA直後は痛みが消失するようになるが，脊髄損傷同様，麻痺が存在する限り再発する．

4）ギラン・バレー症候群

ギラン・バレー症候群（Guillain-Barré syndrome）もウイルス性脊髄炎同様初期の痛みはAKAに反応せず，3カ月ごろから反応するようになる．これも麻痺が続く限り再発する．

5）ポリオ後症候群

ポリオ後症候群（post-polio syndrome）は麻痺性ポリオに罹患後 15 年以上経って、筋力低下、痛み、機能低下などの症状が出現する状態である[9]．この痛みは AKA によく反応し治療直後は消失するが、再発を繰り返す．筋力低下は改善した例はない．このほかにしびれのみを強く訴えた例も、AKA にまったく反応しなかった．

6）脳の疾患

脳卒中、脳性麻痺、パーキンソン病など脳疾患においても、痛みが問題となることは多い．AKA はこの痛みにも有効であるが、必ずしも治癒するとは限らない．AKA は痛みのほかに痙縮または固縮を減弱させ、一時的に動作の改善をもたらす．

1 脳卒中片麻痺

脳卒中片麻痺に多い痛みは肩痛、腰痛、膝痛および肩手症候群である．痛みは一般に麻痺側にみられるが、健側に現れることもある．肩、膝、腰の痛みは AKA によく反応し消失するか著しく減少するが、再発するものが多い．治療関節は痛みの部位により選択する．

肩手症候群は発症初期には AKA に反応せず、2 カ月を過ぎて徐々に反応がよくなる．治癒には 6 カ月以上を要する．

2 脳性麻痺

脳性麻痺児には上肢痛はまれで、腰、下肢の痛みが主となる．この痛みは仙腸関節の AKA で消失するが、痛みが完全に消失すると下肢の筋力低下をきたし、起立、歩行が不安定になる．この筋力低下は、全腰椎椎間関節の ANT により改善することから、関節運動反射（arthrokinetic reflex）の減弱によると考えられる．痛みは再発しやすい．この現象は成人の脳性麻痺でも起こり、脳卒中片麻痺でもごくまれに現れる．

3 パーキンソン病

パーキンソン病では肩凝り、肩痛、腰痛などを訴えるものが多い．これらの症状も AKA によく反応するが、再発を繰り返す．

神経系疾患において痛みは AKA 後に消失しても、神経障害が存在する限り再発する．その理由は明らかでないが、おそらく関節受容器が機能的または器質的に異常をきたし、関節包内運動を障害することによると考えられる．

● 文　献

1) Mennell, J. McM.：Back Pain, Diagnosis and Treatment Using Manipulative Techniques. Little Brown & Co., Boston, 1960.
2) Mennell, J. McM.：Joint Pain, Diagnosis and Treatment Using Manipulative Techniques. Little Brown & Co., Boston, 1964.
3) 松田孝幸、博田節夫、坂本周介ほか：関節運動学的アプローチによる痛みの診断と治療—スポーツ選手の痛みについて—．平成 5 年度 AKA 研究会報告書（平成 5 年度厚生省厚生科学研究費報告書），pp.18-22，1993.
4) Williams, P. L. and Warwick, R.：Gray's Anatomy. 37th ed., Churchill Livingston, London, Melbourne, New York, 1985.
5) Hakata, S., Muneshige, H., Ikehata, K.：Diagnosis and treatment of low back pain using arthrokinematic approach (AKA). In Yanagida, H., et al. (eds)：Management of pain, a world perspective. Monduzzi Editore, International Proceeding Divisions, Bologna, pp.21-25, 2000.
6) 博田節夫：MRI により腰椎椎間板ヘルニアと誤診された腰痛．JIM, 8：50-51, 1998.
7) 博田節夫、住田憲是、隅坂修身ほか：関節運動学的アプローチ（AKA）による変形性股関節症の治療．平成 7 年度 AKA 研究会報告書（平成 7 年度厚生省厚生科学研究費報告書），pp.56-64，1995.
8) 博田節夫、住田憲是、隅坂修身ほか：関節運動学的アプローチ（AKA）による膝関節痛の診断と治療．平成 7 年度 AKA 研究会報告書（平成 7 年度厚生省厚生科学研究費報告書），pp.65-71，1995.
9) Einarsson, G.：Muscle adaptation and disability in late poliomyelitis. Scand J Rehabil Med, suppl. 25, 1991.

和文索引

あ

アキレス腱炎　204
アキレス腱部の痛み　185
足関節　32,66
　——捻挫　150,204
　——の痛み　185
　——の治療　143
圧痛　156
圧痛点　156
鞍状関節　4

い

意識
　——の状態　138
　——の内容　138
　——の内容障害　137
痛みの原因診断　80
一次性関節機能異常　68,149
異痛症　156

う

運動学　1
運動感覚性失行症　145
運動感覚認知障害　146
運動系　139
運動後の下肢痛　203
運動後の筋肉痛　150
運動軸　3
運動自由度　3,59
運動制限　156
運動性作業療法　146
運動性失行症　145
運動節　39
運動痛　152
運動力学　1
運動療法　82
　——の治療目的　109

え

遠位指節間関節　38
遠位指節関節　22

遠位橈尺関節　63
嚥下障害　133

お

横足根関節　35
凹凸の法則　6
凹の法則　7

か

外傷性関節機能異常　150
回旋　60
外側環軸関節　42
回転骨切り術　203
外反母趾　205
踵の痛み　186
顎関節症　189
顎関節部の痛み　173
下肢
　——外側の痛み　183
　——後面の痛み　183
　——全長にわたる痛み　183
　——前面の痛み　183
　——の運動と仙腸関節の運動　56
下肢長差　69
かすみ目　158
仮性拘縮　144
肩
　——後面の痛み　179
　——凝り　192
　——前面の痛み　179
　——側面の痛み　179
　——の痛み　178
　——複合体　8
下腿の痛み　185
肩関節　10
　——下方牽引　132,134
　——下方牽引による歩行　133
　——周囲炎　193
　——石灰沈着症　193
　——側方牽引　132,134
　——の挫傷　194
　——の治療　142
　——の捻挫　194

滑膜関節　1
　——の構造と機能　2
　——の分類　3
可動結合　1
下橈尺関節　14
　——の関節包内運動　15
下部離開法　86
下方滑り　87
下方滑り法別法　88
過用　145
感覚異常　157
感覚鈍麻　157
環軸関節　42
関節　1
関節運動学　1
関節運動学的アプローチ-博田法　75
関節運動反射　125
　——促進　134,135
関節窩　2
関節可動域
　——運動　140
　——増大　140
　——の維持　140
関節感覚受容器　81
関節機能異常　67,149
　——の治療手段　73
関節機能障害　67,71
　——の好発部位　165
　——の症状　151
　——の部位診断　171
関節原性の痛み　79,149
　——の治療　78
関節原性の協調性障害　141
関節拘縮　73
　——の治療　136,141
関節固定術　69
関節受容器　125
　——type I, II　109
　——の機能的連鎖　151
関節受容器反射の臨床的意義　126
関節神経学的治療法（ANT）　73,125
　——の効果　133
関節静的反射　68,82,125
　——の亢進　192

208　索　引

──の抑制　137
関節頭　2
関節軟部組織
　　　──過緊張連鎖　126
　　　──低緊張連鎖　126
　　　──の伸張　79
関節の遊び　5,72
　　　──の減少　68
関節の位置　4
関節包外軟部組織の伸張　79,142
関節包外の原因　67
関節包内運動　4,67
　　　──の異常　67
　　　──の過剰　70
　　　──の減少　70
　　　──の評価　71,161
関節包内軟部組織の伸張　142
関節包内の原因　67
関節面の形状　4
関節モビリゼーション　82
関節リウマチ　205
　　　──と痛み　166
環椎後頭関節　41
環椎の関節面　41
観念運動失行　145
鑑別診断　164
顔面痛　173
関連痛　152
　　　──の特徴　156
　　　──の領域　156

き

機械受容器　125
機械的運動軸　60
擬似弦上の振り子運動　60
ぎっくり腰　149,167,198
基本的振り子運動　59
臼蓋形成不全　202
急性関節炎　168
急性期治療　167
急性仙腸関節炎特殊型　163
急性仙腸関節機能異常　162
急性単純性仙腸関節炎　151,162
急性腰痛　89,198
胸郭圧迫　130,133
　　　──による歩行　131
胸鎖関節　8
　　　──ANT　130,131

──滑り法　93
──滑り法　別法　94
──の関節包内運動（挙上）　9
──の関節包内運動（前方牽引）　9
協調性の改善　133,140
胸椎
　　　──の運動　45
　　　──の屈曲─伸展　47
　　　──の側屈　47
胸椎椎間関節　46
　　　──機能障害　154
胸壁挫傷　197
胸肋関節　52
　　　──の機能異常　154
棘突起
　　　──欠損　90
　　　──の位置　48,53
距骨下関節　33
　　　──滑り法　105
距舟関節　35
　　　──滑り法　104
　　　──滑り法　別法　105
距踵舟関節　34,35
距腿関節　31,32,66
　　　──滑り法　104
　　　──の関節包内運動　32
ギラン・バレー症候群　205
近位指節間関節　38
近位指節関節　22
筋萎縮　157
筋持久力運動　140
筋収縮誘発　134
筋収縮力の増大　134
筋随意収縮の誘発　145
筋・軟部組織の過緊張　70
筋力増強運動　140
筋力低下　157
筋力テスト　71

く

頸の凝り　192

け

頸肩腕症候群　192
頸肩腕痛　89
　　　──の急性期　168

脛骨大腿関節　26,65
頸椎
　　　──における側屈運動　44
　　　──の運動　41
　　　──の屈曲─伸展　44
頸椎胸椎移行部の痛み　174
頸椎後縦靭帯骨化症　193
頸椎椎間関節　43
脛腓関節　30
頸部痛　173
　　　──の評価　174
頸部捻挫　190
楔間関節　37
月経痛　197
結合運動　60
楔舟関節　37
楔立方関節　37
牽引　169
肩甲上腕関節　10,62
　　　──下方滑り法　96
　　　──前後滑り法　96
　　　──の関節包内運動　11
　　　──離開法　96
肩鎖関節　9
　　　──滑り法　95
　　　──の関節包内運動　10
幻肢痛　205
肩手症候群　196
弦上の振り子運動　59
腱板損傷　194

こ

構音障害　133
後距踵関節　33
後屈運動　56
高次脳機能　134,137
　　　──障害　138
構成運動　5,161
　　　──技術　75,109
股関節　22,65
　　　──全置換術　203
　　　──の治療　143
　　　──の痛み　183
　　　──離開法　102
五十肩　193
弧上の振り子運動　60
骨運動介助　77
骨運動学　1,59

骨運動抵抗　77
骨運動の制限　72
骨折　165
骨粗鬆症　200
骨盤圧迫　131,133
　　——による歩行　132
凝り　157
転がり　5

さ

最大ゆるみの位置　4
座位での胸郭圧迫　131
坐骨神経痛　183,200
三叉神経痛　189
産前，産後の腰痛　200

し

軸回旋　5
軸回旋法　76
指節間関節　22,38,64
歯痛　189
膝蓋大腿関節　30
失行タイプ　145
失認タイプ　145
自発性の感覚異常　81
しびれ　81,157
しまりの位置　4
尺屈　19
尺骨神経麻痺　195
舟小菱形関節　滑り法　99
舟大菱形関節　滑り法　99
終末抵抗　70
手根間関節　16
手根管症候群　182,195
手根中央関節　17,63
手根中手関節　19
腫脹　158
純粋の回旋　60
純粋の振り子運動　59
小ぎっくり腰　199
上肢
　　——掌側の痛み　178
　　——の運動と胸椎の運動　48
　　——の治療　172
　　——背側の痛み　177
上橈尺関節　14,63
　　——の関節包内運動　14

上部離開法　85
上方滑り法　86
踵立方関節　35
　　——滑り法　106
上腕骨外顆炎　195
上腕の痛み　179
ショパール関節　35
自律神経症状　163
尻餅をついて転倒　198
侵害受容器　125
神経筋再教育　141,144
神経原性の協調性障害　141
神経障害との鑑別　164
神経診断の補助　80
神経生理学的アプローチ　140
真性拘縮　144
心臓神経症　197
身体運動学　1
診断　158
伸張運動　140

す

水平面　40
滑り　5
滑り法　75
スポーツにおける肩痛　194

せ

正中環軸関節　42
脊髄以下の麻痺　144
脊髄炎　205
脊髄損傷　205
脊柱管狭窄症　201
脊椎圧迫骨折　200
脊椎炎　165
脊椎後縦靭帯骨化症　166
前額面　40
前胸部痛　175
前距踵関節　33
前屈運動　56
仙骨の関節面　54
仙腸関節　53
　　——ANT　129,130
　　——下方滑り法　87
　　——上方滑り法　87
　　——機能異常　69
　　——機能障害　69,154

　　——捻挫　198
　　——の技術　85
　　——の骨運動　56
　　——別法　88
仙腸関節炎特殊型　151
仙腸関節技術　171
　　——の組み合わせ　89
仙腸関節原性の痛み　159
仙腸関節面の形状　54
先天性股関節高度脱臼　202
前腕の痛み　181

そ

足根中足関節　37
足底部全体の痛み　186
足部の痛み　186
足部の関節　31
鼠径部の痛み　184

た

第1指節間関節
　　——軸回旋法　108
　　——滑り法　108
第1体節　177
第1中手指節（MCP）関節の治療　143
第1中足指節（MTP）関節
　　——軸回旋法　107
　　——滑り法　107
　　——の治療　143
第1肋椎関節
　　——滑り法　側臥位　93
　　——滑り法　背臥位　91
第2遠位指節間関節
　　——軸回旋法　102
　　——滑り法　102
第2胸肋関節
　　——ANT　131
　　——滑り法　94
　　——滑り法　別法　95
第2近位指節間関節
　　——軸回旋法　101
　　——滑り法　101
第2頸椎以下の運動　43
第2手根中手関節　滑り法　99
第2足根中足関節　滑り法　106
第2体節　177

第2中手指節(MCP)関節
　　——軸回旋法　100
　　——滑り法　100
　　——の治療　143
第2中足指節(MTP)関節
　　——軸回旋法　107
　　——滑り法　107
　　——の治療　144
第2〜5手根中手関節　19
第2〜5中手指節関節　21
第3手根中手関節　滑り法　100
第3体節　177
第3肋椎関節　滑り法　93
第4体節　177
第5体節　177
第7肋椎関節　滑り法　92
ダイアスキシス　133,137
体幹の関節　85
大ぎっくり腰　198
代償性中殿筋歩行　203
大腿骨頭
　　——置換術　203
　　——無腐性壊死　203
大腿部の痛み　184
大脳皮質性の意識障害　137
対立運動　64
多関節治療　169
他動構成運動　76,109
　　——足関節底屈　117
　　——足関節背屈　116
　　——肩関節外旋　111
　　——肩関節外転　111
　　——肩関節屈曲　110
　　——肩関節伸展　110
　　——肩関節中間位からの伸展　111
　　——肩関節内旋　111
　　——肩関節内転　111
　　——股関節外旋　115
　　——股関節外転　115
　　——股関節屈曲　114
　　——股関節伸展　114
　　——股関節内旋　115
　　——股関節内転　115
　　——伸張　74,140
　　——伸張あり　77,109
　　——伸張なし　76,109
　　——前腕回外　112
　　——前腕回内　112
　　——第1指節関節屈曲　117
　　——第1指節関節伸展　117
　　——第1中足指節関節屈曲　117
　　——第1中足指節関節伸展　117
　　——第2近位指節関節屈曲　114
　　——第2近位指節関節伸展　114
　　——第2中手指節関節屈曲　113
　　——第2中手指節関節伸展　113
　　——手関節掌屈　113
　　——手関節背屈　113
　　——膝関節屈曲　116
　　——膝関節屈曲拘縮　116
　　——膝関節伸展　116
　　——膝関節伸展拘縮　116
　　——肘関節屈曲　112
　　——肘関節伸展　112
単純X線像と痛み　166
単純性仙腸関節炎　151
断端痛　205

ち

力の強さ　126
力の方向　126
中距踵関節　33
中手間関節　21
中手指節関節　21,64
中心軸　5
中足間関節　38
中足骨痛　205
中足指節関節　38
治療　167
治療効果の判定　78,172
治療上の注意　186

つ

椎間関節　滑り法　89
椎骨の骨運動　40
爪の変色　158

て

抵抗運動　135,136
抵抗構成運動　76,77,109
　　——足関節底屈　123
　　——足関節背屈　123
　　——肩関節外旋　119
　　——肩関節外転　118
　　——肩関節屈曲　118
　　——肩関節伸展　118
　　——肩関節内旋　119
　　——肩関節内転　119
　　——股関節外旋—内旋　122
　　——股関節外転　122
　　——股関節屈曲　121
　　——股関節伸展　121
　　——股関節内転　122
　　——骨運動介助　109
　　——骨運動抵抗　109
　　——第1中足指節関節屈曲　123
　　——第1中足指節関節伸展　123
　　——第2近位指節関節屈曲　121
　　——第2近位指節関節伸展　121
　　——第2中手指節関節屈曲　120
　　——第2中手指節関節伸展　120
　　——手関節掌屈　120
　　——手関節背屈　120
　　——膝関節屈曲　122
　　——膝関節伸展　123
　　——肘関節屈曲　119
　　——肘関節伸展　119
手および手指の痛み　182
手関節　15,63
　　——の関節包内運動　18,19
　　——の治療　143
手関節部
　　——腱鞘炎　195
　　——の痛み　181
テニス肘　195
手指の関節　19
伝統的運動療法　79,133,139
　　——の技術的問題点　139
　　——の修正　140
　　——の臨床的問題点　139
殿部の痛み　175

と

同一体節　172
橈屈　19
橈月関節　滑り法　98
橈骨手根関節　16,63
橈尺関節　滑り法　97
橈舟関節　滑り法　98
豆状骨関節　17
頭部痛　173
動脈硬化性閉塞症　164

な

徒手療法　*82*
凸の法則　*7*

な

軟部組織
　　——の過緊張　*157*
　　——の弛緩　*136*

に

二次性関節機能異常　*68,150*

ね

寝ちがえ　*150,190*

の

脳障害　*145*
脳性麻痺　*206*
脳卒中片麻痺　*206*
　　——の座位訓練　*132*
　　——の立位訓練　*132*

は

パーキンソン病　*206*
背筋痛　*197*
背屈　*18*
背部痛　*174*
発声障害　*133*
ばね指　*196*
半月板損傷　*204*
半月板の動き　*27*
反射性交感神経性ジストロフィー
　　80,156

ひ

非外傷性関節機能異常　*150*
尾骨関節　滑り法　*91*
尾骨痛　*199*
膝
　　——後面の痛み　*185*
　　——前面の痛み　*185*
　　——内側の痛み　*184*
　　——の痛み　*184*
膝関節　*26,65*

　　——炎　*204*
　　——軸回旋法　*103*
　　——滑り法　*103*
　　——捻挫　*204*
　　——の治療　*143*
肘関節　*12,63*
　　——の治療　*142*
肘の痛み　*180*
非純粋の振り子運動　*59*
非特異的無菌性炎症　*68*
皮膚の変色　*158*

ふ

部位診断　*158*
付加回旋　*60*
副運動　*5*
副運動1型　*5,161*
副運動2型　*5,161*
　　——の減少　*72*
　　——の評価　*71*
副運動技術　*75,85*
副運動利用のAKA技術　*171*
腹部痛　*176,197*
付随回旋　*60,140*
　　——の起こり方　*60*
不動結合　*1*
振り子運動　*59*

へ

変形性関節症の痛み　*166*
変形性頸椎症　*191*
変形性股関節症　*56,201*
変形性膝関節症　*204*
変形性肘関節症　*195*
変形性腰椎症　*200*
便秘　*197*
扁平足　*205*

ほ

歩行訓練　*132*
母指
　　——の手根中手関節　*20,64*
　　——の中手指節関節　*22*
発赤　*158*
ポリオ後症候群　*169,206*

ま

慢性期治療　*168*
慢性仙腸関節炎特殊型　*200*
　　——の診断基準　*163*
慢性仙腸関節機能異常　*199*
　　——の診断基準　*162*
慢性単純性仙腸関節炎　*151,199*
　　——の診断基準　*162*
慢性無菌性関節炎　*169*
慢性腰痛　*89*

む

無菌性関節炎　*73*
無菌性仙腸関節炎　*199*
むちうち損傷　*167,190*

め

めまい　*158*

や

矢状面　*40*

ゆ

有痛性可動域制限　*71*
ゆるみの位置　*4*

よ

腰椎こり症　*166,200*
腰椎椎間関節　*50*
　　——の機能異常　*154*
腰椎椎間板ヘルニア　*201*
腰椎の運動　*52*
腰椎分離症　*166,200*
腰部の痛み　*175*

ら

卵形関節　*4*

り

離開法　*75*
リスフラン関節　*37*

れ

連続運動　*61*

ろ

肋横突関節　*50*
肋骨頭関節　*50*
肋椎関節　*49*
　──の運動　*49*
　──の機能異常　*154*
肋間神経痛　*197*

わ

腕尺関節　*12,63*
　──滑り法　*97*
　──の関節包内運動　*13*
腕橈関節　*13,63*
　──の関節包内運動　*14*
　──離開法　*97*

欧文索引

A

accessory movement　*5*
　　——1st type　*161*
　　——2nd type　*161*
acromioclavicular joint　*9*
acute strain　*190*
adjunct rotation　*60*
AKA　*75*
　　——技術の強　*78*
　　——技術の中　*78*
　　——技術の弱　*78*
　　——技術の習得法　*81*
　　——技術の強さ　*78*
　　——の禁忌　*169*
　　——の診断的利用　*80*
　　——の治療対象　*73*
AKA-博田法　*75*
　　——と関節モビリゼーションの差異　*83*
　　——の位置づけ　*82*
　　——の特徴　*83*
　　——の利点と欠点　*141*
allodynia　*156*
anarthria　*138*
ankle joint　*32,66*
ANT　*125,141*
　　——を用いた伸張　*142*
antalgic gait　*203*
arcuate swing　*60*
arthrokinematic approach　*75*
arthrokinematics　*1*
arthrokinetic reflex　*125*
arthrostatic
　　——hyper-reflex chain　*126*
　　——hypo-reflex chain　*126*
　　——reflex　*68,82,125*
articular neurological therapy　*125*
articulation　*1*
atlantoaxial joint　*42*
atlantooccipital joint　*41*

B

Bürger 病　*164*

C

C7/T1 椎間関節
　　——ANT　*127*
　　——機能障害　*153*
　　——滑り法　座位　*91*
　　——滑り法　側臥位　*90*
calcaneocuboid joint　*35*
cardinal swing　*59*
carpal tunnel syndrome　*182*
carpometacarpal joint　*19*
　　——of the thumb　*64*
cavitated joint　*1*
Chiari 骨盤骨切り術　*203*
chiropractic　*82*
Chopart joint　*35*
chordal swing　*60*
close-packed position　*4*
CM joint　*19*
Colles 骨折　*196*
complex sacroiliac arthritis　*151*
component movement　*5,161*
composite movement　*60*
concave rule　*7*
conjunct rotation　*60,140*
content of consciousness　*138*
convex rule　*7*
convex-concave rule　*6*
counter-nutation　*56*
CPP　*4*
cuneocuboid joint　*37*
cuneonavicular joint　*37*

D

degree of freedom　*59*
dg　*87,88*
diadochal movement　*61*
diaschisis　*133*
DIP joint　*22,38*
distal
　　——interphalangeal joint　*22,38*
　　——radioulnar joint　*14*
downward gliding　*87,88*
Dupuytren 拘縮　*196*

E

elbow joint　*12,63*
end feel　*70,161*

F

Fabere　*72,160*
Fadirf　*72,160*
FFD　*159*

G

glenohumeral joint　*10,62*
Guillain-Barré syndrome　*205*

H

Heberden 結節　*196*
hip joint　*22,65*
humeroradial joint　*13,63*
humeroulnar joint　*12,63*

I

id　*86*
impure swing　*59*
inferior distraction　*86*
intercarpal joint　*16*
intercuneiform joint　*37*
intermetacarpal joint　*21*
intermetatarsal joint　*38*
interphalangeal joint　*22,38,64*
intra-articular movement　*4,67*
IP joint　*22,38*

J

joint
　　——dysfunction　*67,149*
　　——mobilization　*82*
　　——play　*5*
　　——position　*4*

K

kinematics *1*
kinesiology *1*
kinesthetic apraxia *145*
kinetic apraxia *145*
kinetics *1*
knee joint *26,65*

L

L1/2 椎間関節 ANT *128*
L5/S1 椎間関節
　　──ANT *129*
　　──滑り法 *90*
least-packed position *4*
Lisfranc joint *37*
loose-packed position *4*
LPP *4*

M

manipulation *82*
mechanical axis *5,60*
mechanoreceptor *125*
metacarpophalangeal joint *21,64*
metatarsophalangeal joint *38*
midcarpal joint *17,63*
motion segment *39*
MP joint *21,38*
muscle endurance exercise *140*
muscle strengthening exercise *140*

N

NDN *156*
neuromuscular reeducation *144*
neurophysiological approach *140*
nociceptive receptor *125*
nonsynaptic diffusion neurotransmission *156*
NPA *140*
nutation *56*

O

opposition *64*
osteokinematics *1,59*

overuse *145*
overwork *145*
ovoid surface joint *4*

P

passive component movement *76*
patellofemoral joint *30*
pelvic compression *131*
phantom limb pain *205*
PIP joint *22,38*
pisiform joint *17*
post-polio syndrome *169,206*
proximal
　　──distal radioulnar joint *63*
　　──interphalangeal joint *22,38*
　　──radioulnar joint *14,63*
pure
　　──spin *60*
　　──swing *59*
pusher 症候群 *134*

Q

quasichodal swing *60*

R

radiocarpal joint *16,63*
range of motion exercise *140*
referred pain *152*
reflex sympathetic dystrophy *80,156*
resistive component movement *76*
rolling *5*
ROM exercise *140*
RSD *81,156*

S

sd *85*
segment *172*
sellar or saddle surface joint *4*
shoulder complex *8*
shoulder-hand syndrome *196*
silent afferent neuron *68*
simple sacroiliac arthritis *151*
sliding *5*
SLR *72,160*

solid joint *1*
spin *5,60*
state of consciousness *138*
sternoclavicular joint *8*
straight leg raising *159*
strain *198*
stretching exercise *140*
subtalar joint *33*
superior distraction *85*
swing *59*
synovial joint *1*

T

T1/2 椎間関節 ANT *127*
T5/6 椎間関節　滑り法 *90*
T10/11 椎間関節 ANT *128*
talocalcaneonavicular joint *35*
talocrural joint *66*
tarsometatarsal joint *37*
thoracic compression *130*
tibiofemoral joint *26,65*
tibiofibular joint *30*
TM joint *37*
traditional therapeutic exercise *139*
transverse tarsal joint *35*
trigger area *156*

U

ug *86*
upward gliding *86*

V

volume transmission *156*

W

whiplash injury *190*
wrist joint *15,63*

X, Y, Z

X 軸 *40*
Y 軸 *40*
Z 軸 *40*

【著者略歴】
博田節夫
(はかた せつお)

1933 年　高知県に生まれる
1958 年　大阪大学医学部卒業
1967 年　米国 Baylor 大学勤務
1970 年　Baylor 大学講師
1971 年　Baylor 大学助教授
1971 年　星ケ丘厚生年金病院リハビリテーション部長
1976 年　国立大阪南病院理学診療科医長
1990 年　有馬温泉病院副院長
1991 年　八尾徳洲会病院常勤顧問
1992 年　博田理学診療科院長（～2005 年）
1993 年　日本関節運動学的アプローチ
　　　　（AKA）研究会理事長
2004 年　日本関節運動学的アプローチ
　　　　（AKA）医学会理事長
2010 年　日本関節運動学的アプローチ
　　　　（AKA）医学会会頭

AKA 関節運動学的アプローチ—博田法
第2版　　　　　　　　　　　ISBN978-4-263-21309-4

1990 年 6 月 20 日　第 1 版第 1 刷発行（関節運動学的アプローチ）
2007 年 1 月 20 日　第 1 版第 19 刷発行
2007 年 10 月 10 日　第 2 版第 1 刷発行（改題）
2023 年 10 月 20 日　第 2 版第 12 刷発行

編　者　博　田　節　夫
発行者　白　石　泰　夫
発行所　医歯薬出版株式会社
〒113-8612 東京都文京区本駒込 1-7-10
TEL. (03)5395-7628(編集)・7616(販売)
FAX. (03)5395-7609(編集)・8563(販売)
https://www.ishiyaku.co.jp/
郵便振替番号　00190-5-13816

乱丁，落丁の際はお取り替えいたします　　　印刷・三報社印刷／製本・皆川製本所
Ⓒ Ishiyaku Publishers, Inc., 1990, 2007. Printed in Japan

本書の複製権・翻訳権・翻案権・上映権・譲渡権・貸与権・公衆送信権（送信可能化権を含む）・口述権は，医歯薬出版（株）が保有します．
本書を無断で複製する行為（コピー，スキャン，デジタルデータ化など）は，「私的使用のための複製」などの著作権法上の限られた例外を除き禁じられています．また私的使用に該当する場合であっても，請負業者等の第三者に依頼し上記の行為を行うことは違法となります．

JCOPY ＜出版者著作権管理機構 委託出版物＞
本書をコピーやスキャン等により複製される場合は，そのつど事前に出版者著作権管理機構（電話03-5244-5088, FAX 03-5244-5089, e-mail:info@jcopy.or.jp）の許諾を得てください．

●全ての画面に博田先生自らが実践指導にあたった内容を鮮明な画像で網羅した待望のDVD！

DVD版
関節運動学的アプローチ（AKA）
―博田法 第2版

◆このDVDのサンプル映像が小社ホームページでご覧いただけます．
URL：https://www.ishiyaku.co.jp/aka/

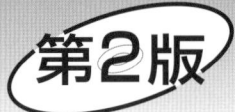

■編　　集／博田節夫
■編集協力／木檜　晃・真砂恵一

◆B5判ケース入りDVD2枚組
価格62,700円（本体57,000円＋税10%）
ISBN978-4-263-21361-2

■このDVDの主な特徴と「左仙腸関節上部離開法」の映像画面例

● DISCⅠ「副運動技術編」，DISCⅡ「構成運動技術編」のDVDビデオ2枚組．
●「関節運動学的アプローチ（AKA）―博田法」の最新の治療技術が網羅され，その全ての手技を博田先生自らが実践指導された「AKA－博田法」技術の集大成版．
●各手技について，骨指標と3つのアングル（正面，側面，アップ）の4種類の映像と3画面の同時映像を視聴でき，体系的に理解しやすい．また，術者の全身，特に下半身の使い方を見ることができるように工夫されており，「AKA―博田法」の技術習得の補助，復習に最適．
●付録テキストでは，各技術の骨と手の位置関係を，骨格模型を用いた静止画で示しておりさらに理解を助けている．

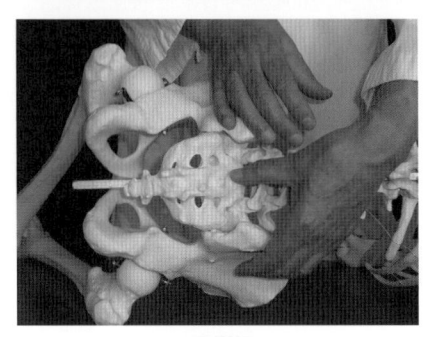

骨指標

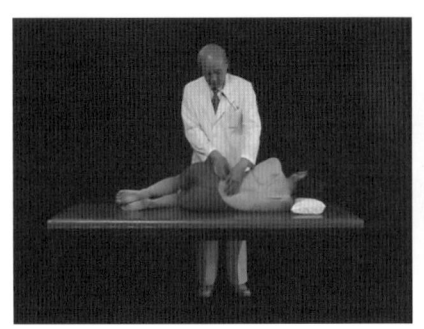

正面映像 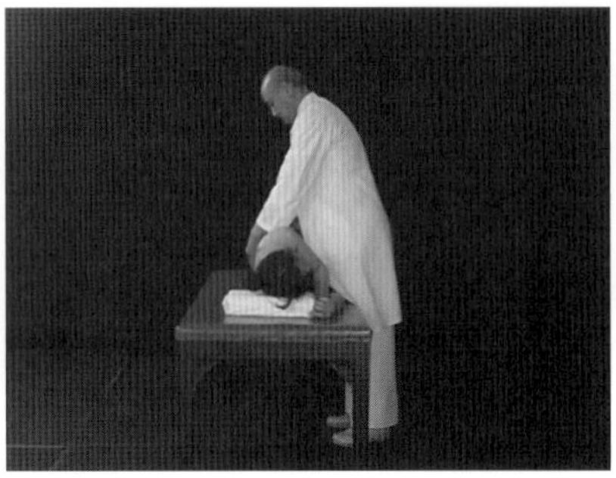　　　側面映像 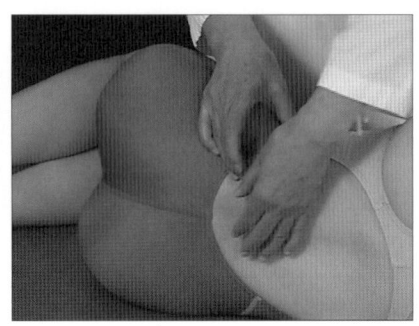　　　アップ映像

― 第2版の内容目次 ―

【DISCⅠ：副運動技術編】副運動技術とは

＜体幹＞　仙腸関節評価法　仙腸関節
T5／6椎間関節
C7／T1～L5／S1椎間関節
第7肋椎関節　第3肋椎関節
第1肋椎関節　胸鎖関節　第2肋関節
＜上肢＞　肩鎖関節　肩甲上腕関節（肩関節）　腕尺関節　腕橈関節　橈尺関節　橈舟関節　橈月関節　舟大菱形関節　舟小菱形関節　第2手根中手（CM）関節
第2中手指節（MCP）関節

第2近位指節間（PIP）関節
第2遠位指節間（DIP）関節
＜下肢＞　股関節　膝関節　距腿関節　距舟関節　距骨下関節　踵立方関節
第2足根中足（TM）関節
第1中足指節（MTP）関節
第2中足指節（MTP）関節
第1指節間（IP）関節

【DISCⅡ：構成運動技術編】構成運動技術とは

【他動構成運動】
＜上肢＞　肩関節　肘関節　前腕

手関節　第2中手指節（MCP）関節
第2近位指節間（PIP）関節
＜下肢＞　股関節　膝関節　足関節
第1中足指節（MTP）関節
第1指節間（IP）関節

【抵抗構成運動】
＜上肢＞　肩関節　肘関節　手関節
第2中手指節（MCP）関節
第2近位指節間（PIP）関節
＜下肢＞　股関節　膝関節　足関節
第1中足指節（MTP）関節

医歯薬出版株式会社　〒113-8612 東京都文京区本駒込1-7-10　https://www.ishiyaku.co.jp/